STANDARD TEXTBOOK

標準医療薬学

医薬情報評価学

編集

山田安彦　東京薬科大学教授・薬学部臨床薬効解析学

編集協力

土橋　朗　東京薬科大学教授・薬学部医薬品情報解析学

執筆（執筆順）

山田安彦　東京薬科大学教授・薬学部臨床薬効解析学
高柳理早　東京薬科大学准教授・薬学部臨床薬効解析学
土橋　朗　東京薬科大学教授・薬学部医薬品情報解析学
浜田知久馬　東京理科大学教授・工学部情報工学科
横山晴子　東京薬科大学・薬学部臨床薬効解析学
奥山　清　東京医科大学八王子医療センター薬剤部長
松本有右　東京薬科大学教授・薬学部薬学実務実習研修センター
有吉範高　千葉大学准教授・医学部附属病院副薬剤部長
倉田香織　東京薬科大学・薬学部医薬品情報解析学

医学書院

標準医療薬学
医薬情報評価学

発　行	2009年8月15日　第1版第1刷Ⓒ
	2016年4月15日　第1版第4刷

編　者　山田　安彦
　　　　やまだ　やすひこ

発行者　株式会社　医学書院
　　　　代表取締役　金原　優
　　　　〒113-8719　東京都文京区本郷 1-28-23
　　　　電話　03-3817-5600（社内案内）

組　版　ビーコム

印刷・製本　三美印刷

本書の複製権・翻訳権・上映権・譲渡権・公衆送信権（送信可能化権を含む）は株式会社医学書院が保有します．

ISBN978-4-260-00705-4

本書を無断で複製する行為（複写，スキャン，デジタルデータ化など）は，「私的使用のための複製」など著作権法上の限られた例外を除き禁じられています．大学，病院，診療所，企業などにおいて，業務上使用する目的（診療，研究活動を含む）で上記の行為を行うことは，その使用範囲が内部的であっても，私的使用には該当せず，違法です．また私的使用に該当する場合であっても，代行業者等の第三者に依頼して上記の行為を行うことは違法となります．

JCOPY　〈出版者著作権管理機構　委託出版物〉
本書の無断複製は著作権法上での例外を除き禁じられています．複製される場合は，そのつど事前に，出版者著作権管理機構（電話 03-3513-6969，FAX 03-3513-6979，info@jcopy.or.jp）の許諾を得てください．

序

　医療の質の改善が一層求められている中で，薬学部，薬科大学には医療人としての質の高い薬剤師を養成する強い期待が寄せられ，薬学の教育年限が6年に延長された．それに伴い，医薬品情報学に関する教育も重要視され，薬学教育モデル・コアカリキュラムにおいて，「薬物治療に役立つ情報」として「医薬品情報」および「患者情報」が明記された．編者は，これらの教育内容を網羅した教科書の必要性を感じ，本書の作成に取り組んだ．

　本書では，医薬品情報と患者情報を合わせて「医薬情報」とし，薬剤師が自らの専門性を生かして薬物療法の質的向上に貢献するために欠くことのできない重要な情報として位置づけている．医薬情報は，今や多様な手段を通じて比較的容易に入手することができる．しかし，いくら情報が新しくても，それ自身は断片的であるため，目的に合致する例には役立つが，合致しない例に応用するには情報を入手しただけでは困難である．このことは，医薬情報を最大限に利用するには，利用者側に適切な評価能力と，目的に合致するように再構築できる能力が備わっていなくてはならないことを意味している．

　この評価および再構築は，単なる思考ではなく，薬学に基づいて求める結論を導き出すための学問でなくてはならない．本書は特にこの評価および再構築に重きをおき，「薬剤評価学」および「薬剤疫学」などの評価手法を充実して解説することにより，タイトルを「医薬情報評価学」とした．本書の前半部分は，医薬情報に関する知識を系統的に学べるように構成し，後半部分は，実例に基づく演習を通じて生きた知識として活用できるように構成している．このため，薬学生にとって学びやすいばかりでなく，臨床および医薬品開発に従事している薬剤師の先生方にも参考になるものと考えている．

　医薬情報のようにきわめて広い分野の教科書を作成することは，編者のみの力量では難しいものであったが，幸いにも素晴らしい執筆者の方々に専門分野の執筆をお引き受けいただき，ようやく本書の発刊にたどりつくことができた．執筆者の方々および医学書院の編集・制作担当者の方々に，改めてお礼を申し上げたい．

2009年6月

山田安彦

目 次

I 基礎編

第1章 医薬情報概論 ……（山田安彦） 2

- Ⓐ **医薬情報とは** …… 2
  - 1 薬と情報 …… 2
  - 2 医薬品情報 …… 2
  - 3 医薬品情報の収集と評価 …… 3
  - 4 医薬情報とは …… 4
- Ⓑ **医薬情報評価学とは** …… 4
- Ⓒ **医薬情報に関わる職種** …… 6
  - 1 行政 …… 6
  - 2 病院・診療所 …… 6
  - 3 保険薬局 …… 6
  - 4 製薬企業 …… 6
  - 5 医薬品卸売企業 …… 7
  - 6 職種別にみた必要性の高い医薬品情報 …… 7
    医師／看護師／患者／薬剤師

第2章 医薬品情報の収集 …… 9

- Ⓐ **研究開発過程で得られる情報** ……（高柳理早） 9
  - 1 研究開発のプロセスと情報 …… 9
  - 2 医薬品候補化合物の探索とスクリーニング（基礎研究） …… 9
  - 3 非臨床試験 …… 9
    薬物動態試験／薬理学的試験／毒性試験／製剤化試験
  - 4 医薬品開発における臨床試験（治験） …… 12
    第Ⅰ相／第Ⅱ相／第Ⅲ相／第Ⅳ相
  - 5 承認申請に必要な情報 …… 14
  - 6 研究開発時に得られた情報の公開 …… 14

7 研究開発過程で得られた情報に対する考え方 …………………………………… 14

Ⓑ **製造販売後に得られる情報** ………………………………………………（高柳理早） 14
 1 製造販売後の情報収集 …………………………………………………………… 14
 2 市販後の情報収集のためのシステム …………………………………………… 15
  副作用・感染症報告制度／市販直後調査／再審査制度および安全性定期報告制度／再評価制度
 3 市販後の情報収集のための調査と試験 ………………………………………… 18
 4 市販後に得られる情報の伝達 …………………………………………………… 18

Ⓒ **情報源の種類と読み方** …………………………………………………（高柳理早） 18
 1 情報源の加工度による分類 ……………………………………………………… 18
  医薬品情報の一次資料，二次資料，三次資料とは／一次資料／二次資料／三次資料／一次・二次・三次資料の利用
 2 厚生労働省や製薬企業から提供される情報源（医療用医薬品を中心に）………… 21
  厚生労働省や製薬企業からの医薬品情報の提供／厚生労働省からの情報／製薬企業からの情報
 3 医薬品添付文書の読み方 ………………………………………………………… 26
  医薬品添付文書／医療用医薬品添付文書／医療用医薬品添付文書の記載項目／医療用医薬品添付文書の読み方／一般用医薬品添付文書
 4 医薬品インタビューフォームの読み方 ………………………………………… 35
  医薬品インタビューフォーム／医薬品インタビューフォームの利用／医薬品インタビューフォーム各記載項目

Ⓓ **医療情報データベースの活用** …………………………………………（土橋　朗） 38
 1 データベース ……………………………………………………………………… 38
  データベースとは／データベースの使用法／データベースの種類／データベースのネットワーク
 2 文献データベース ………………………………………………………………… 41
  MEDLINE（PubMed）／EMBASE／医学中央雑誌オンライン検索データベース（医中誌 WEB）／SciFinder/SciFinder Scholar／Derwent Drug File／IyakuSearch
 3 PubMed の基本的な検索法 ……………………………………………………… 43
  トピックスで調べる／MeSH と Subheadings／複数のキーワードを並べる／MeSH Database を引く／著者名と医学雑誌のタイトルで引く／アブストラクトの表示とプリントアウト
 4 医中誌 WEB の基本的な検索法 ………………………………………………… 47
 5 ChemFinder の検索法 …………………………………………………………… 47
 6 データベースの著作権および学術論文の著作権 ……………………………… 47
 7 医療用医薬品に関する情報とデータベース …………………………………… 48
  医薬品医療機器情報提供ホームページの検索／その他の医療用医薬品添付文書データベース／日本医薬品一般名称データベース
 8 医薬品情報とインターネット …………………………………………………… 50
  ディレクトリ型検索エンジン／全文検索型エンジン／検索エンジンを用いた検索方法

9 製薬企業のホームページ ……………………………………………………………… 52
10 海外の医薬品情報の収集 ……………………………………………………………… 52
　　米国／ヨーロッパ
11 病気・治療に関する情報 ……………………………………………………………… 53
12 一般向けの医薬品情報 ………………………………………………………………… 53
　　くすりのしおり／薬剤鑑別
13 学術情報 ………………………………………………………………………………… 54
　　適応外使用
14 図書館蔵書の検索 ……………………………………………………………………… 54

第3章 臨床研究とEBM （高柳理早） 55

Ⓐ 臨床研究の種類と特徴 …………………………………………………………………… 55
1 臨床研究の種類と特徴 ………………………………………………………………… 55
　　臨床研究とは／臨床研究の種類と特徴／臨床研究における倫理／臨床試験と治験
2 医薬品の治験の実際 …………………………………………………………………… 57
　　医薬品の治験／治験とGCP／治験における倫理的配慮／薬の評価と治験／医療機関における治験実施と情報（企業主導型の治験を中心に）

Ⓑ EBM ……………………………………………………………………………………… 66
1 EBMとは ………………………………………………………………………………… 66
　　EBMの普及／EBMで重要な3要素
2 エビデンスの考え方 …………………………………………………………………… 67
　　エビデンスの流れ／エビデンスのレベルと研究の種類
3 臨床効果などの評価に用いられる指標 ……………………………………………… 69
4 EBM実践のプロセス …………………………………………………………………… 71

第4章 医薬情報評価学 74

Ⓐ 薬剤評価学 ……………………………………………………………………… （山田安彦） 74
1 時間と濃度の関係 ……………………………………………………………………… 75
2 濃度と作用の関係 ……………………………………………………………………… 75
3 時間と作用の関係 ……………………………………………………………………… 76
　　医薬品評価における濃度と活性の統合の重要性／濃度と活性の統合による医薬品評価法

Ⓑ 薬剤疫学 ………………………………………………………………………… （浜田知久馬） 88
1 薬剤疫学とは …………………………………………………………………………… 88
2 研究デザインとエビデンスの価値 …………………………………………………… 88
　　無作為化比較試験／コホート研究／症例対照研究
3 医薬研究における3つの目標 ………………………………………………………… 92
　　clarity（精度）を高める／comparability（比較可能性）の保証／generalizability（一般化可能性）の保証

- Ⓒ 統計学的評価（統計解析学）··（浜田知久馬） 96
  - 1 薬剤疫学における統計学的アプローチ ·······································96
    - 考えられる可能性／因果的な関連／バイアス（bias）／確率的な偶然（random error）／交絡（confounding）
  - 2 薬効評価の指標 ···104
    - アスピリンの心筋梗塞の予防効果／発生率の信頼区間／薬剤効果の指標／相対リスク／オッズ比／薬剤疫学と統計学

第5章 患者情報の収集と評価 ···（横山晴子） 110

- Ⓐ 患者情報の収集 ··110
  - 1 患者情報の必要性 ··110
  - 2 薬物治療に必要な患者情報 ··110
    - 基礎情報／医学的情報／薬学的情報／社会的情報／健康管理情報
  - 3 患者情報源 ···112
    - 入院患者の場合／外来患者の場合
  - 4 患者からの情報収集・評価 ··113
    - 開いた質問／焦点を当てた質問／閉ざされた質問
- Ⓑ 患者情報の評価（POS，SOAP など）··114
  - 1 問題志向型システム（POS）···114
  - 2 POS と POMR ···114
    - POS の構成／POMR の構成
  - 3 薬剤管理指導業務 ···119
  - 4 保険薬局における POS ··121

第6章 臨床の現場と医薬情報活動 ··122

- Ⓐ 薬事行政と法制度 ···（奥山 清） 122
  - 1 医薬品の適正使用と薬事行政 ···122
  - 2 医薬品の開発段階における法規制 ··123
    - 非臨床試験と GLP／臨床試験と GCP
  - 3 製造（輸入）段階での法規制 ···125
    - 医薬品製造，品質管理と GMP，GQP／安全管理と GVP／製薬企業による情報提供と添付文書および広告の制限
  - 4 臨床使用段階での法規制 ··126
    - 製造販売後調査（PMS）と GPSP／再審査制度・再評価制度／副作用報告に関する法制度／医薬品副作用被害救済制度
  - 5 医療監視，総合薬事指導および各種立ち入り検査 ······················130
- Ⓑ 医療機関における新薬情報の評価と医薬品の採用 ··················（奥山 清） 133
  - 1 新薬のニーズと医薬品の採用 ···133

2 新薬情報と評価 …………………………………………………………… 133
新薬に関する情報の種類／有効性と安全性の評価
3 新薬採用に関連する経営的要素 …………………………………………… 134
4 薬事委員会と採用審査の手順 ……………………………………………… 135
薬事委員会／新規医薬品情報資料の配布，審査，結果報告

Ⓒ 病院・診療所における医薬品情報活動（収集，評価，提供）………（奥山　清）137
1 病院・診療所における医薬品情報活動 ………………………………… 137
2 情報の収集，加工と整理 …………………………………………………… 138
医療機関で入手できる医薬品情報と処理の目的／情報の加工／整理の方法
3 伝えるべき医薬品情報と能動的情報提供の方法 …………………………… 144
伝えるべき医薬品情報の種類／伝達の方法
4 医療現場における医薬品情報のニーズと受動的情報提供 ………………… 146
問い合わせのニーズと情報提供者，受領者の関係／応答する際の注意事項

Ⓓ 保険薬局における医薬品情報活動（収集，評価，提供）…………（松本有右）147
1 薬局の業務 …………………………………………………………………… 147
薬局と関係法規／薬剤師法／薬事法／医療法
2 医薬品情報の収集 …………………………………………………………… 149
医薬品卸業からの情報収集／書籍，雑誌から情報収集／インターネット／その他
3 医薬品情報の加工，伝達 …………………………………………………… 152
患者への情報提供／情報提供の基本
4 情報提供方法 ………………………………………………………………… 152
口頭での情報提供／文書による情報提供／お薬手帳の活用／視聴覚
5 伝達すべき情報 ……………………………………………………………… 155
服用方法，使用方法／服用上の注意／保管法／副作用／相互作用
6 妊婦，授乳婦への情報提供 ………………………………………………… 159
妊婦への情報提供（服薬指導）／授乳婦への情報提供
7 小児への情報提供 …………………………………………………………… 161
8 高齢者への情報提供 ………………………………………………………… 161
高齢者の特徴／高齢者への情報提供の注意点

Ⓔ 医療機関における治験薬情報の評価 ………………………………（奥山　清）162
1 治験薬情報と治験審査委員会 ……………………………………………… 162
2 新規治験の審査に提供される情報と治験薬概要書 ………………………… 163
3 治験実施中に発生する情報 ………………………………………………… 164

Ⓕ ゲノムと遺伝子解析情報 ……………………………………………（有吉範高）166
1 医療現場における患者情報としての遺伝子情報とその取り扱い ………… 166
遺伝子情報の取り扱いにおける注意点／遺伝子情報の解析とその規制／医薬品開発過程における遺伝子情報の解析／患者遺伝子情報のレベルと取り扱い方の違い
2 遺伝子情報はなぜ必要か …………………………………………………… 168
TDMが薬物血中濃度上昇抑制に無効だった例

3 遺伝子情報から薬物療法をどのように評価していくか：薬物療法での実例 ････ 170
遺伝子診断を実施するタイミング／イベント後の遺伝子診断が有効であった例／多型以外の遺伝子情報の有用性／遺伝子診断による副作用予測の開始

Ⓖ 中毒情報 ･･････････････････････････････････････ (高柳理早) 174
1 医療現場における中毒への対応と情報 ････ 174
2 中毒に関する情報源 ････ 174

第7章 医療情報の管理 ･････････････････････････ (高柳理早) 176

Ⓐ 情報の分類体系・保管 ････ 176
1 医療現場で取り扱う医薬品情報 ････ 176
2 情報の分類体系 ････ 176
日本標準商品分類／日本十進分類法／デューイ十進分類法／国際十進分類法／米国国立医学図書館分類法
3 情報の保管 ････ 177

Ⓑ 個人情報の取り扱い ････ 178
1 個人情報とは ････ 178
2 医療分野におけるガイドライン ････ 179
3 医療分野における個人情報 ････ 180

Ⅱ 応用編

第8章 基本的医薬品情報の収集・評価・提供の例 ･･････ (高柳理早) 184

Ⓐ 受動的情報提供の実際 ････ 184
1 質疑応答事例 A (医師) ････ 184
副作用に関する質疑応答／回答までのプロセス／調査・回答内容の概略
2 質疑応答事例 B (看護師) ････ 187
注射薬に関する質疑応答／回答までのプロセス／調査・回答内容の概略
3 質疑応答事例 C (患者) ････ 188
医薬品相互作用に関する質疑応答／回答までのプロセス／調査・回答内容の概略

Ⓑ 能動的情報提供の実際 ････ 190

第9章　医薬品情報の評価・構築の例 ……………………………… 194

Ⓐ 薬剤評価学に基づく情報評価・構築 ……………………………（山田安彦）194

1 常用量の評価 …………………………………………………………… 194
　β遮断薬

2 臨床効果の評価 ………………………………………………………… 198
　αグルコシダーゼ阻害薬

3 活性代謝物の評価 ……………………………………………………… 199
　サルポグレラート塩酸塩

4 薬理作用の評価 ………………………………………………………… 202
　頻尿治療薬

5 適切な効果発現のための適正使用情報の構築 ……………………… 205
　インフリキシマブ

6 副作用防止のための適正使用情報の構築 …………………………… 208
　チモロールマレイン酸塩徐放性点眼液による全身性副作用の評価

7 治験薬の投与計画の評価 ……………………………………………… 211
　治験薬の初回投与量の設定

Ⓑ 薬剤疫学に基づく情報評価・構築 ………………………………（浜田知久馬）214

1 大規模臨床試験 ………………………………………………………… 214
　アナストロゾール／アスピリン

2 メタアナリシス ………………………………………………………… 219
　メタアナリシスの歴史と現状／メタアナリシスの数理／公表バイアスの分類／公表バイアスに対する対処／Evidence-based medicine と Evidence-b(i)ased medicine

第10章　臨床症例による患者情報の把握と個別医薬品情報の評価・構築 …………（横山晴子）232

Ⓐ 呼吸困難を訴える63歳女性（症例1） …………………………………… 234

1 患者情報の収集（STEP 1） …………………………………………… 234
　患者のカルテ情報／薬剤師による患者面談の内容を抜粋

2 問題点の抽出（STEP 2） ……………………………………………… 235

3 問題リストの作成（STEP 3） ………………………………………… 235

4 初期計画立案のための情報の収集（STEP 4） ……………………… 236
　#1. 急性期コントロール治療薬の妥当性／#2. ノンコンプライアンスによる喘息コントロール不良／#3. アスピリン喘息患者への薬剤選択／#4. プロカテロール塩酸塩の使用法と副作用

5 初期計画の作成（STEP 5） …………………………………………… 242
　#1. 急性期コントロール治療薬の妥当性／#2. ノンコンプライアンスによる喘息コントロール不良／#3. アスピリン喘息患者への薬剤選択／#4. プロカテロール塩酸塩の使用法と副作用

6 おわりに ………………………………………………………………… 245

Ⓑ 下痢と腹部の痛みを訴える21歳女性(症例2) ……………………… 245
1. 患者情報の収集(STEP 1) ……………………………………………… 245
   患者のカルテ情報／薬剤師による患者面談の内容を抜粋
2. 問題点の抽出(STEP 2) ………………………………………………… 247
3. 問題リストの作成(STEP 3) …………………………………………… 247
4. 初期計画立案のための情報の収集(STEP 4) ………………………… 247
   #1. プレドニゾロンに関連した副作用の発現／#2. 病識不足に関連したノンコンプライアンス／#3. 潰瘍性大腸炎治療に関連したステロイド薬投与の有効性
5. 初期計画の作成(STEP 5) ……………………………………………… 251
   #1. プレドニゾロンに関連した副作用の発現／#2. 病識不足に関連したノンコンプライアンス／#3. 潰瘍性大腸炎治療に関連したステロイド薬投与の有効性
6. おわりに ………………………………………………………………… 251

Ⓒ 発熱を訴える45歳女性(症例3) …………………………………… 252
1. 患者情報の収集(STEP 1) ……………………………………………… 252
   患者のカルテ情報／患者面接の内容を抜粋
2. 問題点の抽出(STEP 2) ………………………………………………… 253
3. 問題リストの作成(STEP 3) …………………………………………… 254
4. 初期計画立案のための情報の収集(STEP 4) ………………………… 254
   #1. 肺炎治療薬の妥当性／#2. ペントシリン®の副作用／#3. 糖尿病治療薬セイブル®の管理
5. 初期計画の作成(STEP 5) ……………………………………………… 258
   #1. 肺炎治療薬の妥当性／#2. ペントシリン®の副作用／#3. 糖尿病治療薬セイブル®の管理
6. おわりに ………………………………………………………………… 259

第11章 医薬品情報データベースの活用 ……………………… (倉田香織) 260

Ⓐ データベースの選択 ……………………………………………… 260
1. 構造式の検索 …………………………………………………………… 260
2. 構造の部分一致検索 …………………………………………………… 263
3. 主力商品の検索 ………………………………………………………… 264
4. 重要な副作用の有無の検索 …………………………………………… 264
5. 書籍データベースの検索 ……………………………………………… 265

Ⓑ PubMedサービスの利用方法 ………………………………… 266
1. 疑問の定式化 …………………………………………………………… 266
2. 検索式の例 ① …………………………………………………………… 267
3. 検索式の例 ② …………………………………………………………… 267
   風邪とビタミンCと小児／MeSH TermsおよびSubheadingsへの変換／MeSH Termsを用いた検索との比較／年齢での絞り込み／検索結果の途中での確認／論文の種類やSubheadingsを用いた絞り込み／検索結果のまとめ
4. 論文の評価 ……………………………………………………………… 272

索引 ……………………………………………………………………………… 275

基礎編

Ⅰ

1 医薬情報概論 ……………………………………………… 2
2 医薬品情報の収集 ………………………………………… 9
3 臨床研究とEBM ………………………………………… 55
4 医薬情報評価学 …………………………………………… 74
5 患者情報の収集と評価 …………………………………… 110
6 臨床の現場と医薬情報活動 ……………………………… 122
7 医療情報の管理 …………………………………………… 176

1 医薬情報概論

医薬情報とは

1 薬と情報

　医療法では，薬剤師は「医療を担う者」と定義され，その任務は「医薬品の適正使用の推進」に集約される．また薬剤師法第25条の2では，「薬剤師は，販売又は授与の目的で調剤したときは，患者又は現にその看護に当たっている者に対し，調剤した薬剤の適正な使用のために必要な情報を提供しなければならない」として，医薬品の適正使用を目的とした患者への情報付与を義務規定としている．

　このように，モノとして存在する「薬」あるいは「薬剤」は，さまざまな情報が付加されてはじめて「医薬品」として使用することができる．すなわち，「医薬品」として機能するには，十分な情報が伴っていなければならない．これが「医薬品は情報を付加した商品である」といわれるゆえんである．医薬品がどんなに優れたモノ（ハード）であっても，それを適正に使用するための情報（ソフト）が完備されていなければ，生体にとっては単なる毒物にしかならない（図1-1）．

　臨床で医薬品を適正に使うことは，患者に対する医薬品の有効性と安全性を確保する上で，非常に重要である．医薬品の適正使用のためには，まず的確な診断に基づき，患者の症候にかなった最適な薬物や剤形を選択し，適切な用法用量を決定する．そして，これに基づいて処方および調剤を実施し，その内容を患者に十分に説明し，了解を得る．そして正確に使用した後，その効果や副作用に関する十分な評価を行い，処方にフィードバックする一連の流れを確立しなければならない．

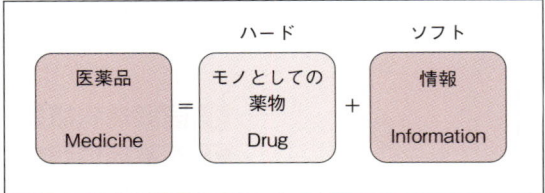

図1-1　医薬品と情報

　例えば，最も一般的な医薬品の用法用量として，「1回1カプセルを1日3回食後に服用」を考えてみる．この用法用量であれば，ほとんどの患者が適正に服用できると思うかもしれないが，服用できない患者は意外に多い．1日2回しか食事をとらない患者はこの用法では服用できないし，カプセルが喉につかえてしまう患者，食後に服用し忘れた患者，入院してマーゲンチューブが入っている患者への対応もよく考える必要がある．このように，医薬品の臨床使用で，医薬品添付文書などの基本情報だけでは十分に対応できない例が多々あり，このような場合には必ずしも医薬品が適正に使用されるとは限らない．このように，臨床における医薬品の適正使用は，適切な情報がなければ成し得ないのである（図1-2）．

2 医薬品情報

　医薬品の適正使用を確保するために必要な情報を医薬品情報（DI；Drug Information）という．医薬品情報は，医薬品の開発，製造，使用のあらゆる過程において存在する．ある特定の医薬品を

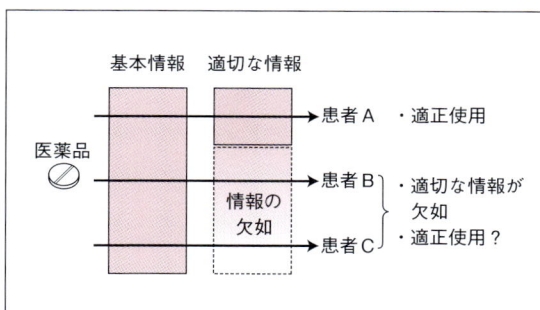

図1-2 医薬品の適正使用には適切な情報が不可欠

表1-1 医薬品情報の要素と内容

要素	内容
名称	化学名，一般名，慣用名，略称名，治験記号，商品名など
有効成分，製剤	物理化学的性質，安定性，製剤学的特徴，製剤組成など
薬効，薬理	薬理作用など
使用方法	効能，効果，用法用量，専用器具の取り扱いなど
有効性，安全性	非臨床試験成績，臨床試験成績，特殊な患者（高齢者，妊産婦，授乳婦，小児，臓器障害）への投与，副作用，相互作用など
薬物動態	吸収，分布，代謝，排泄など
取り扱い上の注意	有効期間，使用期限，貯法，保存条件など
その他	規制区分，薬価，保険上の取り扱いなど

考えた場合，その医薬品に関わる情報の要素とその内容を，表1-1に示す．

- **名称**：医薬品は同一成分であっても，化学名，一般名，商品名など複数の名称を有している．医薬品の名称は医薬品情報の取り扱いに際して重要である．
- **有効成分，製剤**：物理化学的な性質や製剤組成，および製剤学的特徴などの情報がある．これらは医薬品の開発段階で得られるものである．また，物理化学的な性質に関連して，製剤の配合変化に関する情報などもある．
- **薬効，薬理**：医薬品の効能，効果，有効性，安全性を検討する上で重要な情報となる．
- **使用方法**：どのような疾患に対しどのように使うかという情報．「治療か予防か」といった内容から，投与量，投与回数，投与期間，さらに投与時に器具などを使用する場合にはその使い方に至るまで，幅広い内容を網羅している．
- **有効性，安全性**：医薬品開発時における臨床試験のデータのほか，医薬品の市販後の新たな情報も蓄積される．特に副作用や相互作用に関しては，開発時には得られなかった情報が市販後に随時追加されていくため，注意する．
- **薬物動態**：日本人におけるデータが基本である．日本人のデータがない場合は外国人のデータが使われることもある．また，ヒトでの情報が得られていない場合は動物のデータが示されることもある．このような人種差や種差などに留意する．
- **取り扱い上の注意，その他**：医薬品の管理上

必要な情報や，経済的な評価を行う上で必要な情報などが含まれる．

3 医薬品情報の収集と評価

現在，多種多様の医薬品が開発され，臨床で使用されている医薬品は約2万種類にのぼる．薬剤師が自らの専門性を生かして薬物療法の質的向上に貢献するためには，医薬品情報は欠くことのできない重要な要素である．そのため，医薬品情報の収集は積極的に行わなければならない．医薬品情報は，今や多様なメディアを通じて豊富に，そして比較的容易に入手できる．しかし，情報自体は断片的であるため，それに合致する臨床例には役立つが，合致しない例には情報を入手しただけでは応用が困難である．このことは，医薬品情報を最大限に利用するには，利用者側が適切な評価能力を備えていなくてはならないことを意味する．

医薬品情報は，ある種の数値であり，絶対的な値としての情報であったり，相対的な値としての情報であったりする．前者の場合には，その絶対的数値の意味を正確に把握しなければならないし，相対的数値であれば，その順序の意味を正確に判断しなくてはならない．これらは情報の評価

の第一歩であり，この評価が正しくできないと，情報の評価に個人間の差異が生じることになる．さらに，収集した情報を選別し，関連性を見出し，目的に合致した知識にまで組み立てる能力が重要である．評価は単なる思考ではなく，薬学的根拠に基づいて結論を導き出すための科学でなくてはならない．

医薬品の適正使用には，臨床使用において欠如している医薬品情報を，何とかして獲得しなければならない．これには，2通りの方法がある．1つ目は，収集した既存の情報を正しく評価して情報を100％入手することである．医薬品添付文書などの記載内容を正しく評価して，その情報を100％利用できる人は意外に少ない．2つ目は，収集した数種の既存の情報を結び付けて，新たな情報を構築することである．これら2つの方法を実践するには，薬学的な知識と解析手法に基づく評価能力が不可欠である．

4 医薬情報とは

医師は，患者に対して生体側から医薬品の入力（用法用量）と出力（効果，副作用）を評価し，医薬品の選択，用法用量の設定を行う．しかしこの過程において，医薬品の身体の中での動きと反応を十分に解析することは難しい．この部分を薬学に基づいて評価・解析し，薬剤（薬）と生体との関わりから，最適な医薬品の選択，用法用量の設定を検討するのが薬剤師の役割である（図1-3）．特に，臨床では数多くの同種同効薬が市販されており，これら同種同効薬の薬効発現過程を定量的に解析し，患者ごとに効果や副作用を評価することが重要である．その評価のための材料として医薬品情報と患者情報があり，本書ではこれらを併せて医薬情報と呼ぶ．

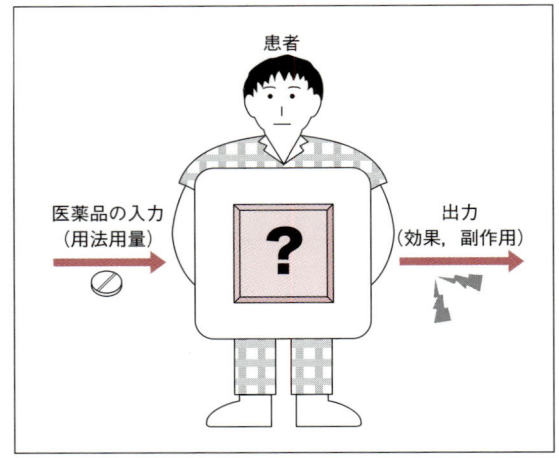

図1-3 「？」の部分を薬学的に評価・解析し，医薬品の選択や用法用量設定に役立てる

B 医薬情報評価学とは

医薬情報を適切に臨床に応用する方法論が医薬情報評価学である．まず，医薬品を評価するための着目点について考えてみる．ここに医薬品Aと医薬品Bがある．各々5人の患者に投与したところ，医薬品Aで効いた人が1人，効かなかった人が4人，副作用が起きた人が0人であった．医薬品Bでは，効いた人が3人，効かなかった人が0人，副作用が起きた人が2人であった（図1-4）．

このような場合，医薬品AとBはどのように評価できるのだろうか．おそらく，多くの人が医薬品Aは「効果は弱いが安全な薬」であり，医薬品Bは「効果は強いが危険な薬」であると評価するだろう．ここで重要なのは，この評価は入り口の「投与された医薬品」と出口の「発現した薬物作用」のみを考えて評価しているにすぎず，身体の中に入った薬がどのように動き働くのかについて着目していないことである．このような評価には，薬学の出る幕はない．大切なことは，この患者の身体の中で薬がどのようになって効かなかったのか，どのようになって薬物作用が出たのか，ということである．それを解明しないと，医薬品Aで効かなかった患者に，投与量を増やしたら

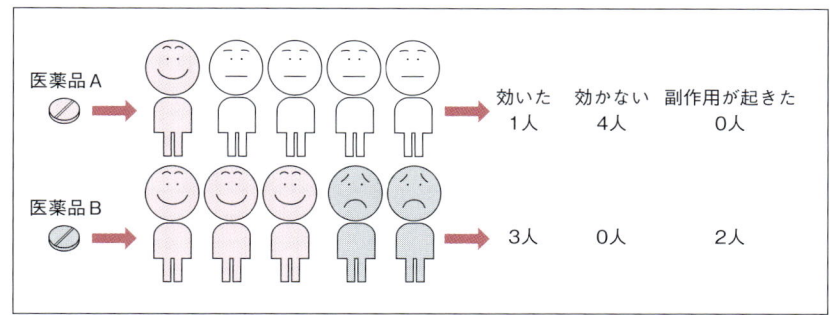

図1-4 医薬品AとBをどのように評価するか

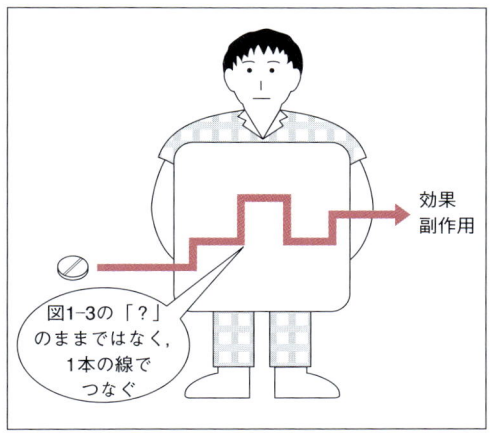

図1-5 医薬品の評価で最も重要なこと

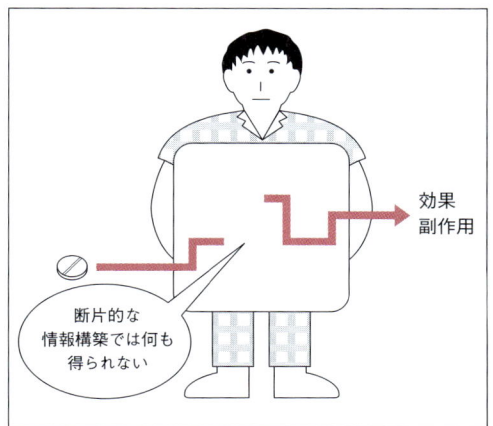

図1-6 途切れていると評価は十分ではない

よいのか薬を変更すべきなのかを判断できない．同様に医薬品Bで副作用が起きた患者に，投与量を減らしたらよいのか薬を変更すべきなのかを判断できないことになる．

見方を変えてみると，医薬品Aで不利益を被った患者は効かなかった4人，医薬品Bで不利益を被った患者は副作用が起きた2人となり，なんと10人の患者のうち6人が不利益を被っていることになる．身体の中で薬がどのように動き働くのかをあらかじめ知っていれば，これらの不利益を回避できたはずである．回避できなかったとしても，その次にどのようにすべきか対応することができる．この身体の中における薬の動きと働きを明らかにできるのは薬学的評価しかない．入り口である医薬品と出口である薬物作用の間をブラックボックスのままにするのではではなく，図1-5に示すように1本の線でつなぐことが，医薬品の評価で最も重要なことである．

図1-6のように，中途半端に線をつなげたのでは，評価は十分ではない．すなわち，医薬品の評価においては，断片的な情報構築では何も得られないのである．医薬品の入り口と出口を完璧に線でつなぐことは非常に大変である．また，この線の「形」は当然医薬品ごとに異なり，患者ごとに「長さ」が微妙に変化するので，それぞれの医薬品についてブラックボックスを明らかにしなければならない．これを科学的に解明する学問が，薬剤評価学である．この方法論については，第3章で解説する．

C 医薬情報に関わる職種

医薬情報は，行政，病院などの医療現場，薬局，製薬企業，および医薬品卸売業などで取り扱われる．

1 行政

医薬品や医療機器の有効性と安全性の確保対策は，厚生労働省医薬食品局が担当し，治験から承認審査，市販後に至るまでの総合的な取り組みを進めている．

また，厚生労働省の所管独立行政法人として，2004年4月より独立行政法人医薬品医療機器総合機構が設立された．医薬品や医療機器の審査，市販後の安全対策，医薬品による副作用や生物由来製品を介した感染などによる健康被害の救済などを行う組織として位置づけられている．医薬品や医療機器などの品質，有効性および安全性について，治験前から承認までを一貫した体制で指導・審査し，市販後における安全性に関する情報の収集，分析，提供を行っている．

2 病院・診療所

病院や診療所では，調剤，院内製剤，薬品管理，試験研究および薬剤管理指導などの薬剤業務を支えるのが医薬品情報管理業務である．医薬品情報管理の目的は，医薬品に関する各種情報を収集，整理，保管し，情報の加工と専門的評価をした上で，医療従事者や患者に対して情報提供を行い，適正な薬物療法の発展を図り，ひいては医療の向上と効率化に寄与することである．

医療現場で入手できる医薬品情報は，厚生労働省などの公的機関から得られるもの，製薬企業から得られるもの，そして各種文献資料や新聞などのマスコミから得られるものなど多種多様であり，その量も多いため，これらを適正に収集し評価する必要がある．また，医師，看護師などの医療従事者が必要とする情報，患者が必要とする情報は異なるため，各々のニーズにあった形に加工し，提供することが重要である．情報提供の方法として，医療従事者などからの質問に対して行われる受動的情報提供と，重要な情報を積極的に提供する能動的情報提供の大きく2つがある．

3 保険薬局

保険薬局は，医療用医薬品のみならず一般用医薬品なども扱うため，必要な医薬品情報は多岐にわたる．また地域医療の一端を担う立場から，情報提供の対象は患者や医療従事者のみならず，一般消費者や福祉関係者などにも及ぶ．このような中で，医薬品の適正使用の確保のためにも，保険薬局の社会的意義は重要性を増してきている．

薬事法（第77条の3）では，薬局開設者などは医薬品を一般に購入，または使用する者に対し医薬品の適正な使用のために必要な情報を提供するよう努めなければならないと規定しており，情報提供の必要性が規定されている．

薬局では患者の薬歴（薬の服用歴）を作成して管理することにより，医薬品に関する患者固有の情報を記録し，患者への情報提供および服薬指導の重要な基礎データとしている．特に高齢者は，複数の診療科や医療機関を受診し，それぞれ医薬品を処方されることも多いため，重複投与や相互作用を防止する観点からも，薬局が行う薬歴の作成と管理は重要である．

4 製薬企業

製薬企業では，医薬品の開発段階から市販後までを通じて，情報の収集，評価および提供を行う．医薬品の開発段階では，「基礎研究→非臨床試験→臨床試験」という過程を経て，新医薬品の承認申請に必要な情報が作られる．また，医薬品の市販後には，市販後調査（PMS；Post Marketing Surveillance）のシステムを使って，医薬品適正使用のための情報を収集し評価している．これ

表1-2 薬剤師が必要とする医薬品情報の例

調剤に必要な情報	・剤形変更による製剤の安定性，体内動態の変化 　（吸湿や光による分解，薬効や体内動態の変動） ・薬剤曝露による危険性（催奇形性，細胞毒性） ・薬剤の調製法（特殊製剤の調製方法） ・薬剤の混合（注射薬，散剤，液剤などの配合変化）
処方鑑査に必要な情報 （医師への処方設計支援情報）	・効能・効果 ・用法・用量 　（銘柄や剤形間の体内動態の相違，年齢や病態を考慮した体内動態の変動） ・副作用，相互作用
服薬指導に必要な情報 （患者への薬物療法支援情報）	・食事の種類や服用時期の影響 ・副作用（重篤な副作用，生活規制のある副作用など） ・使用方法（吸入薬，点眼薬，点耳薬，徐放性製剤など）

らの情報は，医薬品を使用する医療従事者へ迅速かつ正確に伝達する必要があり，さらに医療現場で十分に活用されなくてはならない．

製薬企業が作成する医薬品の情報源として，医薬品の発売時には医療用医薬品添付文書，インタビューフォーム，医薬品の製品情報概要などがある．また市販後調査などで情報を収集し評価した結果，医療従事者に情報伝達の必要性が生じた場合は，添付文書の改訂を行うとともに，各種の通知文書を作成し伝達を行っている．重要で緊急な安全性に関わる情報については，厚生労働省の指示に基づき「緊急安全性情報」を作成し，配布する．また医薬品添付文書の使用上の注意の改訂情報については，厚生労働省の監修の下に「医薬品安全対策情報 DSU（Drug Safety Update）」にて網羅的に提供している．

製薬企業は，医薬品情報の収集と伝達を行う医薬情報担当者（MR；Medical Representatives）を置いて医薬品の適正な使用と普及に努めているとともに，学術情報活動により情報の蓄積と整備を行い，医療現場のニーズに応じた情報提供ができる体制をとっている．また消費者向けにも相談窓口などを設け，医薬品情報を提供している．

5 医薬品卸売企業

卸売企業は，製薬企業と医療機関の間で，医薬品を適正に管理し円滑に供給する役割を担っている．さらに，医薬品のみならず医薬品に関わる情報や医療で必要な情報を提供しなければならない．このため，卸売企業の中にも医薬品情報を取り扱う部門が設置され，医薬品情報の収集と提供が行われている．

卸売企業では，医療用医薬品や一般用医薬品のほか，診断用医薬品，医療機器，医薬部外品，および医療衛生用品なども扱うため，広範な情報が必要になる．

6 職種別にみた必要性の高い医薬品情報

a 医師

医師が必要とする医薬品情報は，診療における薬物治療計画，薬物療法の評価（効果と副作用），および薬物療法に関する研究についての情報である．したがって医師からの質問には，医薬品の用法用量，薬理効果，有害作用，薬物の入手方法，薬剤の選択に関する事柄が多い．

b 看護師

看護師が必要とする医薬品情報は，患者の処置，ケア，消毒，診療の補助に関するものである．したがって看護師からの質問には，医薬品の使用法，投与法，調製法，保存法，注射薬の混合法などを必要としていることが特徴である．

c 患者

　患者は，医薬品と疾病との関わり，医薬品の服用と日常生活との関わりに関する医薬品情報を求めることが多い．したがって患者からの質問は，日常生活に関連した医薬品の服用（使用）方法，食事や飲酒などの嗜好品との関係，相互作用，副作用などが多い．

d 薬剤師

　薬剤師が必要とする薬品情報は，医師，看護師，患者が必要とする情報のほかに，さらに調剤および処方鑑査上に必要なものがあげられる（**表1-2**）．

2 医薬品情報の収集

A 研究開発過程で得られる情報

1 研究開発のプロセスと情報

1つの医療用医薬品が研究開発過程を経て臨床現場で使用されるまでには,多くの時間と経費がかかる.医薬品によって差はあるものの,現在はおおむね9〜17年の歳月と200億円程度の経費が必要とされている.そして,新しく見出された化合物が,実際に医薬品となる確率は,約1万2,000分の1ともいわれており,その過程がいかに厳しいものであるか理解できる.

このような背景の下,医薬品の研究開発過程で得られる情報は,その医薬品に関する情報の基盤ともなるものである.研究開発の各段階では,種々の試験が行われ,それに基づいた適正な資料が作成されて,厚生労働省に医薬品としての承認申請が行われる.そして審査で承認された後,医薬品として発売されて多くの患者が使用する.医薬品に関わる情報は,このあらゆる段階で作成され,集積されることになる.

図2-1には,医薬品の研究開発過程のプロセスと,集積される情報量とに関する概念を示す.

新しい医薬品,すなわち新薬が製造(輸入)承認されるためには,多くの資料の提出が求められている(表2-1).この情報は,医薬品の品質,有効性,安全性を確保するために必要なものである.そして,それぞれの資料は,図2-2に示す研究開発の各段階を経て作成されることになる.

2 医薬品候補化合物の探索とスクリーニング(基礎研究)

医薬品を開発する前には,さまざまな調査が行われ,医療におけるニーズや経済的背景などを踏まえた検討がなされる.そして目標とする研究開発の分野など,大きな方向性が決められる.

次に,医薬品候補となりうる物質をさまざまな方法により創製し発見していく.そして,得られた新規化合物の中から,物理化学的研究やスクリーニングを経て,医薬品の候補化合物が出てくることになる.

3 非臨床試験

医薬品の候補化合物が見出されると,非臨床試験の段階において,その化合物の物理化学的性質や動物実験などを基に最適な投与経路や剤形などの検討が行われる.非臨床試験の段階では,薬物動態試験,薬理学的試験,毒性試験,および製剤化試験などの各種試験が実施される.そして,ヒトを対象とする臨床試験の段階に進みうる候補化合物を選択する.

ヒトと動物との種差が存在するため,動物による非臨床試験の結果が必ずしもヒトに当てはまるわけではない.しかし,種々の動物実験の結果を総合的に判断し,ヒトにおける体内動態,薬理作用,および安全性などを予測した上で臨床試験に移行することが必要なため,この段階でのデータも非常に重要な情報となる.

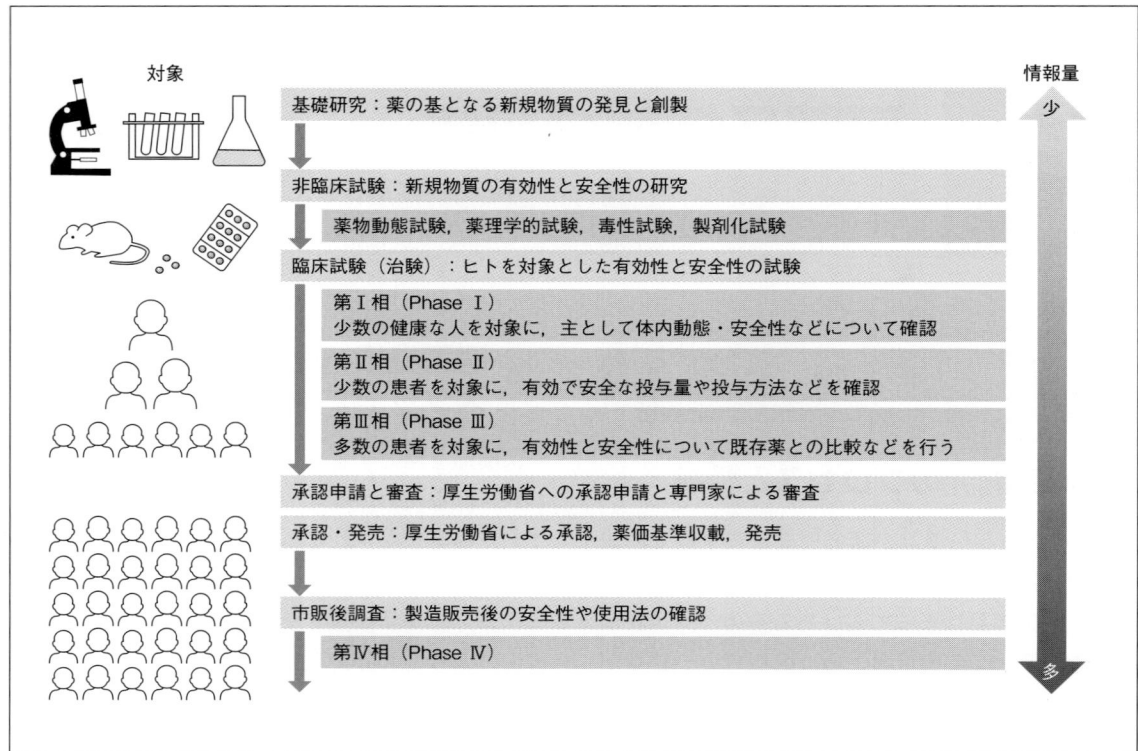

図 2-1　新薬の開発プロセスと情報量

表 2-1　新薬の承認申請時に必要な資料

イ　起原または発見の経緯および外国における使用状況など 　1) 起原または発見の経緯 　2) 外国における使用状況 　3) 特性および他の医薬品との比較検討など ロ　製造方法並びに規格および試験方法など 　1) 構造決定および物理的化学的性質など 　2) 製造方法 　3) 規格および試験方法 ハ　安定性 　1) 長期保存試験 　2) 苛酷試験 　3) 加速試験 ニ　薬理作用 　1) 効力を裏付ける試験 　2) 副次的薬理・安全性薬理 　3) その他の薬理	ホ　吸収，分布，代謝，排泄 　1) 吸収 　2) 分布 　3) 代謝 　4) 排泄 　5) 生物学的同等性 　6) その他の薬物動態 ヘ　急性毒性, 亜急性毒性, 慢性毒性, 催奇形性その他の毒性 　1) 単回投与毒性 　2) 反復投与毒性 　3) 遺伝毒性 　4) がん原性 　5) 生殖発生毒性 　6) 局所刺激性 　7) その他の毒性 ト　臨床試験の成績 　　臨床試験成績

（薬食発第 0331015 号　平成 17 年 3 月 31 日を基に作成）

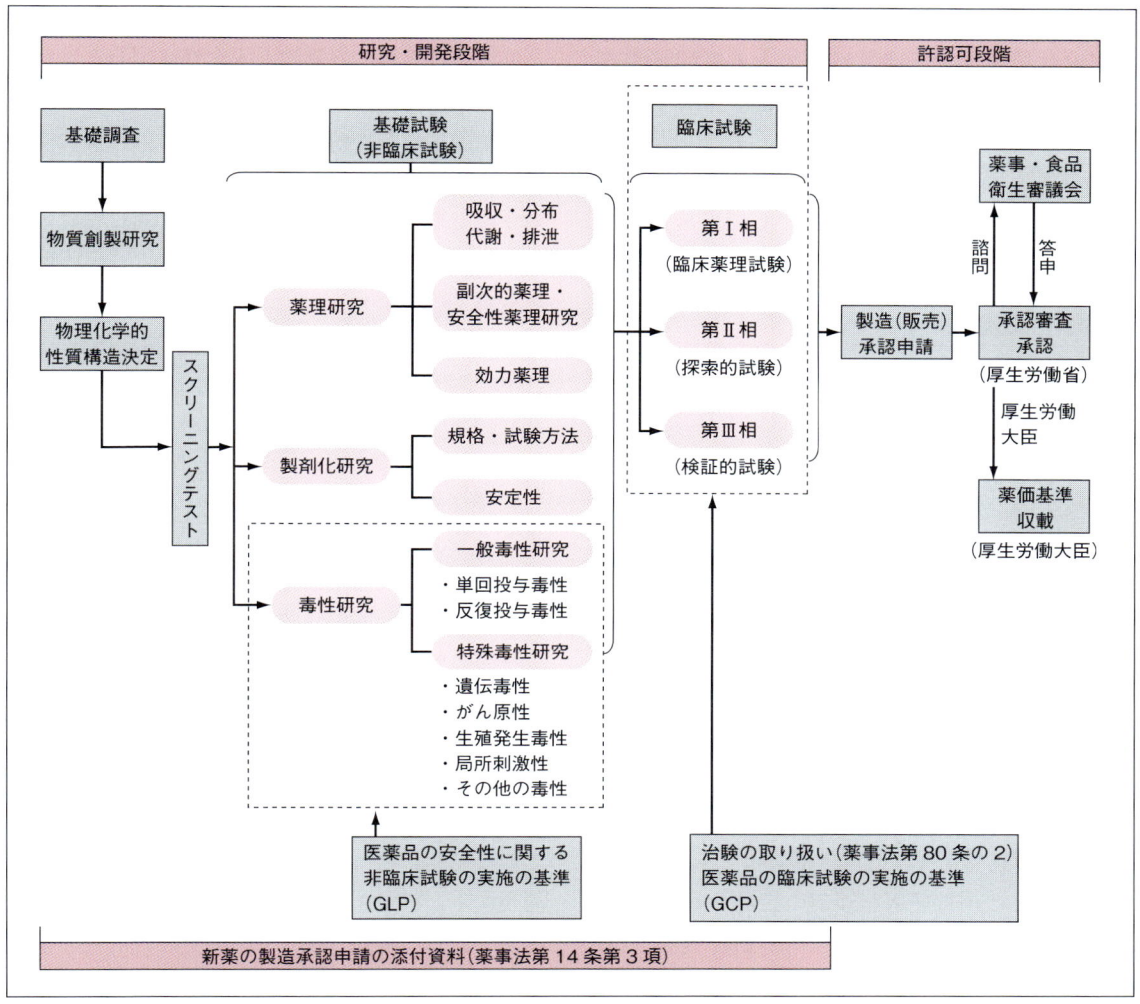

図2-2 新薬の研究開発のフローチャート
〔日本公定書協会（編）：新薬臨床評価ガイドライン 2006. 薬事日報社より一部改変して引用〕

a 薬物動態試験

　動物で薬物の体内動態（吸収，分布，代謝，排泄）を調べるために行われる．生体内での薬の動きを知ることは，有効性や安全性の検討をする上できわめて重要である．これらのデータは，薬理学的，および毒性試験の結果とともに検討することにより，動物からヒトへ外挿する際の参考となる．また最近では，薬物代謝が関与した副作用や薬物間相互作用が重視されていることから，薬物代謝酵素に関わる試験なども実施されている．

b 薬理学的試験

　効力を裏付ける試験として，期待した治療標的に関連した作用や効果の機序に関する試験が行われる．また，副次的薬理試験として，期待した治療標的に関連しない作用や効果の機序に関する試験が実施される．さらに，安全性薬理試験として，治療用量およびそれ以上の用量で，生理機能に対する望ましくない薬理作用などを検討する．安全性薬理試験の一部の試験については，GLP（good laboratory practice：医薬品の安全性に関する非臨床試験の実施の基準）に基づいて実施さ

GLPは医薬品の安全性に関する非臨床試験の信頼性を確保するために，1997年から省令として施行された．医薬品の製造（輸入）承認申請に添付する医薬品の安全性に関する試験について，安全性試験実施上の遵守基準として定められている．

c 毒性試験

一般毒性試験として，主に単回投与毒性および反復投与毒性試験が行われる．単回投与毒性試験は，薬物を哺乳動物に単回投与して発現する毒性を明らかにする．反復投与毒性試験では，臨床で使用される際の投与期間を想定し，必要に応じて1～12か月までの反復投与を行う．

また，特殊毒性試験として，遺伝毒性，がん原性，生殖発生毒性，局所刺激性，その他の毒性などの試験が行われる．毒性試験については，すべてGLPに基づいて実施される．

d 製剤化試験

医薬品の候補化合物の性質や性状，予想される対象疾患などから最適な製剤の設計が行われる．製剤については，その物理化学的性質，規格，および安定性などに関する試験が実施される．

4 医薬品開発における臨床試験（治験）

医薬品の候補となっている化合物は，ヒトでの有効性と安全性が確認されて初めて医薬品として認められる．動物を対象とした非臨床試験の成績は，そのままヒトに当てはめることはできないため，ヒトを対象とした臨床試験は不可欠である．

臨床試験は，その目的から，主に安全性や体内動態を調べる臨床薬理試験，安全性を確認しながら有効性を検討する探索的試験，それまでに得られた有効性や安全性を確認する検証的試験に分類される．また，医薬品の製造販売後にも試験が行われることがあるが，これは承認された適応症，用法用量の範囲内で実施されるため，治療的使用と位置づけられ，有効性と安全性に関わるより一層の情報収集を目的としている．

新薬開発のための臨床試験（治験）は，安全性と有効性を確認しながら第Ⅰ相，第Ⅱ相，第Ⅲ相という段階を踏んで行われる．なお，第Ⅳ相は市販（製造販売）された後の段階を指す．これらの臨床試験はGCP（good clinical practice：医薬品の臨床試験の実施の基準）に基づいて実施される．

GCPは医薬品の製造（輸入）承認申請に添付する資料作成のための臨床試験（治験）の実施について定めた基準である．治験が倫理的配慮（被験者の人権保護）のもとに，科学的に適正に実施されることを目的として，1997年から省令として施行された．ヘルシンキ宣言（ヒトを対象とする医学研究の倫理的原則）に基づいて作成されている．医薬品の製造販売後に行われる製造販売後臨床試験にも適用される．

なお，わが国では2008年に新たに「マイクロドーズ臨床試験の実施に関するガイダンス」が公示された．マイクロドーズ臨床試験とは，主として低分子化合物に関し，ヒトにおいて薬理作用を発現すると推定される投与量の1/100を超えない用量または100μgのいずれか少ない用量の被験物質を，健康な被験者に単回投与する試験である．その目的は，被験物質のヒトにおける薬物動態に関する情報を，医薬品の臨床開発の初期段階に得ることとされている．既存の臨床試験の前段階に位置する「早期探索臨床試験」として，今後の導入が予想される．

a 第Ⅰ相

治験薬を初めてヒトに投与する段階である（主に臨床薬理試験）．まず健康な志願者を対象として，安全性や忍容性を確認し，薬物動態を明らかにすることが主な目的とされる．ただし，抗がん剤などのように毒性が高いものについては，患者を対象にする場合もある．また，必要に応じて，薬力学的な評価や，薬効評価がなされる場合もある．

表 2-2 臨床試験の種類

	目的	具体例
臨床薬理試験	・忍容性評価 ・薬物動態,薬力学的検討 ・薬物代謝と薬物相互作用の探索 ・薬理活性の推測	・忍容性試験 ・単回および反復投与の薬物動態,薬力学試験 ・薬物相互作用試験
探索的試験	・目標効能に対する探索的使用 ・次の試験のための用法用量の推測 ・検証的試験のデザイン,エンドポイント,方法論の根拠を得ること	・比較的短期間の,明確に定義され限られた患者集団を対象にした,代用もしくは薬理学的エンドポイントまたは,臨床上の指標を用いた初期の試験 ・用量反応探索試験
検証的試験	・有効性の証明/確認 ・安全性プロフィールの確立 ・承認取得を支持するリスクベネフィットの関係評価のための十分な根拠を得ること ・用量反応関係の確立	・有効性確立のための適切でよく管理された比較試験 ・無作為化並行用量反応試験 ・安全性試験 ・死亡率/罹病率をエンドポイントにする試験 ・大規模臨床試験 ・比較試験
治療的使用	・一般的な患者または特殊な患者集団および(または)環境におけるリスクベネフィットの関係についての理解をより確実にすること ・より出現頻度の低い副作用の検出 ・用法用量をより確実にすること	・有効性比較試験 ・死亡率/罹病率をエンドポイントにする試験 ・付加的なエンドポイントの試験 ・大規模臨床試験 ・医療経済学的試験

〔臨床試験の一般指針(平成10年4月21日医薬審第380号)を基に作成〕

b 第Ⅱ相

限られた数の患者を対象として,治験薬の治療効果を探索するとともに安全性を検討する(主に探索的試験).ここでは,適応症,投与量,および投与方法の妥当性なども検討される.この段階での主な目的は,治験薬の用量-反応関係を検討し,第Ⅲ相の試験で用いる用法用量を決定することにある.このため,複数の用量による比較試験などが行われる.

c 第Ⅲ相

第Ⅲ相では,第Ⅱ相までに得られた結果を基に,より多くの臨床試験成績を収集して,対象とする適応症への有効性と安全性の検証が行われる(主に検証的試験).治療上の利益を証明または確認することを主な目的として,通常,全国規模で多施設において実施される.試験方法としては,プラセボあるいはすでに有効性の確立された標準薬を対照として比較対照試験を実施する.この場合,無作為割付や,二重盲検法(被験者のみならず治験を実施する医師もどの薬が投与されているかわからない方法)を採用して,薬効評価に関わる変動を取り除くようにされている.また,慢性疾患の適応を目的とするものについては,安全性を確認する目的で長期投与試験が行われる場合もある.

d 第Ⅳ相

第Ⅳ相では,医薬品の承認後に行われる一般使用状況における調査や試験が行われる(治療的使用).医薬品の製造販売後に行われる臨床試験は,さまざまな目的と形態で実施され,医薬品の使用法に関わる事項,長期投与による評価,生活の質(QOL:quality of life)の改善,および医療経済学的な評価を行うことを目的とする場合もある.製造販売後臨床試験は治験ではないが,GCPが適用されることになっている.

臨床試験の種類について**表2-2**に,開発の相との関係について**図2-3**に示す.図に示したよ

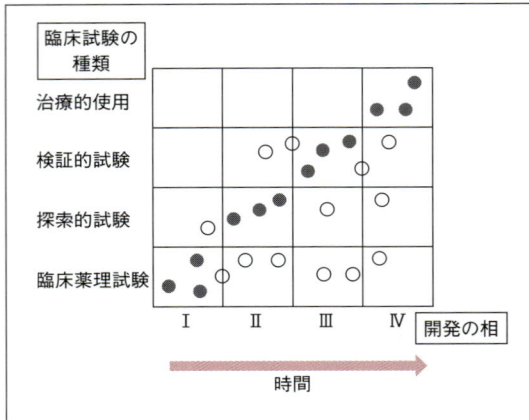

図2-3　開発の相と臨床試験の種類の関係
〔臨床試験の一般指針（平成10年4月21日医薬審第380号）
一部改変〕

うに，例えば臨床薬理試験は，一般的に第Ⅰ相で行われるが，必要に応じてほかの相で実施されることもある．このように，臨床試験の種類と開発の相は必ずしも一致するわけではないことを知っておく必要がある．

5　承認申請に必要な情報

　製薬企業が厚生労働省に対して医薬品の承認申請を行う際には，開発過程における非臨床試験および臨床試験で得られた情報をもとに，**表2-1**に示した資料を添付する．これらの資料は，CTD（common technical document：国際的に共通の様式）に整理して提出することになっている．CTDは，厚生労働省の通知により，「承認申請書に添付すべき資料の編集作業の重複を軽減し，日米EUにおける新医薬品にかかる情報交換を促進し，もって有効かつ安全な新医薬品の迅速な提供に資することを目的として，ICH（日米EU医薬品規制調和国際会議）において合意されたものである」とされている．さらに近年では，CTDの電子化仕様であるeCTD（electronic common technical document）の運用が開始された．

6　研究開発時に得られた情報の公開

　医薬品の研究開発時に得られた情報は，新発売後に医薬品を適正に使用する上での基本情報となる．承認された新薬の情報に関しては，近年では公的機関から，インターネットを通じて公開されている（医薬品医療機器総合機構；http://www.info.pmda.go.jp/）．ここでは，「新薬の承認情報」として，厚生労働省の行った医薬品承認のための審査経過や評価結果などをまとめた情報が掲載されている．厚生労働省が作成する審査報告書および審議結果報告書と，承認取得者（企業）が作成する申請資料概要を閲覧することができる．

7　研究開発過程で得られた情報に対する考え方

　本節の導入部で述べたように，開発研究過程で得られる情報は，その医薬品の基盤となるものである．しかし，試験の計画や実施は，種々の制限の下でなされているため，その内容には限界がある．
　このため医薬品情報は，開発研究過程で得られる情報だけではなく，製造販売後も継続して収集される情報に十分留意する必要があることを知っておかなければならない．

B　製造販売後に得られる情報

1　製造販売後の情報収集

　市販された医薬品は，日常診療の中で多様な背景を有する患者に投与されるため，限られた患者を対象とした治験（臨床試験）では得られなかった情報が収集される．わが国では医薬品が市販された後も種々の調査を実施する制度が導入され，医薬品の市販後に得られる情報の収集，分析，評価が行われている．

表 2-3 市販後に調査すべき主な事項

有効性	安全性
●市販前では入手できない情報で適正使用のために必要な情報 　・効果に影響する要因の検討（合併症，併用薬，食事など） 　・第Ⅲ相とは異なる対象での効果（妊婦，小児，高齢者など） 　・第Ⅲ相での制約を受けない条件での効果 　・投与方法の違いによる効果 ●市販前の試験だけでは不十分な場合もある有効性に関する基本情報 　・長期投与時の効果 　・他治療法との比較 　・併用療法時の効果 　・true endpoint の把握	●副作用の種類，頻度，程度，発生条件の量的把握 ●新規，重篤，まれな副作用の把握 ●遅発副作用の検出 ●長期投与医薬品の副作用の把握 ●薬物相互作用の調査 ●特殊な患者（高齢者，腎・肝機能障害患者など）での副作用の調査 ●妊婦や胎児に対する薬物の影響調査 ●社会環境の変化による副作用の調査 ●副作用発現予防（対策）についての調査

（新谷　茂，野口俊作，角田喜治：改訂薬学情報学．じほう，p177，2002）

例えば，医薬品の製造販売前は，臨床で使用された患者数が限られていることから，特殊な患者群（高齢者，臓器障害時，妊婦，小児など）に投与した場合の影響が明らかではない．また，合併症や併用薬などの影響も十分に検討されているわけではない．さらに，頻度の低い重篤な副作用が検出されていない可能性も考えられる．ほかにも，臨床試験計画として投与期間が限られていることから，医薬品の遅発性の作用や，長期使用時の有効性や安全性などに関しても未知の部分が多い．

これらは，医薬品が市販後に幅広く使用されることにより，情報として得られてくるものである．したがって，医薬品が市販された後の情報を集積し評価し，さらにそれらを臨床の現場にフィードバックするという一連の流れが，医薬品適正使用のためには必須である．

医薬品の市販後に調査すべき主な事項を**表 2-3**に示す．

近年，薬事法が改正され，2005 年から新たに施行された基準として，GVP（good vigilance practice：医薬品，医薬部外品，化粧品及び医療機器の製造販売後安全管理の基準）と GPSP（good postmarketing study practice：医薬品の製造販売後の調査及び試験の実施の基準）が設けられた．これにより，医薬品の情報収集の一層の適正化が図られている．

2 市販後の情報収集のためのシステム

市販後の情報収集のために行われているシステムは，副作用・感染症報告制度，市販直後調査，再審査制度，安全性定期報告制度，および再評価制度などから成り立っている．副作用報告などに関わる業務，市販直後調査，再審査，再評価に関わる業務については GVP に定められている．これらのシステムと時間の流れとの関係を**図 2-4**に示す．

a 副作用・感染症報告制度

副作用・感染症報告制度には，企業報告制度，医薬品・医療機器等安全性情報報告制度，および WHO 国際医薬品モニタリング制度がある．このうち企業報告制度では，副作用，感染症，外国での措置，および研究報告に関する情報について，その重篤度などに応じて，企業がその情報を知った日から 15 日あるいは 30 日以内に厚生労働大臣に報告することが義務づけられている（**表 2-4**）．

一方，厚生労働省には，企業のみならず医療機関から情報が入るシステムと，世界保健機関（WHO）との情報交換を行うシステムもあり，前者が医薬品・医療機器等安全性情報報告制度，後者が WHO 国際医薬品モニタリング制度（2005 年 9 月現在 78 か国が参加）となる．このうち医薬品・医療機器等安全性情報報告制度は，日常，医

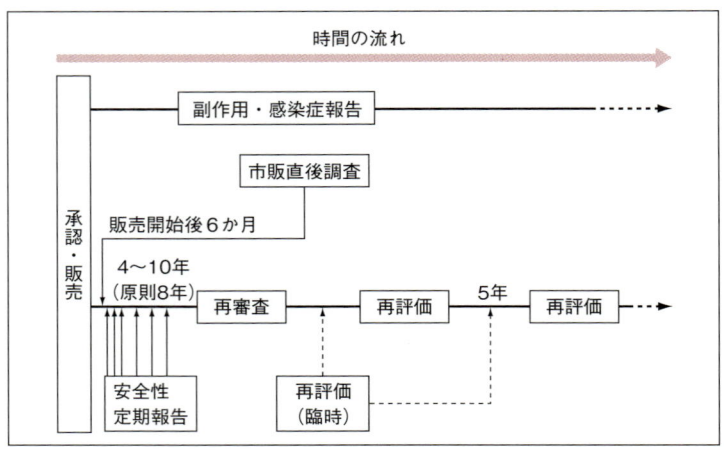

図2-4 市販後の情報収集のシステムと時間の流れ
安全性定期報告は最初の2年間は半年ごと，それ以降は1年ごとに行われる．

表2-4 副作用・感染症報告の期限

15日報告	1) 国内未知・既知副作用死亡症例 2) 外国未知副作用死亡例 3) 既知でも死亡の発生傾向が予測できない外国副作用死亡症例 4) 既知でも死亡の発生傾向の変化が保健衛生上の危害の発生または拡大のおそれを示す外国副作用死亡症例 5) 未知・重篤副作用症例 6) 既知でも発生傾向が予測できない重篤副作用症例 7) 既知でも発生傾向の変化が保健衛生上の危害発生または拡大のおそれを示す重篤副作用症例 8) 新有効成分医薬品の既知・重篤副作用症例(承認後2年を経過していないもの)	15日報告	9) 市販直後調査により得られた既知・重篤副作用症例 10) 未知感染症症例 11) 重篤感染症症例 12) 外国での製造，輸入または販売の中止，回収，廃棄その他保健衛生上の危害の発生または拡大を防止するための措置報告
		30日報告	1) 既知・重篤副作用症例〔上記5)から9)を除く〕 2) 研究報告
		定期報告（未知・非重篤症例）	1) 再審査期間中は，安全性定期報告時に集積報告 2) 再審査期間満了後は年1回で集積報告

〔山崎幹夫(監)，望月眞弓，武立啓子，他：医薬品情報学，第3版．東京大学出版会，2005 より一部改変して引用〕

療の現場においてみられる医薬品もしくは医療機器の使用によって発生する健康被害等（副作用，感染症および不具合）の情報を，薬事法第77条の4の2第2項に基づき，医療関係者等が直接厚生労働大臣に報告する制度である．報告された情報は，専門的観点から分析，評価され，必要な安全対策を講じるとともに，広く医療関係者に情報を提供し，医薬品および医療機器の市販後安全対策の確保を図ることを目的としている．

2003年に薬事法が改正され，すべての医療機関を対象とし，薬局開設者，病院もしくは診療所の開設者，もしくは医師，歯科医師，薬剤師その他病院等において医療に携わる者のうち業務上医薬品もしくは医療機器を取り扱う者が報告者となった．保健衛生上の危害の発生または拡大防止の観点から報告する必要があると判断した場合には，国に対して副作用報告を行うよう義務づけられている．

医療機関からの副作用などの報告を行う際に用いられる様式を図2-5に示す．

b 市販直後調査

市販直後調査は，新医薬品の販売開始直後において，医療機関に対し確実な情報提供や注意喚起

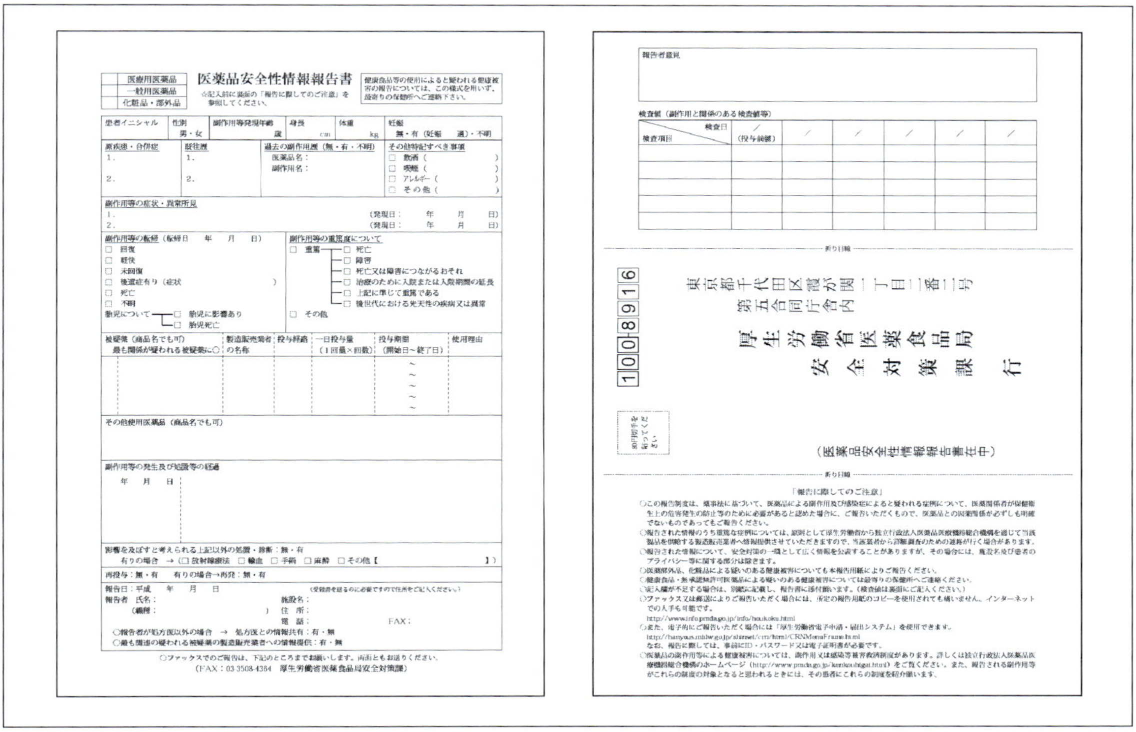
医療用医薬品
一般用医薬品
化粧品・部外品

医薬品安全性情報報告書
☆記入前に裏面の「報告に際してのご注意」を参照してください。

健康食品等の使用によると疑われる健康被害の報告については、この様式を用いず、最寄りの保健所へご連絡下さい。

患者イニシャル | 性別 男・女 | 副作用等発現年齢 歳 | 身長 cm | 体重 kg | 妊娠 無・有（妊娠 週）・不明

原疾患・合併症 1. 2.
既往歴 1. 2.
過去の副作用歴（無・有・不明） 医薬品名： 副作用名：
その他特記すべき事項 □ 飲酒（ ） □ 喫煙（ ） □ アレルギー（ ） □ その他（ ）

副作用等の症状・異常所見
1. （発現日： 年 月 日）
2. （発現日： 年 月 日）

副作用等の転帰（転帰日 年 月 日）
□ 回復 □ 軽快 □ 未回復 □ 後遺症有り（症状 ） □ 死亡 □ 不明
胎児について □ 胎児に影響あり □ 胎児死亡

副作用等の重篤度について
□ 重篤 □ 死亡 □ 障害 □ 死亡又は障害につながるおそれ □ 治療のために入院または入院期間の延長 □ 上記に準じて重篤である □ 後世代における先天性の疾病又は異常
□ その他

被疑薬（商品名でも可）最も関係が疑われる被疑薬に○ | 製造販売業者の名称 | 投与経路 | 一日投与量（1回量×回数） | 投与期間（開始日～終了日） | 使用理由

その他使用医薬品（商品名でも可）

副作用等の発生及び処置等の経過
年 月 日

影響を及ぼすと考えられる上記以外の処置・診断：無・有
有りの場合 →（□ 放射線療法 □ 輸血 □ 手術 □ 麻酔 □ その他【 】）

再投与：無・有 有りの場合→再発：無・有

報告日：平成 年 月 日 （受領書を送るのに必要ですので住所をご記入ください。）
報告者 氏名： 施設名：
（職種： ） 住 所：
電 話： FAX：
○報告者が処方医以外の場合 → 処方医との情報共有：有・無
○最も関連の疑われる被疑薬の製造販売業者への情報提供：有・無

○ファックスでのご報告は、下記のところまでお願いします。両面ともお送りください。
（FAX：03-3508-4364 厚生労働省医薬食品局安全対策課）

報告者意見

検査値（副作用と関係のある検査値等）
検査項目 ＼ 検査日 ／（投与前値） ／ ／ ／ ／ ／

折り目線

100-8916
東京都千代田区霞が関一丁目二番二号
第五合同庁舎内
厚生労働省医薬食品局
安全対策課 行

80円切手を貼ってください

（医薬品安全性情報報告書在中）

折り目線

「報告に際してのご注意」
○この報告制度は、薬事法に基づいて、医薬品による副作用及び感染症によると疑われる症例について、医薬関係者が保健衛生上の危害発生の防止等のために必要があると認めた場合に、ご報告いただくもので、医薬品との因果関係が必ずしも明確でないものであってもご報告ください。
○報告された情報のうち重篤な症例については、原則として厚生労働省から独立行政法人医薬品医療機器総合機構を通じて当該製品を供給する製造販売業者へ情報提供させていただきますので、当該業者から詳細調査のための連絡が行く場合があります。
○報告された情報について、安全対策の一環として広く情報を公表することがありますが、その場合には、施設名及び患者のプライバシー等に関する部分は除きます。
○医薬部外品、化粧品による疑いのある健康被害についても本報告用紙によりご報告ください。
○健康食品・無承認無許可医薬品による疑いのある健康被害については最寄りの保健所へご連絡ください。
○記入欄が不足する場合は、別紙に記載し、報告書に添付願います。（検査値は裏面にご記入ください。）
○ファックス又は郵送によりご報告いただく場合には、所定の報告用紙のコピーを使用されても構いません。インターネットでの入手も可能です。
http://www.info.pmda.go.jp/info/houkoku.html
○また、電子的にご報告いただく場合には「厚生労働省電子申請・届出システム」を使用できます。
http://hanyous.mhlw.go.jp/shinsei/crn/html/CRNMenuFrame.html
なお、報告に際しては、事前にID・パスワード又は電子証明書が必要です。
○医薬品の副作用等による健康被害については、副作用又は感染等被害救済制度があります。詳しくは独立行政法人医薬品医療機器総合機構のホームページ（http://www.pmda.go.jp/kenkouhigai.html）をご覧ください。また、報告される副作用等がこれらの制度の対象となると思われるときには、その患者にこれらの制度を紹介願います。

図 2-5 医薬品安全性情報報告書の様式

などを行い，適正使用に関する理解を促すとともに，重篤な副作用および感染症の情報を迅速に収集し，必要な安全対策を実施し，その被害を最小にすることが目的とされている．製造業者などが販売開始後の6か月間，診療において医薬品の適正な使用を促し，重篤な副作用などの症例の発生を迅速に把握するために行う．

c 再審査制度および安全性定期報告制度

再審査制度は，新医薬品について，製造業者などに対して製造承認後一定期間(4～10年，通常は8年)の調査を義務づけ，その結果をもとに有効性と安全性の確認を行うものである．

安全性定期報告制度は，市販後に得られた安全性情報(調査や試験で得られた有害事象を含む)を再審査期間中に定期的に厚生労働省に報告する制度である．報告時期は，厚生労働大臣が指定した日から2年間は半年ごと，その後は1年ごととなっている．その際，企業が国内外から収集した情報を定期的安全性最新報告(PSUR：periodic safety update report)として作成し，提出することになっている．

d 再評価制度

再評価制度は，すでに承認された医薬品について，現時点での医学や薬学の学問水準から有効性と安全性を見直す制度である．主に2つの方法で行われており，すべての医療用医薬品について5年の間隔で定期的に繰り返して見直しを行う定期的な再評価と，緊急な問題が発生した場合などに行われる臨時の再評価とがある．定期的な再評価は，これまでに承認された成分が薬効群ごとに5グループに分けられており，5年ごとに文献調査によるスクリーニングが行われ，再評価を行う必要がある成分が厚生労働省により指定される．

臨時的な再評価は，定期的な再評価を補うものであり，国内外の文献報告などから改めて有効性と安全性が問題となった場合などに実施される．

3 市販後の情報収集のための調査と試験

　市販後において種々のデータを収集するための方法として，使用成績調査，特定使用成績調査，および製造販売後臨床試験が行われる．これらについては，GPSPに基づいて実施されることとなる．

　使用成績調査は，診療において，医薬品を使用する患者の条件を定めることなく，副作用による疾病などの発現状況や，品質，有効性および安全性に関する情報の検出または確認を行う調査をいう．

　特定使用成績調査とは，使用成績調査のうち，診療において，小児，高齢者，妊産婦，腎機能障害または肝機能障害を有する患者，医薬品を長期に使用する患者，その他医薬品を使用する条件が定められた患者における副作用の発現状況や，品質，有効性および安全性に関する情報の検出または確認を行う調査を指す．

　製造販売後臨床試験とは，治験や使用成績調査あるいはその他の適正使用情報に関する検討を行った結果で得られた推定などを検証するため，または診療において得られない適正使用情報を収集するため，その医薬品について承認された用法用量，効能および効果に従って行う試験のことをいう．この試験については，GCPの適用も受けることになっている．

4 市販後に得られる情報の伝達

　医薬品の発売時には，製薬企業から医療用医薬品添付文書，インタビューフォーム，製品情報概要，「使用上の注意」解説書などの形でその情報が提供される．

　市販後に収集，評価した情報は，医薬品の適正使用の推進のために，厚生労働省または製薬企業から正確かつ速やかに医療関係者に伝達される．

C 情報源の種類と読み方

1 情報源の加工度による分類

a 医薬品情報の一次資料，二次資料，三次資料とは

　医薬品は，「モノ」としての薬剤に適正な情報が加わり，正しく使用されて，初めてその価値が発揮される．医薬品の情報源として，各種書籍，雑誌，添付文書，論文，電子媒体など，多種多様なものが存在する．

　医薬品の情報源の分類方法の1つとして，その情報の加工の度合いに応じ，一次資料，二次資料，三次資料に分ける方法がある．これらの資料の概念を(図2-6)に示す．

　情報は，時間経過とともに一次資料から二次，三次資料へと整理，統合されていくため，これに伴って加工の度合いも高くなる．一方，この過程において，情報の速報性は低下するものの，その分，多角的に評価されて正確性や信頼性に優れるようになる．

b 一次資料

　一次資料とは，研究や調査などの知見が最初に発表された情報のことを指す．情報の加工度は最も低い．各種学会誌および科学雑誌に掲載された学会抄録，原著論文および総説，または特許公報などがこれに相当する(表2-5)．

　なお原著論文として公表されるに先立ち，研究グループ間での非公式な情報伝達，学会発表などでやりとりされる情報を，0次資料とすることもある．

c 二次資料

　二次資料とは，膨大な一次資料の内容を要約したり再構成して，必要とする一次資料の検索を容易にしたものを指し，目次誌や索引誌がこれに相当する．一般的には，特定の分野ごとに一次資料

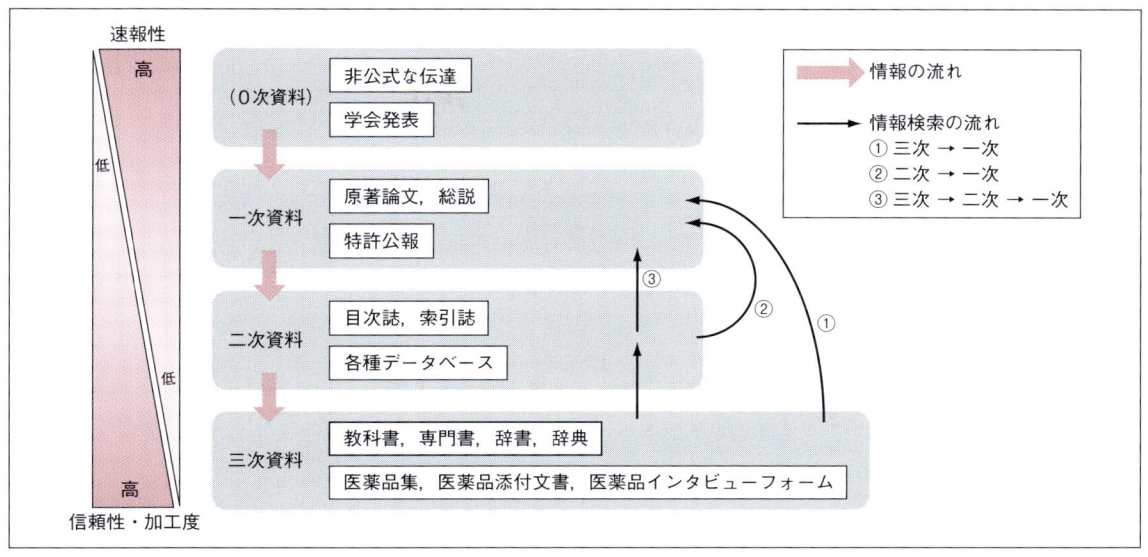

図 2-6　医薬品の情報源の分類(一次資料, 二次資料, 三次資料の概念)

表 2-5　原著論文が掲載されている医薬系雑誌の例

国内	・Yakugaku Zasshi ・Biochemical & Pharmaceutical Bulletin ・医療薬学 ・薬剤学
海外	・New England Journal of Medicine ・The Lancet ・JAMA (Journal of American Medical Association) ・The Annals of Pharmacotherapy

が収集され,加工されている.現在では二次資料の多くはコンピュータ上のデータベースとして管理されており,キーワードによる一次資料の内容検索が可能である(表 2-6).

1) MEDLINE (PubMed)

米国国立医学図書館(NLM；National Library of Medicine)が,医学,薬学,看護学の全般的な分野について,医学関連雑誌を基に Index Medicus という冊子で書誌情報を発行している.MEDLINE はこれに抄録を付与したデータベースであり,臨床医学,実験医学,歯科学,看護学,病院関連文献,パラメディカル,薬理学,薬剤学,精神医学,心理学,獣医学,産業医学,栄養学,病理学,毒物学,各医学専門領域(外科,内科など)の文献(1950 年以降)が収録されてい

る.MEDLINE の情報は,インターネット(PubMed：http://www.ncbi.nlm.nih.gov/pubmed/) および CD-ROM でも提供されている.

2) 医学中央雑誌

医学中央雑誌は,医学中央雑誌刊行会が発行している国内医学文献情報誌である.現在では冊子,CD-ROM および「医中誌 WEB」の名称でインターネットによる検索サービスが提供されている.国内の医学,薬学および関連領域の刊行物(学会誌,大学・研究所・病院などの発行誌,学会などの会議録,講演集など)約 2,400 誌が収録されている.

d 三次資料

三次資料とは,一次資料などの内容を特定の観点によって整理したり集大成したりしたものを指し,情報の加工度は最も高い.各種教科書,各専門書,辞書,辞典,医薬品集,医薬品添付文書,医薬品インタビューフォームなどがこれに相当する.近年では,同様の資料が CD-ROM などの電子媒体やインターネットなどで提供されることが多い.その中で,臨床の現場などで利用価値の高い三次資料の例を(表 2-7)に示し,以下に解説する.

表 2-6　二次資料の例

二次資料冊子	データベースの名称	カバーする領域	発行者
Index Medicus	MEDLINE（PubMed）	医学・薬学・看護学など	米国国立医学図書館
—	TOXLINE（TOXNET）	副作用・中毒・環境科学など	米国国立医学図書館
医学中央雑誌	医中誌 WEB	医学・薬学・看護学など	医学中央雑誌刊行会
—	JDream II	科学技術・医学・薬学	科学技術振興機構
Biological Abstracts	BIOSIS	生物学全般	BIOSIS Inc.
Chemical Abstracts	SciFinder	化学全般	米国化学会

表 2-7　三次資料の例

国内	・医療薬日本医薬品集 ・一般薬日本医薬品集 ・今日の治療指針 ・保険薬事典
海外	・MARTINDALE：The Complete Drug Reference ・PDR；Physician's Desk Reference

1）医療薬日本医薬品集（DRUGS IN JAPAN：ETHICAL DRUGS）

日本国内で市販されている医療用医薬品 17,000 品目を超える添付文書情報に再評価結果，再審査結果，医薬品・医療機器等安全性情報などを加味した情報を各薬剤別にまとめたものである．索引付けが，一般名と商品名で行われており，両名で検索が可能である．他医療施設で処方された医薬品の作用や同一成分薬などの調査，または添付文書に記載されている内容の調査に有用である．冊子および CD-ROM および日本医薬品集データベースとして提供されている．改訂は年に一度の頻度であり，2007 年度版から，上記の情報に加えて後発医薬品に関する情報および薬価情報も収録されている．

2）一般薬日本医薬品集（DRUGS IN JAPAN：OTC DRUGS）

日本国内で市販されているほぼすべての一般用医薬品（大衆薬）約 13,000 品目の組成，適応，用法などが記載され薬効群ごとに分類して収載されている．一般用医薬品添付文書やラベルなどの資料から情報がまとめられている．セルフメディケーションへの助言を行う場合，常用している一般用医薬品の成分や含有量，一般用医薬品と医療用医薬品との相互作用や重複成分の有無などを調査する場合，一般用医薬品による副作用について調査する場合などに利用価値が高い．冊子および CD-ROM および日本医薬品集データベースとして提供されている．

3）今日の治療指針

臨床各科の疾患に対する最新の治療法が，その疾患の専門家によって執筆されている．保険診療に対応した最も信頼できる治療の指針である．各診療科別に 27 項目に分類され，約 1,600 の疾患について掲載されている．日常遭遇する疾患および話題の疾患などについて現在の最新の治療法，診療に必要な事項が解説されている．その疾患の動向なども知ることができる．また，疾患ごとの治療法は病態，病期，重篤度によって具体的に記されている．治療法から疾患の概念，診断のポイントも記載されており事典としても活用可能である．

4）保険薬事典

保険適用の認められている医療用医薬品が日本標準商品分類を基に分類され収載されている．品名，規格，単位，薬価，用法用量，商品名，会社名，毒劇麻薬区分などが掲載されている．薬価が掲載されていることが最大の特徴である．品目の索引は一般名と商品名で掲載されており，双方の名称から各々検索することが可能である．

5）MARTINDALE：The Complete Drug Reference

英国で発行されている，各国で市販されている医療用医薬品の情報が収載されている．各医薬品別に効能，効果，用法用量，薬物動態（ADME），

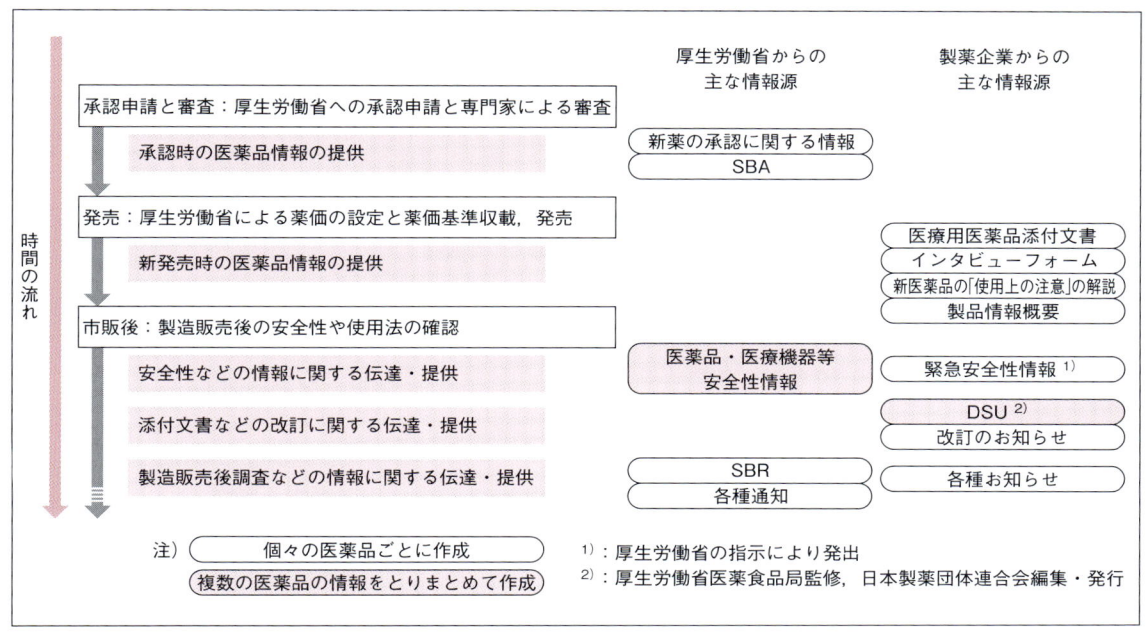

図2-7 医薬品の承認後に発生する主な情報源（医療用医薬品）

毒性や副作用について掲載されている．また，各医薬品の項目ごとに関連する引用文献が掲載されていることが特徴であり，必要な情報を引き出すのに都合がよい．一般名や化学名，商品名，薬効名などで検索が可能である．

6) PDR：Physician's Desk Reference

米国の製薬企業が自社製品について，それぞれ独自の立場で医薬品についての情報を共同で編集している添付文書の情報集である．実際の薬の写真が掲載されていることも特徴の1つである．一般名，商品名，薬効名で検索が可能である．

e 一次・二次・三次資料の利用

医薬品情報の資料は，一次，二次，三次資料の順で発展し，整理されていくのに対し，これらの情報を利用するにあたっては，逆の流れ，すなわち ① 三次→一次資料，② 二次→一次資料，または ③ 三次→二次→一次資料の順をたどることが多い．

① 三次→一次資料：各種教科書，医薬品集，医療用添付文書などに記載されている情報の詳細について，引用文献としてあげられている一次資料を調べる場合．

② 二次→一次資料：調査したい特定の事柄に関して，二次資料を用いて検索し，該当する一次資料を調べる場合．

③ 三次→二次→一次資料：各種教科書，医薬品集，医療用添付文書などに記載されている特定の事柄について，二次資料を用いて検索し，該当する一次資料を調べる場合．

2 厚生労働省や製薬企業から提供される情報源（医療用医薬品を中心に）

a 厚生労働省や製薬企業からの医薬品情報の提供

医薬品情報の中には，厚生労働省や製薬企業などから利用者へ直接提供されたり伝達されたりする情報がある．図2-7に，その主な情報源の種類を示した．ここでは主に医療用医薬品に関する情報を中心にして述べる．なお，本項で取り上げる情報源は，各々（表2-8）に示した方法などで入手することができる．

表 2-8　情報源の入手方法

新医薬品の承認に関する情報，医薬品医療機器等安全性情報，医療用医薬品添付文書，緊急安全性情報，DSU，その他の安全性情報　など	独立行政法人 医薬品医療機器総合機構・医薬品医療機器情報提供ホームページ(http://www.info.pmda.go.jp/)
医療用医薬品添付文書，医薬品インタビューフォーム，新医薬品の使用上の注意の解説，製品情報概要，緊急安全性情報，DSU，その他お知らせ　など	製薬企業より直接入手(一部企業では，インターネットの web サイトにて入手可能)
SBA，SBR	書籍として販売

審査報告書

平成 17 年 11 月 9 日
独立行政法人 医薬品医療機器総合機構

承認申請のあった下記の医薬品にかかる医薬品医療機器総合機構での審査結果は，以下のとおりである。

記

[販　売　名]　①スルーパスカプセル 2mg、同 4mg（ユリーフカプセル 2mg、同 4mg に変更予定）
②シロドシン「SFL」
[一　般　名]　シロドシン
[申　請　者]　①キッセイ薬品工業株式会社、②塩野フィネス株式会社
[申請年月日]　平成 16 年 6 月 28 日
[剤型・含量]　カプセル剤：1 カプセル中、シロドシンを 2mg 又は 4mg 含有
[化学構造]

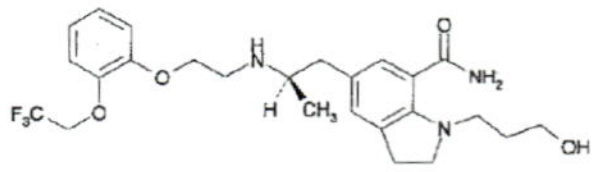

分子式：$C_{25}H_{32}F_3N_3O_4$
分子量：495.53

化学式：（日本名）(-)-1-(3-ヒドロキシプロピル)-5-[(2*R*)-2-({2-[2-(2,2,2-トリフルオロエトキシ)フェノキシ]エチル}アミノ)プロピル]-2,3-ジヒドロ-1*H*-インドール-7-カルボキサミド

（英　名）(-)-1-(3-Hydroxypropyl)-5-[(2*R*)-2-({2-[2-(2,2,2-trifluoroethoxy)phenoxy]ethyl}amino)-propyl]-2,3-dihydro-1*H*-indole-7-carboxamide

[申請区分]　医療用医薬品（1）新有効成分含有医薬品
[特記事項]　なし
[審査担当部]　新薬審査第二部

図 2-8　審査報告書の例

シロドシン「SFL」
ユリーフカプセル 2 mg
ユリーフカプセル 4 mg
に関する資料

本資料に記載された情報に係る権利及び内容の責任は，キッセイ薬品工業株式会社，塩野フィネス株式会社にあります。また，本情報を適正使用以外の営利目的に利用することはできません。
なお，「ユリーフカプセル 2mg」及び「ユリーフカプセル 4mg」は，申請時の販売名を変更して承認を取得しました。本資料は医薬品部会時に作成した資料のため，販売名は申請時の「スルーパスカプセル 2mg」及び「スルーパスカプセル 4mg」になっています。また，臨床試験における試験番号，症例番号，並びに投薬日については，新薬承認情報提供時に置き換えをしております。

キッセイ薬品工業株式会社
塩野フィネス株式会社

図 2-9　申請資料概要の例

b 厚生労働省からの情報

1) 新薬の承認審査に関する情報

新薬の承認審査に関する情報は，「新医薬品の承認審査に係る情報の公表について」(薬食審査発第 0422001 号，平成 17 年 4 月 22 日)の通知により，独立行政法人 医薬品医療機器総合機構の「医薬品医療機器情報提供ホームページ」を通じて公表されている(http://www.info.pmda.go.jp/shinyaku/shinyaku_index.html).

この情報は，承認された個々の新医薬品の審査報告書および審議結果報告書，および当該医薬品の非臨床および臨床試験成績などに関する資料を収めた申請資料概要とで構成されている.

審査報告書および審議結果報告書(**図 2-8**)は厚生労働省などにおける当該医薬品の審査経過，評価結果をまとめたものであり，申請資料概要(**図 2-9**)は承認取得者(製薬企業など)が当該医薬品の審査経過も含め申請資料の内容をまとめたものである.

承認取得者がまとめる資料については，① 特定の個人を識別することができる情報，② 公表することにより個人の権利利益を害するおそれがある個人に関する情報，③ 公表することにより法人の権利，競争上の地位その他正当な利益を害するおそれがある法人に関する情報などが含まれており，部分的にマスキングされていることがある.

表2-9 SBAが発行された医薬品

1. イリノテカン塩酸塩(カンプト®, トポテシン®)
2. ソブゾキサン(ペラゾリン®)
3. プロパゲルマニウム(セロシオン®)
4. 乾燥組織培養不活化A型肝炎ワクチン(エイムゲン®)
5. カルペリチド(遺伝子組換え)(ハンプ®)
6. プランルカスト水和物(オノン®)
7. ネダプラチン(アクプラ®)
8. タンドスピロンクエン酸塩(セディール®)
9. トログリタゾン(ノスカール®):2000年発売中止

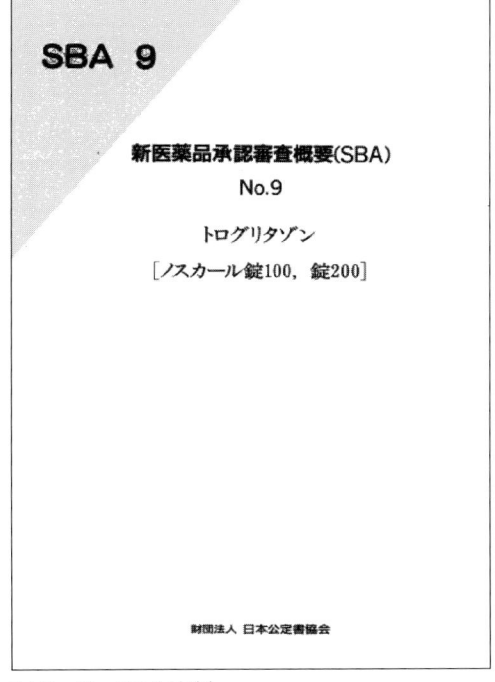

図2-10 SBA表紙

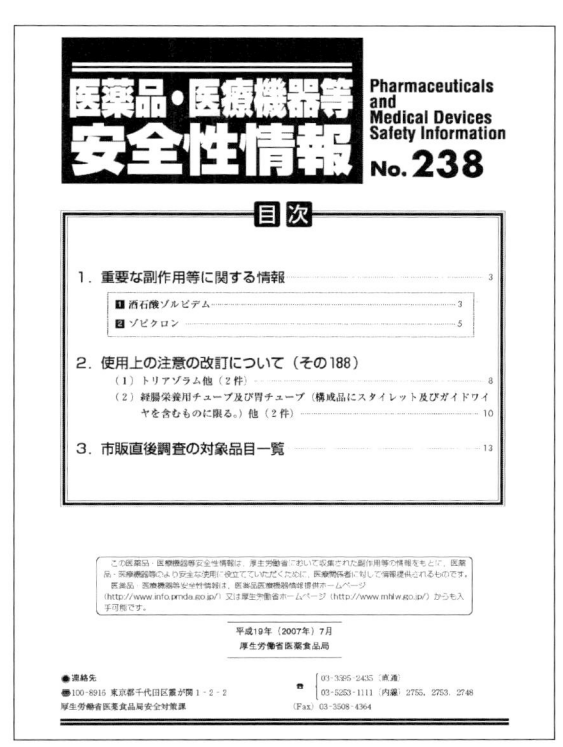

図2-11 医薬品・医療機器等安全性情報

2) SBA(summary basis of approval;新医薬品承認審査概要)

SBAは,厚生労働省が当該医薬品の承認審査の概要を公開したものである.すべての医薬品で作成されているわけではなく,日本で初めて承認され,海外の進出が予想される薬品情報の必要性が高い新医薬品が対象となっている.承認の根拠となった基礎および臨床試験などのデータの概要,それらに対する評価や取り扱い,使用上の注意とその設定根拠などをまとめた資料であり,出版物としては,(財)日本公定書協会から1994〜1997年にかけて,9品目分(表2-9)が出版されている(図2-10).

3) 医薬品・医療機器等安全性情報

厚生労働省により,編集,発行されている医薬品・医療機器などによる重篤な副作用や不具合などに関する情報である.1973年以来,隔月に発行されていたが,副作用報告およびそれに伴う安全性対策の増加により,迅速な情報提供を図るため,2001年7月(No.167)より月刊化された.また,月刊化に合わせて情報の掲載形式も改められ,添付文書改訂の根拠となった症例の紹介範囲が拡大されるとともに,経緯や安全対策などの解説は特に重篤な副作用,不具合などにのみ記載されるようになった(図2-11).

4) SBR(summary basis of re-examination;新医薬品再審査概要)

SBRは,医薬品の適正使用の推進を図るため,薬事・食品衛生審議会の評価を踏まえてまとめられたものである.SBRは当該医薬品の再審査申

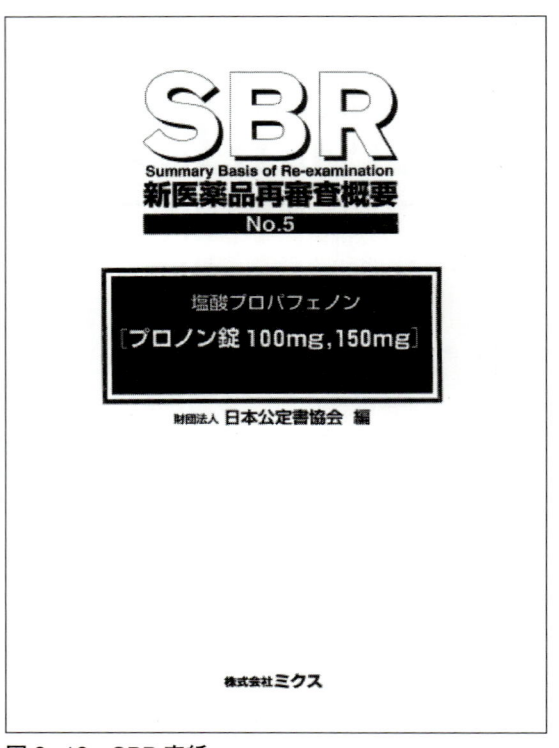

図 2-12　SBR 表紙

表 2-10　SBR が発行された医薬品

1. エポエチン アルファ（遺伝子組み換え）（エスポー®）
2. エポエチン ベータ（遺伝子組み換え）（エポジン®）
3. ピルジカイニド塩酸塩（サンリズム®）
4. シベンゾリンコハク酸塩（シベノール®）
5. プロパフェノン塩酸塩（プロノン®）

請資料の基となった使用成績調査，特別調査，市販後臨床試験および副作用報告などの市販後調査の概要をまとめたものであり，1997〜1999 年にかけて 5 品目について，日本公定書協会の編集で出版されている（図 2-12，表 2-10）．

5) その他

医療用医薬品の再評価結果に関する事項，その他必要な情報については，随時，通知などにより伝達される．また，「医薬品医療機器情報提供ホームページ」を通じても公表されている．

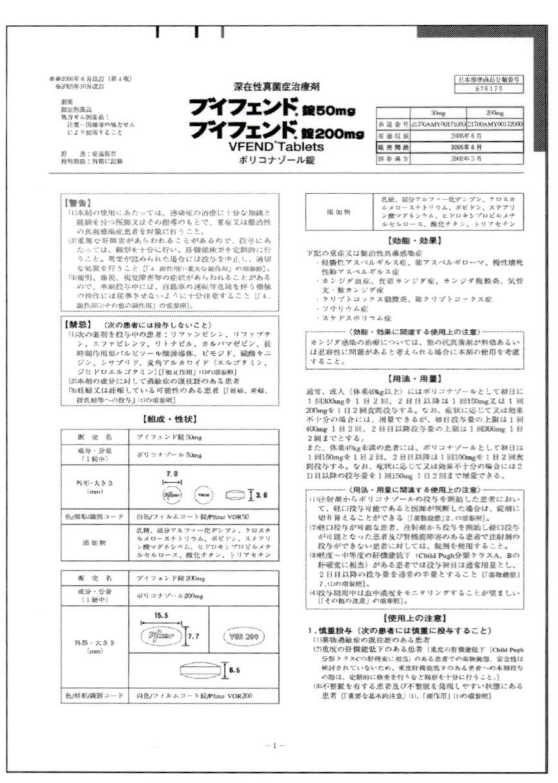

図 2-13　医療用医薬品添付文書の例

C 製薬企業からの情報

1) 医療用医薬品添付文書

医療用医薬品添付文書は，医薬品の適用を受ける患者の安全を確保し，適正使用を図るために必要な情報を医師，歯科医師および薬剤師へ提供する手段として，製造業者または輸入販売業者が薬事法第 52 条に基づき作成した文書である（図 2-13）．

医療用医薬品添付文書は，適正な薬物療法を行う際の基本的情報源として汎用されているが，新たな情報が得られれば随時改訂されるため，常に最新版を見なければならない．医療用医薬品添付文書の読み方については後述する．

2) 医薬品インタビューフォーム（IF；interview form）

医薬品インタビューフォームは，当該医薬品の製薬企業が作成した資料で，薬剤師と製薬企業の医薬情報担当者（MR）などとの間の質疑応答の資

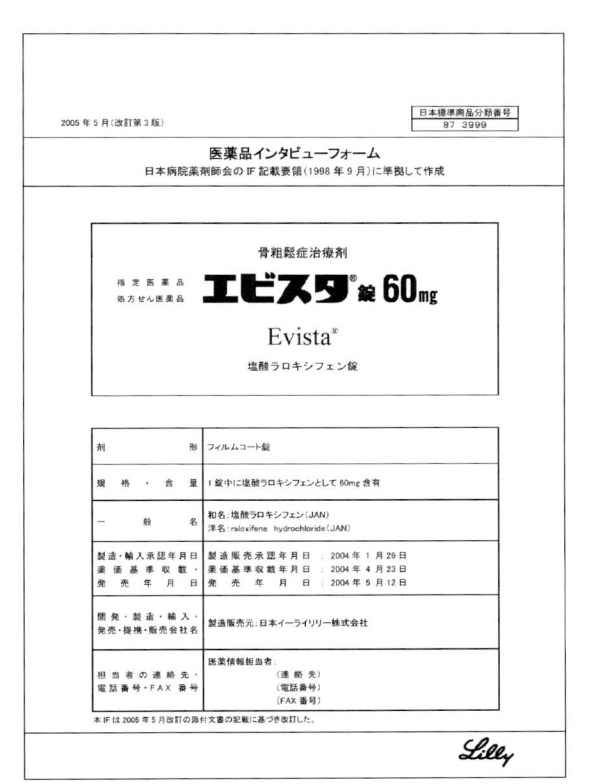

図2-14 医薬品インタビューフォーム

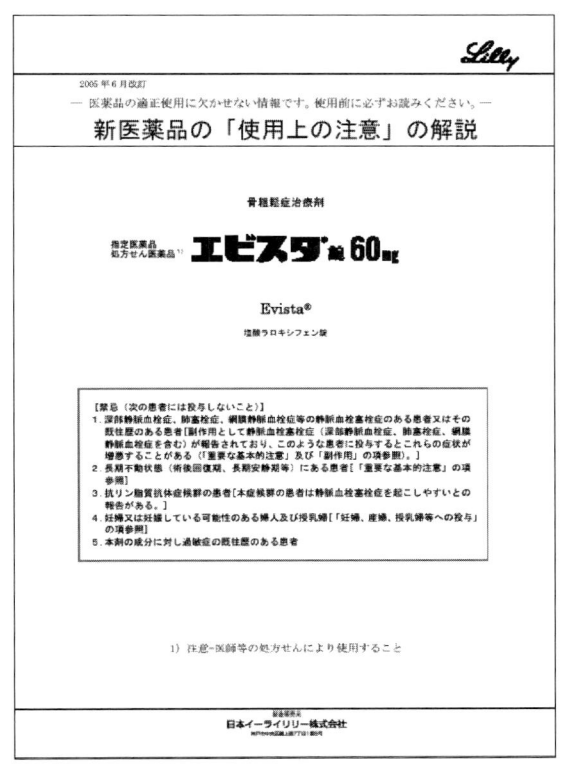

図2-15 新医薬品の「使用上の注意」の解説

料として，医療用医薬品添付文書の情報をより詳細に収載したものである（図2-14）．ただし，医療用医薬品添付文書ほど頻繁に改訂は行われない．記載項目の詳細については後述する．

3) 新医薬品の「使用上の注意」の解説

新医薬品の「使用上の注意」の解説は，医療用医薬品添付文書中の使用上の注意について，わかりやすく解説した文書である（図2-15）．新医薬品の市販開始直後の集中的な安全性確保対策のために，製薬企業が医療機関や薬局に対して安全性情報を十分に提供することが必要とされ，その方策として作成が提言された．

4) 医療用医薬品製品情報概要

医療用医薬品製品情報概要（以下「製品情報概要」）は，個々の医療用医薬品に関する正確かつ総合的な情報を医薬関係者に伝達し，その製品の適正な使用を図ることを目的として作成される印刷物を指す．

製品情報概要の記載内容については，科学的根拠に基づく正確，公平かつ客観的なものとし，有効性に偏ることなく，安全性に関する情報も十分記載され，バランスのとれたものとなるよう，記載要項が定められている（例：有効性，安全性，品質などについて虚偽・誇大な表現もしくは誤解を招く表現をしないこと．誤解を招いたり，医薬品としての品位を損なうようなキャッチフレーズ，写真，イラストなどを用いないこと．他社および他社品を中傷・誹謗した記載はしないこと，など）．

5) 緊急安全性情報（ドクターレター，イエローペーパー）

安全性についての緊急かつ重要な情報で，迅速かつ的確に伝達される情報である．厚生労働省の指示により製薬企業が作成する情報であり，緊急に安全対策上の措置をとる必要がある場合に発出される．厚生労働省の指示後，製薬企業が医療関係者に4週間以内に配布，伝達する．印刷物は，医療関係者に直接配布されることになる．

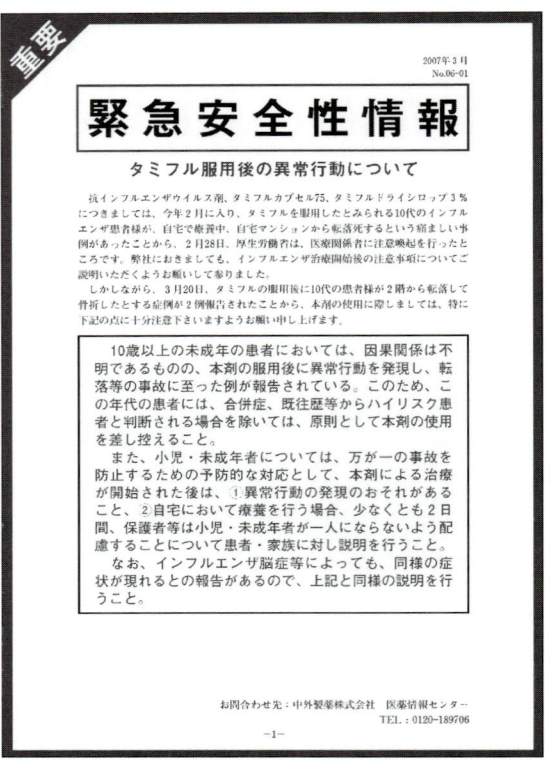

図2-16　緊急安全性情報

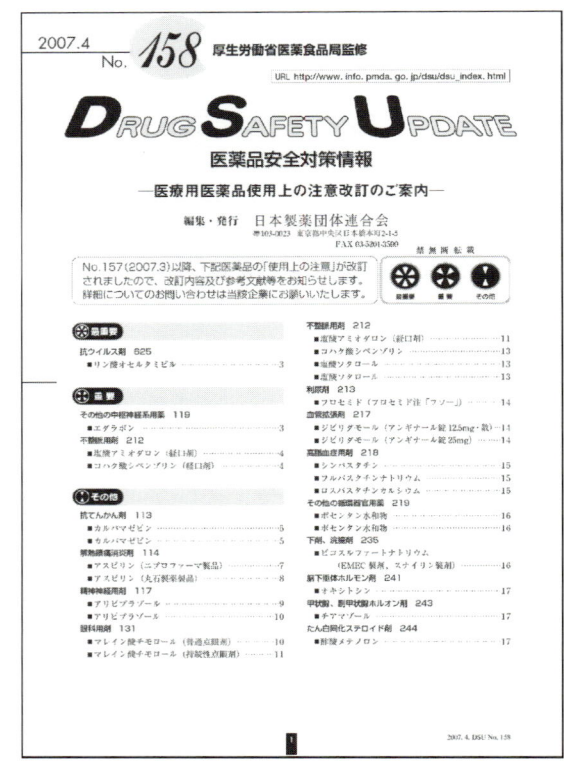

図2-17　DSUの表紙

　緊急安全性情報は，赤枠を付した黄色用紙に「緊急安全性情報」の文字が赤枠と黒字で記載されている（図2-16）．1997〜2007年までの間に，医療機器も含め，19件が発出されている（表2-11）．
　なお同一医薬品について，複数回発出されているケースもある．

6) DSU（DRUG SAFETY UPDATE：医薬品安全対策情報）

　厚生労働省の監修により，日本製薬団体連合会が編集，発行する情報で，通常年10回発行されている冊子である．日本製薬団体連合会安全対策情報部会に参加している製薬企業（約300社）が製造または輸入している医療用医薬品の情報のうち，「使用上の注意」改訂に関する情報（改訂内容および参考文献など）が掲載されている．改訂内容の重要度に応じて記号が付けられているため，重要な情報が容易に把握できるようになっている．DSUは，迅速かつ網羅的に医療関係者に配布されており，病院，診療所など約23万施設に，直接郵送されている（図2-17）．

7) 製薬企業からのその他の情報源

　「緊急安全性情報」ほどの緊急性はないが，重大性が高く，迅速な情報提供が必要とされる場合，厚生労働省の指示により「安全性情報（ブルーレター）」が発行されることがある．青色用紙に印刷され，提供される．その他，添付文書改訂のお知らせなど，必要に応じて随時資料が作成され，伝達されている．

3　医薬品添付文書の読み方

a　医薬品添付文書

　医薬品資料の中での最も重要な情報として，製薬企業から提供される医薬品添付文書がある．この医薬品添付文書には「医療用医薬品添付文書」と「一般用医薬品添付文書」がある．前者は医療関係者に提供される情報であり，後者は一般消費者へ提供される情報である．

表2-11 これまでに発出された緊急安全性情報(医薬品・医療機器)の一覧

年月日		内容
1997年	7月28日	カンプト®注,トポテシン®注(塩酸イリノテカン)と骨髄機能抑制について
	8月 6日	CPI社製ペースメーカーにおけるペーシング不全について
	14日	抗菌処理カテーテルを使用した際に発生したアナフィラキシー・ショックについて
	12月 1日	ノスカール®(トログリタゾン)による重篤な肝障害について
1998年	8月 7日	オダイン®錠(フルタミド)による重篤な肝障害について
	12月18日	「ウィンセフ®点滴用」投与中の痙攣,意識障害について
1999年	6月30日	塩酸チクロピジン製剤(パナルジン®錠・細粒)による血栓性血小板減少性紫斑病(TTP)について
2000年	2月23日	尿酸排泄薬ベンズブロマロン(ユリノーム®,ユリノーム®25 mg)による劇症肝炎について
	10月 5日	塩酸ピオグリタゾン投与中の急激な水分貯留による心不全について
	11月15日	インフルエンザ脳炎・脳症患者に対するジクロフェナクナトリウム製剤の使用について
2002年	4月16日	抗精神病薬ジプレキサ®錠(オランザピン)投与中の血糖値上昇による糖尿病性ケトアシドーシスおよび糖尿病性昏睡について
	7月23日	塩酸チクロピジン製剤(パナルジン®錠・細粒)による重大な副作用の防止について
	10月15日	イレッサ®錠250(ゲフィチニブ)による急性肺障害,間質性肺炎について
	28日	ラジカット®注30 mg(エダラボン)投与中または投与後の急性腎不全について
	11月 7日	抗精神病薬セロクエル®25 mg錠,同100 mg錠(フマル酸クエチアピン)投与中の血糖値上昇による糖尿病性ケトアシドーシスおよび糖尿病性昏睡について
2003年	3月 7日	ガチフロ®錠100 mg(ガチフロキサシン水和物)による重篤な低血糖,高血糖について
	9月10日	経口腸管洗浄剤(ニフレック®)による腸管穿孔および腸閉塞について
2004年	3月 5日	インスリン自己注射用注入器オプチペン®プロ1の使用に伴う過量投与の防止について
2007年	3月20日	タミフル®服用後の異常行動について

b 医療用医薬品添付文書

　医療用医薬品添付文書は,医薬品の適用を受ける患者の安全を確保し,適正使用を図るために必要な情報を,医師,歯科医師,薬剤師へ提供する手段として,製造業者または輸入販売業者が薬事法第52条第1号に基づき作成した公的な文書である.記載内容が変更された場合は速やかに通知され,改訂される.

　医療用医薬品添付文書は,厚生労働省,日本製薬団体連合会により統一化,適正化が行われている.医療用医薬品添付文書の情報は,医薬品情報の中で最も基本的かつ重要な情報であるため,まずはこの情報を正しく理解し,評価することが不可欠である.その上で,情報が不足している場合には,成書や原著論文を参照することになる.また,医療用医薬品添付文書の記載内容で,その医薬品の保険医療が公的に認められているため,医薬品の使用に関しては,医療用医薬品添付文書を遵守しなければならない.医療用医薬品添付文書の記載要領は1997年4月に改訂され,1999年12月末までにすべての医薬品の医療用医薬品添付文書が新形式に作成または改訂された(表2-12).

c 医療用医薬品添付文書の記載項目

　医療用医薬品添付文書は「医療用医薬品添付文書の記載要領について(1997年4月薬発第606号で大幅に改正)」を基に,重要な情報を前段に記載,効能・効果,用法用量に続けて関連する使用上の注意を併記,記載医薬品の履歴を明示するために販売開始年月,再審査結果の公表年月などを記載,記載内容の重複を避ける,原則としてサイズはA4版で4頁以内とするなど,わかりやすく使用しやすいように作成されている.

　医療用医薬品添付文書のレイアウトを(図2-18)に,実際の例を(図2-19)に示す.

表 2-12　医療用医薬品添付文書の形式

旧(薬発第 385 号，1983 年 5 月 18 日)	新(薬発第 606 号，1997 年 4 月 25 日)
1. 作成又は改訂年月	1. 作成又は改訂年月(版数も記載)
2. 日本標準商品分類番号	2. 日本標準商品分類番号等 承認番号，薬価基準収載年月，販売開始年月，再審査結果公表年月，再評価結果公表年月，効能又は効果の追加承認月日，貯法
3. 薬効分類名	3. 薬効分類名
4. 規制区分	4. 規制区分
5. 名称	5. 名称
6. 開発の経緯及び特徴	6. 警告
7. 組成	7. 禁忌
8. 効能又は効果	8. 組成・性状(識別上に必要な情報の記載)
9. 用法及び用量	9. 効能又は効果
10. 警告	10. 用法及び用量
11. 使用上の注意	11. 使用上の注意
12. 薬効薬理	12. 薬物動態
13. 体内薬物動態	13. 臨床成績
14. 臨床適用	14. 薬効薬理
15. 非臨床試験	15. 有効成分に関する理化学的知見
16. 性状	16. 取り扱い上の注意
17. 取り扱い上の注意	17. 承認条件
18. 包装	18. 包装
19. 主要文献及び文献請求先	19. 主要文献及び文献請求先
20. 製造業者又は輸入販売業者の氏名又は名称及び住所	20. 製造業者又は輸入販売業者の氏名又は名称及び住所

1) 作成または改訂年月

医療用医薬品添付文書は，年に 1 回程度の頻度で改訂されることもあり，作成年月のみならず改訂年月の情報を確認する必要がある．

2) 日本標準商品分類番号など

① 日本標準商品分類番号：総理府行政管理庁統計基準局の分類番号に基づいたものであり，工業統計調査，生産動態統計調査など商品別の把握を必要とする諸統計の作成などに使用されているほか，医薬品コードなど各企業，業界における商品コードの基準としても利用されている．3 桁目から 5 桁目までの数字は薬効分類番号と呼ばれている(表 2-13)．

② 承認番号など：薬価基準収載とは薬価基準の収載されているものを指し，薬価基準未収載とは薬価基準の収載されていないものをいう．また健保等一部限定適用とは，効能・効果の一部が

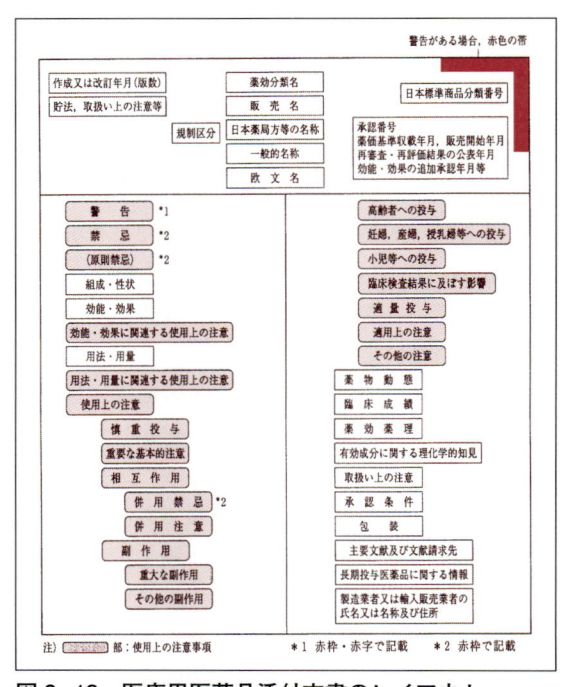

図 2-18　医療用医薬品添付文書のレイアウト
(日本製薬工業協会医薬品評価委員会 PMS 部会作成版を一部改変)

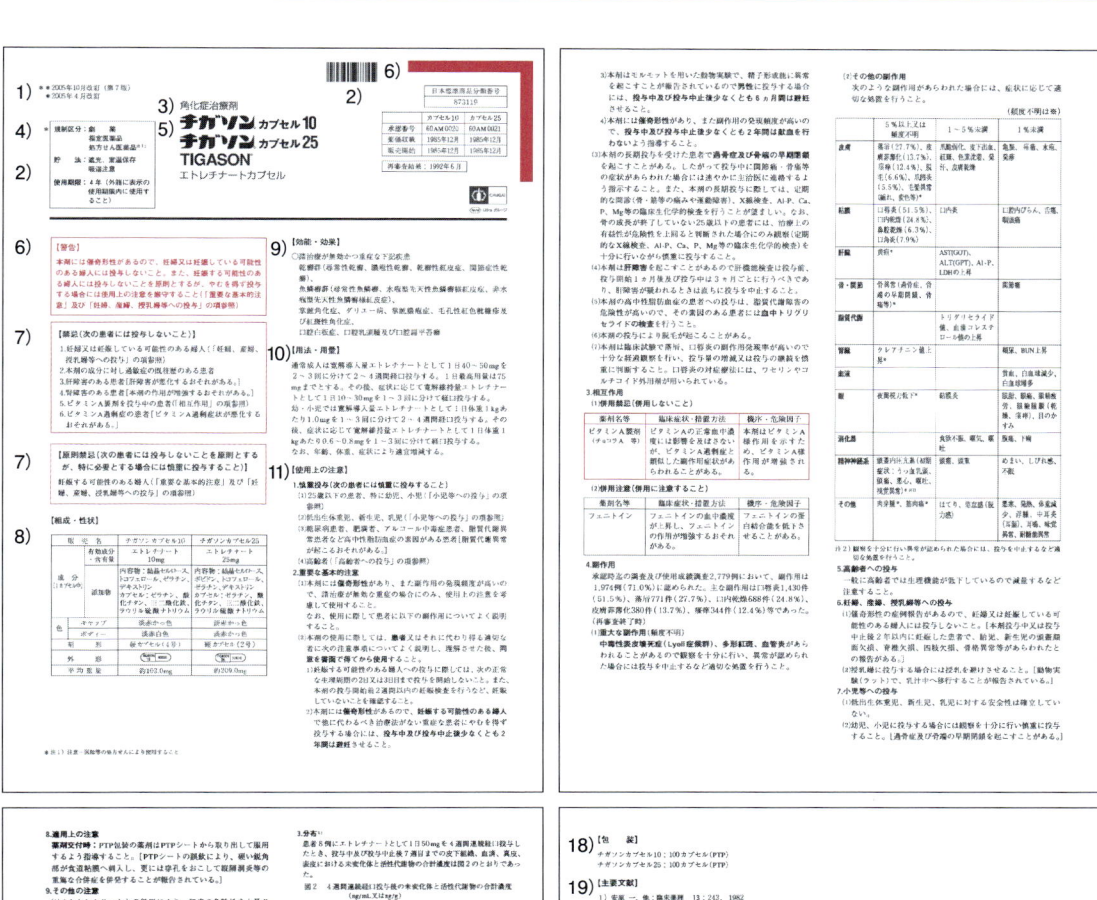

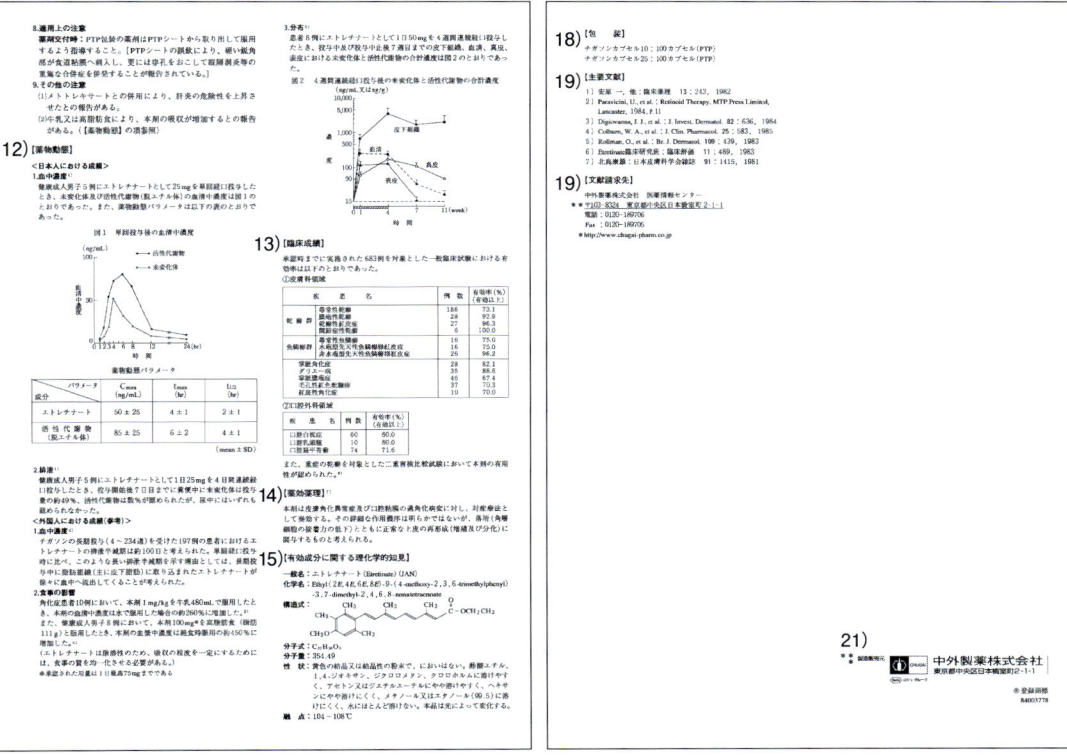

図 2-19　医療用医薬品添付文書の実例

表2-13　日本標準商品分類番号

中分類	前2桁(87)	医薬品および関連製品
小分類	3桁目	作用部位または目的，薬効
詳細分類	4桁目	成分または作用部位
	5桁目	用途
	6桁目	成分

表2-14　日本薬局方の温度表現

標準温度	20℃
常温	15〜25℃
室温	1〜30℃
微温	30〜40℃
冷所	別に規定するもののほか，1〜15℃の場所

保険適用されていないもの，薬価基準対象外とは皮内反応用抗生物質など該当しないものをいう．

③ 貯法など（貯法，有効期間，使用期限など）．
　ⓐ 貯法（日本薬局方通則）
密閉容器：通常の取り扱い，運搬または保存状態において，外部からの固形の異物が混入することを防ぎ，内容医薬品の損失を防ぐことができる容器をいう（例：紙袋，箱など）．
気密容器：通常の取り扱い，運搬または保存状態において，固形または液状の異物が侵入せず，内容医薬品の損失，風解，潮解，または蒸発を防ぐことができる容器をいう（例：ガラス瓶，缶，プラスチック容器など）．
密封容器：通常の取り扱い，運搬または保存状態において，気体の侵入しない容器をいう（例：アンプル，バイアルなど）．
遮光容器：光の透過を防ぐ容器，または光の透過を防ぐ包装を施した容器をいう．遮光の目的を達するには，その容器自体が遮光性を保持するものが最もよいが，外装で遮光してもさしつかえない．
　ⓑ 温度（日本薬局方通則）（表2-14）
　ⓒ 有効期間：医薬品が製造されて使用されるまでの期間は通常3年以内とされている．3年以内に分解または変質，腐敗するおそれのある医薬品は，その品質が保証できる期間を記載する（薬事法により義務づけられた医薬品）．
　ⓓ 使用期限：薬事法に定められたアスピリンなどの特定医薬品，および製薬企業が定めたそれ以外の医薬品．

3) 薬効分類名

薬効分類名とは，当該医薬品の薬効または性格を表したものであり，販売名（または日本薬局方名）の上に記載される．その記載方法については，承認された効能・効果の範囲内で表現し，医療関係者に誤解を招くおそれのある表現は記載してはいけない．

4) 規制区分

① 毒薬，劇薬（薬事法第44条）：毒性の強いものとして厚生労働大臣の指定する医薬品を毒薬といい，劇性の強いものとして厚生労働大臣の指定する医薬品を劇薬という．毒薬はその直接の容器または直接の被包に，黒地に白枠，白字をもって，その品名および"毒"の文字を記載．劇薬は同様に，白地に赤枠，赤字をもって，その品名および"劇"の文字を記載する．また，その保管に際しては，ほかのものと区別し，貯蔵および陳列し，毒薬はその場所に鍵を施さなければならない．

② 指定医薬品（薬事法第29条）：薬種商の取り扱えない医薬品．

③ 処方せん医薬品（薬事法第49条）：処方せんの交付を受けた者のみに対して販売または授与できる医薬品として厚生労働大臣が指定する医薬品．

④ 習慣性医薬品（薬事法第50条）：連用により精神依存性を生ずるおそれのある医薬品．

⑤ 麻薬，向精神薬，覚せい剤，覚せい剤原料（麻薬及び向精神薬取締法，覚せい剤取締法）：麻薬とは，中枢神経に作用して精神機能に影響を及ぼす物質であって，依存性があり，乱用された場合の有害性が強いとされるものが該当する．その保管は麻薬業務所の中に麻薬以外の医薬品（覚せい剤を除く）と区別し，施錠した堅固な設備内に保管しなければならない．向精神薬

とは，中枢神経系に作用して精神機能に影響を及ぼす物質の中で，依存性があり，かつ乱用された場合に麻薬，覚せい剤より有害性が低いものをいう．覚せい剤とは，依存性があり，乱用された場合の有害性が強く，かつ覚せい作用を有するものをいう．覚せい剤原料とは，覚せい剤の製造原料として使用されるものを指す．

5）名称
日本薬局方収載医薬品は，日本薬局方で定められた名称を，日本薬局方外医薬品は承認を受けた販売名を記載する．なお，一般的名称がある場合には，その一般的名称を併せて記載する．

6）警告
致死的またはきわめて重篤かつ非可逆的な副作用が発現する場合，または副作用が発現する結果きわめて重大な事故につながる可能性があって特に注意を喚起する必要がある場合に，その内容を本文冒頭に記載する（赤枠，赤字）．また，「警告」が記載されている添付文書は紙面の右上縁に赤色の帯を印刷する．

7）禁忌
① 禁忌（次の患者には投与しないこと）：患者の原疾患，症状，合併症，既往症，家族歴，体質などからみて投与すべきでない患者について，禁忌の見出しとともに枠で囲み記載する．禁忌とした根拠についても，過敏症以外は原則としてその設定理由を［　］内に簡潔に記載する（赤枠）．

② 原則禁忌：本来投与禁忌とすべきものであるが，診断あるいは治療上当該医薬品を特に必要とする場合には，禁忌とは別項に記載する（赤枠）．

8）組成・性状
① 組成：基準量（錠剤など個数として表せる剤形は一定の個数，それ以外の剤形のものは一定の重量または容量）中の有効成分の名称（一般的名称があるものはその一般的名称，有効成分が不明なものはその本質および製造方法の要旨）およびその分量を記載する．また，安定剤，溶解剤，保存剤などの添加物の名称または名称とその分量を，医薬品の投与経路ごとに記載する．

② 製剤の性状：薬剤識別に必要な色，味，におい，形状，識別コードなどを記載する．また，水溶性注射液ではpH，浸透圧比なども必要に応じて記載する．無菌製剤（注射薬を除く）ではその旨を記載する．

9）効能または効果（効能・効果）
承認を受けた医薬品の効能，または効果を記載する．

10）用法および用量（用法用量）
承認を受けた医薬品の用法，および用量を記載する．

11）使用上の注意
① 慎重投与（次の患者には慎重に投与すること）：患者の原疾患，症状，合併症，既往症，家族歴，体質，併用薬剤などからみて，ほかの患者よりも副作用による危険性が高いため，投与の可否の判断，用法用量の決定などに特に注意が必要である場合，または臨床検査の実施や，患者に対する細かい観察が必要とされる場合に記載する．また，投与方法，慎重に投与すべき理由などを，慎重投与とした根拠として，原則的として［　］内に簡潔に記載する．

② 重要な基本的注意：重大な副作用または事故を防止するうえで，重要な基本的注意事項があれば内容を具体的に記載する．

③ 相互作用：ほかの医薬品を併用することにより，当該医薬品または併用薬の作用の増強または減弱，副作用の増強が起こる場合，新しい副作用の出現および原疾患の増悪が起こる場合などのうち，臨床上注意を要する組み合わせを記載する．これには物理療法，飲食物などとの相互作用について重要なものも含む．相互作用の内容により，「併用禁忌（併用しないこと）」，「併用注意（併用に注意すること）」に分け，相互作用を起こす一般名と薬効群名を記載し，［　］内にその相互作用の内容や，必要に応じて，相互作用が発現した際の処置方法などを記載する．併用禁忌については一般名とともに代表的な販売

表 2-15　相互作用欄の記載例

[併用禁忌]（併用しないこと）（赤枠）

薬剤名	臨床症状・措置方法	機序・危険因子
（一般名・代表的販売名）		

[併用注意]（併用に注意すること）

薬剤名	臨床症状・措置方法	機序・危険因子
（薬効群・代表的一般名）		

表 2-16　副作用重篤度分類

グレード 1	軽微な副作用と考えられるもの
グレード 2	重篤な副作用ではないが，軽微な副作用でもないもの
グレード 3	重篤な副作用と考えられるもの．すなわち，患者の体質や発現時の状態によっては，死亡または日常生活に支障をきたす程度の永続的な機能不全に陥るおそれのあるもの

（平成 4 年 6 月，薬安第 80 号）

表 2-17　肝障害の重篤度分類の例

副作用のグレード	グレード 1	グレード 2	グレード 3
総ビリルビン(mg/dL)	1.6 以上～3.0 未満	3.0 以上～10 未満	10 以上
AST, ALT(IU)	1.25xN 以上～2.5xN 未満　50 以上から 100 未満	2.5xN 以上～12xN 未満　100 以上から 500 未満	12xN 以上　500 以上
AL-P	1.25xN 以上～2.5xN 未満	1.25xN 以上～5xN 未満	5xN 以上
γ-GTP	1.5xN 以上	――	――
LDH	1.5xN 以上	――	――
PT	――	――	40％以下
症状など	なし	黄疸　肝肥大　右季肋部痛　脂肪肝	出血傾向，意識障害などの肝不全症状（劇症肝炎）　肝硬変　肝腫瘍　6 か月以上遷延する黄疸

N：施設ごとの正常値上限

名も併せて表形式で赤枠の表内に記載する（表 2-15）．

④ 副作用：医薬品の使用に伴って起こる副作用を記載する．発現する現象は，消化器，肝臓などの発現部位別，投与方法別，薬理学的作用機序別もしくは発現機序別に分類して記載する．副作用発現状況の概要に続けて，重大な副作用およびその他の副作用に区分して記載する．「重大な副作用」には「副作用の重篤度分類基準グレード 3」（表 2-16, 17）を参考に副作用名を記載し，副作用の発現機序，発生までの期間，処置方法などがあれば併記する．初期症状が認められた時点で投与中止などの措置をとれれば症状の進展が防止できるときは，その初期症状を（　）書きにする．海外のみで知られている重大な副作用についても国内と区別し，また類薬で知られている重大な副作用についても区別して記載する．副作用の発現頻度は適切な頻度区分を設けて，「まれに(0.1％未満)」，「時に(5％以下)」など，可能な限り具体的な数値を示し記載する．

⑤ 高齢者への投与：高齢者は腎機能，肝機能などの生理機能が低下していることが多く医薬品の副作用が発現しやすい傾向があり，一般的に医薬品の投与にあたっては常に十分な注意が必要である．高齢者とは，一応 65 歳以上が目安とされている．

⑥ 妊婦，産婦，授乳婦等への投与：妊婦または妊娠している可能性のある婦人および授乳婦に対する注意は，注意を喚起する理由，注意の必要な期間および措置を適宜組み合わせたものを基本に記載する（表 2-18）．

⑦ 小児等への投与：小児などに対する注意を記載する．年齢の目安は，小児が 15 歳未満，幼児が 7 歳未満，乳児が 1 歳未満，新生児が出生後 4 週未満，未熟児が WHO で定めた低体重出生

表2-18 妊婦，産婦，授乳婦等への投与に関する表現方法

A（データ）		B（理由）
1. 本剤によると思われるヒトの奇形の症例報告があるとき	→	1. 催奇形性を疑う症例報告があるので
2. 奇形児を調査したところ，母親が妊娠中に本剤を投与された症例が対象群と比較して有意に多いとの報告がある場合	→	2. 奇形児を出産した母親の中に，本剤を妊娠中に投与された例が対象群に比較して有意に多いとの疫学的調査報告があるので
3. 妊娠中に本剤を投与された母親を調査したところ，奇形児出産例が対象群と比較して有意に多いとの報告がある場合	→	3. 本剤を妊娠中に投与された患者の中に，奇形児を出産した例が対象群と比較して有意に多いとの疫学的調査報告があるので
4. 妊娠中に本剤を投与された母親から生まれた新生児に奇形以外の異常が認められたとする報告がある場合	→	4. 新生児に〇〇を起こすことがあるので
5. 母体には障害はないが胎児に影響を及ぼすとの報告がある場合	→	5. 胎児に〇〇を起こすことがあるので
6. 妊婦への投与は非妊婦への投与と異なった危険性がある場合	→	6. 〇〇を起こすことがあるので
7. 妊娠中に使用した経験がないかまたは不十分である場合	→	7. 妊娠中の投与に関する安全性は確立していないので
8. 薬物がヒトの乳汁に移行し，乳児に対し有害作用を起こすとのデータがある場合	→	8. ヒト母乳中へ移行する（移行し〇〇を起こす）ことがあるので
9. 動物実験で乳汁中に移行するとのデータがある場合	→	9. 動物実験で乳汁中に移行することが報告されているので
10. 動物実験で催奇形性作用が認められている場合	→	10. 動物実験で催奇形性作用が報告されているので
11. 動物実験で催奇形成以外の胎児（新生児）に対する有害作用が認められている場合	→	11. 動物実験で胎児毒性（胎児吸収……）が報告されているので

C（注意対象期間）
1 妊婦または妊娠している可能性のある婦人には
2 妊婦（〜か月以内）または妊娠している可能性のある婦人には
3 妊娠後半期には
4 妊娠末期には
5 授乳中の婦人には

D（措置）
1 投与しないこと
2 投与しないことが望ましい
3 治療上の有益性が危険を上回ると判断される場合にのみ投与すること
4 減量または休薬すること
5 大量投与を避けること
6 長期投与を避けること
7 本剤投与中は授乳を避けさせること
8 授乳を中止させること

児（体重2,500 g未満）とされている．

⑧ 臨床検査結果に及ぼす影響：医薬品を使用することによって，臨床検査値が見かけ上変動し，しかも明らかに器質障害または機能障害と結びつかない場合に記載する．

⑨ 過量投与：過量投与時に出現する症状および特異的な処置方法があれば併せて記載する．

⑩ 適用上の注意：薬剤の投与経路，剤形，注射速度，投与部位，調製方法，薬剤交付時などに関し必要な注意を記載する．

⑪ その他の注意：以上の項のいずれにも属さないが，必要と思われる注意，また動物実験の結果で，特に注意する毒性などを示唆する情報について記載する．

12）薬物動態

ヒトにおける吸収，分布，代謝および排泄に関する情報（最高血中濃度[C_{max}]，最高血中濃度到達時間[t_{max}]，生物学的半減期[$t_{1/2}$]，血中濃度下面積[AUC]，血漿蛋白結合率など）を記載する．

13）臨床成績

主として，臨床効果について記載し，精密かつ客観的に行われた臨床試験の成績について，投与

量，投与期間，症例数，有効率などを承認を受けた用法用量に従って記載する．臨床試験は二重盲検比較試験法（double blind test）＊が用いられることが多い．

14）薬効薬理
承認を受けた効能または効果を裏づける薬理作用および作用機序を記載する．

15）有効成分に関する理化学的知見
一般的名称，化学名，分子式，化学構造式，核物理学的特性（放射性物質に限る）などを必要に応じて記載する．物理化学的性状（溶解性や溶解度）に関しては，日本薬局方による溶解度の表現を参考にする．

16）取り扱い上の注意
冒頭に記載しきれなかった薬剤の取り扱いに必要な規制区分，貯法，有効期間，使用期限などについて記載する．

17）承認条件
承認にあたって試験の実施などの条件を付された場合，その内容を記載する．

18）包装
包装単位，包装の形状を記載している．

① PTP包装：錠剤，カプセル剤などを1錠ずつ密封し，透明な上部包装（塩化ビニル）を指で押して下部のアルミ箔を破り，薬剤を服用できる包装のこと．PTPとは「press through package」の略．

② SP包装：ヒートシールなどで封入され外から内容薬が見えるように施された透明包装のこと．SPとは「strip package」の略．

③ ヒートシール：アルミ箔，ポリエチレンなどのフィルムとフィルムの間に，錠剤，散剤などを一定量ずつはさみ，フィルムを熱接着させた簡易包装のこと．

19）主要文献および文献請求先
記載の裏付けとなるデータの中で主要なものについて，主要文献として記載される（比較試験成績，副作用などの裏付けとなる文献は優先的に記載）．文献請求先については，各企業における情報伝達の主担当部門名まで記載する．

20）長期投与医薬品に関する情報
（保険医療機関及び保険医療養担当規則）

① 内服薬・外用薬：原則として，厚生労働大臣が定める医薬品以外の内服薬・外用薬は，投与日数に制限はない．厚生労働大臣の定める内服薬・外用薬は，厚生労働大臣の定める疾患患者に対し，症状の経過に応じて，1回14日分，30日分または90日分（内用薬のみ）を限度とすると定められている．ただし，新医薬品については原則1年間，1回14日分を限度とする．

② 注射薬：原則として，厚生労働大臣が定める医薬品以外の注射薬は，投与日数に制限はない．厚生労働大臣の定める注射薬は，厚生労働大臣の定める疾患患者に対し，症状の経過に応じて，1回14日分または30日分を限度とすると定められている．ただし，新医薬品については原則1年間，1回14日分を限度とする．

21）製造業者または輸入販売業者の氏名または名称および住所
「製造元」，「製造販売元」，「製造販売（輸入）元」，「販売元」などとして記載される．

d 医療用医薬品添付文書の読み方

医薬品添付文書にはさまざまな情報が記載されているが，最新の添付文書を参照すること（添付文書は随時改訂されているため，最新の情報をチェック），添付文書に記載された効能・効果，用法用量は厚生労働省で認められたものであり，これ以外の臨床使用は健康保険が適用されないこと（保険適用外使用）などの情報を正しく読み取り，その中で必要な情報を的確に収集し，薬学（薬物動態学，薬理学など）に基づいて評価することが重要である．

＊：薬効の臨床評価の際に，心理的影響を避けて正しく評価することを目的とし，医師，被験者ともいかなる薬物が用いられたかわからない状態で，目的の薬物とプラセボ（偽薬）や基準となる薬を組み合わせて適用し，効果を推計学的に処理して薬効をより客観的に検定する方法）．

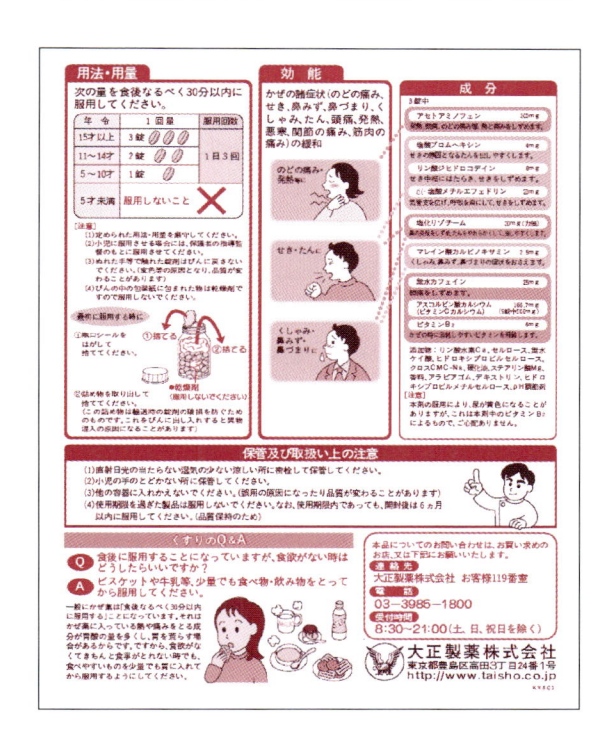

図2-20　一般用医薬品添付文書の例

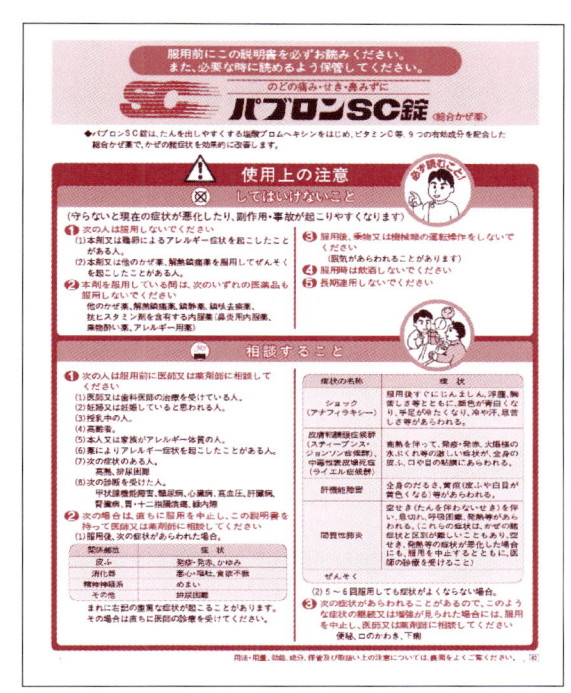

e 一般用医薬品添付文書

　一般用医薬品添付文書（図2-20）には使用者（患者，一般消費者）に注意を喚起すべき内容が明確に表現されなければならない．このような背景から，1999年に厚生省から一般用医薬品添付文書の記載要領の変更が通知された．使用上の注意については，禁忌に該当する内容である「してはいけないこと」と，慎重投与を含む副作用情報に関する内容である「相談すること」が重要性の順に列挙されることになり，注意点がよりわかりやすくなった．また，情報開示という時代の流れと表現の安易な書き換えを避ける傾向から，添付文書中には専門的な用語も使われている．したがって，一般用医薬品（OTC薬）についても医療用医薬品の場合と同様，最新の添付文書を入手し整理しておかなければならない．

4 医薬品インタビューフォームの読み方

a 医薬品インタビューフォーム

　医薬品インタビューフォーム（IF；interview form）は，当該医薬品の製薬企業が作成した資料で，「添付文書等の情報を補完し，薬剤師等の医療従事者にとって日常業務に必要な，医薬品の品質管理のための情報，処方設計のための情報，調剤のための情報，医薬品の適正使用のための情報，薬学的な患者ケアのための情報等が集約された総合的な個別の医薬品解説書として，日本病院薬剤師会が記載要領を策定し，薬剤師等のために当該医薬品の製薬企業に作成及び提供を依頼している学術資料」と位置付けられている．日本病院薬剤師会が2008年に新たな記載要領を策定し，2009年4月以降に承認された新医薬品より新記載要領に基づいて作成，提供されている（表2-19）．

表2-19 医薬品インタビューフォーム(IF)の記載項目の例

I. 概要に関する項目 　1. 開発の経緯 　2. 製品の特徴及び有用性 II. 名称に関する項目 　1. 販売名 　2. 一般名 　3. 構造式又は示性式 　4. 分子式及び分子量 　5. 化学名(命名法) 　6. 慣用名, 別名, 略号, 記号番号 　7. CAS登録番号 III. 有効成分に関する項目 　1. 物理化学的性質 　2. 有効成分の各種条件下における安定性 　3. 有効成分の確認試験法 　4. 有効成分の定量法 IV. 製剤に関する項目 　1. 剤形 　2. 製剤の組成 　3. 注射剤の調製法 　4. 懸濁剤, 乳剤の分散性に対する注意 　5. 製剤の各種条件下における安定性 　6. 溶解後の安定性 　7. 他剤との配合変化(物理化学的変化) 　8. 生物学的試験法 　9. 製剤中の有効成分の確認試験法 　10. 製剤中の有効成分の定量法 　11. 力価 　12. 混入する可能性のある夾雑物 　13. 治療上注意が必要な容器に関する情報 　14. その他	V. 治療に関する項目 　1. 効能又は効果 　2. 用法及び用量 　3. 臨床成績 VI. 薬効薬理に関する項目 　1. 薬理学的に関連ある化合物又は化合物群 　2. 薬理作用 VII. 薬物動態に関する項目 　1. 血中濃度の推移・測定法 　2. 薬物速度論的パラメータ 　3. 吸収 　4. 分布 　5. 代謝 　6. 排泄 　7. 透析等による除去率 VIII. 安全性(使用上の注意等)に関する項目 　1. 警告内容とその理由 　2. 禁忌内容とその理由(原則禁忌を含む) 　3. 効能又は効果に関連する使用上の注意とその理由 　4. 用法及び用量に関連する使用上の注意とその理由 　5. 慎重投与内容とその理由 　6. 重要な基本的注意とその理由及び処置方法 　7. 相互作用 　8. 副作用 　9. 高齢者への投与 　10. 妊婦, 産婦, 授乳婦等への投与 　11. 小児等への投与 　12. 臨床検査結果に及ぼす影響	13. 過量投与 　14. 適用上の注意 　15. その他の注意 　16. その他 IX. 非臨床試験に関する項目 　1. 薬理試験 　2. 毒性試験 X. 管理的事項に関する項目 　1. 規制区分 　2. 有効期間又は使用期限 　3. 貯法・保存条件 　4. 薬剤取扱い上の注意点 　5. 承認条件等 　6. 包装 　7. 容器の材質 　8. 同一成分・同効薬 　9. 国際誕生年月日 　10. 製造販売承認年月日及び承認番号 　11. 薬価基準収載年月日 　12. 効能又は効果追加, 用法及び用量変更追加等の年月日及びその内容 　13. 再審査結果, 再評価結果公表年月日及びその内容 　14. 再審査期間 　15. 投与期間制限医薬品に関する情報 　16. 各種コード 　17. 保険給付上の注意 XI. 文献 　1. 引用文献 　2. その他の参考文献 XII. 参考資料 　1. 主な外国での発売状況 　2. 海外における臨床支援情報 XIII. 備考

(日本病院薬剤師会のIF記載要領に準拠)

b 医薬品インタビューフォームの利用

　IFは, 日本病院薬剤師会により「記載要領」と「IF利用の手引き」が定められている. 医薬品添付文書の内容を補完するものと位置付けられており, 記載スペースに制限がある医薬品添付文書に比較して, より多くの情報が含まれている. 例えば, 警告や禁忌はその理由が詳細に記載され, 薬物動態や臨床成績に関しての情報量も多い. また, 販売名の名称の由来, 非臨床試験, 製剤の安定性などはIFのみに記載され, 医薬品添付文書では知り得ない. 従来IFは主に製薬企業の医薬情報担当者(MR)が紙媒体で提供していたが, 新記載要領ではPDFファイルによる電子媒体での提供が基本となった. 情報を利用する薬剤師は, 電子媒体から印刷し利用することが原則だが, 医療機関のIT環境によっては必要に応じてMRに印刷物での提供を依頼してもよいとされている. 電子媒体のIFは, 医薬品医療機器総合機構の医薬品医療機器情報提供ホームページに掲載場所が設定されている. 利用に際しては, (表2-20)の「インタビューフォーム(IF)の利用にあたって」が参考になる.

c 医薬品インタビューフォーム各記載項目

1) 概要に関する項目

　開発の経緯や製品の特徴および有用性が記載さ

表2-20 インタビューフォーム(IF)の利用にあたって(日本病院薬剤師会,抜粋)

　製薬企業は「医薬品インタビューフォーム作成の手引き」に従って作成・提供するが,IFの原点を踏まえ,医療現場に不足している情報やIF作成時に記載し難い情報等については製薬企業のMR等へのインタビューにより薬剤師等自らが内容を充実させ,IFの利用性を高める必要がある.また,随時改訂される使用上の注意等に関する事項に関しては,IFが改訂されるまでの間は,当該医薬品の製薬企業が提供する添付文書やお知らせ文書等,あるいは医薬品医療機器情報配信サービス等により薬剤師等自らが整備するとともに,IFの使用にあたっては,最新の添付文書を医薬品医療機器情報提供ホームページで確認する.なお,適正使用や安全性の確保の点から記載されている「臨床成績」や「主な外国での発売状況」に関する項目等は承認事項に関わることがあり,その取り扱いには十分留意すべきである.

---

1. 開発の経緯
　ビタミンAが皮膚・粘膜の正常保持作用を有することは以前から知られていたが,角化症の治療には大量投与を必要とし,肝臓における過剰蓄積をはじめ,神経毒性や全身の高度の副作用発現などのため,臨床応用には限界があった.F. Hoffmann-La Roche社は,かねてよりビタミンAの有する抗角化作用に注目し,毒性が少なく治療効果の大きいレチノイド(ビタミンAと類似の構造を有する化合物の総称)として,1,500におよぶ合成レチノイドのスクリーニングにより薬剤を開発した.この薬剤が,エトレチナートカプセル・チガソンである.
　本邦においては1985年1月に承認され,同年12月に日本ロシュ株式会社より発売された.2002年10月,日本ロシュ株式会社と中外製薬株式会社との統合により,中外製薬株式会社の製造・発売となった.

図2-21 概要に関する項目の例

---

3. 有効成分の各種条件下における安定性
　温度および湿度には安定であるが,室内散乱光および太陽光線による曝光保存では含量低下等の変化が認められた.しかし室内散乱光下褐色瓶気密では安定であった.

	保存条件 (温度,湿度,光)	包装	期間	変化
長期	25℃/75%RH*,遮光	褐色瓶気密	24か月	なし
加温	40℃,遮光	褐色瓶気密	3か月	なし
	50℃,遮光	褐色瓶気密	3か月	なし
加湿	30℃/90%RH,遮光	褐色瓶開放	3か月	なし
	40℃/80%RH,遮光	褐色瓶開放	3か月	なし
曝光	室内散乱光 (1,000 lux,1日10時間照射)	無色瓶気密	3か月	1か月から薄層クロマトグラム上に異種スポットを認め,3か月後に含量が約7%低下した
		褐色瓶気密	3か月	なし
	太陽光線 (室内南側窓際)	無色瓶気密	14日	1日から含量低下,薄層クロマトグラム上に異種スポットを認め,14日後に含量が約18%低下した.

*RH:相対湿度　注)加温条件はなりゆき湿度.曝光条件はなりゆき温湿度.

図2-22 有効成分に関する項目の例

れており,当該医薬品の特徴を把握できる(図2-21).

2) 有効成分に関する項目
　物理化学的性質として吸湿性などのデータおよび酸塩基解離定数や分配係数が記載されており,錠剤の粉砕可否の判断や薬物動態を検討する上で有用である(図2-22).

3) 製剤に関する項目
　医薬品添付文書に記載されている剤形,有効成分の含有量のデータ以外に,製剤の安定性に関す

```
1) 無作為化並行用量反応試験
   該当資料なし
2) 比較試験
   プラセボとの二重盲検比較試験[1]
   広範囲に皮疹を有する尋常性乾癬，膿疱性乾癬，乾癬性紅皮症，関節性乾癬の患者に，クロスオーバー法にて本剤（1週目：エトレチナートとして朝 30 mg ＋夜 20 mg/日，2〜4 週目：症状に応じて増減）またはプラセボ（微結晶セルロース）を投与し，本剤の治療効果を検討したところ，本剤の有用性が認められた（解析対象症例 61 例）．
                                           [1]Etretinate 臨床研究班：臨床評価 11：489，1983
```

図 2-23 治療に関する項目の例

```
〈参考〉
³H-エトレチナート 2 mg/kg 単回経口投与後の胎盤などへの総放射活性分布（ラット，μg 当量/g）
```

組織＼投与後時間	妊娠 14 日目投与 4 時間後
母獣血液	0.47
胎　盤	0.42
羊　水	0.06
胎　児	0.21

図 2-24 薬物動態に関する項目の例

```
1. 警告内容とその理由
【警告】
本剤には催奇形性があるので，妊娠または妊娠している可能性のある婦人には投与しないこと．また，妊娠する可能性のある婦人には投与しないことを原則とするが，やむをえず投与する場合には使用上の注意を厳守すること（「重要な基本的注意」および「妊娠，産婦，授乳婦等への投与」の項参照）

（解説）
本剤は動物実験はもとより，外国での臨床成績において，催奇形性が報告されており，特に警告表示することにした．
```

図 2-25 安全性（使用上の注意等）に関する項目の例

るデータが記載されており，医薬品の保管・保存条件の決定，バラ錠として一包化を行う際の適否の判断に有用である．添加物や夾雑物の情報は，アレルギー症状発現時の判断に有用である．また注射薬の場合，輸液との配合変化や容器への吸着について記載されている．

4) 治療に関する項目

承認された効能又は効果，用法及び用量の根拠となる臨床試験データなどが含まれ，承認事項の理解の助けとなる（図 2-23）．

5) 薬物動態に関する項目

薬物血中濃度の推移は，薬物血中濃度モニタリング（TDM；therapeutic drug monitoring）のための基礎データとなるとともに，分布，薬物代謝酵素，薬物相互作用などに関する知見を知ることができる．薬物の代謝，排泄のデータと患者の病態を考え合わせることにより，患者個別の薬物療法の支援に利用できる（図 2-24）．

6) 安全性（使用上の注意等）に関する項目

警告，禁忌などの使用上の注意が，その理由を含めて記載されている．医薬品の安全性を高めるための重要な情報であるとともに，患者への情報提供内容の根拠となる（図 2-25）．

7) 非臨床試験に関する項目

医薬品添付文書には，薬効薬理の項目に一部含まれる場合を除いて記載がない項目である．種々の医薬品の毒性試験の情報は，安全性評価に有用である（図 2-26）．

D 医療情報データベースの活用

1 データベース

a データベースとは

データベースとは，コンピュータに蓄積された

(4) その他の特殊毒性
　溶血症：
　　ラットにおいて，溶血作用，血液凝固および血小板凝集に及ぼす影響は認められなかった．
　抗原性：
　　能動感作試験（モルモット），IgE型抗体産生能誘発試験（ラット），受身赤血球凝集反応試験（in vitro）にてエトレチナートは陰性であったが，主代謝物では受身赤血球凝集反応試験（in vitro）で疑陽性例が散見された．
　依存性：
　　慢性毒性試験，一般薬理試験等で中枢作用は認められず，依存性はないと考えられた．
　癌原性，光癌原性：
　　ともに認められなかった．
　ヒトにおける光過敏性：
　　認められなかった．
　毒性における動物差，性差，系統差：
　　慢性毒性試験においてラット（SD系）と異なり，イヌ（ビーグル）では骨折例を認めなかった．その他は特に種差，性差は認められなかった．

図2-26　非臨床試験に関する項目の例

データの中から目的とするデータの抽出や検索ができるように管理されたものである．データベースを検索する仕組みがデータベース管理システムであり，データの一貫性とセキュリティーを保ちながらデータを共有し，これを検索することを可能にする．データベースとデータベース管理システム（DBMS）を統合したものがデータベースシステムである（図2-27）．

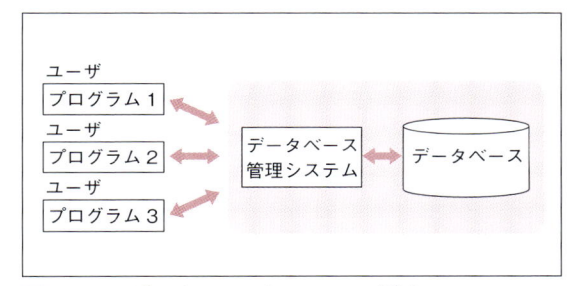

図2-27　データベースシステムの構造

b データベースの使用法

今日では多くのデータベースが特別のソフトウエアを使用することなく，いながらにしてインターネットブラウザーを用いて検索できるようになった．

データベースを検索するためには「クエリ」と呼ばれる検索条件式を入力する．現在，データベースはデータの集まりを表の形で表現するリレーショナルデータベースであることが多い．リレーショナルデータベースではクエリはSQL（Structured Query Language）と呼ばれる問い合わせ言語でデータベース管理システムに投げられ，インターネットブラウザーから提供されるグラフィカルユーザインタフェース上でキーワードを入力し，さらに検索に対する制限事項をチェックボックスなどで選択することにより自動的に生成される．

c データベースの種類

データベースは「文献データベース」と「ファクトデータベース」に大別される．文献データベースは学術論文の著者名や論文タイトルなどの書誌情報や抄録を収載したもので，学術論文（一次情報）を探す手がかりとしての二次情報を提供するものである．

一方，ファクトデータベースは研究・調査活動によって得られた一次情報そのものを収載したデータベースで，実験・観測データ，論文の全文，医療画像などを特定の分野ごとに網羅するものである．文献データベースに対して，原情報（一次情報）そのものを収載したソースデータベースである．

d データベースのネットワーク

STN on the WebやJDreamⅡはさまざまな

表 2-21　主なデータベース

名称	提供先	収載内容とその特徴
CA/CAplus	STN（JAICI）	化学分野の学術論文・特許（CAS）
CASREACT	STN	化学反応（CAS）
REGISTRY	STN	化学物質の物性データ（CAS）
BEILSTEIN	STN	化学物質の反応情報，物性データなど
EMBASE	STN	世界の医学関連論文（日本やヨーロッパの学術論文が多く収載されている．）
RTECS	STN	医薬品や農薬などの毒性・規制データなど
INPADOCDB	STN	世界の特許情報
MSDS-OHS	STN	化学物質の安全性データシート
JDream II	JST	国内の学術論文，JMEDPlus，MEDLINE など
医中誌 WEB	医学中央雑誌刊行会	国内の医学関連論文
MEDLINE	NLM	世界の医学関連論文
IPDL（特許電子図書館）	工業所有権情報・研修館	日本の特許情報
PATOLIS	（株）パトリス	日本の特許情報
Derwent World Patents Index（DWPI）	米国 Thomson 社	世界の特許情報

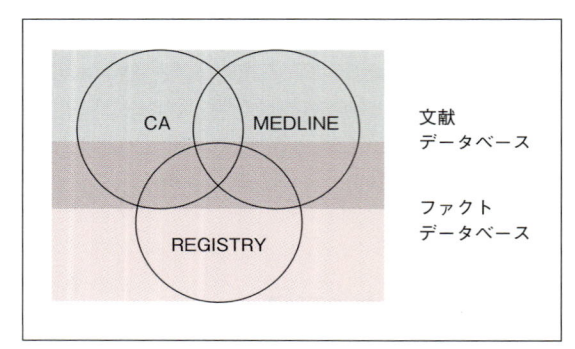

図 2-28　STN におけるクロスオーバ検索

データベースを統合する巨大なデータベースのネットワークである．こうした統合的なデータベースでは個々のデータベースをデータベースファイルと呼ぶ．

1) STN on the Web

STN on the Web（http://stnweb-japan.cas.org/）は化学情報協会（JAICI）が提供するデータベースネットワークで，Chemical Abstracts Service（CAS）が提供する CA/CAplus や CASREACT，REGISTRY などの化学分野のデータベースファイルが充実しており，収載するデータベースファイル数は現在 195 種類，その詳細は STN データベース・サマリーシート（http://www.jaici.or.jp/stm/dbsummary/db.html）で確認することがで

きる．主なものを表 2-21 の中にまとめた．

STN はクロスオーバ検索という機能をもち，化学物質の物性データベースである REGISTRY の検索結果を使って，さらに化学物質に関する文献情報や特許情報，毒性・規制情報などに関するデータベースファイルを複合的に検索することができる（図 2-28）．

REGISTRY は CAS の作成する 4 千万件以上の化学物質の物性データを収載したデータベースである．このデータベースは各物質に CAS 登録番号（CASRN；CAS Registry Number）と呼ばれる固有の登録番号を与え，多くの化学物質情報が CA/CAPlus などの文献データベースや CASREACT などの反応データベースとリンクされている．

STN の公開するデータベースの中には，医薬品開発の経緯と現状を収載した「医薬品開発データベース」がある．PHAR, IMSRESEARCH, ADISINSIGHT の 3 つのデータベースファイルからなり，いずれのファイルも化学物質ごとに物質データと医薬品開発の情報が収載されている．

2) JDream II

JDream II（http://pr.jst.go.jp./jdream2/）は科学技術振興機構（JST）が提供する化学技術，医

学・薬学関連の文献情報を収載したデータベースである．日本国内の生物学や医学の分野の文献情報サービスとして充実した内容をもち，医学・薬学予稿集全文データベースなども含まれている．JDreamⅡはJSTが提供するデータベースサービスJOIS（コマンドによる検索サイト）とJDreamを統合した新しいサービスである．

医学関連論文を数多く収載するMEDLINEはSTN on the WebでもJDreamⅡでも検索することができる．STN on the Webは日，独，米で構築されたネットワークであり，検索をはじめとする共通言語が英語であるのに対し，JDreamⅡは日本語での検索や，日本語に翻訳された抄録などを利用することができる点に特徴がある．

3）データベースファイルの種類と組み合わせ

文献データベースには，学術論文だけでなく公開特許情報を収載したINPADOCDBやPATOLIS，IPDL，DWPIなどがある．特定のテーマごとに収集された文献データベースも多く，化学反応に関する原料や溶媒，反応条件などを収載したCASREACTや，化学物質の安全性データシートを収載したMSDS-OHSなどがあげられる．また，情報源が文献データではなく実験・観測データであるREGISTRYやBEILSTEIN，RTECSはファクトデータベースである．

データベースを用いて目的とする検索を達成するためには収載範囲や収載されている情報などのデータベース情報を比較しながら，必要に応じてデータベースを使い分けなければならない．

データベースにはMEDLINEをインターネットに公開するPubMedのように，無償で検索できるものもあるが，多くは有償で使用にあたっては事前登録が必要である．こうした登録制のデータベースではログイン画面にあらかじめ発行されたIDとパスワードを用いてアクセスし，検索を開始する．データベースの利用時には通信料，データベースファイル使用料，検索料，結果表示料などが必要であり，事前に使用条件などを調査し，検索方法の確認，検索式の作成などを行わなければならない．

また，検索結果は抄録や書誌情報であるため，論文などの全文を取得したい場合には，論文全文を電子化し，インターネットから閲覧可能にした電子ジャーナルとのリンクの有無なども検討しておく必要がある．

4）電子ジャーナル

原著論文そのものを読むことのできる電子ジャーナルデータベースには1つの出版社から発行される学術雑誌の論文を集めた「出版社型」と，さまざまな出版社からの学術雑誌を集めた「アグリゲータ型」がある．出版社型の代表的なものとして，American Chemical Society，Blackwell，Elsevier Science Directなどがあり，アグリゲータ型にはEBSCOhostオンラインデータベースやProQuestがあげられる．アグリゲータ型の電子ジャーナルデータベースでは論文発行から一定期間経過したものが集められるため，最新の論文を読むことはできない．国内雑誌のアグリゲータ型の電子ジャーナルにはMedical Onlineなどがある．ここで取り上げた電子ジャーナルはいずれも日本薬学図書館協議会（JPLA）/日本医学図書館協会（JMLA）コンソーシアムが提供するものである．

2 文献データベース

文献データベースは学術論文などの書誌情報と抄録情報を提供する．書誌情報とは論文を特定するための二次情報で，著者名，論文タイトル，雑誌名，巻・号，ページ範囲，出版年などである．

学術論文の書誌情報には検索のための索引がデータベース編集者によって与えられ，学術論文を効率よく検索，収集できるように工夫されている．この索引はその論文で何が主題となっているかを示すもので，あらかじめ定められた「統制語」が用いられる．統制語は部分/全体関係，上位/下位関係などによって分類され，用語の階層構造をもった辞書（シソーラス）をつくる．

次に掲げるデータベースはいずれも独自のシソーラスをもち，効率のよいオンライン検索を実

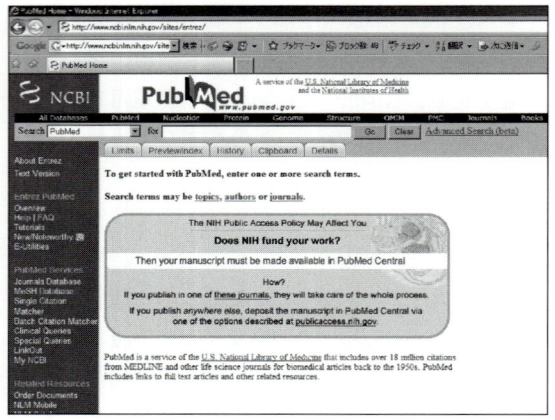

図 2-29　PubMed トップページ
大学図書館をはじめとする各組織では PubMed の検索結果（書誌情報）に電子ジャーナルデータベースへのリンクを張り（これを PubMed Linkout と呼ぶ），直接，検索結果から原著論文が読めるサービスを展開している．

行できる．「統制語」に対して，論文のタイトルや抄録（アブストラクト）中に登場する論文著者の用いた用語は「自然語」と呼ばれる．自然語には多くの同義語や類義語があり，自然語だけを用いて漏れのない検索を行うことは難しい．そこで，入力されたキーワードは自然語としてそのまま検索されると同時に，関連する統制語に変換され，論文の主題ごとに与えられた索引として検索される．この自然語から統制語への変換機能をマッピングと呼ぶ．

a MEDLINE（PubMed）

MEDLINE は，米国国立医学図書館（NLM）の NCBI（National Center for Biotechnology Information）が作成する医学文献データベースで，世界 70 か国以上で出版される約 4,780 雑誌から論文を収集している．収載論文のおよそ 75％は英語で記述されている．PubMed（http://www.ncbi.nlm.nih.gov/pubmed/）は，インターネット上で MEDLINE を無償で公開する NCBI のプロジェクトで，そのインターネットサイトの名称が PubMed である（図 2-29）．1966 年以降の収載レコードでは，論文中の主題は MeSH（Medical Subject Headings）という医学用語シソーラスの統制語で索引されている．

b EMBASE

EMBASE は Elsevier B.V. が作成する医学および薬学分野の文献データベースで，世界約 70 か国で出版されるおよそ 4,600 雑誌から論文が収集されている．ヨーロッパで発行される学術論文誌からの収載が多い．医薬品の索引に特徴があり，医薬品に関連する論文を効率的に検索することができる．論文中の主題は EMTREE という医学用語シソーラスの統制語で索引されている．

c 医学中央雑誌オンライン検索データベース（医中誌 WEB）

医学中央雑誌は国内医学論文誌を抄録したもので，国内で発刊されるおよそ 2,400 の論文誌が検索対象である．医中誌 WEB は医学中央雑誌のオンライン検索サービスの名称である．

論文の主題は医学中央雑誌刊行会が作成する医学用語シソーラスの統制語で索引されている．

d SciFinder/SciFinder Scholar

SciFinder および SciFinder Scholar は，化学を中心とした生化学，物理学などの科学情報を網羅する Chemical Abstracts Service（CAS）のデータベースである．SciFinder は企業向け，SciFinder Scholar は大学向けのオンライン検索サービスの名称である．CAPlus による文献検索，REGISTRY による物質検索，CASREACT による反応検索などができ，実際に検索できるデータベースファイルは MEDLINE を含めて 6 種類である．

SciFinder/SciFinder Scholar はインターネットブラウザではなく，パーソナルコンピュータに独自の検索ソフトウエアをインストールして利用され，構造式を入力することで完全一致や部分一致の化学物質の構造検索も行うことができる．

e Derwent Drug File

Derwent Drug File（DDF）は Thomson Scientific が作成する医薬品開発に関連する学術論文を収集した文献データベースである（Derwent 社非

会員用ファイルは DDFU と呼ばれる)．世界で出版されるおよそ 1,100 雑誌から医薬品の開発，評価および使用に関連する重要論文が収載されている．

論文中の主題は統制語で索引され，特に医薬品の索引に特徴をもち，医薬品に関する論文を効率よく検索することができる．

f IyakuSearch

IyakuSearch(http://database.japic.or.jp/) は，JAPIC(日本医薬情報センター)が提供する国内外の医薬品情報に関するデータベースシステムである．医薬文献情報に加えて，学会演題情報，医療用および一般用添付文書情報，臨床試験情報が検索できる．

医薬文献データベースでは，医薬品の有効性や安全性に関する情報を記述する国内，海外のおよそ 360 雑誌が収集されている．添付文書データベースは医療用および一般用医薬品の添付文書の PDF ファイルを医薬品名(一般名，販売名)と企業名で検索することができる．

文献データベースの書誌情報および添付文書データベースは，ともに無償で検索することができる．

3 PubMed の基本的な検索法

PubMed における医学文献の基本的な検索方法を紹介し，その自然語と統制語の対応付けについてみていくことにする．

a トピックスで調べる

Search PubMed for "キーワード" の入力ボックス(SearchBox)にキーワードを入力し，Go ボタンを押すと検索が実行される．PubMed の入力は半角英数字であれば大文字，小文字の区別をしない．

胃癌(gastric cancer)を調べる場合，gastric と cancer をスペースで区切って入力する(図 2-30)．キーワードとキーワードの間は原則として

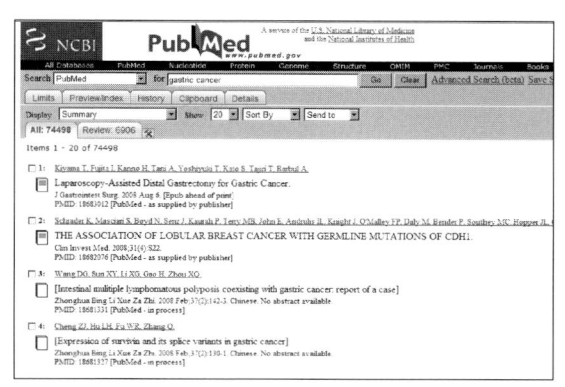

図 2-30 PubMed のトピックス(gastric cancer)による検索

スペースで区切り，英語として自然な単語の組合せを入力してやれば，多くの場合最適な結果が得られる．

単語と単語の間をスペースで区切ると PubMed の内蔵するシソーラス(MeSH)に対応するフレーズがある場合にはそのフレーズをキーワードとして検索する．そのため，「gastric cancer」(スペース区切り)と「gastric AND cancer」(AND 区切り)は同じ検索結果にならない．単語と単語の間を AND で区切ると通常の AND 検索になり，語順とは無関係にすべてのキーワードを含む文献がヒットする．

1) 組み合わせ検索

データベースを検索するためには複数のキーワードを組み合わせる．この組み合わせには AND 検索，OR 検索，NOT 検索の 3 つの論理演算があり，AND，OR，NOT をブーリアン記号と呼ぶ(図 2-31)．

AND 検索(論理積)は入力した 2 つのキーワード A と B の両方を含む対象を検索する．これは絞り込み検索とも呼ばれ，一般に入力したキーワードの語順は考慮されない．

OR 検索(論理和)は入力した 2 つのキーワード A か B のいずれかを含む対象を検索する．自然語による検索の場合の同義語や類義語を吸収して網羅的に検索するためには，この OR 検索を行う必要がある．

NOT 検索は指定したキーワード A と B のう

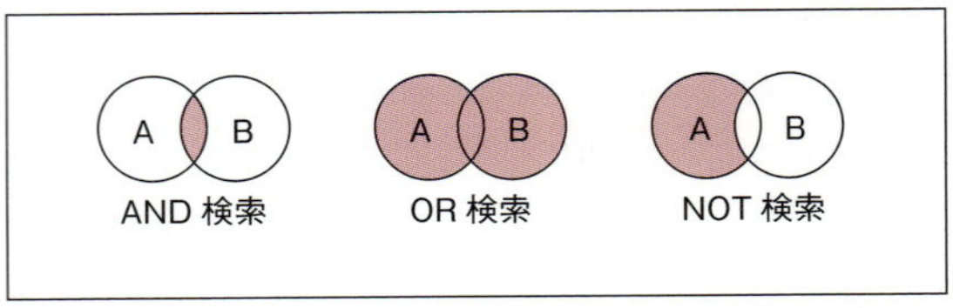

図2-31 組み合わせ検索

ち，NOTの前のキーワードAは含むが，後のキーワードBは含まない対象を検索する．NOT検索はあるキーワードをもつものを検索対象から排除する．単独で用いられることはまずないが，AND検索やOR検索と組み合わせて用いれば，検索データを絞り込むことができる．

さらに複雑な検索を行う場合にはカッコを用いた用語のグループ分けとAND，OR，NOTなどのブーリアン記号を使って検索する．

2）ワイルドカード

ワイルドカードは文字列検索において，任意の文字を意味する特殊文字である．「*」で任意の長さの文字を意味することが多い．英語は接頭語や接尾語を多用するため，論文データベースの検索などでは頻用される．PubMedではキーワードの後ろに「*」を使うことができ，ある文字列で始まる複数の語との一致を図ることができる．これを前方一致検索と呼ぶ．検索語として入力するべきキーワードが不明瞭な場合に役立ち，検索漏れを防ぐために重要な機能となる．

b MeSHとSubheadings

「gastric cancer」をキーワードとしてPubMedにより検索する場合，「gastric cancer」という入力語は，「stomach neoplasms」というPubMed（MEDLINE）の統制語（MeSH Terms）として，また入力されたとおりの「gastric cancer」という自然語（Text Word）としてOR検索される（これは検索実行後にPubMedのDetails表示の結果をみればわかる）．

表2-22はこのキーワード検索から「胃癌の治療」に関する論文一編を抜き出し，MEDLINE形式の検索結果として一覧したものである（DisplayボックスをMEDLINEに変更することで確認することができる）．

1）MeSH Terms

「胃癌」を主題とする論文であれば，データベース編集者はMeSH Termsを示す検索フィールド［MH］に「stomach neoplasms」という統制語を索引として与え，これが検索の対象となる．また，論文のタイトルや抄録中に"gastric cancer"という表現があれば，これも自然語としての検索の対象となる．

「gastric cancer」
"stomach neoplasms"［MeSH Terms］OR
 gastric cancer［Text Word］

表2-22の書誌情報の中で，［TI］は論文タイ

表2-22 書誌情報のMEDLINE表示

PMID-17014038	AU-Gabe SM	MH-Antineoplastic Combined Chemo-therapy Protocols/*therapeutic use
OWN-NLM	LA-eng	
STAT-MEDLINE	PT-Comment	MH-Chemotherapy, Adjuvant
DA-20060929	PT-Letter	MH-Humans
DCOM-20061005	PL-United States	MH-*Nutritional Status
IS-1533-4406 (Electronic)	TA-N Engl J Med	MH-Stomach Neoplasms/*drug therapy/mortality/*surgery
VI-355	JT-The New England journal of medicine	
IP-13		MH-Survival Rate
DP-2006 Sep 28	JID-0255562	EDAT-2006/10/03 09:00
TI-Treatment of gastric cancer.	SB-AIM	MH-DA2006/10/06 09:00
PG-1387; author reply 1387-8	SB-IM	CRDT-2006/10/03 09:00
FAU-Lloyd, David A J	CON-N Engl J Med. 2006 Jul 6;355 (1):11-20. PMID: 16822992	PST-ppublish
AU-Lloyd DA		SO-N Engl J Med. 2006 Sep 28;355 (13):1387; author reply 1387-8.
FAU-Gabe, Simon M		

トルを示す検索フィールドを示し，このタイトルから「胃癌の治療法」についての論文であることが推測できる．

MeSHは，NLMがMEDLINEをはじめとするデータベースに用いている統制語のシソーラスであり，MeSHに収載された索引語がMeSH Termsである．MeSH Termsは各論文に複数与えられ，検索の精度を上げる役割を果たしている．MeSH Termsを利用することにより，同一の概念に対して異なる用語（cancerとcarcinoma）がキーワードとして使われても同じ統制語であるneoplasmsにより検索が実行されることになる．

「gastric AND cancer」
gastric［All Fields］AND（"neoplasms"［MeSH Terms］OR cancer［Text Word］）

一方，「gastric AND cancer」で検索する場合は，検索フィールドのいずれかに"gastric"が表れ，かつMeSH Termsフィールドに"neoplasms"という統制語が与えられているか，論文タイトルや抄録中に"cancer"という自然語表現が出現する場合に検索対象となる．

2）Subheadings

MeSHの内容をさらに細分化し，診断，治療，病因，副作用，免疫学，病理学などの横断的な観点でMeSH Termsを修飾するものがSubheadingsである．SubheadingsはMeSH Termsごとに与えられ，スラッシュ（/）の後ろに記述される．

「胃癌の薬物療法」に関して検索したいならば，"stomach neoplasms/drug therapy"［MH］，アスピリンの臨床使用について検索する場合には"aspirin/therapeutic use"［MH］，反対にアスピリンの副作用について検索する場合には"aspirin/adverse effect"［MH］を利用することでさらに精度を上げることができる．

表2-22に示す書誌情報から，［MH］には6つのMeSH Termsが与えられており，そのうちの2つにはSubheadingsが設定されていることがわかる．また，stomach neoplasms/*drug therapyの記載から，胃癌の治療の中でも特に薬物療法について書かれていることが読み取れる．

PubMedに限らず，先に紹介した医中誌WEBやSciFinder/SciFinder Scholarなどのデータベースでも自然語を入力すると，関連する統制語を用いて同時に検索するマッピングという機能が働き，効率よく論文を検索することができるようになっている．

c 複数のキーワードを並べる

「胃癌の薬物治療」について検索する場合，次の4つの方法が考えられる．

① treatment of gastric cancer
② drug therapy AND　stomach neoplasms
③ drug therapy［MH］AND stomach neoplasms［MH］
④ stomach neoplasms/drug therapy［MH］

①で「treatment of gastric cancer」をキーワードとして入力する場合，「of」は検索時に無視される．この「of」のような語をストップワードと呼び，冠詞，前置詞，接続詞，副詞などがあげられる．

①と②は「胃癌」の検索でみたと同様に，自然語による検索とMeSHを利用した統制語による検索を同時に行うことになる．③はそれぞれMeSHを指定して検索しており，④は前述したMeSHとSubheadingsを組み合わせた検索である．この順に検索結果の集合は小さくなっていき，目的とする文献を効率よく検索し収集することができる（図2-32）．

d MeSH Databaseを引く

MeSH Databaseは，ある用語がMeSH Termsとして採用されているかどうか，あるいはMeSHというシソーラスのどの位置に存在するか（上位あるいは下位のMeSH Termsは何か）を調べるために用いる．

SearchでMeSHを選び，「gastric cancer」と入力してGoボタンを押すと，この用語に関連するMeSH Termsがstomach neoplasmsを先頭にリストされ，MeSHの中でstomach neoplasmsという単語に関連付けられていることがわかる（図

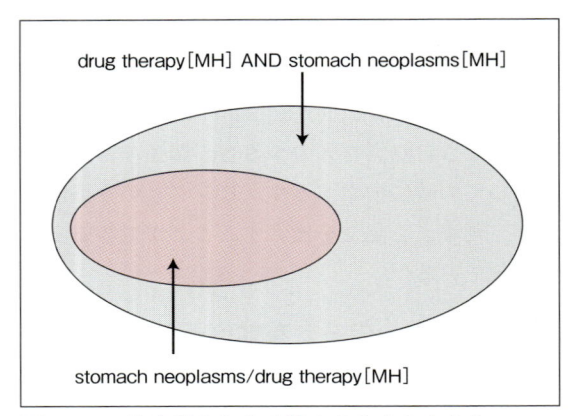

図2-32 検索対象となる論文の集合の大きさ

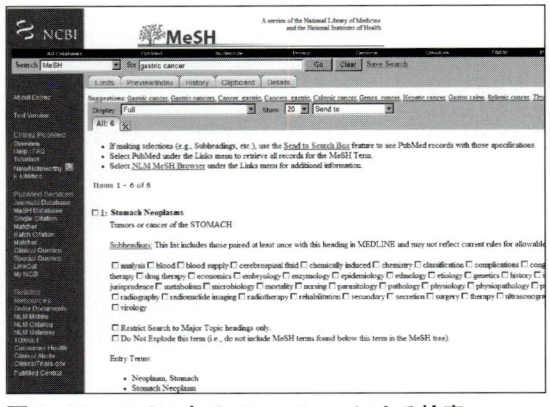

図2-33 MeSHとSubheadingsによる検索

2-33).

画面右端に表示されるLinksからPubMedを選択すると，自動的にPubMedのSearchBoxに"stomach neoplasms"[MeSH]が入力され，MeSH Termsとしてstomach neoplasmsが与えられた論文が検索される．

SubheadingsをMeSHに付与する場合には，MeSH Databaseの検索結果の表示から使用するMeSH Termsをクリックし，さらに特定したいSubheadingsとしてdrug therapyにチェックを入れる．Send toをSearch Box with ANDに切り替えると"stomach neoplasms/drug therapy"[MeSH]という検索式が自動生成され，Search PubMedをクリックすると自動的にPubMedのSearchBoxに"stomach neoplasms/drug therapy"[MeSH]が入力され，MeSH Termsにstomach neoplasms，さらにそのSubheadingsに"drug therapy"をもつ論文が検索される．

どのような論文検索を行う場合も，まず検索したい対象を表すキーワードを選び，それらのキーワードをMeSH Termsに変換してから検索すれば，自然語による検索を排除して，より効率的な文献収集を行うことができる．

e 著者名と医学雑誌のタイトルで引く

PubMedをトピックスで検索した後，特定の著者の論文を調べたいなら，著者名で検索する．著者名はJones Kのように氏と名(イニシャル)の順に記入する．Kの次に．(ピリオド)は付けない．またこのイニシャルはなくてもよい．万一，著者の氏名がトピックスの検索でも使用されるような場合は，氏名の次に著者名に対する検索フィールド[AU]を指定する．

さらに，検索結果を特定の論文誌に絞り込みたいなら，limitsで論文誌名を指定する．

「Search by journal」で論文誌の名称は，①フルタイトル(例えば，New England Journal of Medicine)あるいは，②MEDLINEの略語(例えばN Engl J Med)で指定できる．雑誌の正確なタイトルがわからないときにはSearchでJournal Databaseを選び，略語を入力すればよい．こうした検索を行うと，雑誌ごとにISSN(International Standard Serial Number；国際標準逐次刊行物番号)が合わせて返される．これは雑誌，新聞，年鑑などの逐次刊行物を識別のための国際的なコード番号で，ISSNネットワークという組織によって管理されている．

f アブストラクトの表示とプリントアウト

Displayの設定は，抽出された文献全部のSummary(著者名，タイトル，収載雑誌名)が20編ずつ表示されるようになっている．DisplayをAbstract(収載雑誌名，タイトル，使用言語，著者名，所属，抄録，出版形態，訂正記事，コメント，

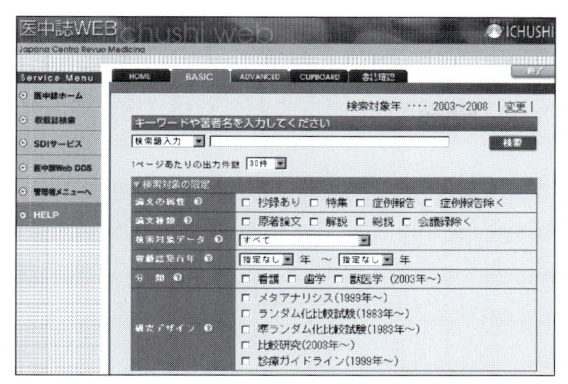

図2-34 医中誌WEBのBasicモード検索ページ

PubMed番号)に変更すれば論文抄録を読むことができる．必要な文献は，著者名の左側にあるチェックボックスをクリックして選び，Send to をfileにすれば手元のPCに保存することができる．Send to をtextとして出力した後，ブラウザーの保存機能を用いて保存することもできる．

4 医中誌WEBの基本的な検索法

検索にはBasicモードとAdvancedモードが用意されている．Basicモードでは，トピックスで引くためのキーワードの入力，あるいは著者名，雑誌名，所属機関名のいずれかの入力で検索でき，また，検索対象年を限定して検索を行うことができる(図2-34)．

5 ChemFinderの検索法

ChemFinderでの検索は，無償で化学物質の物質名検索や医薬品一般名と販売名による検索，部分構造検索ができるサイト(http://chemfinder.cambridgesoft.com/)である(図2-35)．現在5回を超えて検索を継続しようとするとサイトへの登録の要求が上がってくる．

化学物質ごとに分子量，融点，沸点，比重，溶解性，毒性などの物性情報とCASRNが一覧表示される．医薬品ではさらにRxListへのリンクをたどり，米国医薬品の添付文書データベースを

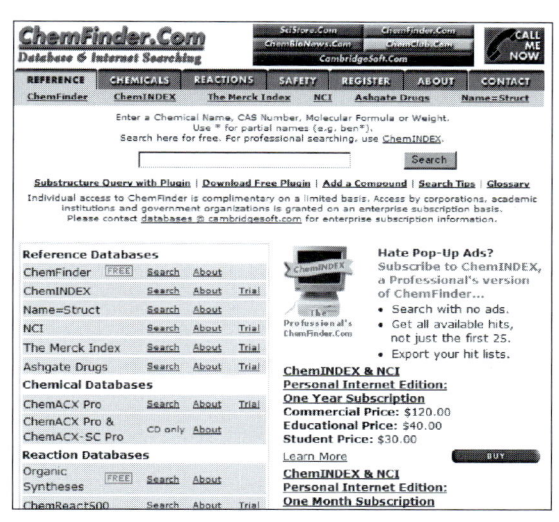

図2-35 ChemFinderトップページ

検索することができる．

なお，Substructure Query with Pluginからは構造を入力して，全構造あるいは部分構造の一致から検索することができる[このためにはあらかじめDownload Free PluginからChemDraw ActiveX/plugin Net9.0 (cdpn901.exe)をダウンロードし，ウィザードに従ってインストールしておく必要がある]．

6 データベースの著作権および学術論文の著作権

PubMedなどのデータベースで検索される資料には著作権のある出版物があり，データベースの利用者は出版物に記載される著作権の制限に従う責任を負い，検索される書誌情報中の発行データにも著作権に対する配慮が必要である．また，ここで述べるすべてのデータベースは検索機能をもち，内部に格納された著作物とは別に「情報の選択または体系的な構成」によって創造性を有するデータベースとして「データベースの著作物」としての保護を受ける．

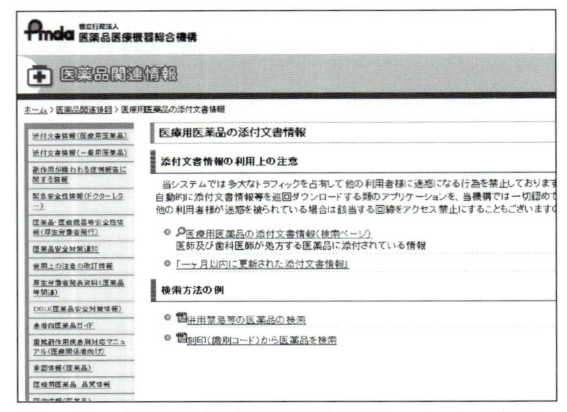

図 2-36 医薬品医療機器情報提供ホームページ（添付文書情報）

7 医療用医薬品に関する情報とデータベース

　医薬品の添付文書やインタビューフォームは，いずれも重要な三次資料である．こうした三次資料は，地域薬局における最も重要な情報提供資源である．

　医療用医薬品の添付文書はさまざまに加工されてデータベース化されているが，最も重要なウェブサイトは医薬品医療機器情報提供ホームページ（http://www.info.pmda.go.jp）の添付文書情報（検索ページ）である（図 2-36）．また，医薬品の添付文書やインタビューフォームは製薬企業のホームページ内情報としても検索できる場合が多い．

a 医薬品医療機器情報提供ホームページの検索

　医薬品医療機器情報提供ホームページは医薬品医療機器総合機構（PMDA；Pharmaceuticals and Medical Devices Agency）により運営され，一般用医薬品および医療用医薬品の安全な使用のための情報を公開している．「添付文書情報」と「副作用の疑われる症例情報」がデータベースとして検索できる．

1）添付文書情報

　医療用医薬品の添付文書情報は，各製薬企業により作成され，医薬品の発売あるいはその改訂ごとに Standard Generalized Markup Language（SGML）文書が作成され，Portable Document Format（PDF）文書とともに総合機構に提供されている．

　SGML 文書は，機構内で Hyper Text Markup Language（HTML）文書に変換され，情報提供ホームページにて公開されている．この公開される各添付文書には SGML 文書と PDF 文書がダウンロードできるように配置され，また，その SGML 文書に対する文書型定義（DTD；Document Type Definition）もダウンロードすることができる．

　なお，SGML は特定のソフトウエアに依存することなく文書を電子化し，文書データの多目的な利用と，コンピュータの機種や環境に関わらず文書交換を行うために生まれた文書の表現形式である．DTD は文書を交換し，共有するグループの中で共通に使われる文書の構造を定義するための規約である．

2）医療用医薬品の添付文書情報（検索ページ）の検索法

① 医薬品の名称による検索

　一般名・販売名の入力ウインドウに和名による医薬品の一般名あるいは販売名を入力し，「検索実行」を押せば，各種の規格に対する添付文書を検索することができる．

　図 2-37 はこの検索ウインドウを示した．

② 薬効による検索

　薬効分類のプルダウンメニューから特定の薬効（例えば血圧降下剤など）を選択し，「検索実行」すれば，その種類と規格に対応する医薬品の添付文書を検索することができる．

③ 副作用などのトピックスによる検索

　項目内検索 1～3 の入力フィールドに副作用などのキーワード（例えば「横紋筋融解症」）を入力して「検索実行」すると，文書内全体を対象とする全文検索が行われる．さらに，これら 3 つのフィールドを組み合わせることで，AND 検索，OR 検索，NOT 検索が実行できる．

④ ①～③を組み合わせた検索

　さらに①と③，②と③を組み合わせて AND

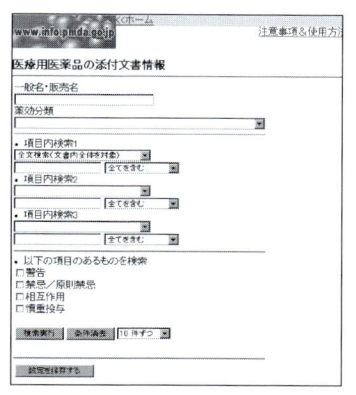

図2-37　添付文書情報検索ページ 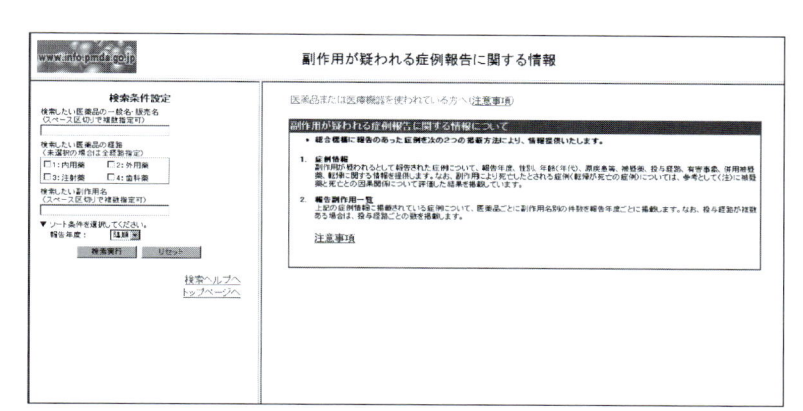　　図2-38　「副作用が疑われる症例報告に関する情報」の検索ページ

検索を実行することができる．なお，各医薬品ごとの検索では，下段部分に副作用関連情報（一般名）への検索ルートが表示される．当該情報がある場合には，さらに表示されてくる．

3) 副作用が疑われる症例報告に関する情報

「副作用が疑われる症例報告に関する情報」は，医薬品医療機器等安全性情報報告制度による全国医療機関からの厚生労働省への報告，および各製薬企業からPMDAへの企業報告を取りまとめたデータベースである．

4) 副作用が疑われる症例報告に関する情報の検索法

患者が訴える症状が医薬品による副作用であるかもしれないと疑う場合，まず添付文書から副作用を検索する．該当する記載がない場合には「副作用が疑われる症例報告に関する情報」で同様の症例報告を検索する（図2-38）．検索したい医薬品の一般名・販売名（スペース区切りで複数指定可），あるいは検索したい副作用名（スペース区切りで複数指定可）で検索できる．

劇症肝炎を副作用として起こす可能性のある医薬品を検索する場合には，副作用名に「劇症肝炎」を入力する．この副作用を惹起した可能性のある医薬品がリストされ，各医薬品ごとに「症例」と「件数」が表示される．

5) ヒヤリ・ハット事例

医薬品の取り違えなどの医療機関による誤った医療行為が「ヒヤリ・ハット事例」として収集され，情報提供ホームページ内で「医薬品・医療機器のヒヤリ・ハット事例」として公開されている．

収集は日本医療機能評価機構（評価機構）が実施し，この事業への参加を希望する医療機関は評価機構に参加登録した後，ヒヤリ・ハット事例の報告を行う．

収集する事例は，①誤った医療行為等が，患者に実施される前に発見された事例，②誤った医療行為等が実施されたが，結果として患者に影響を及ぼすに至らなかった事例，③誤った医療行為等が実施され，その結果，軽微な処置・治療を要した事例の3つである．

b その他の医療用医薬品添付文書データベース

添付文書は総合機構をはじめとして，日本医薬情報センター（JAPIC）や医療情報システム開発センター（MEDIS-DC）によってさまざまに加工されて配布されている．

医薬品データベース（JAMES）はMEDIS-DCとJAPICの共同事業で，添付文書を記載内容に項目名をつけたテキスト文書として電子化し，毎月CD-ROMで提供する有償サービスである．

JAPICは主に添付文書のSGMLファイルを用いて独自にNewPINS（https://e-infostream.com/dbs/newpins/）などの添付文書データベース（会員向け有償サービス）を構築している．なお，前述したとおりJAPICの作成するIyakuSearchは医療用および一般用医薬品添付文書のPDFファイ

ルを無償で公開している.

　なお，医療用医薬品添付文書の英語版はJapan Pharmaceutical Reference（http://www.e-search.ne.jp/~jpr/）から入手することができる.

c 日本医薬品一般名称データベース

　「日本医薬品一般名称データベース」（http://moldb.nihs.go.jp/jan/Default.htm）は国立医薬品食品衛生研究所が作成する医薬品一般名および構造式のデータベースである.

　「日本医薬品一般名称データベース」は，わが国で一般的な名称がつけられたすべての医薬品について，医薬品一般名称〔英名および日本名（JAN；Japanese Accepted Names for Pharmaceuticals）〕，日本薬局方収載状況，構造式，化学名，分子式，分子量，CAS登録番号，薬効分類コード，薬効分類名，国際一般的名称（INN；International Nonproprietary Name）などについてデータベース化を行っている.

8 医薬品情報とインターネット

　インターネットは個人が手にできる最大のデータベースであり，このデータベースを検索するためのツールが検索エンジンである．これまでに述べたSTN on the WebやJDreamⅡなどの統合的な文献・ファクトデータベースも，医薬品医療機器情報提供ホームページなどの医薬品に関連する専門情報サイトもインターネットを経由して検索できるウェブサイトである．こうしたサイトを見出すために，あるいは特定のトピックスをインターネット全体から検索するために検索エンジンが使われる.

　検索エンジンはディレクトリ型と全文検索型に大別され，ディレクトリ型はウェブサイトをその主題にそって分類し，その項目を検索に利用する方式で，全文検索型はウェブサイト内に含まれる単語を網羅的に調べ上げ，これを基に利用者が入力したキーワードを含むウェブサイトを検索する方式である.

a ディレクトリ型検索エンジン

　Yahoo! JAPANはディレクトリ型と全文検索型の両方の検索を行うハイブリッド型の検索エンジンである．Yahoo! JAPANではトップページの「登録サイト」から14のトップカテゴリとサブカテゴリが用意されたページへ行き，ディレクトリ構造をたどりながら目的のウェブページを検索することができる．書籍の「目次」を使って，目的とする記載箇所を探し出すのと同じ手順で検索を進める.

　ウェブサイトに対する見出しと紹介文はカテゴリごとにデータベース編集者であるエディタにより作成される．「登録サイト」を指定したキーワード検索はこの見出しと紹介文，カテゴリ名に対して実行される.

　トップページで「ウェブ」を指定し，キーワード検索すれば全文検索系のサービスとなる．なお，Yahoo! JAPANは独自の全文検索型エンジンであるYST（Yahoo Search Technology）を用いている.

b 全文検索型エンジン

　スパイダ（あるいはロボット）と呼ばれるソフトウエアがインターネット内を巡回し，ウェブページから文字情報を収集する．さらに収集したページに含まれる文字情報を分類し，データベース化する．このデータベースを基に検索サービスを提供するのが全文検索型（ロボット型）検索エンジンである．全文検索系のサービスは書籍の「索引」から調べる手順に類似した検索である.

　Googleは全文検索型検索エンジンの代表で，その検索エンジンはgooやInfoseek, Exciteをはじめとする多くの検索サイトにアウトソーシングされている.

●全文検索の仕組み

　先にみた文献データベースでは原著論文の論文タイトルをはじめとする書誌情報を抄録とともに格納し，さらに論文の主題に関連する適切なキーワードを，あらかじめ定められた「統制語」という

キーワード群（シソーラス）から選択して加えた．1つの論文を収録するために原著論文に対して多くの情報を加えたことになる．こうした検索システムでは検索対象は書誌情報とキーワードに限定されたことになる．

ディレクトリ型検索エンジンが行うウェブページ検索はこの形式にそったものである．一方，全文検索型の検索エンジンはウェブページそのものを検索の対象とする．

全文検索システムは2つの部分からなる．1つはインデックス作成を担当する「インデクサ」部分と，もう1つはインデクサにより作成されたインデックスを利用して実際に検索を行う検索エンジン部分である（図2-39）．検索エンジンといっても実体はもちろん検索用ソフトウエアである．

インデックスは書籍における索引と同じ機能で，どの単語がどの文書（ウェブページ）に含まれているかを示すものである．通常の書籍では重要と思われる単語だけが抜き出されるが，全文検索システムでは文書に含まれるすべての単語についてインデックスを作成する．

キーワードを含む文書に対して，それぞれの文書がどの程度検索条件にマッチしているかを示す「スコア」で点数化され，このスコアの順に検索結果が表示される．これをスコアリング（あるいはランキング）と呼ぶ．キーワードとなる文字列が複数回出現する文書，あるいはこうした文字列がタイトルや見出しの中に含まれる文書に高いスコアが与えられる．

Googleではキーワードに該当する情報を複数見つけた場合，それぞれの情報に張られたリンクの数を比較し，その数の多いページから順に表示する．リンクは情報に対する評価である．また，重要度の高いページからリンクを受けたページは一層，重要なものとしてさらに上位に位置付けられる．こうしたほかのページからのリンクの数や質はウェブページの作成者がコントロールすることのできないページ外部の要素である．

検索エンジンはこのようにページ内の要素あるいはページ外からの要素によりウェブページをラ

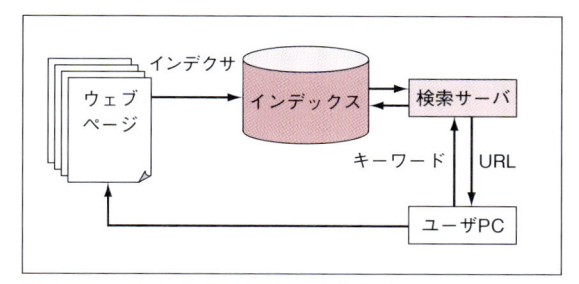

図2-39　全文検索エンジンの仕組み

ンキングする．ただし，検索結果の画面で最初に登場したものが必ずしも最も重要であるわけではない．検索エンジンが判断する重要度と検索者の判断する重要度は別物である．

C 検索エンジンを用いた検索方法

検索エンジンのトップ画面にはキーワードの入力フィールドが表示され，ここに検索したい語を入力してリターンキーを押す．AND（スペース），OR（｜），NOT（-）などの記号とキーワードを組み合わせて，さまざまな条件の検索を行うことができる．

通常，スペースはANDとして解釈される．検索エンジンは与えられ複数のキーワードの各語について検索し，それらがすべて入っているものや，一部の語が入っているものを検索する．通常，すべての語を含むものを先にリストアップし，その後，2語を含むもの，1語を含むものと続く．

2語以上の語句の両脇にダブルクォーテーションマーク（"）をつけると，そのとおりのフレーズを含んだウェブページだけを探し出す（フレーズ検索）．

OR検索は同義語や類義語，あるいは用語表記の揺らぎを吸収するために用いるが，Googleではカタカナ表記の揺れは自動的に吸収される．

その他，Googleでは検索対象限定機能を用いて検索範囲を指定することができ，言語，そのページのファイル形式，日付（そのページの最新更新日の指定），検索の対象の箇所（指定したキーワードが含まれている場所，タイトル，本文，

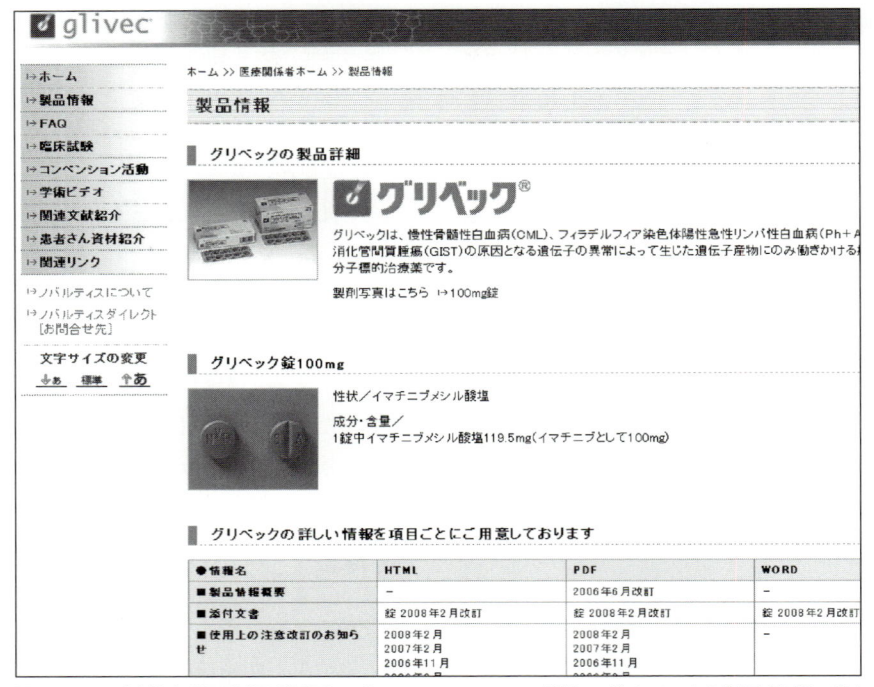

図2-40 製薬企業の製品情報（ノバルティスファーマ（株）のグリベック® 製品情報一覧）

URL，リンクなど），ドメイン名などを指定することができる．

Yahoo! JAPAN あるいは Google などの検索エンジンを用いることによって，インターネットからさまざまな医療や医薬品に関する情報を検索・収集することができる．以下の各項では主に医薬品情報を発信するウェブサイトとして重要なものを，その URL（Uniform Resource Locater）とともに紹介する．

9 製薬企業のホームページ

製薬企業から発売とともに出される情報である医療用医薬品の添付文書，インタビューフォーム，医療用医薬品製品情報概要，「使用上の注意」の解説などは添付文書を含めて，製薬企業のホームページから入手できることが多い．また，市販後に提供される情報として『「使用上の注意」改訂のお知らせ』なども製薬企業のホームページから入手できることが多い．

各製薬企業ごとに公開する内容はさまざまに異なるが，ノバルティスファーマ（株）のホームページ（http://www.novartis.co.jp/）から製品情報，医療関係者用（http://www.novartis.co.jp/product/menu.html）とたどると，ここで紹介した多くの医薬品情報を入手することができる（図2-40）．

10 海外の医薬品情報の収集

海外における医薬品情報を収集するためには次のウェブサイトが有用である．

a 米国

1）PDR.net

PDR（Physicians' Desk Reference，米国「医師用卓上参考書」）は，米国で汎用される医療用医薬品の適応，用法用量，副作用などを解説した書籍で，PDR.net（http://www.pdr.net/home/pdrHome.aspx）はこの PDR の内容を医療従事者に向けて公開する．

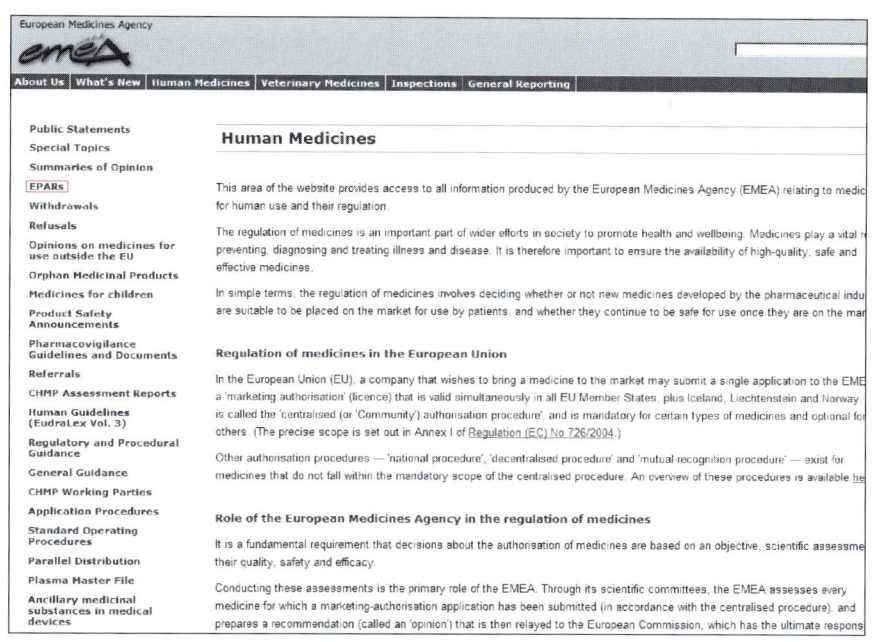

図2-41 欧州医薬品庁（EMEA）の Human Medicines ページ

2）RxList

RxList（米国処方薬集，www.rxlist.com）は米国の医療用医薬品の添付文書情報データベースである．患者用の平易な解説も付加され，性差や同種同効薬の比較項目があるのが特徴的である．妊婦への投与リスクもランク付けされている．薬剤鑑別も実施することができる．

3）Drug.com

Drug Information online；Drug.com（http://drug.com/）は患者向け，医療従事者向けに医療用および一般用医薬品の医薬品情報を公開する．

b ヨーロッパ

欧州医薬品庁（EMEA；European Medicines Agency, http://www.emea.eu.int）の Human Medicines はヨーロッパにおける医療用医薬品に対する製品情報概要や添付文書情報，患者向け情報などを公開する．EPAR（European Public Assessment Report）s のページへ行き，A-Z Listing of EPARs からアルファベット順の医薬品名リストをたどれば，医薬品ごとの詳細情報を閲覧することができる（図2-41）．

11 病気・治療に関する情報

メルクマニュアル日本語版 第18版 メルクマニュアル（http://merckmanual.banyu.co.jp/index.html）はインターネットに公開された医学書でトップページの検索ウインドーにキーワードを入れることで検索できる．平易な解説である家庭版も用意されている．

12 一般向けの医薬品情報

a くすりのしおり

「くすりのしおり」（http://www.rad-ar.or.jp/siori/）はくすりの適正使用協議会が公開する「患者さん服薬説明書（PMI；Patient Medication Instruction）で，およそ5,000種類の医療用医薬品を検索することができる．

一般用医薬品は「上手なセルフメディケーション―おくすり検索―（http://www.jsmi.jp/search/index.html）へのリンクをたどり，検索することができる．また，副作用（用語）についても事典が

用意されている．

b 薬剤鑑別

Yahoo! Healthcare（http://health.yahoo.co.jp/）の「お薬検索」のページで「大衆薬を探す」か「処方薬を探す」を選択し，さらにキーワード検索（製品名など）か識別コード（薬の本体や包装材に刻印された英数字・記号）検索かを選んで，キーワードを入力する．ただし，識別コード中のマークはすべて＠で代用する．

処方薬の出典は「ピルブック 薬の事典（編集・制作，じほう）」，大衆薬は「大衆薬事典 一般用医薬品集（編集：日本大衆薬工業協会／発行：じほう）」である．

13 学術情報

a 適応外使用

医薬品の適応外使用とは厚生労働省が承認した効能・効果以外の効能を期待して医薬品を患者に投与することを指す．適応外使用は適応外使用医薬品データベース（東京理科大学薬学部社会・情報薬学研究室，http://pidbgtsv.ps.noda.tus.ac.jp/InfolabDB.html）で調べることができる．使用にあたっては事前登録が必要である．

14 図書館蔵書の検索

最後に図書館蔵書の検索についてふれておく．図書館における蔵書をオンラインで検索できるようにした目録データを OPAC（Online Public Access Catalog）と呼ぶ．主に書籍を探す手がかりとしての二次情報を提供するカード目録がコンピュータ化されたものである．次のサイトを利用してさまざまな図書館の蔵書をオンライン検索することができる．

・国会図書館総合目録（国立図書館の蔵書目録）
　http://opac.ndl.go.jp
・大学図書館総合目録（全国大学図書館の蔵書目録）http://webcat.nii.ac.jp

参考文献

1) 新谷　茂，角田喜治，金澤治男（編）：薬学情報学，改訂第2版，じほう，2006
2) STN International 医学薬学情報検索法 WORKSHOP，化学情報協会，2005
3) STNNews, 21（5），化学情報協会，2005
4) 馬場　肇：改訂 Namazu システムの構築と活用，ソフトバンク，2003
5) 折井孝男（編）：これからの薬剤情報 あつめ方，よみ方，つたえ方．中山書店，2005

3 臨床研究とEBM

A 臨床研究の種類と特徴

1 臨床研究の種類と特徴

a 臨床研究とは

わが国における臨床研究の定義については,「臨床研究に関する倫理指針(平成20年厚生労働省告示第415号)」において,「医療における疾病の予防方法,診断方法及び治療方法の改善,疾病原因及び病態の理解並びに患者の生活の質の向上を目的として実施される医学系研究であって,人を対象とするもの」とされている.ここでいう「医学系研究」には,医学に関する研究とともに,歯学,薬学,看護学,リハビリテーション学,予防医学,健康科学に関する研究が含まれている.

b 臨床研究の種類と特徴

前述した「臨床研究に関する倫理指針」において,臨床研究とは表3-1に示したものが該当する.

「介入を伴う研究」おける介入とは,予防,診断,治療,看護ケアおよびリハビリテーションなどについて,以下に示すような行為を行うことを指している.1つは,通常の診療を超えた医療行為であり研究目的で実施するもの.そしてもう1つは,通常の診療と同等の医療行為でも,被験者の集団を原則として2群以上のグループに分け,それぞれに異なる治療方法,診断方法,予防方法その他の健康に影響を与えると考えられる要因に関する作為または無作為の割付を行い,その効果

表3-1 臨床研究の種類

① 介入を伴う研究で,医薬品又は医療機器を用いた予防,診断又は治療方法に関するもの
② 介入を伴う研究(①に該当するものを除く.)
③ 観察研究(介入を伴わず,試料等を用いた研究であって,疫学研究(※)を含まないもの.)
※疫学研究とは,明確に特定された人間集団の中で出現する健康に関するさまざまな事象の頻度及び分布ならびにそれらに影響を与える要因を明らかにする科学研究を指す.

「臨床研究に関する倫理指針」(平成20年厚生労働省告示第415号)により作成

などをグループ間で比較するものである.

一方,「観察研究」とは,通常の診療の範囲内であって,いわゆる無作為化(ランダム化),割付などを行わない医療行為における記録,結果及び当該医療行為に用いた検体などを利用する研究を含むものと定義される.観察研究の中で記載されている「試料」とは,臨床研究に用いようとする血液,組織,細胞,体液,排泄物およびこれらから抽出したDNAなどのヒトの身体の一部ならびに被験者の診療情報(死者にかかわるものを含む)を指している.ただし,学術的な価値が定まっており,研究用として一般に入手可能で活用されているものは含まない.

c 臨床研究における倫理

1) ヘルシンキ宣言

第二次世界大戦においてナチス・ドイツが戦争中に行った非人道的な人体実験は,ニュルンベルク裁判において戦争犯罪として問われた.この裁判を受けて1947年に「ニュルンベルク綱領」が出され,人体を用いて試験を行う際に遵守すべ

表3-2 ヒトが関与する医学研究に関する主な指針

1. ヒトゲノム・遺伝子解析研究に関する倫理指針
2. 疫学研究に関する倫理指針
3. 遺伝子治療臨床研究に関する指針
4. 臨床研究に関する倫理指針
5. 手術等で摘出されたヒト組織を用いた研究開発の在り方
6. ヒト幹細胞を用いる臨床研究に関する指針
7. 異種移植の実施に伴う公衆衛生上の感染症問題に関する指針

き基本原則が示された．その後，世界医師会（WMA；World Medical Association）が1948年に「ジュネーブ宣言」を決議し，さらに1964年に「ヘルシンキ宣言」を公にした．このヘルシンキ宣言は，1964年の制定以降，時代の変遷に伴い現在までに数回の修正と追加が行われている．

ヘルシンキ宣言は，ヒトを対象とする医学研究の倫理的原則を示したものである．医学の進歩のためには人体実験が不可欠であることを認めた上で，被験者個人の利益と福祉が，科学的および社会的利益よりも優先されなければならないという原則に立ち，臨床研究の倫理性を守るための具体的な手続きを明らかにしている．そして基本原則の中では，①実験手続きの計画と作業内容が記載されており，倫理的配慮に関する言明やこの宣言が言明する諸原則に従うことを明示した実験計画書を作成すること，②実験計画書は，研究者，スポンサーなどから独立した委員会（倫理審査委員会）での承認を得ること，③被験予定者に対し必要事項について十分な説明がなされ，対象者がこれを理解したことを確認した上で，対象者の自由意志によるインフォームド・コンセント（IC；informed consent）を，望ましくは文書で得ること，などがあげられている．

わが国においても臨床研究を行う際にはこのヘルシンキ宣言が原則となり，後述する種々の指針や基準の中で，ヘルシンキ宣言に関する記述がある．なお，日本医師会のホームページ（http://www.med.or.jp/wma/helsinki02_j.html）では，ヘルシンキ宣言の和訳を閲覧することができる．

2）医学研究に関する指針と倫理

現在わが国では，医学研究に関する複数の指針が厚生労働省などから出されている．そのうち，ヒトが関与する医学研究に関する主な指針について（表3-2）に示した．

これらの指針においては，いずれも文中にインフォームド・コンセント，個人情報などの扱いに関する記載がなされており，それぞれの研究における倫理性を確保するものとなっている．

d 臨床試験と治験

臨床の現場で医薬品情報を取り扱う場合，「臨床研究」，「臨床試験」，および「治験」などの用語に接する機会は多い．これらの用語の違いを認識しておくことは，示されている情報がどのような経緯で創出されたかを理解する一助となる（図3-1）．

医学研究の中に臨床研究があり，「臨床試験」は，臨床研究の中の介入を伴う研究に該当する．臨床における治療の有用性や，臨床技術などを評価することを目的として，研究計画に基づいて実施される．この中には，医師や研究者の主導により行われる，トランスレーショナルリサーチ（translational research；基礎研究の成果を初めて臨床に応用する研究），大規模な共同研究，および小規模な個別研究における臨床試験も含まれる．

一方，「治験」とは，薬事法において，「医薬品の製造（輸入）承認を申請する際に提出すべき資料のうち，臨床試験の試験成績に関する資料の収集を目的とする試験」と定義されている．すなわち，治験は臨床試験の一部であり，医薬品開発に関連して法律上で定義された用語である．そして，この中に，企業主導型の治験と，医師主導型の治験が存在する．また，医薬品の製造販売後に，諸基準に基づいて企業主導で実施される「製造販売後臨床試験」も，臨床試験の一部であり，法律上で定義された用語ということになる．

なお，治験はGCP（good clinical practice；医薬品の臨床試験の実施の基準），製造販売後臨床試験はGCP，GPSP（good postmarketing study

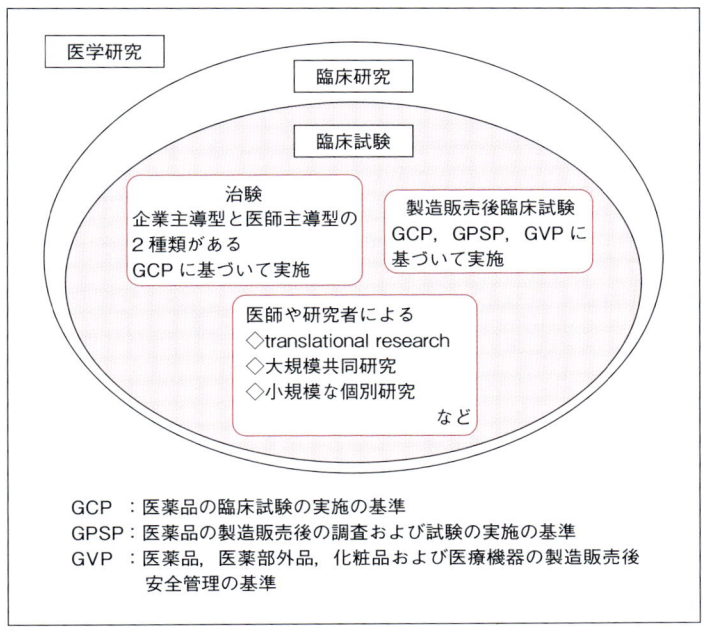

図 3-1 臨床研究，臨床試験，治験の概念

```
医学研究
 臨床研究
  臨床試験
   治験
   企業主導型と医師主導型の
   2種類がある
   GCP に基づいて実施

   製造販売後臨床試験
   GCP, GPSP, GVP に
   基づいて実施

   医師や研究者による
   ◇translational research
   ◇大規模共同研究
   ◇小規模な個別研究
                      など
```

GCP ：医薬品の臨床試験の実施の基準
GPSP：医薬品の製造販売後の調査および試験の実施の基準
GVP ：医薬品，医薬部外品，化粧品および医療機器の製造販売後安全管理の基準

practice；医薬品の製造販売後の調査および試験の実施の基準），GVP(good vigilance practice；医薬品，医薬部外品，化粧品および医療機器の製造販売後安全管理の基準)といった基準に基づいて実施される．それ以外の臨床試験，臨床研究に対しては，法的な規制はないが，先述した各種指針などに従って実施することが必要となっている．

2 医薬品の治験の実際

a 医薬品の治験

本来，治験には医薬品のほか，医療機器を対象とするものがあるが，ここでは医薬品を中心に述べる．

治験には企業主導型と医師主導型とがある．企業主導型では，製造販売の責任者となる製薬企業などが主体となり治験が行われる．一方，2003(平成15)年の改正薬事法の施行により認められた医師主導型では，医師が学会や企業に働きかけるなどして治験を計画し，必要な資料を作成して，医師が主体となって行う．いずれもGCPに基づいた厳しい規制の中で実施される．

企業主導型の治験では，製薬企業などの治験依頼者が治験を計画し，治験を適切に実施できる医療機関を選定した後，目的とする治験を依頼する．依頼された医療機関では，IRB(治験審査委員会；institutional review board)による審査，承認を経て，治験依頼者と契約を締結し，治験が実施される．治験を実施して得られたデータは治験依頼者が収集し，承認申請のための資料とする．企業主導型の治験の実施に際しては，以前は大学病院などの大規模医療機関が中心となっていたが，近年では，生活習慣病治療薬の治験において，個人開業医などのネットワークにより実施されるケースも増加している．

医師主導型の治験では，医師が治験を計画し，治験実施計画書，治験薬概要書，業務手順書などの作成を行い，治験薬に関する有効性・安全性情報を収集し，医療機関において治験を実施する．希少疾患に対する薬の承認取得，欧米で使用されているにもかかわらず国内では未承認の薬の承認取得，あるいは既承認薬の適応拡大など，製薬企

業の主導による実施が困難な場合において実施される．この場合もIRBでの審査は必須であり，所定の手続きを経て行われる．これに関連して，薬事法改正以降，日本医師会治験促進センターが設立され，医師主導治験のモデル研究の実施や治験実施基盤整備を行っている．2007年には，医師主導治験の成績によりわが国初の承認取得（フェンタニルクエン酸塩の新生児および小児の全身麻酔の補助）がなされ，現在も複数の医薬品について承認申請や治験が行われている．

b 治験とGCP

薬事法第2条第16項により，治験は，「医薬品の製造・輸入承認申請のための臨床試験の試験成績に関する資料の収集を目的とする試験」と定義されている．さらに，第14条第3項では，「臨床試験の試験成績に関する資料その他の資料は，厚生労働大臣の定める基準に従い収集・作成されたものでなければならない」と規定している．この基準が「医薬品の臨床試験の実施の基準」(GCP)となる．

GCPは，薬事法に基づく医薬品の製造（輸入）承認申請の際に提出すべき資料の収集のために行われる臨床試験（治験）および製造販売後臨床試験が，適正に実施されるように定められたものである．1997（平成9）年に初めて法制化されたものが，「新GCP」と呼ばれている．

新GCPは，1996（平成8）年に，日米EUによる医薬品規制のハーモナイゼーション国際会議（ICH；international conference on harmonisation of technical requirements for registration of pharmaceuticals for human use）で最終合意に達したICH-GCPを受け制定された．ICH-GCPに準拠し，厚生省令「医薬品の臨床試験の実施の基準に関する省令」を柱として，各種の通知を加えて治験の実施などに関する基準を示すことで（省令GCP，運用GCP，答申GCP，各種課長通知，事務連絡など），わが国の治験に国際水準の倫理性および科学性を求めている．

また，2003（平成15）年の改正薬事法の施行によって，医師が主体となって企画・実施する臨床試験のうち，医薬品や医療機器の承認申請を目的として行われるものを，新たに医師主導治験として位置づけることとなった．これにより改正されたGCPが「改正GCP」と呼ばれている．

GCPでは，治験および製造販売後臨床試験の実施に際して，被験者の人権，安全，福祉の保護のもとに，臨床試験の科学的な質と成績の信頼性を確保することを目的としている（倫理性，科学性，信頼性の確保）．また治験に関する原則的事項として，「治験はヘルシンキ宣言に基づく倫理的原則及び本基準を遵守して行わなければならない」としている．

またGCPの中では，治験および製造販売後臨床試験に関するさまざまな用語の定義がなされており（表3-3），これらの用語を用いながら，種々の手続きや業務が行われている．

GCPは，治験を実施する上での規定がなされているが，医療機関においては，このような制度に基づいて治験を適切に行うことにより，治験のみならず質の高い臨床研究を行う体制整備にもつながると考えられている．

c 治験における倫理的配慮

1）インフォームド・コンセント

インフォームド・コンセント（informed consent）とは，information（情報，説明）を与えられた上でのconsent（同意，承諾）を意味する．インフォームド・コンセントの成立要件としては，患者の同意能力，患者への適切な説明，患者による説明の理解，患者の同意などがあげられている．

治験は一般の日常診療とは異なり，まだ有効性や安全性が確立されていない薬を使用することになるため，被験者にとって利益が期待されない場合があり，逆に不利益（副作用など）が生じる可能性もある．そのため，被験者がこれらのことを十分に理解した上で，自らの意思で試験に参加することが重要となる．

GCPでは，治験実施前に被験者からインフォームド・コンセントを文書で取得しなければ

表3-3 GCPにおける主な用語の定義（治験を中心に）

治験責任医師	実施医療機関において治験に関する業務を統括する医師または歯科医師
治験分担医師	実施医療機関において，治験責任医師の指導の下に治験に関する業務を分担する医師または歯科医師
治験協力者	実施医療機関において，治験責任医師または治験分担医師の指導の下にこれらの者の治験に関する業務に協力する薬剤師，看護師その他の医療関係者
自ら治験を実施する者	所属する実施医療機関において自ら治験を実施するために，治験の計画を届け出た治験責任医師
被験薬	治験の対象とされる薬物
対照薬	治験において被験薬と比較する目的で用いられる薬
治験薬	被験薬および対照薬（治験に関するものに限る）
被験者	治験薬を投与される者または当該者の対照とされる者
代諾者	被験者の親権を行う者，配偶者，後見人その他これらに準じる者
原資料	被験者に対する治験薬の投与および診療により得られたデータその他の記録
モニタリング	治験が適正に行われることを確保するため，治験の進捗状況ならびに治験がGCPおよび治験の計画書（以下「治験実施計画書」）に従って行われているかどうかについて，治験を依頼をした者（以下「治験依頼者」）が実施医療機関に対して行う調査，または自ら治験を実施する者が実施医療機関に対して特定の者を指定して行わせる調査
監査	治験により収集された資料の信頼性を確保するため，治験がGCPおよび治験実施計画書に従って行われたかどうかについて治験依頼者が行う調査，または自ら治験を実施する者が特定の者を指定して行わせる調査
開発業務受託機関	CRO（contract research organization）．治験の依頼および管理に関する業務の一部を治験を依頼しようとする者から受託する者または治験の実施の準備および管理に関する業務の一部を自ら治験を実施しようとする者または実施医療機関から受託する者
治験施設支援機関	SMO（site management organization）．治験の実施に関する業務の一部を実施医療機関から受託する者
有害事象	治験薬を投与された被験者に生じたすべての疾病またはその徴候 参考：副作用とは，治験薬（対照薬として用いられる市販薬を除く）については以下のとおり．「投与量にかかわらず，投与された治験薬に対するあらゆる有害で意図しない反応（臨床検査値の異常を含む）．すなわち，当該治験薬と有害事象との間の因果関係について，少なくとも合理的な可能性があり，因果関係を否定できない反応」を指す．

ならないなどの規定を設け，被験者の人権保護の徹底を図っている．またGCPには，治験責任医師が同意説明文書を作成することや，その文書はできる限り平易な表現を用いなければならないことが記載されており，被験者に説明すべき事項として，表3-4の項目があげられている．また近年，当該治験に関する審議を行う治験審査委員会に関する事項も記載すべき項目に含まれるようになった．

一方，小児に対する臨床試験が実施される際には，近年，インフォームド・アセントが重要視されている．小児の治験では，成人とは異なった配慮が必要であり，倫理的配慮の1つとしてインフォームド・アセントがある．アセントとは，小児からの，臨床試験に参加することへの了解または賛意である．臨床試験において，小児はその判断の多くを「代諾者」（法的保護者）に委ねることになるが，現在では，保護者からのインフォームド・コンセントはもちろんのこと，小児被験者からもアセントをとらなければならないことが，ヘルシンキ宣言などで明記されている．なおわが国においては，アセントの内容や取得年齢などに関する検討がなされているものの，コンセンサスは確立していないのが現状である．しかし，小児への説明については，保護者に説明する内容とは異なり，子どもの年齢に応じてわかりやすく説明し，了解を得る必要がある．

表 3-4　被験者への説明文書に記載すべき事項(GCP による規定)

1) 治験が研究を伴うこと． 2) 治験の目的 3) 治験責任医師または治験分担医師の氏名，職名および連絡先 4) 治験の方法（治験の試験的側面，被験者の選択基準，および無作為割付が行われる場合は各処置に割り付けられる確率を含む．） 5) 予期される臨床上の利益および危険性または不便（被験者にとって予期される利益がない場合には，被験者にその旨を知らせる．） 6) 患者を被験者にする場合には，当該患者に対する他の治療方法の有無およびその治療方法に関して予測される重要な利益および危険性 7) 被験者の治験への参加予定期間 8) 治験への参加は被験者の自由意思によるものであり，被験者またはその代諾者は，被験者の治験への参加を随時拒否または撤回することができること．また，拒否，撤回によって被験者が不利な扱いを受けたり，治験に参加しない場合に受けるべき利益を失うことはないこと． 9) モニター，監査担当者，実施医療機関等設置治験審査委員会等，第三者治験審査委員会および規制当局が原医療記録を閲覧できること．その際，被験者の秘密は保全されること．また，同意文書に被験者またはその代諾者が記名捺印または署名することによって閲覧を認めたことになること．	10) 治験の結果が公表される場合であっても，被験者の秘密は保全されること． 11) 被験者が治験および被験者の権利に関してさらに情報の入手を希望する場合または治験に関連する健康被害が生じた場合に照会すべきまたは連絡をとるべき実施医療機関の相談窓口 12) 治験に関連する健康被害が発生した場合に被験者が受けることのできる補償および治療 13) 治験に参加する予定の被験者数 14) 治験への参加の継続について被験者またはその代諾者の意思に影響を与える可能性のある情報が得られた場合には速やかに被験者またはその代諾者に伝えられること． 15) 治験への参加を中止させる場合の条件または理由 16) 被験者が費用負担をする必要がある場合にはその内容 17) 被験者に金銭等が支払われる場合にはその内容（支払額算定の取り決め等） 18) 被験者が守るべき事項

〔厚生労働省医薬食品局審査管理課長通知（薬食審査発第1001001号　平成20年10月1日）―「医薬品の臨床試験の実施の基準に関する省令」の運用について―より抜粋〕

2) 治験審査委員会(IRB)の役割

治験審査委員会(IRB；institutional review board)は，治験実施の適否や，その他の治験に関する調査審議を行うために設置される委員会である．原則として，治験を行う医療機関内に設置することになるが，医療機関が小規模であったり，必要とされる委員が確保できない場合には，別途定められている第三者機関のIRBで審議を行うことができるようになっている．IRBの責務として最も重要とされるのは，被験者の人権，安全，および福祉を保護することであり，治験を実施するにあたり，実施医療機関の長は，治験を行うことの適否について，あらかじめIRBの意見を聞かなければならないこととなっている．

GCPにおいて規定されているIRBに関する主な事項を表3-5に示す．

さらに平成21年よりIRBの設置者は，IRBの手順書，委員名簿，および会議の記録を公表することとなり，これらが実施医療機関のホームページなどで情報公開されることとなった．

3) 被験者のプライバシーへの配慮と守秘義務

患者と関わる医療従事者は，職務上，患者の個人情報を知ることになるが，知り得た情報の内容を第三者に漏らしてはならないという「守秘義務」が課せられている．治験の実施に際して，被験者と関わる医療従事者は，通常の診療と同様，あるいはそれ以上に被験者の個人情報を取り扱うことになるため，プライバシーへの配慮も十分に行わなくてはならない．なおヘルシンキ宣言では，被験者のプライバシーの尊重などに関する内容も記載されている．

表 3-5　IRB に関する主なポイント (GCP による規定)

☐ 設置
　実施医療機関の長は，治験を行うことの適否その他の治験に関する調査審議を行わせるため，実施医療機関ごとに治験審査委員会を設置しなければならない．
　（ただし医療機関が小規模などの理由で設置できないときは，別途規定あり）

☐ 構成など
・治験について倫理的および科学的観点から十分に審議を行うことができること．
・5 人以上の委員からなること．
・委員のうち，医学，歯学，薬学その他の医療または臨床試験に関する専門的知識を有する者以外の者が加えられていること．
・委員のうち，実施医療機関と利害関係を有しない者が加えられていること．
・委員のうち，治験審査委員会の設置者と利害関係を有しない者が加えられていること．

☐ 責務
　実施医療機関の長から意見を聴かれたときは，審査の対象とされる治験が倫理的および科学的に妥当であるかどうか，その他当該治験が当該実施医療機関において行うのに適当であるかどうかを，規定の資料に基づき審査し，文書により意見を述べなければならない．

d 薬の評価と治験

1) 臨床評価関連ガイドライン

現在，ICH を通じて，臨床試験に関連する各種ガイドラインについて国際的調和が図られており，薬の評価に関連するガイドラインについて知っておくことは重要である．わが国においても，医薬品の有効性や安全性を確認するための資料となる臨床試験の指針として，基本的事項および薬効群別のガイドラインを作成し公表している（図 3-2）．

このうち薬効群別のガイドラインでは，臨床試験を実施する場合の，第 I～III 相（第 IV 相までの場合もある）の各相において，試験の目的，対象の選択，試験方法，評価・解析方法などをどのように設定するかが述べられており，治験実施計画の立案に際しての指針となる．この中では，エンドポイント（評価指標）や試験デザインについてふれられることがあるため，それぞれの基本的事項について概説する．

2) エンドポイント（評価指標）の考え方

治験のみならず臨床試験では，介入した治療法（薬）の影響を，何に関してみるかを事前に設定しておく必要がある．試験計画を作成する際には，試験の実施時に観察あるいは測定すべき項目（反応変数）を適切に設定する必要がある．例として，血糖値，血圧，AST・ALT などの検査値，病状の尺度（各種スコア），および副作用の発現などがある．これらをもとに，薬の有効性や安全性が検討される．そしてこのような評価指標，すなわちエンドポイントが実施計画書に明記されていなくてはならない．計画書に記載されるエンドポイントとしては，主要評価項目（プライマリーエンドポイント）と，副次的評価項目（セカンダリーエンドポイント）がある．主要評価項目（プライマリーエンドポイント）は，臨床試験の主要な目的に基づいて選択されるもので，通常は薬物動態パラメータや有効性・安全性に関連する変数（特に有効性の評価指標）となる．臨床上意味のある効果を反映する．また，副次的評価項目（セカンダリーエンドポイント）は，対象となる薬の，その他の効果を評価するための項目となる．

一方，エンドポイントの中には，真のエンドポイント（トゥルーエンドポイント）と代用エンドポイント（サロゲートエンドポイント）とがある．

真のエンドポイントとは，臨床上重要な最終的な有用性を指す．これに対して代用エンドポイントとは，真のエンドポイントに関連づけることを

表 3-6 真のエンドポイントと代用エンドポイントの例

疾患	真のエンドポイント (患者中心の outcome)	代用エンドポイント (病気中心の outcome)
高血圧	脳卒中発生率,死亡率	血圧減少
糖尿病	死亡率,合併症発症	血糖値,HbA_{1c} 値

3) 試験デザインの考え方

試験の目的を達成するために，さまざまな試験デザインが検討され，選択されて試験の実施計画が立てられる．主な試験デザインとして以下のようなものがあげられる．

① 並行群間試験：被験者が，2つまたはそれ以上の異なる治療群（あるいは無治療群）のいずれか1つに無作為に割り付けられる．各群では，通常1用量の被験薬，または対照薬，またはプラセボが投与される．

② クロスオーバー試験：各被験者が，2つまたはそれ以上の試験治療について，無作為化された順序でこれを受ける．したがって，被験者自身を対照として比較が行われることになる．

③ 漸増法試験：強制的な漸増と任意の漸増がある．強制的漸増法では，すべての被験者に対して投与量が随時増加される．任意漸増法では，プロトコールに規定された投与規則にしたがって，明確に定義された望ましい（あるいは望ましくない）反応が現れるまで投与量を漸増する．

④ 要因試験：複数の治療のすべての組み合わせに対して，被験者が無作為に割り付けられる．例えば，2種類の薬剤（AおよびB）の治療効果を評価するために，「A単独」,「B単独」,「AB同時」,「どちらもなし」の4群が設定され，被験者はいずれか1群に割り付けられる．

4) 対照群とプラセボ

臨床試験で対照群をおく主な目的は，患者に起こった変化や反応が，被験薬によるものなのか，自然経過や観察者の期待などほかの要因によるものかを区別するためである．対照群との比較の評価については，プラセボまたは実薬を対照とした試験で，評価を行いたい群が対照群よりも臨床的

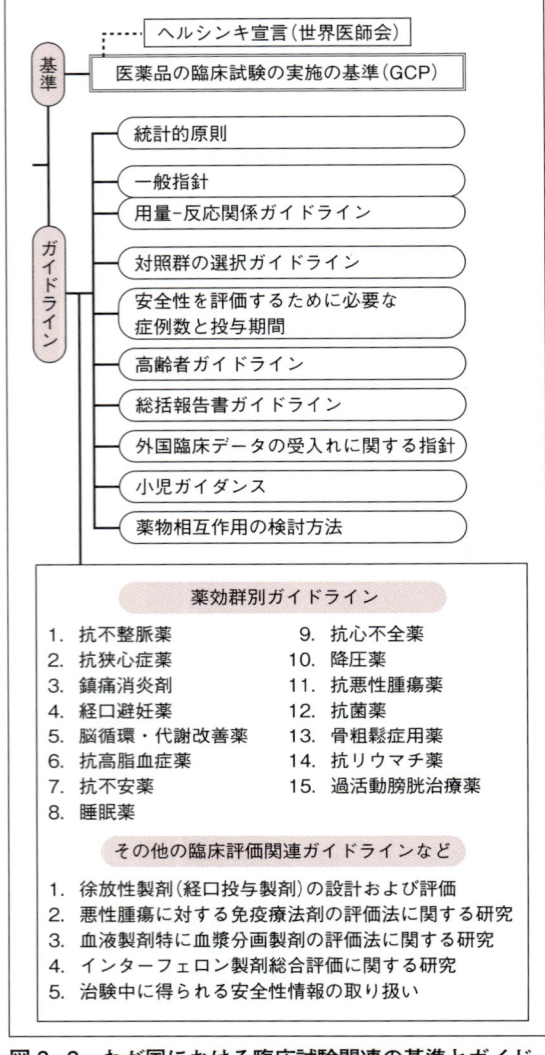

図 3-2 わが国における臨床試験関連の基準とガイドライン〔日本公定書協会（編）：新薬臨床評価ガイドライン 2006，薬事日報社，2006 を一部改変して引用〕

基準
- ヘルシンキ宣言（世界医師会）
- 医薬品の臨床試験の実施の基準（GCP）

ガイドライン
- 統計的原則
- 一般指針
- 用量-反応関係ガイドライン
- 対照群の選択ガイドライン
- 安全性を評価するために必要な症例数と投与期間
- 高齢者ガイドライン
- 総括報告書ガイドライン
- 外国臨床データの受入れに関する指針
- 小児ガイダンス
- 薬物相互作用の検討方法

薬効群別ガイドライン
1. 抗不整脈薬
2. 抗狭心症薬
3. 鎮痛消炎剤
4. 経口避妊薬
5. 脳循環・代謝改善薬
6. 抗高脂血症薬
7. 抗不安薬
8. 睡眠薬
9. 抗心不全薬
10. 降圧薬
11. 抗悪性腫瘍薬
12. 抗菌薬
13. 骨粗鬆症用薬
14. 抗リウマチ薬
15. 過活動膀胱治療薬

その他の臨床評価関連ガイドラインなど
1. 徐放性製剤（経口投与製剤）の設計および評価
2. 悪性腫瘍に対する免疫療法剤の評価法に関する研究
3. 血液製剤特に血漿分画製剤の評価法に関する研究
4. インターフェロン製剤総合評価に関する研究
5. 治験中に得られる安全性情報の取り扱い

意図したエンドポイントを指すものの，それ自体は臨床上のベネフィットを測るものではない．言い換えると，真のエンドポイントは主に患者に視点をおいた outcome（結果），代用エンドポイントは主に病気（疾患）に視点をおいた outcome とも表現することができる．しかし臨床試験において，代用エンドポイントで十分合理的に臨床上の結果を予測できる場合には，これを主要評価項目として用いることができる．それぞれの例を表 3-6 に示す．

に優れていることを示す「優越性」，実薬を対照とした試験で，評価を行いたい群が対照群と臨床的に劣らないことを示す「非劣性」などがある．

プラセボ(placebo)とは，有効成分を含まず，治療効果のない薬を指す．日本語で偽薬と表現されることもある．通常，医薬品の見かけの効果は，①生体が本来有している自然治癒力，②医薬品の効果，③医薬品を使用したという意識によるプラセボ効果，から構成されるとされている．プラセボ対照試験では，被験者は薬剤投与群か，それと外観が同じで有効成分を含まないプラセボ群のいずれかに無作為に割り付けられる．この方法をとると，上記①と③の影響をコントロール（その影響が結果に反映されない）することが可能となるため，②の影響を比較することが可能となる．

プラセボの使用については倫理的に十分注意すべきであり，ヘルシンキ宣言においては，「新しい治療行為の利益，リスク，負担および有効性は，現在最善と証明されている治療行為と比較考慮されなければならない．ただし，証明された治療行為が存在しない場合や，やむをえず必要とされる場合においては，十分な配慮のもとでのプラセボの使用や無治療が認められる」としている．

5）無作為化（ランダム化）と盲検化

被験者をいくつかの群に分け，被験群と対照群として比較する場合，割付の際に生じる可能性のあるバイアス（系統的な偏り）を防ぐために，無作為化が行われる．各々の患者に対してどの群を割り付けるかについて，乱数表などを用いてランダムに決定する．これにより，患者が有するさまざまなばらつきの影響を公平化することができる．

一方，被験者に使用されている薬物の内容を知ることで，患者，医師のいずれにも心理的なバイアスが生じる可能性がある．これらのバイアスを除くために，薬物の内容を，医師や患者に知らせない方法が盲検化である．盲検化には，単盲検と二重盲検とがあり，単盲検試験(single blind test)は患者のみが薬の内容を知らないようにする方法，二重盲検試験(double blind test)は患者

と医師の両方にどの薬物を用いているかを知らせない方法であり，患者側および医師側の双方のバイアスを排除することができる．

なお，標準薬と被験薬とを比較する場合などのプラセボ対照試験において，両者の剤形が異なる場合に，「標準薬の実薬と被験薬のプラセボ」，および「標準薬のプラセボと被験薬の実薬」，を組み合わせた薬剤投与群を設けて盲検性を確保する方法を「ダブルダミー法」という．

e 医療機関における治験実施と情報（企業主導型の治験を中心に）

1）治験実施に関わる職種と役割

治験は，GCPに基づいた適正な実施が求められる．このため，医療機関において治験を実施する際には，まず必要な体制を整えることになる．

治験を実施する医療機関の体制の例を図3-3に示す．

医療機関の長（病院長）は，治験を実施するための標準業務手順書(SOP；standard operating procedure)を作成し，治験事務局を設置するとともに，治験実施の可否などを審査するための治験審査委員会(IRB)とその事務局（治験審査委員会事務局）をおく．また実施医療機関の長は治験薬管理者を指名し，医療機関内のすべての治験薬を管理させる．治験薬管理者は原則として薬剤師をあてる．さらに，治験に関する種々の記録を保管するため，記録保存責任者も決める必要がある．

また医療機関での治験実施に関しては，治験ごとに，その責任を有する治験責任医師(GCPで要件や責務を規定している)がいる．当該医療機関内で治験が複数の者からなるチームで実施される場合には，治験責任医師はそのチームを統括する役割も果たし，治験責任医師が治験分担医師や治験協力者を選定する．治験責任医師または治験分担医師は，プロトコールに従い，被験者の選定，同意取得，症例報告書(CRF；case report form)の作成などを行う．一方，治験協力者として，薬剤師，看護師などがGCPに明記されており，主に治験コーディネーター（CRC；clinical research

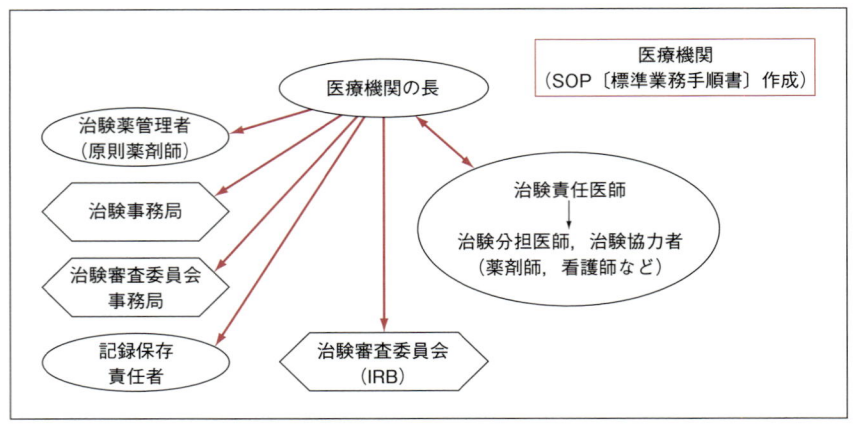

図3-3 治験を実施する医療機関の体制の例

coordinator）として関わることとなる．CRCは，被験者のケア，治験責任医師・治験分担医師への支援（被験者の選定，同意取得のための補助，プロトコールにそったスケジュール管理，症例報告書作成補助など），治験依頼者への対応（モニタリング，監査対応），そして医療機関内の治験関連部署との連絡や対応を行い，治験の適正かつ円滑な実施を行うためのコーディネートをすることになる．

次に，治験実施の主な流れ（企業主導治験の場合）を図3-4に示す．

治験依頼者（製薬企業など）は，目的とする治験を適正に実施しうると考えられる医療機関を選定して治験実施を依頼する．医療機関の長は，依頼された治験の実施の適否をIRBにはかり，その結果を治験依頼者に通知する．実施が承認された場合は，治験依頼者と医療機関が契約を結び，治験が開始される．治験責任医師および治験分担医師，治験協力者からなる治験チームが治験を実施し，必要な事項については医療機関の長や治験依頼者への報告を行いながら，契約に沿って治験を実施する．この間，継続してIRBでの審査が行われることとなる．

なお，治験が適正に行われることを確保するため，治験依頼者から指名されたモニターが治験の進行状況を調査し，GCP，実施計画書，手順書に従って実施，記録，報告されていることを保証するモニタリングが治験実施中に行われる．主に治験の品質管理（QC；quality control）が目的とされ，治験の原資料（診療録など）の直接閲覧を行うこともある．モニタリングを担当する臨床開発モニターは，CRA（clinical research associate）とも呼ばれている．

GCPを遵守した治験を実施するには，治験依頼者および実施医療機関の双方に大きな労力が必要とされる．そこで近年，CRO（開発業務受託機関；contract research organization）およびSMO（治験施設支援機関；site management organization）という分野の企業が立ち上がってきた．

CROは，1997年の新GCP施行時に法的な位置づけがなされている．製薬企業などの治験依頼者から委託を受け，契約を締結した上で医薬品開発に関わる業務の一部を製薬企業に代わって行う．製薬企業から受託した範囲内での業務を行うことになっているため治験依頼者ではなく，CROの臨床開発モニター（CRA）が医療機関に訪問し，モニタリングを行う場合もある．また近年では，治験のみならず，製造販売後調査（臨床試験），その他の臨床試験にも関与する場合がある．

一方SMOは，2003年の改正GCPの施行時に法的な位置づけがなされた．治験を実施する医療機関から委託を受け，契約を締結した上で業務の一部を支援する．治験事務局の運営，治験審査委員会（IRB）事務局の運営，およびSMOに所属す

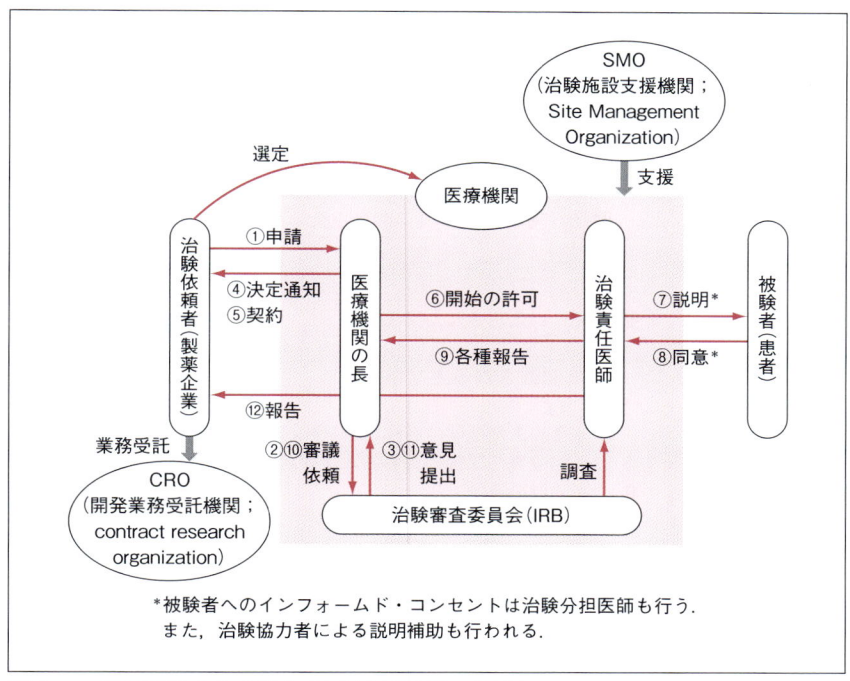

図3-4 治験実施の主な流れ(企業主導治験の場合)

る治験コーディネーター(CRC)を医療機関に派遣することにより,医療機関の業務を支援する.

このように,多くの組織や職種が関わって,GCPを遵守した治験が実施されている.

2) 治験実施時に医療機関に提出する資料

医療機関で治験を実施する場合は,治験依頼者(製薬企業など)から必要な資料が提出され,それをIRBにて審査することとなる.治験を実施する場合には,これらが情報源となるため,その内容を理解する必要がある.主なものとして,治験実施計画書(プロトコール),治験薬概要書,症例報告書,同意説明文書,およびその他の必要書類などがある(表3-7).

治験実施計画書(プロトコール)は,治験依頼者が作成する.治験で得られるデータは,薬の有効性,安全性を評価する基盤となり,厚生労働省に申請する適応疾患や用法用量などの決定につながる.このため,薬の評価の目的に応じた適切な試験の設計とその実施が必要であり,適正な治験実施計画書(プロトコール)の作成が重要である.プロトコールに記載すべきとされる主な事項を表3-8に示す.

治験薬概要書(IB;investigator's brochure)は,被験薬の品質,有効性および安全性に関する情報に基づいて治験依頼者が作成する資料である.治験薬概要書に記載すべきとされる主な事項を(表3-9)に示す.

症例報告書(CRF;case report form)は,原資料のデータおよびそれに対する治験責任医師もしくは治験分担医師の評価を被験者ごとに記載した文書である.以前は,冊子形態の症例報告書に手書きでデータを記載していたが,近年では電子化されてきた部分もある.このような中,治験データの取り扱いに際し,EDC(electrical data capturing;電子的臨床検査情報収集システム)と呼ばれるシステムが取り入れられつつある.治験を実施する医療機関側が所定のコンピュータに症例データを入力すると,そのデータを治験依頼者側がインターネットあるいは専用回線経由で取得し,データ欠損の有無や,整合性のチェックなどが可能となる.また,併せてデータ管理なども行うことができ,治験業務の効率化を図ることがで

表3-7 治験実施時に医療機関に提出する主な資料

治験実施計画書 （プロトコール）	治験の目的，対象，方法，評価方法等が記載されている． 治験はこれを遵守して実施しなければならない．
治験薬概要書 (IB ; investigator's brochure)	治験薬の情報（物理化学的性質，体内動態，前相までの試験結果，海外データなど）が記載されている．
症例報告書 (CRF ; case report form)	実施された個々の症例に関する報告書．プロトコールごとに定められた書式やシステムに，治験責任医師あるいは治験分担医師が記載あるいは入力し，治験依頼者に提出．
同意説明文書，同意書	治験責任医師が作成し，被験者へのインフォームド・コンセントに使用する（記載すべき項目については前項を参照）．
その他の必要書類	その他，GCPに規定された文書類

表3-8 治験実施計画書（プロトコール）に記載される主な事項

- 治験依頼者の名称，住所
- 治験に関する業務の一部を委託する場合は，当該業務を受託した者の名称，住所および当該委託に関する業務の範囲
- 実施医療機関の名称および所在地
- 治験責任医師の氏名および職名
- 治験の目的
- 被験薬の概要
- 治験の方法
- 被験者の選定に関する事項
- 原資料の閲覧に関する事項
- 記録の保存に関する事項
- 被験者への倫理的配慮
- など

表3-9 治験薬概要書に記載される主な事項

- 被験薬の化学名または識別記号
- 品質，毒性，薬理作用その他の被験薬に関する事項
- 臨床試験が実施されている場合は，その試験成績に関する事項
- など

きるとされている．

同意説明文書および同意書については，前項を参照していただきたい．

その他，治験を実施する上で必要な文書がGCPで定められており，これらの文書を医療機関内で検討，保管することとなる．

このように治験の実施に際しては，一般診療とは異なる資料を情報源として入手して取り扱うこととなる．企業の独自性に関わる部分が記載されていたり，GCPに基づく保管義務も課せられることから，取り扱いには十分注意するとともに，それぞれの資料の特徴を理解して使用していくことが重要である．

B EBM

1 EBMとは

a EBMの普及

EBMとは，evidence-based medicineの略であり，「根拠に基づく医療」を意味している．EBMの提唱者であるD. L. Sackettは，EBMについて，「個々の患者の医療判断の決定に，最善のエビデンス（根拠）を良心的かつ明確に思慮深く利用すること」と述べている．またEBMは，理念や考え方ではなく，科学的根拠に基づく最善の医療を，個々の患者に提供するための具体的な方法論あるいは行動指針として解釈されている．

わが国では1990年代後半から急速に普及し，現在ではEBMに関連する資料や書籍も数多くみられるようになった．この背景として，① 従来の医療行為の判断は曖昧で，個人の医師の経験などに基づいたものであったこと，② これまでわが国では基礎研究が重視されてきたが，「ヒト」を対象にして科学的に解析する患者立脚型研究としての評価が必要とされるようになったこと，

③インターネットの普及などIT化の推進により，一般の医療機関でも種々の情報を迅速に入手できるようになったこと，などがあげられている．

b EBMで重要な3要素

EBMは，個々の患者にとって最適な医療を行うために実践するものであり，それが成立するためには，図3-5に示すように，「科学的根拠（エビデンス）」，「患者の好みや価値観」，そして「臨床経験，臨床能力」の3つの要素が重要である．

EBMを実践する際には，研究結果から得られた科学的根拠の情報そのものの妥当性（内的妥当性）を考える必要がある．一方，研究結果を患者の個人や一般の集団にあてはめることができるか（外的妥当性）も考えなくてはならず，ここに患者の好みや価値観などが関わる．さらに，臨床経験や臨床能力に基づく判断や対応も必要である．

EBMは，エビデンスの内容をそのまま適用するマニュアル式の医療というわけではなく，ここであげた3要素を統合してはじめて成立するものである．したがって，必ずしもすべての患者に完璧に適用できるわけではなく，限界もある．また，これらの本質や限界が認識されないことが原因で，EBMに対して批判的な見方がなされることもあるのが現状である．しかし，個々の患者に最適な医療を提供するための手法の1つであるという方向性は否定されるものではなく，臨床における問題解決のために有効に使うことが重要である．

そして，医療において薬物療法が大きな役割を担っている現在，臨床現場の薬剤師は，この手法に基づく専門的能力の向上に努めることが重要であろう．

2 エビデンスの考え方

a エビデンスの流れ

EBMを実践するにはエビデンスについての理解が必要である．エビデンスを考える際には，エ

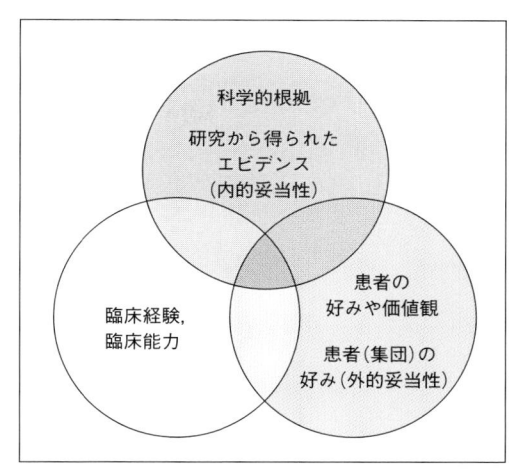

図3-5 EBMで重要な3要素

ビデンスを「つくる」，「伝える」，「使う」という3つの段階による一連の流れとして捉えることができる（図3-6）．

まず，エビデンスを「つくる」段階では，臨床試験や疫学研究などをはじめとする種々の研究の成果が出され，科学的根拠として作成される．

次に，エビデンスを「伝える」段階では，得られた科学的根拠を収集，解析，評価して，提供することとなる．例えば，コクラン共同計画や，各種ガイドラインがこの部分に該当する．コクラン共同計画は，1992年に英国の国民保健サービスの一環として発足したプロジェクトであり，治療や予防に関する臨床試験の情報を網羅的に収集し，系統的な方法でこれらを評価し，外部に情報を提供している．

そして，エビデンスを「使う」段階では，得られた科学的な根拠を，医療の現場で活用することとなり，まさにこの段階が，根拠に基づく医療すなわちEBMの実践ということができる．

このように，エビデンスを「つくる」ための臨床試験や研究があり，エビデンスを「伝える」ためのコクラン共同計画やガイドライン作成があり，エビデンスを「使う」ユーザー（医療従事者，行政関係者など）が存在する．これらが適正に行われることにより，EBMの実践が可能となる．

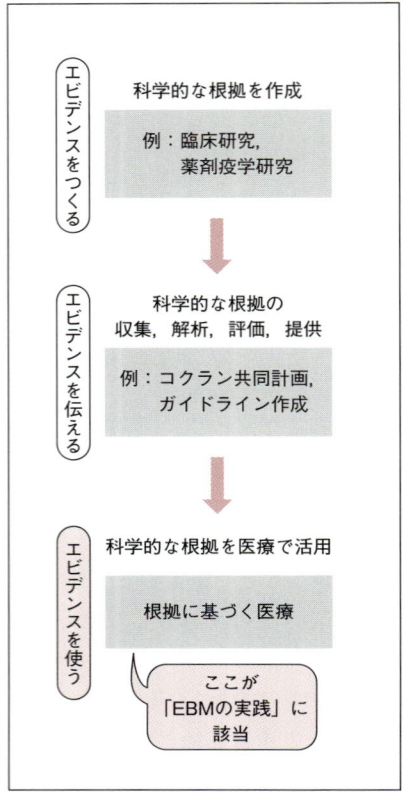

図3-6 エビデンスの流れ

（agency for healthcare research and quality：医療分野の研究と質向上を支援する部門）によるエビデンスレベルを示した．

エビデンスレベルが最も高いのは，複数の無作為化比較試験から得られたメタアナリシス（メタ解析）である．類義語にはシステマティックレビューがあるが，システマティックレビューはEBMの方法に基づいて文献を系統的に収集・検討する手順を指し，メタアナリシスはシステマティックレビューにおける統計解析法の一部と位置づけられている．代表的なシステマティックレビューとしてCochrane Library（後述）がある．以下，無作為化比較試験，無作為化されていない比較試験，準実験的研究，比較研究・相関研究・症例対照研究などの非実験的，記述的研究，そして最も低いものとして，専門家の意見や臨床経験としてのエビデンス，となっている．

表3-11に主な研究の種類とその特徴を示す．

参考として，各研究とエビデンスレベルの強弱の概念を示すと，図3-7のようになる．

研究対象によって推奨される研究方法は異なるため，臨床における問題解決のために必要な情報のすべてがメタアナリシスで解決できるわけではない．個々のケースに応じてさまざまなエビデンスを取り扱う際に，そのエビデンスがどの程度のレベルであるかを把握し，評価を行うことが重要である．

なお，研究の方法（デザイン）として，「横断」，「縦断」あるいは「前向き」，「後向き」という表現が

b エビデンスのレベルと研究の種類

EBMの実践において取り扱うエビデンスはさまざまになるが，これらのエビデンスにはレベルが存在することを知っておく必要がある．一例として，表3-10に，米国厚生省の下部組織，AHRQ

表3-10 エビデンスレベルの例

エビデンスレベル		エビデンスの種類	
I	a	複数の無作為化比較試験から得られたメタアナリシスによるエビデンス（システマティックレビュー）	↑高 エビデンスのレベル ↓低
	b	少なくとも1つの無作為化比較試験から得たエビデンス	
II	a	少なくとも1つの，無作為化はされていないが，よくデザインされた比較試験から得られたエビデンス	
	b	少なくとも1つの，よくデザインされた準実験的研究から得られたエビデンス	
III		比較研究，相関研究，症例対照研究など，よくデザインされた非実験的，記述的研究から得られたエビデンス	
IV		専門委員会，代表的権威者の意見や臨床経験から得られたエビデンス	

表 3-11　主な研究の種類と特徴

研究の種類			特徴
メタアナリシス（メタ解析）			個々の研究結果を対象として系統的に収集し，質的評価ならびに数量的合成を行う
介入（実験）研究		無作為化比較試験（ランダム化比較試験）	治療（介入）群と対照群に偏りが生じないように無作為に割り付け経時的に観察し群間の比較を行う
観察研究	分析的方法	コホート研究	服用（曝露）群と対照群を経時的に観察し症状の発生率等を比較
		症例対照研究（ケースコントロール研究）	対象の症状発生の有無と過去の投与（曝露）の有無を調査
	記述的方法	症例報告	発症患者の具体的な調査報告
		症例集	ある基準で選択された発症患者の調査
		傾向分析	国や地方を対象にして薬の出荷量などと疾患発生率の相関を調査
		横断的研究	ある時点における曝露要因と疾患（副作用）の有無を同時に調査して両者の関連性を調査
		実態調査	薬の使用実態などから要因との関係を調査

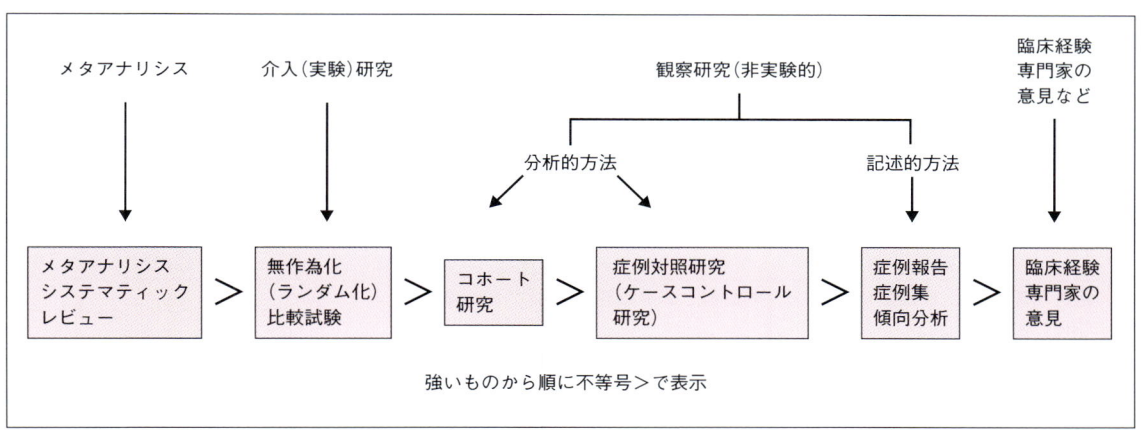

図 3-7　種々の研究とエビデンスレベルの強弱の概念

使われることがある．この概念を図3-8に示す．時間の流れの中である時点における事象などを検討し，時間の概念が入らないものが「横断的」とされる．一方，「縦断的」は時間の要素が入っており，ある時点から未来に向かって調査するものが「前向き」，過去にさかのぼるのが「後向き」とされる．

3　臨床効果などの評価に用いられる指標

EBMで使用するエビデンスでは，種々の効果が定量的に評価される．その中で用いられる評価指標の例として図3-9および図3-10に示すものがある．

図3-9は，主に前向き研究で用いられる指標である．

相対リスク（RR）は，何らかの因子（例えば薬物など）に曝露したときの症状の発生率が，曝露しなかったときの症状の発生率の何倍になるかを示す指標であり，曝露群と非曝露群の危険度の比ということになる．相対リスクが1以上になると，その因子によって発症しやすいことを意味し，1

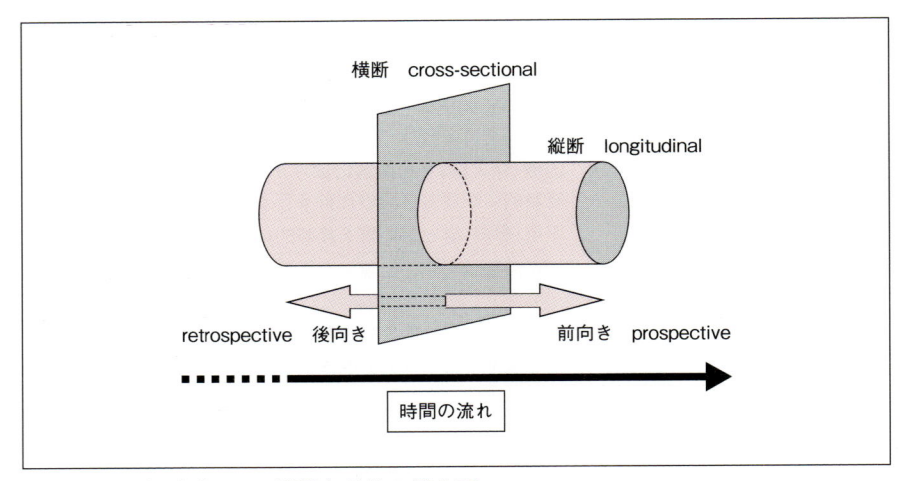

図 3-8 研究デザインの縦横と前後の概念図
〔津谷喜一郎,他(編):EBM のための情報戦略,p38,中外医学社,2000 を一部改変して引用〕

研究例:
60 歳以上の高血圧患者における心不全の発症に対して,利尿薬を用いた降圧療法を行った場合の予防効果を,追跡期間 5 年間の無作為化比較試験(実薬とプラセボ)により検討する.

	集団(患者数)	心不全の発症 あり なし
実薬群(曝露)	a+b	a　　b
プラセボ群 (非曝露)	c+d	c　　d

指標	内容	算出式
相対リスク(相対危険度) (RR;relative risk)	曝露群と非曝露群のリスク(危険度)の比	$(a/(a+b))\div(c/(c+d))$
相対リスク減少 (RRR;relative risk reduction)	曝露することによってある臨床的な転帰がどれくらい抑えられるかを減少率で表したもの	$1-RR$
絶対リスク減少 (ARR;absolute risk reduction)	両群のリスクの差	$(c/(c+d))-(a/(a+b))$
治療必要数 (NNT;number need to treat)	その治療の 1 例の効果を観察するためには,その治療を何人の患者に用いなければならないかを表す	$1/ARR$

図 3-9 評価指標として用いられる計算の例(1)

未満であれば,逆にその因子があると発症しにくいということになる.

相対リスク減少(RRR)は,曝露の有無により,臨床的な outcome の発生率が相対的にどの程度変化するかを表す指標であり,1 から RR の値を引いたもので示される.

絶対リスク減少(ARR)は,ある因子の曝露の有無により,臨床的な outcome 発生率が絶対差としてどれだけ変化するかを表す.非曝露群における発生率と,曝露群における発生率との差で示される.

治療必要数(NNT)は,対照となる治療あるいは自然経過(プラセボ対照の場合)に加えて,その新しい治療の効果を 1 例得るためには,その治療を何人の患者に用いればよいかを表す指標である.必要治療数が小さいほど,有効な治療法となる.

研究例：
症例対照研究において，何らかの事象がある群とない群について，調査したい対象因子（例えば薬物）の曝露の有無を調べた．

	事象	
	あり（ケース群）	なし（対照群）
対象因子に曝露	a	b
対象因子に非曝露	c	d

指標	内容	算出式
オッズ比 (OR；odds ratio)	事象があったグループで対象因子に曝露された人の，曝露されていない人に対する割合（オッズ）を，事象がないグループのオッズで除した値	(a/c)/(b/d)

図3-10　評価指標として用いられる計算の例(2)

```
         EBMの手順
EBM実践のための5つのステップ
ステップ1  問題の定式化
           ↓
ステップ2  問題についての情報収集
           ↓
ステップ3  情報の批判的吟味
           ↓
ステップ4  情報の患者への適用
           ↓
ステップ5  1～4のプロセスの評価
```

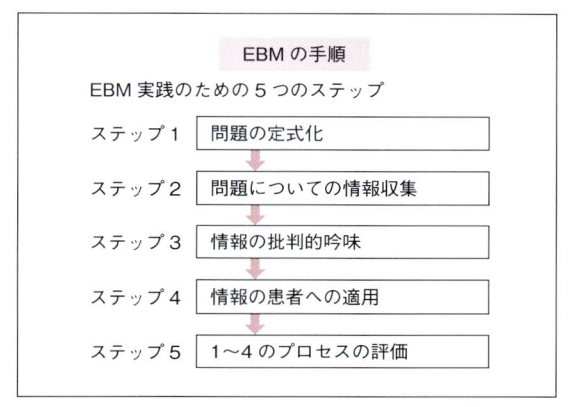

図3-11　EBM実践のための5つのステップ

```
Patient ............ どのような患者に
Exposure ........... どのような介入を
(Intervention)
Comparison ......... 何と比較して
Outcome ............ どのような結果か
           ↓
   PECO   または   PICO
```

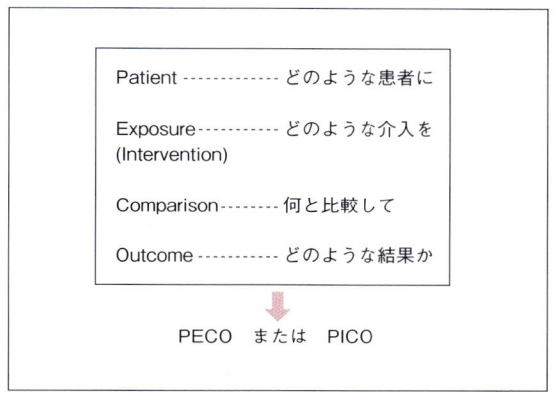

図3-12　問題の定式化

一方，図3-10に示したオッズ比（OR）は，前向き研究にも後ろ向き研究にも用いられる指標である．

例にあげた症例対照研究の場合，オッズ比（OR）は，「何らかの事象が認められる群の中で，解析対象の因子に曝露した群の，曝露していない群に対する割合（オッズ）」を，「事象が認められない（対照）群のオッズ」で除した値で示される．

相対リスクやオッズ比において，その値が1より大きい場合を想定できるのであれば，副作用発生などの安全性研究となり，逆に1未満であれば，薬効評価などの有効性研究となる．

4　EBM実践のプロセス

EBMの実践はエビデンスを「使う」部分に該当し，その実践の際には5つのステップがある．図3-11にEBM実践のための5つのステップを示した．

① ステップ1．問題の定式化

EBMにおける最初のステップは，臨床において問題となっていることを，回答を導きやすい形に再構成するところから始まる．臨床上の疑問は日々の臨床業務の中から現れてくるもので，治療，予防，診断，予後，頻度，コストなど，多岐にわたる．このような中から出てきた疑問（問題）を整理するために「PECO」あるいは「PICO」を用いて定式化する（図3-12）．

「PECO」とは，どのような患者（patient）に，どのような介入（exposure）を行うと，何と比べて（comparison），どうなるか（outcome），というそれぞれの頭文字をとったものである．介入については（intervention）ということもあり，その場合は「PICO」となる．例えば，高齢者高血圧患者

表 3-12 EBM を実践する際に有用とされている情報源

情報源	概要
Clinical Evidence	臨床的介入のエビデンス集
Up to Date	米国の主要学会が共同制作する教科書(Web 版, CD-ROM 版)
Cochrane Library	コクラン共同計画によるシステマティックレビュー等
Best Evidence	ACP Journal Club と evidence-based medicine をデータベース化
MEDLINE	医学文献データベース

(P) に, 利尿薬を投与すると (E), β遮断薬を投与した場合と比べて (C), 心血管系イベントの発生率がどの程度低下するか (O), などである.

Outcome については, 代用の outcome ではなく真の outcome を設定することが重要であるとされている. 例えば前述の例においては, 代用の outcome としては「血圧低下」などがあるものの, 真の outcome である「心血管系イベント」を設定しているということになる.

② ステップ 2. 問題についての情報収集

ステップ 1 で定式化された問題点を解決するための情報収集を行う. 医療従事者が限られた時間で情報を収集するためには, 提起した問題に関連性が高く, なおかつ信頼性の高い情報を, 効率よく入手しなければならない.

EBM を実践する際に有用とされている情報源を表 3-12 に示す.

Clinical Evidence は, 日常的な臨床の問題に関するエビデンスを簡潔に要約した問題指向型のエビデンス集である.

Up to Date は, 米国の主要学会が共同制作する教科書であり, Web 版, CD-ROM 版がある. 疾患について背景となる一般的な問題と, 個々の患者についての個別に絞り込まれた問題点とのいずれにも対応できる情報源となっており, 現在は大部分の内科領域がカバーできる内容となっている.

Cochrane Library は, コクラン共同計画のプロダクト (システマティックレビューなど) を CD-ROM の媒体で発行したものであり, 現在はオンラインで閲覧することもできる.

Best Evidence は, EBM の支援を実施する雑誌である総合医学, 内科系の ACP Journal Club と, 外科, 小児科, 産婦人科, 精神科などの evidence-based medicine をデータベース化したものである.

MEDLINE は米国国立医学図書館が作成する世界最大の医学文献データベースであり, EBM の情報収集のための手段としても有用である.

③ ステップ 3. 情報の批判的吟味

ステップ 2 で得られた種々の情報は, その妥当性や有用性を評価する必要がある. 入手した論文が, 治療を行う根拠として妥当か, そして臨床に応用できるかを検討する. 論文を評価する際には, その論文に関する批判的吟味が必要である. 一般的な論文および介入研究について必要最小限のポイントとされている項目を表 3-13 に示す.

④ ステップ 4. 情報の患者への適用

ステップ 3 で評価, 検討された結果を, 目の前にいる患者に適用できるかを判断する. ステップ 3 では情報そのものの妥当性 (内的妥当性) を検討したのに対し, 今度は, 情報の目の前にいる患者に対する妥当性 (外的妥当性) を検討することになる. 例えば, ステップ 3 で収集した非常に信頼性の高い情報が, 外国人患者を対象にした研究結果である場合, それを目の前にいる日本人の患者にそのまま適用してよいか, という問題などである.

患者への情報の適用を行う際には, これまでのステップで得られた結果を, 豊富な臨床経験や臨床能力と統合することにより, 適用の可能性を判断することが重要である.

⑤ ステップ 5. 1〜4 のプロセスの評価

自分たちが行った, これまでの一連のプロセスと診療行為を事後に評価する. そのプロセスは, 個々の患者の具体的な問題点から出発し, 最終的に個々の患者に戻ることが基本であるとされている. また, 次に似たような状況が起こった際に, よりよい医療を提供するための基礎にすることもできる.

評価に際しては, 患者の問題点をきちんと抽出

表 3-13　一般的な論文および介入研究の批判的吟味の公式[1]

一般的な論文の批判的吟味の公式		・研究仮説は明確か ・論文の患者，介入，outcome は何か ・研究規模の設定法が述べられているか ・仮説に対応した解析がなされているか ・デザインに即した統計手法が用いられているか
介入研究の批判的吟味の公式	第一のガイド	・ランダム化比較試験か ・解析時にもランダム化が守られているか
	第二のガイド	・情報が独立して評価されているか（患者，医者，研究者） ・評価の対象外の治療が等しく行われているか ・両群の背景がそろっているか

〔津谷喜一郎，他（編）：EBM のための情報戦略，p15，中外医薬社，2000 を一部改変して引用〕

できたか，問題点について十分に検討したか，患者に対して十分な情報提供を行ったか，自分たちの方針を押しつけていないか，患者からの評価が得られたか，などを考える必要がある．

これまで述べたような EBM 実践のプロセスは，一般的な問題解決にも通じるプロセスである．本手法を修得して効果的に活用することが重要と考えられる．

4 医薬情報評価学

　臨床における医薬品の使用に関しては，医薬品固有の問題と患者特有の問題の両方を解決しなければならない．したがって，収集した情報をそのまま適用できる例は非常に少ないので，医薬情報を評価してその症例に適合する情報を新たに創り出さなくてはならない．医薬品を適正に使用するための医薬情報を獲得するには，単に医薬情報を収集するだけでは難しい．医薬情報を評価することは単なる思考ではなく，薬学的根拠に基づいて結論を導き出すための科学でなくてはならない．

　このように，医薬品の適正使用には，臨床使用において欠如している医薬情報を，何とかして獲得して，補完しなければならない．医薬情報の獲得には，2通りの方法がある．1つ目は，収集した既存の情報を正しく評価して情報を100％入手することである．これには，薬学を十分に活用して，正しく情報を読み取ればよい．2つ目は，収集した数種の既存の情報を結びつけて，新たな情報を構築することである．これには，薬物の濃度と活性の両者から薬学的手法で情報を創造する薬剤評価学，疫学的手法で情報を創造する薬剤疫学，統計学的手法で情報を創造する統計解析学が主な方法論としてあげられる．

A 薬剤評価学

　臨床に必要な情報を創造する方法論の1つに，薬物の濃度と活性の両者から薬学的手法を用いて医薬品を評価する薬剤評価学がある．

　投与された薬剤の作用（効果・副作用）は，薬物が作用発現部位に到達した量と，そこでの薬物と

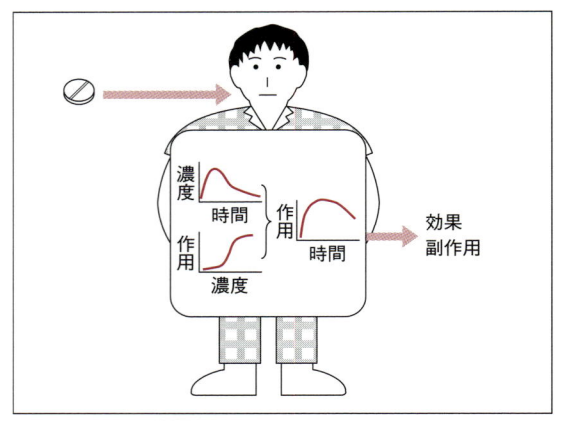

図4-1 薬物動態学と薬力学から時間と作用の関係を導き出す（薬剤）評価学

生体との感受性により決定される．前者の過程が薬物動態学，後者の過程が薬力学である．そして，これらを統合して判断することにより，薬物投与と薬物作用との関係が明確になり，患者個々の状態に合わせた適正な薬物使用を実践することが可能となる．

　その模式図を**図4-1**に示したが，体の中に入った薬物について，時間と濃度との関係を考えるのが薬物動態学，濃度と作用との関係を考えるのが薬力学であり，両者を考え合わせることにより濃度のパラメータを消去することができ，臨床で最も必要な時間と作用との関係を導き出すことができる．この情報により，初めて患者個々の状態に合わせた適正な薬物投与計画が可能となる．このように，薬物投与後の，時間と作用（効果・副作用）との関係を理論的に導き出し評価する学問を，ここでは薬剤評価学という．

　時間と濃度との関係，濃度と作用との関係，次いで時間と作用との考え方について記す．

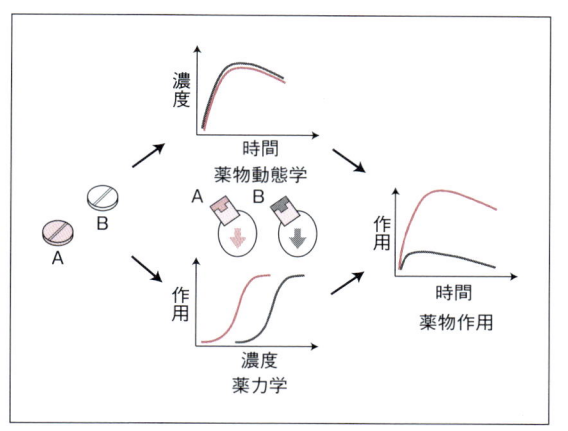

図4-2 濃度が同じでも効果(薬物作用)が同じとは限らない

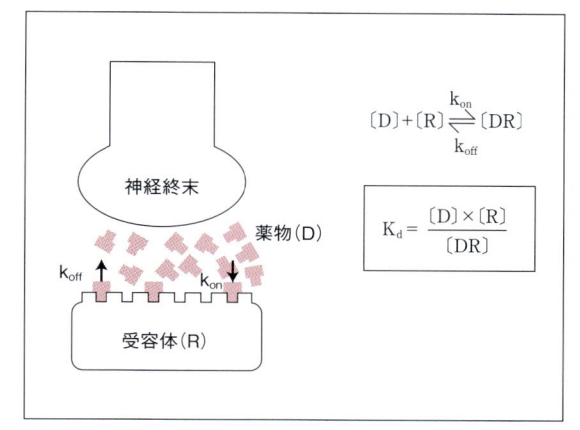

図4-3 薬物と受容体との可逆的な結合過程

1 時間と濃度の関係

同一の薬物であれば，薬物作用の変動は効果発現部位あるいは副作用発現部位における薬物濃度推移に依存することになる．同一の薬物で種々の医薬品が開発されている場合，医薬品ごとに薬物濃度推移が変わることがある．例えば，投与経路が異なれば，投与後の薬物濃度推移は大きく変わる．また，剤形の相違により薬物放出速度などが異なれば，投与後の薬物濃度推移が剤形間で異なる．さらに，薬物，投与経路，剤形が同一でも，製薬企業により，添加物や製剤方法が異なれば，薬物濃度推移が変わることがある．その結果，同一の薬物でも，医薬品間で効果や副作用が変化することが考えられる．臨床使用においては，薬そのものとしての薬物動態学的特徴および医薬品の製剤学的特徴の両者に基づく結果として表れる，薬物濃度推移を把握しておくことが重要である．

2 濃度と作用の関係

医薬品の評価においては，薬物の濃度のほかに，薬物の活性を考える必要がある．図4-2に示したように，異なる薬物が同じ血中薬物濃度推移を示しても，臨床効果は同じであるとは限らないのは当然である．それは，薬物そのものが有する薬物作用の活性が異なるからである．現在市販されている薬物の多くは，受容体，酵素，およびチャネルに作用するものである．すなわち，薬物と機能蛋白との結合を考えることが，薬の活性の評価に重要である．受容体，酵素，チャネルへの薬物の結合に関する考え方は基本的には同じであるので，ここでは受容体を例に解説する．

薬物と受容体との結合過程を考えてみる．例えばアドレナリンβ遮断薬のような，可逆的に受容体と結合するものを考えてみると，図4-3のように簡単に表すことができる．

すなわち，薬物は一定の速度(k_{on})で受容体に結合し，一定の速度で受容体から解離(k_{off})していることになる．これが定常状態になると，次式のように表すことができる．

$$[D]+[R] \underset{k_{off}}{\overset{k_{on}}{\rightleftharpoons}} [DR] \quad \cdots\cdots\cdots (1)$$

ここで，受容体の濃度が$[R]$，薬物濃度が$[D]$，薬物と受容体の複合体の濃度が$[DR]$である．この受容体からの薬物の結合・解離を表す指標として，k_{off}とk_{on}の比(k_{off}/k_{on})が平衡定数として用いられており，これを解離定数(K_d値)と呼んでいる．k_{on}が速くk_{off}が遅いほうが，受容体に結合しやすく離れにくいことがわかる．すなわち，k_{on}の値が大きく，k_{off}の値が小さいほど，少ない薬物濃度で受容体に結合できることになるので，K_d値が小さいほうが受容体に結合しやすいことがわかる．このように，K_d値は薬物の受容体へ

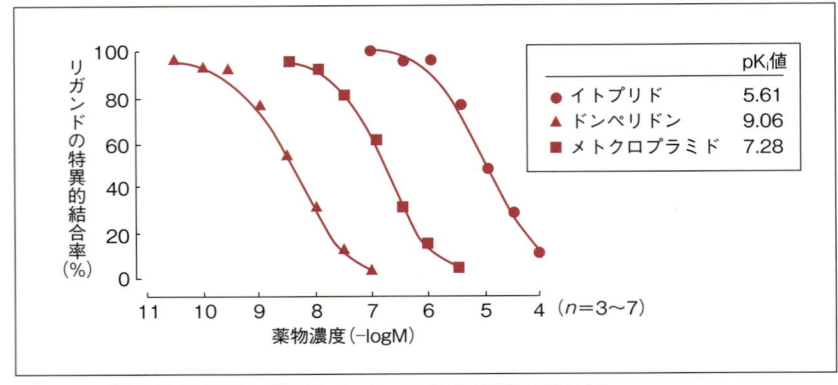

図4-4 製品情報概要に記載されている結合解離定数の例
（ガナトン®錠パンフレット）

の結合親和性を表す指標となっている.

また，上記(1)式が平衡状態になったときに，K_d値は下記の(2)式で表すことができる.

$$K_d = \frac{[D] \times [R]}{[DR]} \quad \cdots \cdots (2)$$

それでは，よくみられるIC_{50}値とは何であろうか．一般的に，K_d値は薬物の放射性標識リガンドを用いて測定するので，受容体に結合する薬物が数多くある場合には，その各々の薬物の標識体を用いなければならなくなる．そこで，受容体に特異的に結合する放射性標識リガンドを用いて，各薬物のK_d値を測定するのが一般的であり，リガンドと受容体との結合を追い出して結合率を1/2にする薬物の濃度がIC_{50}値である．リガンドの濃度と解離定数を$[L]$およびK_d^Lとすると，IC_{50}値は式(3)で表すことができる.

$$IC_{50} = K_d \times (1 + \frac{[L]}{K_d^L}) \quad \cdots \cdots (3)$$

また，標識リガンドの結合を阻害することによりK_d値を求めているので，式(3)で求められたK_d値はK_i値と呼ばれ，式(3)を変形して，IC_{50}値より式(4)から求めることができる.

$$K_i = \frac{IC_{50}}{1 + \frac{[L]}{K_d^L}} \quad \cdots \cdots (4)$$

式(3)からわかるように，IC_{50}値は使用したリガンドの濃度$[L]$により変化する値であるため，同じ実験条件下であれば薬物間の比較に用いることはできるが，異なる実験条件下ではIC_{50}値は薬物間の比較に用いることはできない．一方，K_d値あるいはK_i値は，リガンドの濃度で補正された薬物固有の値であるため，薬物の活性を比較評価する上で適していることがわかる.

このように薬物の受容体からの解離定数は，薬物の作用を考える上で重要な薬力学的なパラメータとなる．解離定数は，薬物を放射性標識して受容体への結合の濃度依存性から求めたK_d値，同じ受容体に結合する放射性標識リガンドの結合を阻害する濃度依存性から求めたK_i値，さらに薬理学的な反応の濃度依存性などから算出されるK_B値として求められる.

この解離定数は薬物の受容体への結合の親和性を示すものであり，種々の新医薬品の製品情報概要などにも掲載されていることが多い．その一例としてガナトン®錠の製品情報概要における記載例を図4-4に示した．ここでは放射性標識リガンドである^{3}H-スピペロンの結合を3種の薬物が阻害する濃度曲線から求めたpK_i値（$pK_i = -\log K_i$）が示されている.

3 時間と作用の関係

a 医薬品評価における濃度と活性の統合の重要性

投与された薬物の作用（効果・副作用）は，薬物

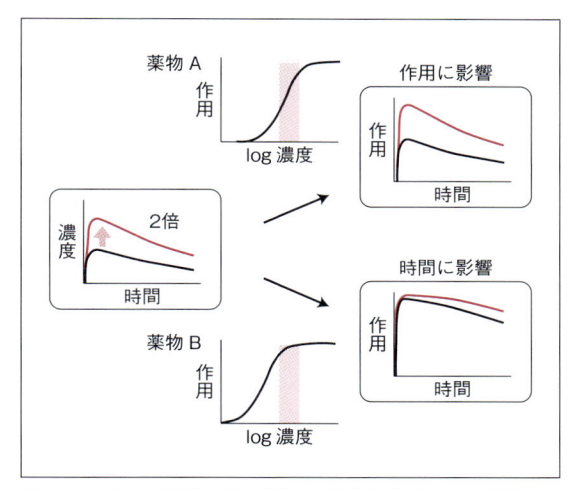

図4-5 薬物濃度変化が及ぼす薬物作用への影響
（色アミで示す常用量範囲において濃度と作用の関係が異なる薬物A，Bの場合）

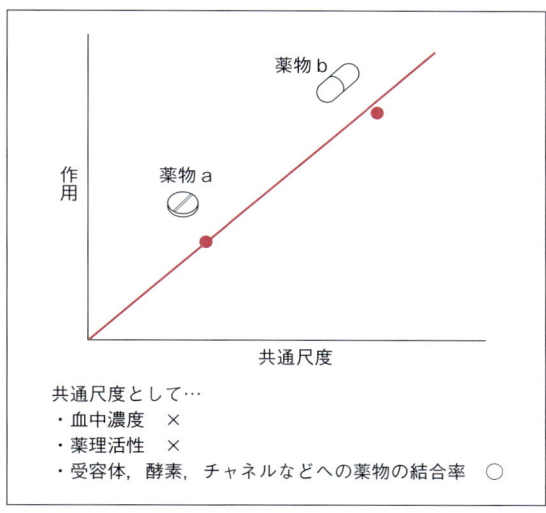

図4-6 薬物の比較をする共通尺度

が作用発現部位に到達した量と，そこでの薬物と生体との感受性により決定される．

その模式図をすでに図4-1に示したが，時間と濃度の関係，および濃度と作用の関係を考え合わせることにより濃度を消去することができ，時間と作用との関係を導き出すことができる．

医薬品の1回の投与量を倍にして，薬物濃度が2倍に増大したときの薬物作用への影響をシミュレーションした例を図4-5に示した．薬物Aは，色アミで示す常用量濃度域において濃度と作用との関係が直線的な領域にある薬物であるため，この場合薬物濃度の増大は作用強度に大きく影響を及ぼす．一方薬物Bは，常用量濃度域において濃度と作用との関係がほぼ飽和領域にある薬物であるため，この場合薬物濃度の増大は作用強度には大きな影響を及ぼさず，むしろ作用持続時間に影響を及ぼす．このように，臨床における医薬品の作用を評価する場合，薬物動態学と薬力学を統合して考えることが非常に重要であることがわかる．そして，このような評価が得られれば，医薬品の投与量を増減する意義を医師や患者に対して，理論的に情報提供することが可能となる．

b 濃度と活性の統合による医薬品評価法

薬物作用の違いは，薬物動態学に基づく薬物濃度と薬力学に基づく効果器との親和性などの活性で評価できることを述べた．同じ作用機序の薬物a，bがあるとする．薬物aに関しては薬物動態学的データと薬力学的データにより，臨床での時間と作用との関係を評価できる．薬物bに関しても同様である．それでは，薬物aとbではどちらが優れているのであろうか．

薬物aと薬物bの比較をするには，図4-6に示すような共通の尺度が必要である．それでは，血中濃度が共通尺度になるであろうか．今まで述べてきたように，異なる医薬品間の比較には用いられないことがわかる．それでは，薬理活性が共通尺度になるであろうか．これも異なる医薬品間の比較には用いられないことがわかる．それでは，作用発現に関係する効果器である，受容体，酵素，チャネルなどへの薬物の結合率であればどうであろうか．これであれば薬物間の比較の共通尺度として用いることができる．ただし，パーシャルアゴニストなどのように内活性が異なる薬物の場合には，当然これを加味する必要はある．

それでは，どのようにして，薬物と受容体，酵素，チャネルとの結合率を算出したらよいのであ

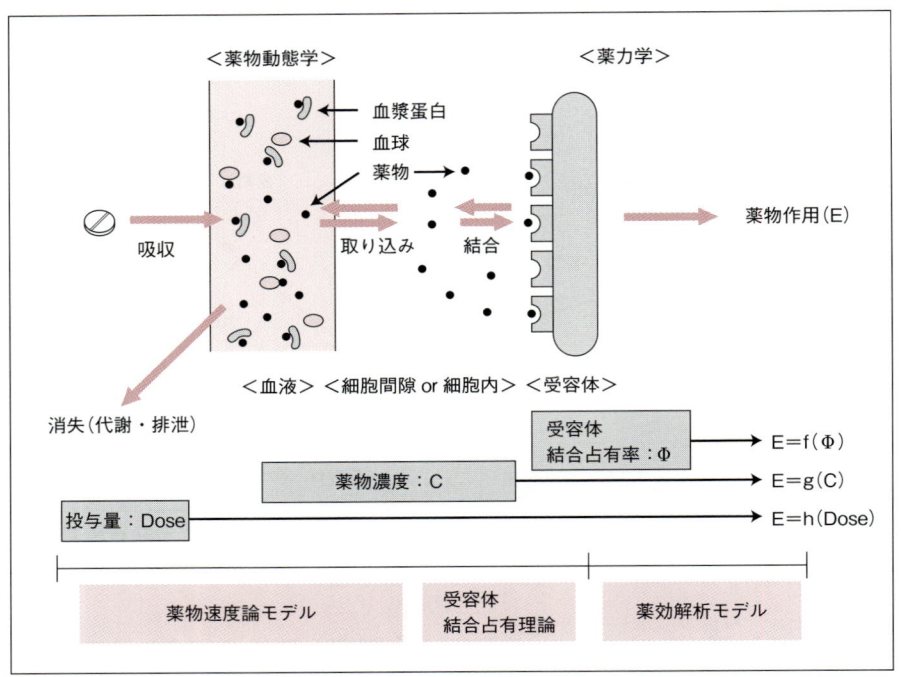

図4-7　薬物が受容体と相互作用して作用が発揮する過程

ろうか．薬物と受容体，酵素，チャネルとも，基本的な考え方は同じであるので，ここでは膜受容体について，例をあげて解説する．

1) 受容体結合占有率

受容体と相互作用して薬物作用を発揮する薬物の場合，その過程を簡単に考えると，図4-7のように表すことができる．

図4-7には医薬品を経口投与した後に，薬物が全身血中に移行し，さらに作用発現部位の細胞膜上にある受容体近傍まで到達し，受容体と結合することにより薬物作用が発現する過程を示してある．そして，薬物作用(E)を考える場合，投与量(Dose)や血中薬物濃度(C)を基に推定し，この薬の常用量は何mgであるからとか，この薬の有効血中濃度は何ng/mLであるからというように，医薬品の用法用量を考えてきている．この場合，投与量〔$E=h(Dose)$〕には投与されてからの薬物動態が加味されていないため，薬物動態が加味されている血中薬物濃度〔$E=g(C)$〕のほうがより精度よく薬物作用(E)を推定できることは周知のごとくである．しかし，β遮断薬を例にとる

と，狭心症に適応のある同種薬は22品目あり，これらの薬物間における臨床使用時の常用量あるいは血中薬物濃度には薬物間で100倍以上の相違があり，常用量あるいは血中濃度では薬物間の比較は難しいことがわかる．

この原因は，薬物個々の受容体への結合のしやすさとしての薬力学的特徴が加味されていないためである．受容体に薬物が結合してからの反応が，同種薬の間で同じであるならば(例えば内活性が同じである場合)，この薬力学を加味した薬物の受容体への結合占有率が薬物間での共通の指標になると考えられる〔$E=f(\Phi)$〕．

それでは，受容体結合占有率(Φ)とは何であろうか．これは受容体総数(総濃度)〔R_0〕に対する薬物と受容体との結合体(複合体)〔DR〕の比であり，次式で簡単に表すことができる．

$$\Phi = \frac{[DR]}{[R_0]} \times 100 \quad \cdots\cdots\cdots\cdots\cdots\cdots (5)$$

受容体の数(濃度)〔R_0〕に変化がない場合には，Φは受容体への薬物の結合量を示す指標となり，薬物作用を考える場合，薬物間での共通尺度とし

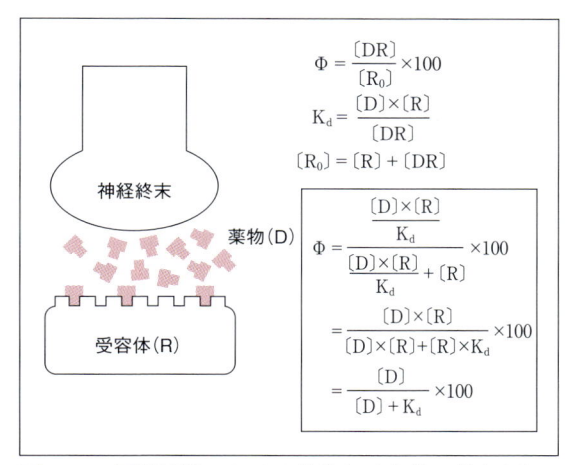

図4-8 平衡状態における薬物と受容体の結合(1)

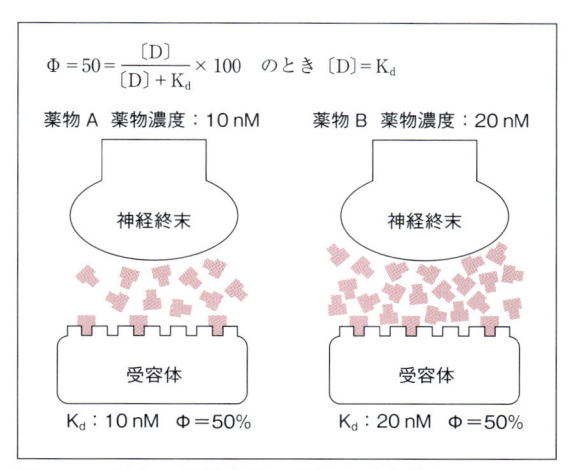

図4-9 異なる解離定数の薬物と受容体との相互作用の例

て考えることができる．この受容体結合占有率はどのように求めることができるのであろうか．1つはPET（ポジトロンエミッショントモグラフィー）などを用いて，ヒトに放射性薬物（放射性リガンド）を投与した後に直接測定する方法と，受容体近傍の薬物濃度から算出する方法がある．前述の式(1)で示した薬物と受容体との反応は，質量保存の法則に従うので，解離定数 K_d は受容体および薬物の各々の濃度で表すことができる．

$$K_d = \frac{[D] \times [R]}{[DR]} \quad \cdots\cdots\cdots\cdots (6)$$

また，R_0 は薬物と結合していない受容体と結合している受容体との和で表すことができる（**図4-8**）．

$$[R_0] = [DR] + [R] \quad \cdots\cdots\cdots\cdots (7)$$

薬物の受容体への結合占有率（Φ）は，式(6)と式(7)を式(5)に代入して展開すると，式(8)のように簡単に表すことができる．

$$\Phi = \frac{\frac{[D] \times [R]}{K_d}}{\frac{[D] \times [R]}{K_d} + [R]} \times 100$$

$$= \frac{[D] \times [R]}{[D] \times [R] + [R] \times K_d} \times 100$$

$$= \frac{[D]}{[D] + K_d} \times 100 \quad \cdots\cdots\cdots\cdots (8)$$

このように，受容体結合占有率は受容体近傍の薬物濃度と解離定数から算出できることがわかる．

受容体解離定数 K_d は，前述のように k_{off} と k_{on} の (k_{off}/k_{on}) であることはすでに述べたが，その実態はわかりにくいものである．それでは，わかりやすくするために，式(8)から再び考えてみることにする．受容体結合占有率が50％のときを考えてみると，式(8)は以下のようになる．

$$\Phi = 50 = \frac{[D]}{[D] + K_d} \times 100 \quad \cdots\cdots\cdots (9)$$

これを整理すると $K_d = [D]$ となり，K_d は受容体の50％を占有するのに必要な受容体近傍の薬物濃度と考えることができる．したがって，先にも述べたように，この K_d の値が小さいほど，受容体に結合しやすいということになる．例えば，K_d が10nMの薬物Aと20nMの薬物Bの例を**図4-9**に示した．このように，薬物Aでは受容体近傍の薬物濃度が10nMで受容体を50％結合占有することができるし，薬物Bの場合には20nMないと50％結合占有できないことになる．

次に，受容体近傍の薬物濃度と受容体結合占有率との関係を考えてみよう．式(8)を用いて K_d =1nMとしたときに，薬物濃度を変化していったときの受容体結合占有率の変化を**図4-10**に，さらにこの薬物濃度をノーマルスケールにしたも

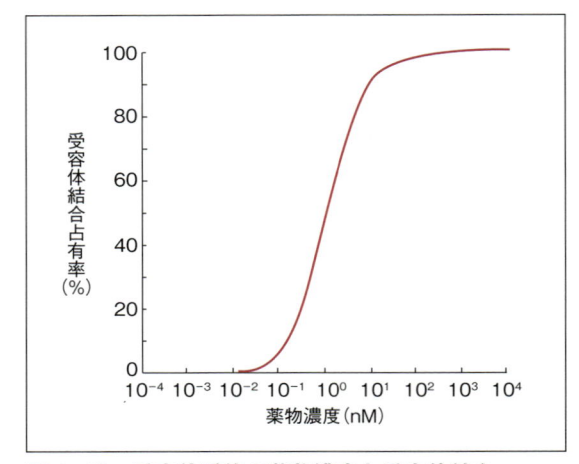

図4-10 受容体近傍の薬物濃度と受容体結合占有率の関係（片対数表示）

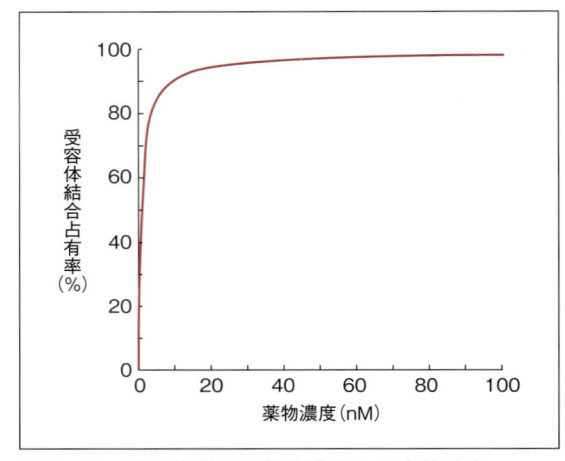

図4-11 受容体近傍の薬物濃度と受容体結合占有率の関係（ノーマル表示）

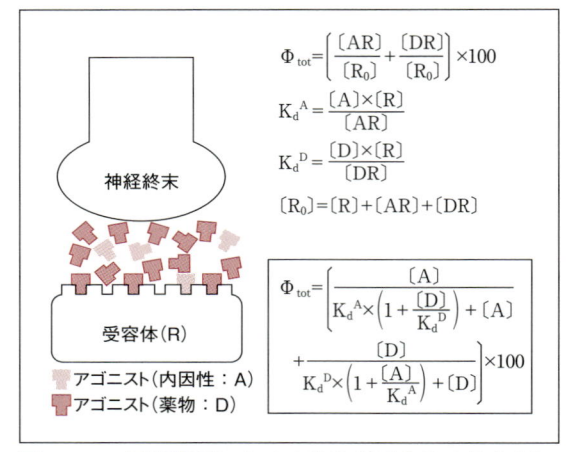

図4-12 平衡状態における薬物と受容体の結合(2)

$$\Phi_{tot} = \left(\frac{[AR]}{[R_0]} + \frac{[DR]}{[R_0]}\right) \times 100$$

$$K_d^A = \frac{[A] \times [R]}{[AR]}$$

$$K_d^D = \frac{[D] \times [R]}{[DR]}$$

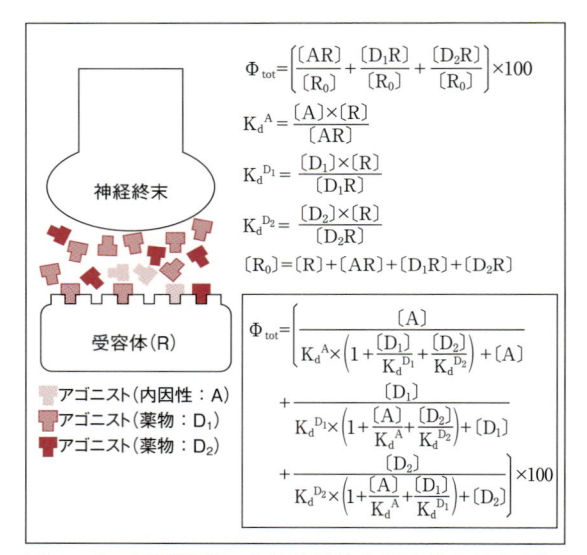

$$[R_0] = [R] + [AR] + [DR]$$

$$\Phi_{tot} = \left(\frac{[A]}{K_d^A \times \left(1 + \frac{[D]}{K_d^D}\right) + [A]} + \frac{[D]}{K_d^D \times \left(1 + \frac{[A]}{K_d^A}\right) + [D]}\right) \times 100$$

アゴニスト（内因性：A）
アゴニスト（薬物：D）
神経終末
受容体(R)

図4-13 平衡状態における薬物と受容体の結合(3)

$$\Phi_{tot} = \left(\frac{[AR]}{[R_0]} + \frac{[D_1R]}{[R_0]} + \frac{[D_2R]}{[R_0]}\right) \times 100$$

$$K_d^A = \frac{[A] \times [R]}{[AR]}$$

$$K_d^{D_1} = \frac{[D_1] \times [R]}{[D_1R]}$$

$$K_d^{D_2} = \frac{[D_2] \times [R]}{[D_2R]}$$

$$[R_0] = [R] + [AR] + [D_1R] + [D_2R]$$

$$\Phi_{tot} = \left(\frac{[A]}{K_d^A \times \left(1 + \frac{[D_1]}{K_d^{D_1}} + \frac{[D_2]}{K_d^{D_2}}\right) + [A]} + \frac{[D_1]}{K_d^{D_1} \times \left(1 + \frac{[A]}{K_d^A} + \frac{[D_2]}{K_d^{D_2}}\right) + [D_1]} + \frac{[D_2]}{K_d^{D_2} \times \left(1 + \frac{[A]}{K_d^A} + \frac{[D_1]}{K_d^{D_1}}\right) + [D_2]}\right) \times 100$$

アゴニスト（内因性：A）
アゴニスト（薬物：D_1）
アゴニスト（薬物：D_2）

のを図4-11に示した．

　この図からわかるように，濃度と受容体結合占有率との関係は，濃度が低い範囲では濃度に敏感に結合占有率は変化するが，その反面増加するにつれて頭打ちになることがわかる．したがって，臨床での作用が，低い結合占有率で十分に発現する場合には，薬物濃度の変化は作用に大きく影響を与える可能性があり，逆に高い結合占有率で効果が得られる場合には，薬物濃度の変化は大きく影響を及ぼさないと考えられる．

　臨床において，よくみられる場合として，内因性アゴニスト(A)が存在する中で，薬物としてアゴニスト(D)を投与する場合の受容体結合占有率を考えてみる．臨床効果を評価する場合には，内因性アゴニストと薬物として投与されたアゴニストの両方が受容体に結合占有した率を考えることになる．すると，図4-12に示したような式になり，各々の濃度と解離定数から受容体結合占有率を算出することができる．

　また，薬物に活性代謝物が存在する場合を考えてみる．内因性アゴニスト(A)が存在する中で，親薬物としてのアゴニスト(D_1)，活性代謝物としてのアゴニスト(D_2)が存在する場合の受容体結合占有率を考えてみる．臨床効果を評価する場合には，内因性アゴニストと薬物として投与されたアゴニストのすべてが受容体に結合占有した率

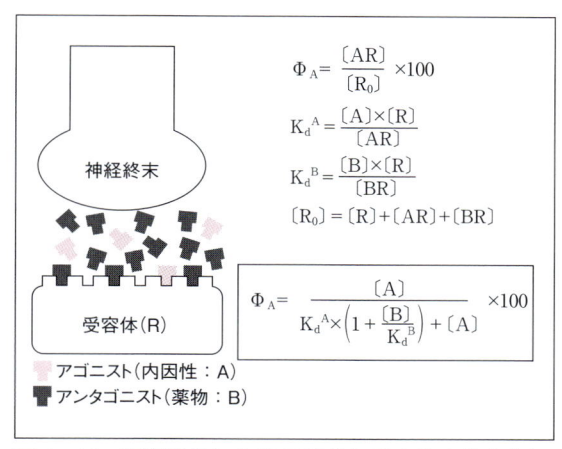

図4-14 平衡状態における薬物と受容体の結合(4)

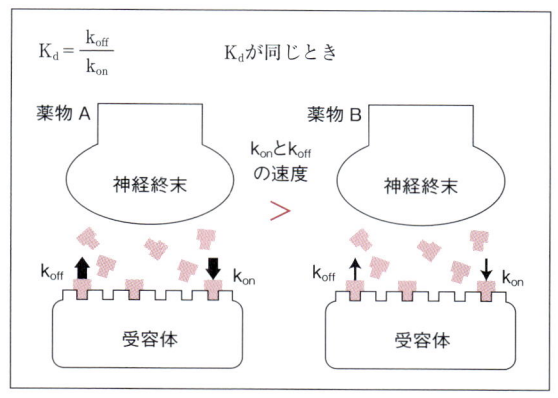

図4-15 平衡状態における薬物と受容体の可逆的な結合(結合・解離速度が異なる場合)

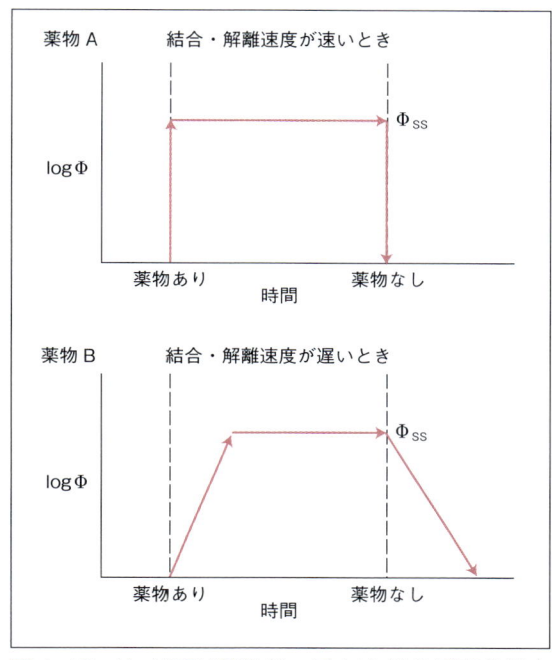

図4-16 K_dが同じ薬物(A, B)における受容体結合占有率の経時変化

を考えることになる．すると，図4-13に示したような式になり，各々の濃度と解離定数から受容体結合占有率を算出することができる．

次に，アンタゴニスト(B)を投与した場合を考えてみる．内因性アゴニスト(A)が存在する中で，アンタゴニスト(B)が存在する場合，臨床効果を評価する場合には，内因性アゴニストが受容体に結合占有した率を考えることになる．すると，図4-14に示したような式になり，各々の濃度と解離定数から受容体結合占有率を算出することができる．

今までは，薬物と受容体との結合・解離が瞬時に平衡となる場合について解説した．しかし，薬物の受容体との結合・解離が速やかでない場合，結合・解離が瞬時に平衡とならないので，結合占有率を算出する場合，時間の概念として薬物と受容体との結合速度(k_{on})と解離速度(k_{off})を考える必要がある．

図4-15には，K_d値が同じで，k_{on}とk_{off}が異なる薬物の場合を示した．平衡状態に達していれば，両薬物ともに同じ受容体結合占有率を示す．しかし，両薬物において，平衡状態に達するまでは受容体結合占有率は同じではない．図4-16にその模式図を示した．薬物Aは，受容体への結合が速やかなので，投与した直後に受容体に結合するが，薬物Bは，受容体への結合が遅いので，投与した後すぐには受容体に結合しない．その

後，平衡状態に達すれば，両薬物ともに同じ受容体結合占有率(Φ_{SS})を示す．一方，投与中止した場合には，薬物Aは，受容体からの解離が速やかなので，投与中止した直後に受容体から解離するが，薬物Bは，受容体からの解離が遅いので，投与中止した直後には受容体から解離しない．

このように，受容体への結合・解離が遅い薬物の場合には，投与後経時的に受容体結合占有率が変化するので，図4-17に示すように微分方程式

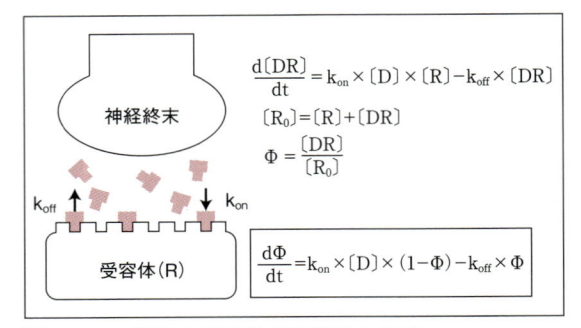

図4-17 薬物と受容体の可逆的な結合

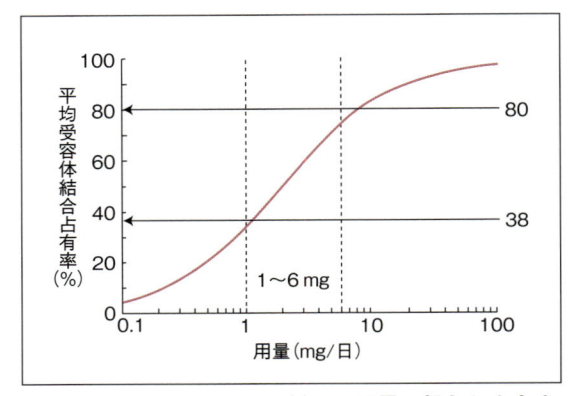

$$\frac{d[DR]}{dt} = k_{on} \times [D] \times [R] - k_{off} \times [DR]$$

$$[R_0] = [R] + [DR]$$

$$\Phi = \frac{[DR]}{[R_0]}$$

$$\frac{d\Phi}{dt} = k_{on} \times [D] \times (1-\Phi) - k_{off} \times \Phi$$

図4-18 リスペリドンを種々の用量で投与したときの平均ドパミン D_2 受容体結合占有率の算出値

を用いて，受容体結合占有率の時間推移を解析する必要がある．

それでは，受容体結合占有率はこのような計算により正確に求めることができるのであろうか．受容体結合占有率は，PETを用いて直接測定することができる．それによれば，統合失調症治療薬のリスペリドンの常用量 1～6 mg/日を投与した後の，ドパミン D_2 受容体結合占有率は 38～80％の間を示すと報告されている〔引用；放医研ニュース No.49（2000）〕．

一方，リスペリドンの常用量 1～6 mg/日を投与した後の，ドパミン D_2 受容体結合占有率を上述した方法で算出した結果を図4-18に示した．常用量の範囲で，ドパミン D_2 受容体結合占有率は PETでの測定値とほぼ同程度の値を示していることがわかる．このように，作用発現部位の薬物濃度と受容体への結合親和性のデータを正しく見積もれば，実際の測定値と同等の値を算出できることがわかる．

2）受容体結合占有率と効果との関係

薬物が受容体に結合してから薬物作用発現までの過程の解析について解説する．受容体結合占有率と薬物作用との関係を解析するには，薬物が受容体に結合してから作用を発現するまでの機構を知っておかなければならない．ここでは，細胞膜受容体について考えてみる．細胞膜受容体には，大きく分けてイオンチャネル内蔵型受容体とG蛋白質共役型受容体があり，作用発現機構が異なっている．

（a）イオンチャネル内蔵型受容体における結合占有率と効果との関係

イオンチャネル内蔵型の細胞膜受容体は，受容体蛋白質全体がイオンチャネルという効果器の機能を併せもち，受容体だけで１つの完結した情報伝達ユニットを形成していることを特徴としている．この受容体は刺激薬（アゴニスト）である化学伝達物質との結合で，他の機能蛋白の介在なしにイオンチャネルを開閉させてダイレクトに細胞内伝達を引き起こすことができる．すなわち，受容器→効果器という過程で細胞内に情報が伝達される受容体であり，ニコチニックアセチルコリン受容体，$GABA_A$ 受容体，グリシン受容体などが知られている．

イオンチャネル内蔵型の細胞膜受容体の例として，$GABA_A$ 受容体における薬物作用発現機構とその解析モデルを図4-19に示した．このタイプの受容体は，受容体蛋白質だけで情報伝達機能を有しているため，ムシモールなどのアゴニスト（A）と受容体（R）の複合体（AR）形成により情報伝達が行われて薬効を発現すると考えられる．一方アンタゴニスト（B）は受容体（R）と複合体を形成しても情報伝達は起こらないが，競合的にアゴニストの受容体との結合を阻害することにより薬効を発揮すると考えられる．

このようなモデルを解くと，アゴニストの効果（E_A）およびアンタゴニストの効果（E_B）は下記の

第4章 医薬情報評価学

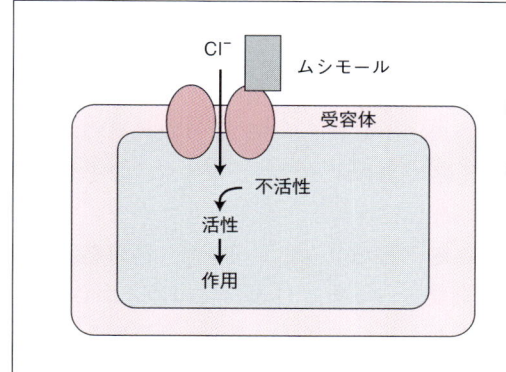

$$[A]+[R] \underset{K_A}{\rightleftharpoons} [AR] \rightarrow [E] \quad E_A = E_{Amax} \times \frac{[AR]}{[R_0]}$$

$$[B]+[R] \underset{K_B}{\rightleftharpoons} [BR] \quad E_B = E_{Bmax} \times \frac{[AR_{B_0}]-[AR]}{[AR_{B_0}]}$$

$$[R_0] = [AR]+[BR]+[R]$$

$$\Phi_A = \frac{[AR]}{[R_0]} \times 100$$

$$\Phi_B = \frac{[BR]}{[R_0]} \times 100$$

[A]：アゴニスト濃度
[B]：アンタゴニスト濃度
[AR]：アゴニスト受容体複合体濃度
[AR$_{B_0}$]：アンタゴニスト非存在下のAR濃度
[BR]：アンタゴニスト受容体複合体濃度
K_A：アゴニストの受容体解離定数
K_B：アンタゴニストの受容体解離定数

R_0：受容体総濃度
Φ_A：アゴニストの受容体結合占有率
Φ_B：アンタゴニストの受容体結合占有率
E_A：アゴニストの効果
E_B：アンタゴニストの効果
E_{Amax}：アゴニストの最大効果
E_{Bmax}：アンタゴニストの最大効果

図4-19　イオンチャネル内蔵型受容体における薬物作用発現機構と解析モデル
（例：GABA$_A$受容体）

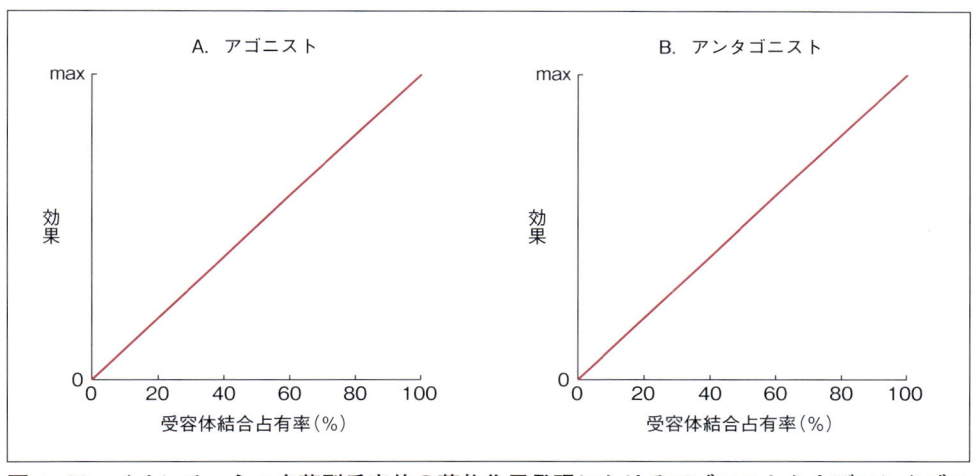

図4-20　イオンチャネル内蔵型受容体の薬物作用発現におけるアゴニストおよびアンタゴニストの受容体結合占有率と効果との関係

式で表すことができる．

$$E_A = E_{Amax} \times \frac{\Phi_A}{100} \quad \cdots\cdots(10)$$

$$E_B = E_{Bmax} \times \frac{\Phi_B}{100} \quad \cdots\cdots(11)$$

ここで，E_{Amax}およびE_{Bmax}は，各々アゴニストおよびアンタゴニストの最大効果を，Φ_AおよびΦ_Bは，各々アゴニストおよびアンタゴニストの受容体結合占有率である．これらの式を用いて，受容体結合占有率と効果との関係をシミュレーションした結果を図4-20に示した．このように，イオンチャネル内蔵型受容体の場合，アゴニストとアンタゴニストの効果は，各々の受容体結合占有率と線形の関係が得られるのがわかる．

実際の例として，GABA$_A$受容体アゴニストであるムシモールを用いた動物実験で，受容体への *in vivo* 結合占有率と薬物作用としての *in vivo* 局所脳グルコース代謝速度（glucose utilization：

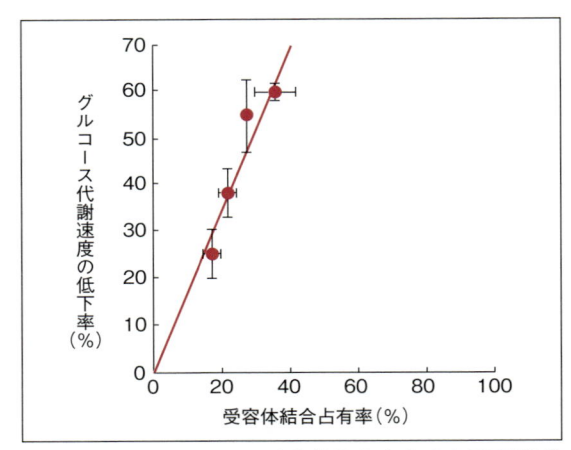

図4-21 ムシモールの受容体結合占有率と局所脳グルコース代謝速度低下との関係

(Ito K, et al : Linear relationship between GABA$_A$ receptor occupancy of muscimol and glucose metabolic response in the conscious mouse brain. Clinical implication based on comparison with benzodiazepine receptor agonist. Drug Metab Disppos, 22：50-54, 1994)

GU）の低下との関係を検討した報告データを**図4-21**に示した[1]．

このように，ムシモールの効果は，GABA$_A$受容体結合占有率の上昇に伴い直線的に増大し，上記のモデルで再現できることが示されている．

(b) G蛋白質共役型受容体における結合占有率と効果との関係

G蛋白質共役型受容体は，受容体蛋白質全体は前述のイオンチャネルのような効果器の機能を併せもっておらず，この受容体だけで1つの完結した情報伝達ユニットを形成していないことが特徴である．したがって，細胞内へ情報を伝達するには機能蛋白であるG蛋白質の仲介が必要である．すなわち，受容器→伝達器→効果器という情報伝達系により細胞内に情報を伝達させる．この代表的な受容体としては，アドレナリンα受容体およびβ受容体，ムスカリニックアセチルコリン受容体，ドパミンD受容体，セロトニン5-HT-受容体などが知られている．

G蛋白質共役型受容体の例として，アドレナリンβ受容体における薬物作用発現機構と解析モデルを**図4-22**に示した．

アドレナリンβ受容体は伝達器であるG蛋白質と共役してアデニレートシクラーゼ興奮系に関与すると考えられている．そこで，ノルアドレナリン（NE）などのアゴニスト（A）がシナプス後膜上のβ受容体（R）と結合した後，AR複合体がさらに伝達器であるG蛋白質（T）と結合し，三元複

$$[A]+[R] \underset{K_A}{\rightleftarrows} [AR]$$

$$[B]+[R] \underset{K_B}{\rightleftarrows} [BR]$$

$$[AR]+[T] \underset{K_{AR}}{\rightleftarrows} [ART] \rightarrow E$$

$$[R_0]=[ART]+[AR]+[BR]+[R]$$

$$[T_0]=[ART]+[T]$$

$$\Phi_A = \frac{[AR]+[ART]}{[R_0]} \times 100$$

$$\Phi_B = \frac{[BR]}{[R_0]} \times 100$$

$$E_A = E_{Amax} \times \frac{[ART]}{[T_0]}$$

$$E_B = E_{Bmax} \times \frac{[ART_{B_0}]-[ART]}{[ART_{B_0}]}$$

[A] : アゴニスト濃度	K$_B$: アンタゴニストの受容体解離定数
[B] : アンタゴニスト濃度	[R$_0$] : 受容体総濃度
[AR] : アゴニスト-受容体複合体濃度	[T$_0$] : 伝達器総濃度
[ART] : 伝達器-アゴニスト-受容体複合体濃度	Φ$_A$: アゴニストの受容体結合占有率
[AR$_{B_0}$] : アンタゴニスト非存在下のART濃度	Φ$_B$: アンタゴニストの受容体結合占有率
[BR] : アンタゴニスト-受容体複合体濃度	E$_A$: アゴニストの効果
K$_A$: アゴニストの受容体解離定数	E$_B$: アンタゴニストの効果
K$_{AR}$: ARの伝達器との解離定数	E$_{Amax}$: アゴニストの最大効果
	E$_{Bmax}$: アンタゴニストの最大効果

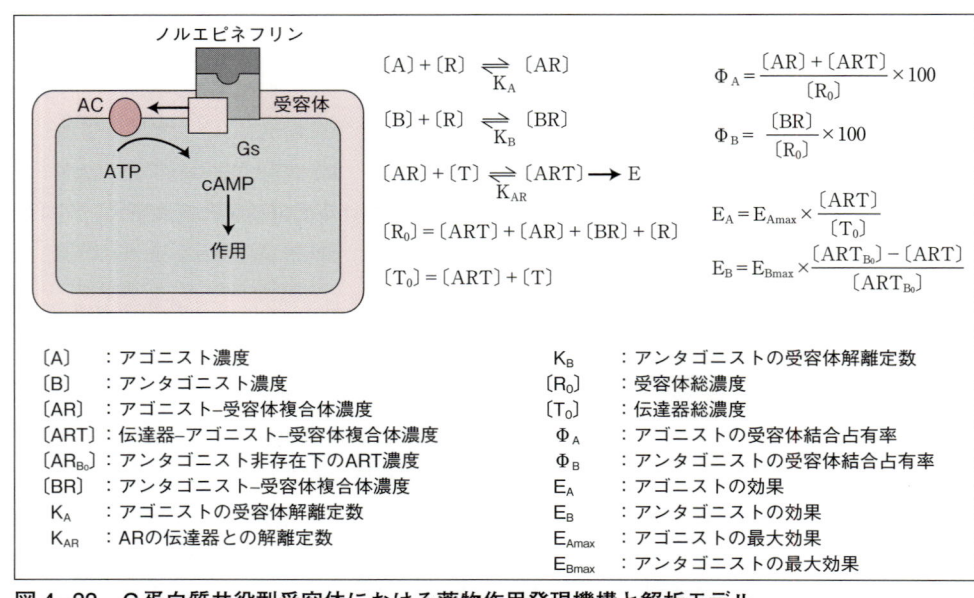

図4-22 G蛋白質共役型受容体における薬物作用発現機構と解析モデル
（例：β受容体）

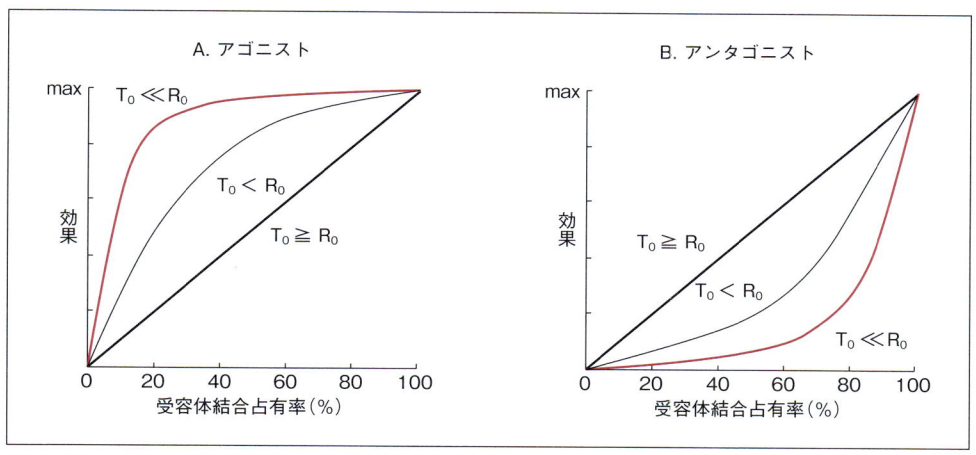

図4-23 G蛋白質共役型受容体の薬物作用発現における三元複合体モデルを基にしたアゴニストおよびアンタゴニストの受容体結合占有率と効果との関係
(R_0 は受容体総濃度，T_0 は伝達器総濃度)

合体(ART)を形成して薬理効果を発現すると仮定できる．アンタゴニストである β 遮断薬(B)は，A と同じ β 受容体に結合するが，BR 複合体は T と結合できないため，結果として起こる ART の減少を B の効果として考えることができる．

このようなモデルを解くと，アゴニストの効果(E_A)およびアンタゴニストの効果(E_B)は次式で表すことができる．

$$E_A = \frac{E_{Amax}}{2T_0} \times$$

$$\left(R_0 \times \frac{\Phi_A}{100} + T_0 + K_{AR} - \sqrt{\left(R_0 \times \frac{\Phi_A}{100} + T_0 + K_{AR}\right)^2 - 4R_0 \times T_0 \times \frac{\Phi_A}{100}} \right)$$

$$\cdots \cdots (12)$$

$$E_B = E_{Bmax} \times$$

$$\left(1 - \frac{a - R_0 \times \frac{\Phi_B}{100} - \sqrt{\left(a - R_0 \times \frac{\Phi_B}{100}\right)^2 - \beta\left(1 - \frac{\Phi_B}{100}\right)}}{a - \sqrt{a^2 - \beta}} \right)$$

$$a = R_0 + T_0 + K_{AR} + K_A \times \frac{K_{AR}}{A}$$

$$\beta = 4R_0 \times T_0$$

$$\cdots \cdots (13)$$

ここで，E_{Amax} および E_{Bmax} は，各々アゴニストおよびアンタゴニストの最大効果を，Φ_A および Φ_B は，各々アゴニストおよびアンタゴニストの受容体結合占有率である．また，R_0 は受容体総濃度，T_0 は伝達器総濃度，A はアゴニスト濃度，K_A はアゴニストの受容体結合解離定数，K_{AR} は AR の伝達器との解離定数である．

これらの式を用いて，受容体結合占有率と効果との関係をシミュレーションした結果を**図4-23**に示した．このように，G蛋白質共役型受容体の場合，アゴニストとアンタゴニストの効果は，各々の受容体結合占有率と非線形の関係が得られるのがわかる．

この三元複合体モデルにおいて，受容体総濃度(R_0)および伝達器総濃度(T_0)を変化させたときのシミュレーションをしてみると，T_0 の濃度が R_0 よりも等しいかそれ以上の場合，すなわち余剰受容体が存在しないときには，受容体結合占有率と効果との間に線形の関係が得られている．一方，T_0 の濃度が R_0 よりも小さい場合，すなわち余剰受容体が存在するときには，受容体結合占有率と効果との間にアゴニストでは凸の非線形の関係，アンタゴニストでは逆に凹の非線形の関係が得られている．そして，余剰受容体の数が多ければ多いほど，アゴニストの場合は小さな結合占有率で効果が発揮され，逆にアンタゴニストの場合には，大きな結合占有率でないと効果が発揮されないことがわかる．

実際の例として，β 刺激薬であるイソプレナリンのヒト右心房組織における $β_1$ 受容体結合占有率と陽性変力作用との関係を検討したBrownら

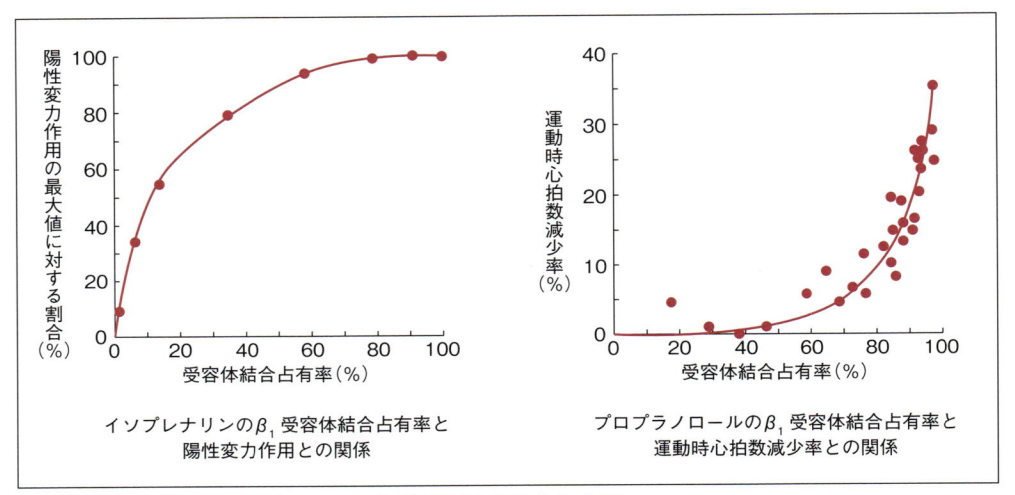

図4-24 三元複合体モデルにより余剰受容体の概念を表現

(Brown L, et al：Spare receptors for beta-adrenoceptor-mediated positive inotropic effects of cathecholamines in the human heart. J Cardiovasc Pharmacol 19：222-232, 1992)
(Yamada Y, et al：Risk assessment of adverse pulmonary effects induced by adrenaline β receptor antagonists and rational drug dosage regimen based on receptor occupancy. J Pharmacokinet Biopharm 23：463-478, 1995 より作成)

のデータを図4-24左に示した．

イソプレナリンの効果は，アゴニストであるため凸の非線形カーブで表現することができ，余剰受容体の存在により，小さい受容体結合占有率で大きな効果が得られていることがわかる．この場合，最大効果の50%を得るのに，約10%の受容体結合占有率で十分であることがわかる．

一方，β遮断薬であるプロプラノロールの算出したβ_1受容体結合占有率と運動時心拍数減少率との関係を検討した結果を図4-24右に示した．このように，プロプラノロールの効果は，アンタゴニストであるために凹の非線型カーブで表現できている．また，余剰受容体の存在により，小さい受容体結合占有率では効果はほとんど発揮されないが，大きい結合占有率により急激に効果が増大することが示されている．

このように，三元複合体モデルを用いることにより，余剰受容体の概念をも表現することが可能となり，臨床におけるアゴニストとアンタゴニストの受容体結合占有率と薬物作用との関係を理論的に表現することが可能である．

3) 受容体結合と効果との関係

いままで，受容体の数が個体間で大きな差がないと仮定して解析をしてきた．そのため，薬物作用を解析する場合に，受容体結合ではなく，受容体結合占有率を用いてきた．一般的には，受容体の総数が個体間で大きく変わることは少ないので，大部分の例においては，受容体結合占有率で薬物作用を解析することができる．しかし，受容体の総数が増減する疾病などの場合には，受容体への結合量でないと解析できない．

図4-25に，重症度別の心不全患者における，β刺激薬であるイソプレナリンのβ_1受容体結合占有率と，陽性変力作用の増加強度に関する関係を示した．心不全の重症度（II-III，III-IV，IV）により受容体数が異なるので，受容体結合占有率と効果との関係は，患者ごとに一様ではない．

そこで，受容体の総数を考慮して，β_1受容体結合占有率ではなくβ_1受容体結合量と陽性変力作用の増加強度に関する関係を図4-26に示した．この図から明らかなように，患者の重症度に関係なく，一様の関係が得られていることがわかる．このように，受容体の総数が増減するような場合には，受容体結合占有率ではなく，受容体結合量を考えることが重要である．

しかし，この例のように，患者個々に受容体総

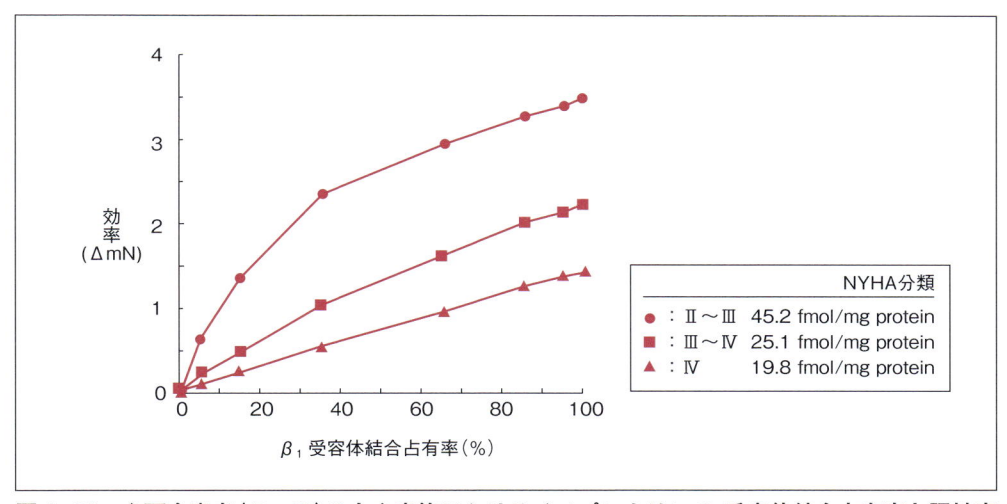

図 4-25　心不全患者（Ⅱ～Ⅳ）の左心室筋におけるイソプレナリン β_1 受容体結合占有率と陽性変力作用（Δ効果）の関係

(Brown L, et al：Spare receptors for beta-adrenoceptor-mediated positive inotropic effects of catecholamines in the human heart. J Cardiovasc Pharmacol 19：222-232, 1992 より作成)

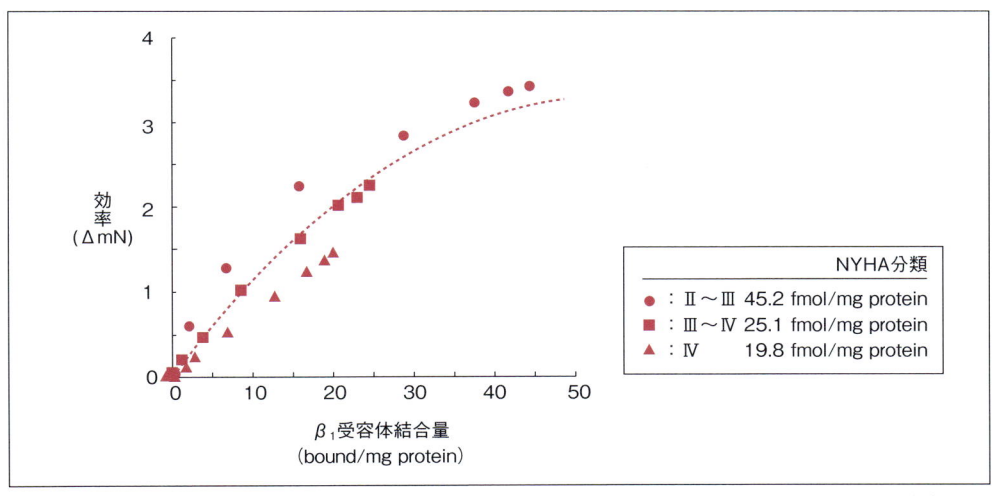

図 4-26　心不全患者（Ⅱ～Ⅳ）の左心室筋におけるイソプレナリン β_1 受容体結合量と陽性変力作用（Δ効果）の関係

(Brown L, et al：Spare receptors for beta-adrenoceptor-mediated positive inotropic effects of catecholamines in the human heart. J Cardiovasc Pharmacol 19：222-232, 1992 より作成)

数を知ることは容易ではないので，多くの場合，受容体結合占有率での解析が試みられている．

参考文献

1) Ito K, et al：Linear relationship between $GABA_A$ receptor occupancy of muscimol and glucose metabolic response in the conscious mouse brain. Clinical implication based on comparison with benzodiazepine receptor agonist. Drug Metab Disppos, 22：50-54, 1994

2) Brown L, et al：Spare receptors for beta-adrenoceptor-mediated positive inotropic effects of catecholamines in the human heart. J Cardiovasc Pharmacol 19：222-232, 1992

3) Yamada Y, et al：Risk assessment of adverse pulmonary effects induced by adrenaline β-receptor antagonists and rational drug dosage regimen based on receptor occupancy. J Pharmacokinet Biopharm 23：463-478, 1995

B 薬剤疫学

本節では薬剤疫学研究のデザインと，適切な研究デザインを選択する上で重要な統計的な前提知識について解説する．

1 薬剤疫学とは

薬剤疫学(pharmacoepidemiology)は，1980年代にその形を整えた臨床科学であり，臨床薬理学と臨床疫学とが結合して発展した科学である．ポストゲノムの時代に入り，分子標的薬，テーラーメイド薬物療法といった治療法が応用され始め，また先端医科学やバイオテクノロジー技術の応用としての遺伝子治療，細胞・再生治療などの生物製剤（バイオロジクス）も研究開発されている．その中でわれわれは医薬品を使用し享受する患者の安全性を確認し，かつ有効性を検証する必要がある．そのためには，医薬品や生物製剤の研究開発，臨床研究，市販後評価を通じて，当該製剤の薬理，薬効，副作用などをレギュラトリーサイエンスとして科学的に研究し，そのエビデンスに基づいて社会との対話をしていく必要がある．

医薬品を適正に使えば，ヒトの生命を救うQOL (quality of life：生活の質)を大幅に向上させることができるが，使い方を間違えると副作用が生じ，薬害をまねくことは，過去に繰り返されてきた不幸な薬害の歴史が物語っている．医薬品を適正に使用するためには，有効性と安全性に関する正確な情報が必要である．診療ガイドライン (clinical practice guideline)は，予防から診断，治療，リハビリテーションまで患者のもつ臨床症状に応じて，適切な判断を支援する目的で体系的に作成された文書であり，診断と治療を適切に行うために最も重要な情報源である．現在，世界各国のさまざまな機関から診療ガイドラインが公表されている．このような国際的な各種疾患の治療ガイドラインはEBM(evidence-based medicine)にそう方向に進んだ．現代医療が基盤とする西洋

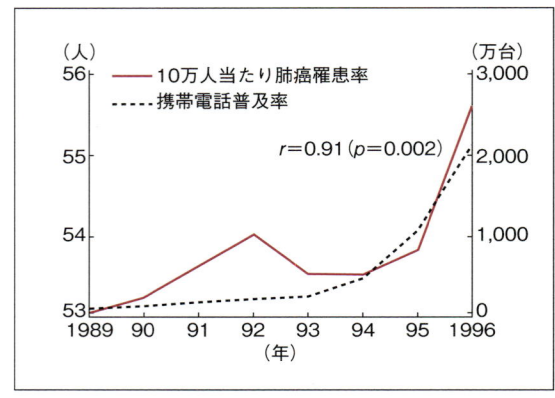

図4-27　10万人当たり肺癌罹患率と携帯電話普及台数

医学は，元来，科学的なエビデンス（証拠）を重視するところにその本質がある．しかし，それにも関わらずこの10年ほどで，科学的根拠に基づいた医療を行おうという主張が大変盛んになってきた．この根底には，近年，科学的な臨床研究と疫学の方法論が確立し普及したために，治療医学におけるエビデンスの中身が充実して，その質が高まってきたことにある．しかしながら薬剤疫学においてEBMを実現させるためには大きな障害がある．それは医療に関するエビデンスの氾濫である．医薬ジャーナル，インターネット，新聞テレビなどのマスメディアから発信される医療に関する情報量は，莫大なものである．したがって，医療研究者にはピンからキリまであるさまざまな情報源の中から，どの証拠が科学的に最も信頼性が高いかを判断することが要求されている．その判断をする上で，統計学は決定的に重要な役割を果たす．

2 研究デザインとエビデンスの価値

薬剤疫学の研究デザインはさまざまなものが存在する．同じようなデータが得られたとしてもエビデンスとしての価値は研究デザインによって大きく異なる．

具体的な例に基づいて研究デザインとエビデンスの価値について考えてみよう．図4-27は，わ

が国における男性の肺癌の罹患率と携帯電話の契約台数の経年変化(1989～1996年)を示している．罹患率は年齢の違いを調整した人口10万人当たりの気管・気管支および肺の悪性新生物の罹患率を表し，普及数は単位を万とした携帯・自動車電話サービスの総契約数を表している．図4-27より肺癌の罹患率は年とともに増加傾向にあり，年に対する相関係数は$r=0.74$($p=0.03$)と有意な正の相関がある．同様に携帯電話の普及数も$r=0.82$($p=0.01$)と年とともに有意に増加している．

次に携帯電話の普及数と肺癌の罹患率の相関係数を計算すると$r=0.91$($p=0.002$)と非常に高い正の相関がある．確かに1992年を除いて，携帯電話の普及数と肺癌の罹患率がほぼ同様のパターンで増加している．このように，複数の指標の時間的変化を調べて，指標間に相関がないかを調べる研究を経年的な相関研究(time trend study)と呼ぶ．しかし，本当に携帯電話の普及が原因で肺癌が増加したのだろうか．

別の例を示す．図4-28には，「遊ぶ金欲しさ」を動機とする性の逸脱行動で補導・保護された女子少年の数と携帯電話の契約台数の経年変化を示している．図4-28より，2つの指標とも1993年を境にして急激に増加していることがわかる．補導数と年との相関係数は，補導数が$r=0.81$($p=0.01$)と有意に増加していることがわかる．また，補導数と携帯電話の契約台数の相関係数は，$r=0.96$($p=0.001$)と非常に強い相関があり，図4-28からもほぼ経年的パターンも同様であることがわかる．この相関は肺癌の場合と異なり，解釈が可能である．女子中高生が援助交際を行うためには，親に内緒で，相手からの連絡を受けるための手段として携帯電話は不可欠なためである．

統計解析の結果は，いずれも携帯電話の普及数との相関係数が0.9以上と高かったが，前者は医学的には考えにくい関連，後者は必然的な関連であった．実はこのような相関解析では，因果的な関係がなくても有意な正の相関がみられることが多々ある．ほかの要因の影響によって見かけ上，相関が生じるためである．この例では，1990年

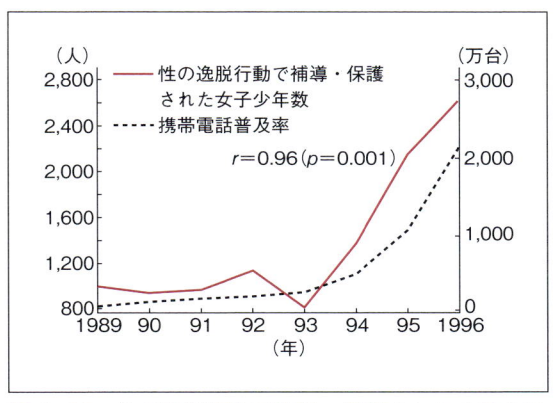

図4-28　性の逸脱行動で補導・保護された女子少年数と携帯電話普及台数

代は年とともに医療環境の変化により肺癌の罹患率が，技術の進歩に伴うコスト低減により携帯電話の普及数が増加傾向にあり，見かけ上同じようなパターンで変化したように見えただけである．

実際には，類似したパターンに見えるように著者が意図的に工夫した．図4-27では，肺癌の罹患率に対する縦軸の原点をあえて図上に示していない．それは，肺癌の罹患率の変化を大きく見せ，携帯電話の普及数と関連が強いように見せるためである．相関があるということは直線的に変化するということで，あまり大きな変化でなくても直線的であれば有意になる．1990年以前の携帯電話の数が実質的に0だったのが，わずか8年間で2,000万台に普及したのに対し，肺癌の罹患率は1989～1996年の間で，人口10万人当たり53.0人から55.6人に増えただけで変化の絶対値は大きくない．すなわち携帯電話の数に比例して肺癌の罹患率が増加しているわけではない．もし肺癌の罹患率の縦軸を0からスタートさせていれば，肺癌の罹患率と携帯電話の数が同様のパターンで増加したようには見えなかったはずである．

これに対して図4-28では，携帯電話の普及が本格化する1993年以前は補導数が1,000人前後であったが，それ以降，携帯電話の数にほぼ比例して，補導数の1993年との差が増大している．1993年以降では，補導された理由がおそらくそれ以前とは大きく異なっているはずである．

経年的な相関研究は新しい医学的仮説を提唱す

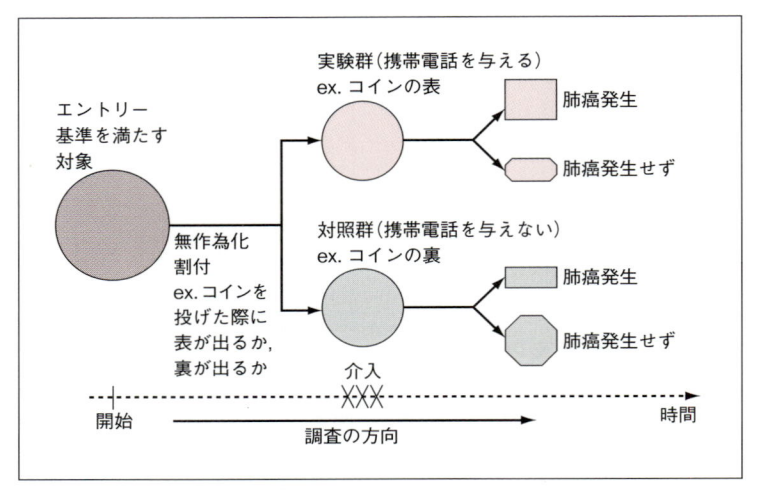

図4-29　無作為化比較試験の模式図

るために有用で，薬剤疫学では実際に気管支拡張作用を有するβ刺激薬と喘息死亡との関連がこの方法によって検討された．ニュージーランド，オーストラリア，ドイツ，英国，米国における1960〜1974年の間の5〜34歳の喘息死亡率とイソプロテレノールの販売量の関連を分析した結果，販売量の増加に相関して喘息死亡率が増加していることが示された．

経年的な相関研究は年ごとの集計されたデータのみで可能なので，簡便で費用がかからないのが利点である．しかしながら肺癌の例のように因果関係がなくても相関が生じることがあるので，残念ながら研究結果のエビデンスとしての価値はあまり高いとはいえない．また，個別データを利用するわけではないので，後述の交絡因子の調整などの複雑な解析も不可能である．

a 無作為化比較試験

それではどのような研究を行えば，より強いエビデンスが得られたのだろうか．医学的にはあまり意味がないが，肺癌と携帯電話の関連を例にとって説明する．見かけ上同じようなデータが得られたとしても，エビデンスとしての価値は研究デザインによって大きく異なる．最も強力な研究デザインは無作為化比較試験を行うことである（図4-29）．無作為化ではコインを投げて表が出れば携帯電話を与え，裏が出れば与えないというように研究者が携帯電話の使用を確率的に決定する．無作為化を行うことによって，比較する2つの集団が類似し，公平な比較が可能になる．しかしながらこのデザインを採用するのは現実には困難である．現在では携帯電話の普及率が80%を超えており，5割の確率で携帯電話が使えなくなれば，研究に参加する人はいなくなるからである．

b コホート研究

無作為化を行うのが難しいのであれば，次善の策として，ある集団について，携帯電話の使用状況を調べ，肺癌の発生状況を追跡調査することが考えられる．この方法をコホート研究と呼ぶ（図4-30）．コホート（cohort）とは英語で集団を意味する．現在では，携帯電話を持っている人がほとんどなので，単に使用の有無でなく，使用量（通話時間や料金）と肺癌発生率の関連を調べたほうが望ましいといえる．ただし，無作為化を行っていないので，2つの集団が類似してない可能性がある．例えば，携帯電話使用群は年齢が若く，不使用群は高齢の人が多くなることが予想される．また年齢が上がるにつれて肺癌の罹患率も上がる．すると携帯電話と肺癌に関連がなくても，携帯電話使用群のほうが罹患率の低い若年者が多いので，見かけ上，肺癌の罹患率が低くなる．しか

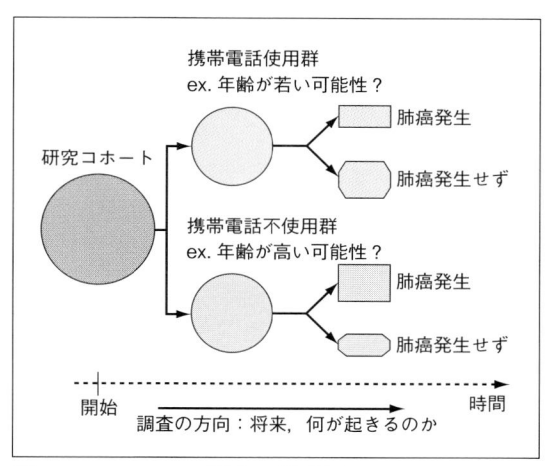

図4-30 コホート研究の模式図

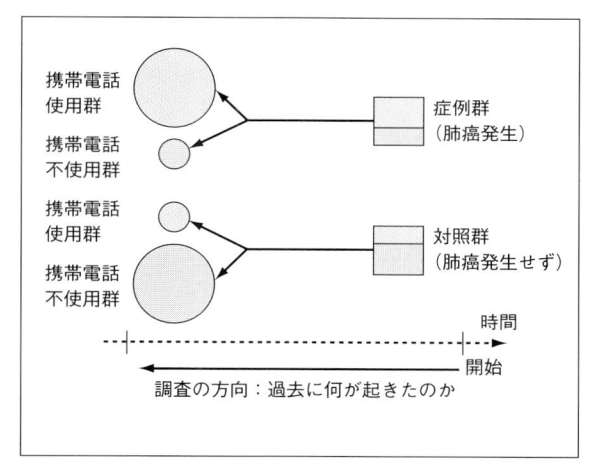

図4-31 症例対照研究の模式図

し，これは携帯電話ではなく，2つの集団の年齢分布の違いが原因である．年齢のように，携帯電話の使用と肺癌の両方に交じって絡んで，携帯電話と肺癌の関係を歪めてしまう因子を交絡因子と呼ぶ．無作為化を行えば，2つの集団で年齢分布が揃うので交絡は起きないが，コホート研究では交絡因子の影響を考慮した評価が必要である．

また無作為化比較試験，コホート研究では莫大な費用と時間が必要である．肺癌の罹患率は，前述のように10万人当たり年間約50人だから，かなりの人数を長期間追跡しない限りは，肺癌の罹患数は少なく，罹患率を精度よく推定できない．また携帯電話が肺癌の罹患率を上げるとしても，その影響はそれほど大きくはないはずであり，その違いを検出するには膨大な数の標本集団を追跡する必要がある．さらに研究の費用の大半を，肺癌を起こさない大多数の人の追跡のために費やすことになるので効率的とはいえない．

C 症例対照研究

コホート研究に対し，症例対照（ケース・コントロール）研究と呼ばれる方法がある．これはすでに肺癌が発生した症例群と，肺癌を起こしてない対照群で携帯電話の使用状況を比較するものである（図4-31）．症例群のほうで使用率が高ければ，肺癌と携帯電話の関係が示唆されることになる．すでに存在しているデータを使うので，新たな追跡が必要なく，短時間で結果を出し，また肺癌を罹患した人を選択的に抽出するので，費用を抑えることができる．ただし，症例群に対して，適切な対照群をどのように選ぶかが重要な問題になる．通常は肺癌を起こしたケースと年齢や性別が等しい対照群が選択される．また肺癌では喫煙が重要なリスク因子になるので，喫煙の有無も揃えたほうがよいと考えられる．

症例対照研究では時間を過去にさかのぼって，携帯電話の使用状況を調査するので情報バイアスが問題になる．例えば，すでに症例群が肺癌で亡くなっていたとすると，携帯電話の使用状況を家族に聞くしかなく，これによって情報が不正確になり，本人に直接聞くことが可能な対照群と比べて系統的なバイアスが生じる可能性がある．症例対照研究では，コホート研究と比べて，多くのバイアスの影響を受けやすいため，エビデンスとしての価値は一段低くなる．

Spitzerらは喘息による死亡のリスク要因をカナダ中西部のサスカチュワン州における全例登録のデータベースに基づいて症例対照研究によって検討した．喘息で死亡した症例群に対して，年齢，居住地域，生活保護の有無などをマッチさせて対照群を選択し，フェノテロール，アルブテロールなどの複数のβアゴニストの死亡に対する

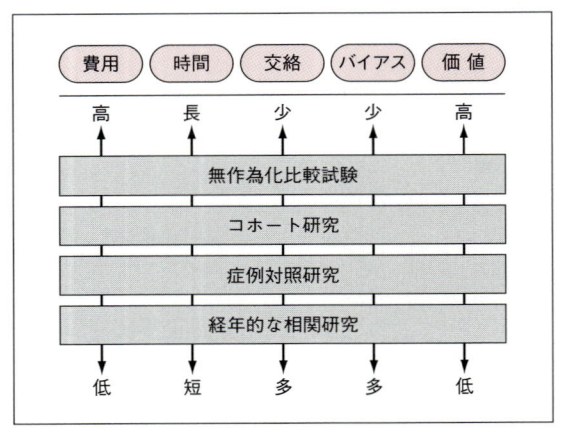

図 4-32　研究デザインの特徴比較

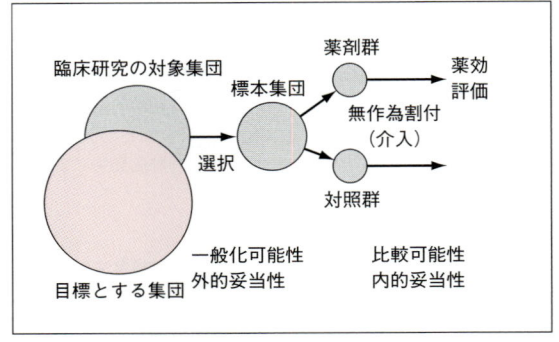

図 4-33　臨床研究の模式図

影響を評価した．その結果，フェノテロールのオッズ比は 5.3 倍と喘息死亡のリスクを上げる傾向が示された．

　以上のように，1 つの仮説を検討するためにさまざまなデザインが可能であるが，それぞれのデザインには利点と欠点があり，デザインが研究のエビデンスとしての価値を決定することになる（図 4-32）．したがって医薬研究を評価するときには，結果だけではなく，どのような研究デザインで行われたかに常に注意を払う必要がある．

　同じようなデータが得られたとしても，デザインによってそのエビデンスとしての価値は大きく異なることが，従来より指摘されてきた．例えば，1993 年に提案された Agency for Health Care Policy and Research（AHCPR）（現在の Agency for Healthcare Research and Quality：AHRQ）による研究タイプによるエビデンスの価値の格付けは表 3-10（68 頁参照）のようになる．前述の経年的な相関研究はエビデンスの価値は決して高くない．

　これに対し，無作為化比較試験は高いエビデンスとしての価値を有するが，これより AHCPR によると高いのは，複数の無作為化比較試験のメタアナリシスである．メタアナリシスとは複数の臨床研究の結果を統計学的に統合する方法で，症例数を増やすことで，統計解析の精度を単独の無作為化比較試験より向上させることができる．メタアナリシスが最上位のエビデンスと考えられている理由については第 9 章（219 頁）で詳細に説明する．

3　医薬研究における 3 つの目標

　図 4-33 は典型的な臨床研究の模式図を示している．医学研究を始める際には研究計画書を作成する．このときには研究対象とする疾患を，まず定義するが，患者集団全体〔いわゆる想定する母集団（population）〕が研究対象となるわけではない．臨床研究では患者の適格基準と除外基準を設定して，研究対象集団を定義する．通常は腎臓や肝臓に重篤な疾患をもつ患者や，妊婦，極端な高齢者は安全性あるいは有効性の評価が困難であるという理由で除かれることになる．

　この意味で，対象疾患をもつ患者全体の母集団と，研究対象集団は厳密には一致してない．また併用禁止薬が設定され投与方法や投与期間が厳密に規定されるので，実地医療とは多少異なることになる．研究計画書を作成後，各医療機関の IRB（治験審査委員会：Institutional Review Board）で審査を行い，契約を交わし，登録期間中に来院した患者を研究に組み入れることになる．これが実際の研究対象集団，統計学でいうところの標本（sample）になる．

　この標本集団を通常，いくつかの治療法の異なる群に無作為に割り付けて，薬剤を投与し，効果や安全性についての評価がなされる．一見して，

表4-1 医薬研究における3つの目標

1. clarity（精度）を高める	症例数（N）を増やす．測定誤差を減らす
2. comparability（比較可能性）の保証	バイアスを減らす（無作為化，二重盲検）
3. generalizability（一般化可能性）の保証	・適格基準，除外基準の設定 ・交互作用解析，サブグループ解析 ・施設間変動の検討，研究間変動の検討

表4-2 症例数設計を行う際に必要な条件

α	検定の有意水準（通常は5％）
β	差を見逃す確率（通常は20％）
SD	個体間の標準偏差
デルタ Δ	予想される2群間の平均値の差（生物学的に検出する価値がある差）

随分単純なことを行っているようにみえるが，研究計画時に十分に考慮しないと，さまざまな落とし穴に陥る可能性がある．ここでは臨床研究の質を高めるための，3つの目標（表4-1）について解説する．

a clarity（精度）を高める

最初の目標は精度を高めて，なるべく明白な結論が出るようにすることである．clarity（精度）を高めるための工夫と呼ばれる．評価指標（エンドポイント）が血清コレステロール濃度などの臨床検査値である場合，測定の品質管理を行い，測定誤差を減少させることによって，研究の精度を高めることができる．例えば，臨床検査を施設ごとに行うと，測定法などの違いによる施設間変動によって，ばらつきが大きくなり，精度が低下してしまうおそれがある．このため，血清脂質などを主な評価指標とした臨床研究では，試験の精度を高めるために，中央に血液サンプルを送り，一括して測定を行う場合もある．

また，統計的な精度を高めるために最も有効な方法は，症例数（N）を増やすことである．症例数が増えれば統計的な精度が高まり，より明白な結果が得られることになる．統計学的には症例数に比例して精度は増すが（ばらつきは分散という指標で症例数に反比例して小さくなる），症例数を増やすと，費用も増し，また実験研究であるという倫理的な問題から，臨床研究の症例数は可能な限り少ないほうが望ましいので，必要な精度を保証する最低限の症例数で臨床研究を行う必要がある．このために統計学的な症例数設計が行われる．症例数設計にあたっては，前相の試験結果，海外で行われた臨床研究の結果を参考にしていくつかの必要条件を定めて，症例数を求めることになる．

具体的な問題について考えてみる．2群の並行群試験で正規分布型の計量データについて，t検定を行う場合の症例数設計では，表4-2の4種類の条件を定める必要がある．

α，βは適用する検定の精度，SDは分散の平方根をとったもので，研究デザインによって規定されるばらつきの大きさ，Δ（デルタ）は比較したい治療群間の成績の違いを表す指標である．検定の有意水準αは，本当は差がないときに検定で誤って差があるといってしまう確率である．βはΔの差があるのに，検定の結果が有意にならない確率である．αについては，通常は0.05（片側検定の場合は0.025）以下，βについては0.10〜0.20以下に抑えることを目標とすることが多い．このとき1群当たりの必要な症例数（N）は(1)式で与えられる．

$$N = \frac{2\{Z_\alpha + Z_\beta\}^2 SD^2}{\Delta^2} \quad \cdots\cdots\cdots\cdots\cdots (1)$$

ここでZ_αとZ_βは，それぞれ標準正規分布の上側α点と，β点を表している．片側検定をα = 0.025（片側検定），β = 0.20で行う場合，正規分布の数値表を調べてみると，$Z_{0.025}$ = 1.96，$Z_{0.20}$ = 0.84となる．ちなみに両側検定の場合は(1)式でZ_αを$Z_{\frac{\alpha}{2}}$に置き替えればよい．例えば，SDが20，Δが10のときは

$$N = \frac{2\{1.96 + 0.84\}^2 \times 20^2}{10^2} = 62.8$$

切り上げると1群当たり63例，2群合わせる

と126例必要になる．この式は対応のないt検定を片側有意水準αで行ったとき，平均値の差$\Delta=10$が見逃される確率がβになるように症例数設計を行ったものである．厳密にいうと，t分布を正規分布で近似していることになるが，通常の第Ⅲ相の臨床研究のように，全体で数百例以上の症例数になれば，正規分布で十分精度よく近似できる．

b comparability（比較可能性）の保証

2番目の目標は，臨床研究で多くの場合行う群間比較について，この比較の妥当性を保証することである．このための工夫を，comparability（比較可能性）を上げるという．また，研究のinternal validity（内的妥当性）を保証するともいわれる．研究の中での比較の妥当性を保証するため内的妥当性と呼ばれる．

A薬群とB薬群があるとして，2つの群間で臨床成績に違いがあったとしたら，当該薬に起因したものであると断定したいわけである．このためには投与薬剤以外の要因が2群間で似通っている必要がある．2群間で背景因子の分布が揃っているが，AとBの間で臨床成績に違いがあれば，それは薬剤の影響と断定することが可能になる．このための常套手段が無作為割付である．

無作為割付では，コインを投げて表が出ればA薬，裏が出ればB薬というように確率的に割付群を決定する．無作為割付を行うことにより，重症度や年齢などの背景因子の分布が，比較する2群間で平均的に揃うことが期待できる．

無作為割付の方法としては，たくさんの方法が提案されている．重要な予後因子が存在する場合には，投与群間において当該予後因子のバランスを図るために層別無作為化や最小化法が利用されてきた．特に試験規模が小さい場合や大規模な試験であっても中間解析を伴うような場合には，これらの割付方法を採用することにより解析時点における重要な予後因子のバランスを積極的に確保できる．したがって，「臨床研究の計画段階において割付方法を決定する際に，まず重要な予後因子が存在するか」，「そのような予後因子がいくつあるか」，「試験の症例数はどのくらいであるか」，「同種同効薬ではどのような割付方法を利用しているか」などを考慮した上で，具体的な割付方法を選択するのが一般的である．

層別無作為化や最小化法は，重要な予後因子を投与群間で積極的にバランスさせる割付方法であるが，それぞれ利点，欠点が存在する．層別無作為化は，取り上げる予後因子の数や因子の水準数に制約がある反面，取り上げた予後因子間の水準の組み合わせ内でバランスをとることが可能となる．一方，最小化法は，取り上げる予後因子の数や因子の水準数に制約が少ないものの，周辺分布のバランスをとる割付方法であるため，水準の組み合わせ内のバランスまでは保証しない．さらに，決定論的な割付は予見可能性や確率的要素の導入の点から好ましくなく，適切な割付確率の設定が必要となる．この問題の対処方法として，割付確率を3/4や2/3にするといった提案もなされている．

また，治療効果を評価する際に公平な比較を行うために，効果を評価する医師と評価される患者の両方に割付群をマスクする二重盲検が行われる．無作為割付が患者の選択バイアスを防止するために行われるのに対し，二重盲検は評価バイアスを避けるために行われる．

c generalizability（一般化可能性）の保証

3番目の目標は，結果の一般化についてである．臨床研究の標本集団について，A薬群がB薬群より成績が良かった場合，単にこの研究の直接対象者についてA薬のほうが良いというだけでなく，結果を一般化して，対象疾患をもつ患者全体の母集団に対して，薬剤の効果があると推測するのが研究の目的である．統計学では得られたデータを母集団からの標本とみなして，標本から母集団に対する推測を行う．この推測の妥当性をgeneralizability（一般化可能性）あるいはexternal validity（外的妥当性）と呼ぶ．内部妥当性が研究の中での比較の妥当性を問題にするのに対し，外

表4-3 サブグループ解析(一般化可能性がない場合)

重症度	改善率(対照)	改善率(新薬)	改善率の差
軽症	70(%)	70(%)	0(%)
中症	50	60	10
重症	30	50	20
全体	50	60	10

表4-4 サブグループ解析(一般化可能性がある場合)

重症度	改善率(対照)	改善率(新薬)	改善率の差
軽症	70(%)	80(%)	10(%)
中症	50	60	10
重症	30	40	10
全体	50	60	10

的妥当性では研究結果を広い集団に外挿するときの妥当性を問題にする．この一般化可能性を保証するために最も有効な手段は，無作為抽出(random sampling)である．すなわち母集団から対象者をすべて等しい確率で無作為に抽出することである．実際に無作為抽出は世論調査などで用いられ，無作為抽出された標本は母集団を代表することができる．無作為抽出を行うためには，母集団全体のデータベースを作成しすべての患者に識別番号をつける必要があるが，医薬研究では患者の母集団を把握することは困難なので，無作為抽出が行われることはない．

無作為化という用語は，無作為抽出と無作為割付の2つの意味で用いられることがあるが，無作為抽出は一般化可能性を保証するための方法，無作為割付は比較可能性を保証するための手段であり，役割はまったく異なるので注意されたい．

臨床研究の対象施設には，一般診療所は除かれ，大学病院などが選択されることが多いので，疾患の重症度などの分布が母集団全体とは異なっており，標本は対象とする母集団から無作為に抽出されたとみなすことは一般にはできない．それでは医薬研究で得られた結果を一般化するためには，どのような検討が必要だろうか．

一般化可能性を検討する上では，研究デザインにおいて適格基準と除外基準をどのように設定したかが重要である．一般に市販前の臨床研究の対象患者は狭い集団に限定されるので，特に薬剤の安全性については市販後モニタリングにより実地医療の中で監視を続ける必要がある．これに対し解析段階で一般化可能性を検討する手段がサブグループ解析と交互作用(interaction)解析である．

サブグループ解析とは，背景因子で層をつくり，層ごとに薬剤効果を推定することである．

表4-3に疾患の改善をエンドポイントした場合に，重症度で層別したサブグループ解析の仮想例を示した．全体では改善率は対照群50%に対して新薬群では60%であり10%の上乗せ効果があるが，この数字を一般化することは可能だろうか．重症度によって新薬の効果は大きく異なる．軽症では新薬による上乗せ効果が0%であるが，重症では20%とかなり大きな効果がある．このように層ごとで薬剤効果の大きさが異なる場合を，重症度と薬剤に交互作用があるという．したがって全体効果の大きさは，重症度の分布に依存して大きく異なる．軽症に偏った集団では，全体の改善率の差は10%を下回るし，重症に偏った集団では10%を上回ることになる．

これに対して表4-4のような場合は一般化可能性がある場合である．どの重症度でも一様に10%の改善率の上乗せがあり，重症度と薬剤に交互作用は認められない．この状況では，重症度の分布がどのように変わっても薬剤効果は10%の上乗せと一般化できることになる．対象とする母集団と臨床研究の対象集団では重症度の分布が異なるかもしれない．しかしながらサブグループ解析を行って，どの層でも同様の効果があれば，薬剤効果の大きさは母集団に一般化できることになる．背景因子でさまざまな層を構成して，サブグループ間で効果が一様で交互作用がないことを示すことが一般化可能性を示唆することになる．

単独の無作為化比較試験よりメタアナリシスのほうが，研究としての価値が高いと考えられている理由について説明する．無作為化比較試験では無作為割付を行うことで比較可能性は保証されることになるが，通常，医薬研究では無作為抽出は

行われないので，デザインによって一般化可能性は保証できない．サブグループ解析で一般化可能性を検討することはできるが，サブグループに分けてしまうと症例数が減少して精度が落ちてしまうので，解析による評価にも限界がある．この限界に対しメタアナリシスでは複数の臨床研究を統合することで症例数を増やし，精度の高いサブグループ解析が可能になる．また効果の研究間変動について検討することによっても一般化可能性を評価できる．

通常単独の無作為化比較試験で有意な結果が出たとしても，厳密な患者の適格条件を設けるため対象患者は限定され，また薬剤の投与方法も厳密に規定されるので，広い集団について，投与条件が多少変わったときに結果が再現できるかは判断できない．これに対してメタアナリシスでは複数の研究を収集し，研究計画の適格条件や，投与方法は研究ごとで多少異なることになる．このとき複数の研究で，薬剤効果が類似していれば，多少条件が変わっても結果は再現性があり，一般化可能性が示唆されることになる．これに対して研究間変動が大きい場合は，統合して有意であっても，患者層や投与条件が異なると効果の大きさが異なってくるので，一般化してゆるい条件で同様の治療効果を期待できると結論づけることはできない．メタアナリシスで，研究間の効果の異質性が大きい場合，特に効果の強い研究グループや・条件を特定できれば，臨床上の新たな仮説を提示できる可能性があるのも利点である．

以上のように，clarity, comparability, generalizability の3つの観点から，複数の無作為化比較試験を統合したメタアナリシスが最も科学的証拠能力が高い研究デザインであるといえる．

医薬品の適正使用のためには，その使用の根拠を科学的な証拠に基づく必要がある．clarity, comparability, generalizability の3つの目標を達成した研究デザインによる科学的な証拠をつくっていく必要がある．

参考文献

1) がんの統計編集委員会（編）：がんの統計＜2001年版＞．財団法人がん研究振興財団，2001
2) http://www.soumu.go.jp/joho_tsusin/policyreports/japanese/papers/
3) 警察庁（編）：警察白書（平成12年）．大蔵省印刷局，2000
4) Spitzer WO, Suissa S, Ernst P. et al：The use of β-agonists and the risk of death and near death from asthma. N Engl J Med 326(8); 501-506, 1992
5) 浜田知久馬：学会・論文発表のための統計学－統計パッケージを誤用しないために．真興交易医書出版部，1999

C 統計学的評価（統計解析学）

本節では薬剤疫学における統計学的評価の基本的考え方について解説し，後半では反応変数が生存や死亡のような2値データのときの薬効評価の指標について紹介する．

1 薬剤疫学における統計学的アプローチ

表4-5は対照群を薬剤群と比較した結果を示しており，これに基づいて，薬剤疫学における統計学の役割について考えてみる．

各群の症例数は100例である．対照群の有効率52%に対し，薬剤群では71%と，有効率の改善がみられ，この結果は一見して，薬剤投与の有効性を示しているようにみえるが，この判断は正しいだろうか．

a 考えられる可能性

表4-5では薬剤群のほうの有効症例の比率が19%高く，この結果から薬剤に起因して疾患が改善すると考えるのが自然であるように思える．しかし，たとえ薬剤に効果がなくとも，表4-6の2)～4)の原因で表4-5の結果が生じる可能性がある．逆にいえば，2)～4)の可能性を否定することができなければ，科学的な証拠としての価値は

表4-5 仮想例

	薬剤群	対照群	計
無効	29	48	77
有効	71	52	123
N	100	100	200
比率	0.71	0.52	0.615

N：症例数

表4-6 有効率の改善にあたって考えられる可能性

1）薬剤と反応の因果的関連（causal association）
2）バイアス（bias）
3）確率的な偶然（random error）
4）交絡（confounding）

低いことになる．無作為化比較試験，コホート研究，症例対照研究，横断研究のいずれの結果も，表4-5のような2×2の分割表の形式でまとめることが可能であるが，表4-5と同じ数値が得られたとしても，実験デザインによってその価値や信憑性は異なる．統計学の果たす役割は，表4-6 2）～4）の可能性を実験デザインと解析の両面から否定する，あるいは小さくすることによって，1）の因果的な関連を証明することにある．以下では1）～4）について評価する上でのポイントを解説する．

b 因果的な関連

薬剤と疾病の間の因果的な関連を評価する上での，ポイントを1）～6）まであげる．

1）時間的な関連（temporality）

因果的な関連であるためには，必ず原因が先に，結果が後で生じる必要がある．薬剤投与の後で疾患が改善していなければ薬剤による効果とはいえない．患者の追跡調査を行う prospective（前向き）な研究では，時間的前後関係を確認することは比較的容易であるが，結果を得てから原因を調べる症例対照研究などの retrospective（回顧的，後ろ向き）な研究では，薬剤と疾患の改善の時間的前後関係が，しばしば不明確になる．このため前向き研究と比べて，後ろ向き研究のエビデンスとしての価値は一段低く評価される．

2）強固性（strength）

ある薬剤を投与することによって，効果が10％改善する場合と20％の場合では，後者のほうがより強固な関連があるといえる．また関連が弱ければ，たとえ因果的な関連だとしても薬剤の効果は小さく，公衆衛生学的な価値は低い．統計学的な有意性の評価だけではなく，効果の大きさを定量的に評価し，その公衆衛生学的意義を吟味する必要がある．

3）一致性（consistency）

異なった研究間で一致した結果が得られている場合，あるいは1つの研究の中のサブグループ（男性と女性，低年齢と高年齢など）で同様の結果が得られている場合には薬剤効果を広い集団に一般化しやすくなる．複数の研究結果を統合的に評価するメタアナリシスの目的の1つは，研究間の効果の異質性を検討して，一致性を評価することで一般化可能性を検討することである．一般に臨床研究は複数の医療施設で共同して行うことが多く，施設間で効果が一定であるかを確認しておくことが推奨されている．この理由は，全体として効果が認められたとしても，施設ごとに成績が大きく異なるようであれば，一般化しにくい，使い方の難しい薬剤と考えられるからである．

4）用量反応性（dose-response relationship）

薬剤の用量を何段階かに代えて投与し，投与量を増やすと，それに応じて改善率も用量相関的に増加する場合には，因果関係を示唆する有力な証拠になる．多くの化学物質で，用量に対してS字状の反応曲線になることが知られている．例えば，ある種の発癌性物質では用量相関的に発癌性が増加することがわかっている．因果関係が疑われる場合は，用量反応関係を統計学的に検討する必要がある．この目的のためには用量反応関係を回帰分析によってモデル化するのが有効である．

5）実験的な証拠（experimental evidence）

動物実験あるいは in vitro 試験で，臨床研究と

同様の結果が確認できれば，因果関係の傍証になる．臨床研究の場合，一般に対象とする人間がヘテロでばらつきが大きいため，薬剤の効果を確認するためには多くの症例が必要となる．これに対し，遺伝的に均一な動物を用いて実験を行えば，より少ない例数で効果を確認することができる．また臨床研究の場合，倫理的な面から実験条件に制約があり，効果のメカニズムの検討などが困難になる場合があるが，非臨床研究では相対的には制約が少ないといえる．ただし，薬効・毒性反応などで，種差が存在する例も多く報告されている．

6) 類似の関連（analogy）

ある薬剤について通常は類似の構造をもつ複数の化合物が知られていることが多い．同じような化学構造をもつ薬剤で，効果が再現されれば，より信憑性が高くなる．

1)の要因が成り立っていない場合には因果的な関連は否定される．2)～6)については，存在すれば因果関係を示唆する重要な証拠となるが，存在しなくても必ずしも因果関係を否定することにならない点に注意する必要がある．

C バイアス（bias）

バイアスの定義については，疫学の教科書で次のように記述されている．

> "Any processes at any stage of inference which tends to produce results or conclusions that differ systematically from the truth"
> 「推測のあらゆる過程で，結果や結論を真実とは体系的に異ならせるもの」

神様だけが知っている真実があるとして，当然，研究結果から，その真実が導かれることが望ましいわけだが，研究結果を真実から遠ざけてしまうすべての要因がバイアスである．このように漠然とした定義であるので，バイアスにはさまざまな種類があるが，次の3つの特徴がある．

① 調査の企画もしくはデータ収集の段階で生じる．
② 調査計画時に工夫することによって，バイアスの影響を最小限にできる．
③ データの解析時にバイアスを補正する方法はない．

研究のあらゆる段階でバイアスは生じる可能性がある．ここでは研究の段階ごとに，どのようなバイアスが入るかを示す．

1) 既存研究の調査時

研究を始める場合，通常，既存研究について文献調査を行う．研究グループごとにある治療法に関する見解が異なることはよくある．したがって，いくら論文を集めても，単独の著者あるいは1つの研究グループのみの論文を選んだり，自分の見解に反する論文を引用しなかったりすれば，研究の出発時点で，すでに先入観というバイアスが入ることになる．

このようなバイアスを避けるためには，文献データベースを利用してキーワードを設けて検索を行い，既存の研究を網羅的に拾い上げるのが有効である．

2) 対象者選択時

例えば，表4-5の結果が末期の進行癌患者を対象としたもので，薬剤が抗癌剤による化学療法で，反応変数が1年生存率だったとする．1年生存率は化学療法群では71％，対照群では52％となる．しかしながら，この結果から単純に「化学療法を受けると1年生存率が向上する」と判断するには問題がある．例えば，化学療法を受けられた患者は，もともと年齢が若く体力があり，また癌のステージも軽い可能性があり，この場合，化学療法を受けなかったとしても，延命していた可能性が高いわけである．すなわち，化学療法群と対照群では重要な予後因子の分布が異なり，比較可能性がないかもしれない．

このような患者選択のバイアスを避けるため，臨床研究では患者の無作為化割付（random allocation）が行われる．無作為化を行わない観察研究では，比較したい要因以外の因子（年齢，疾

患の重症度など）に群間で不均衡がないか確認し，必要に応じて背景因子を調整した解析を行う必要がある．

3）結果の測定時

表4-5の例が，痛みや精神系の疾患を対象とした臨床研究のもので，反応変数がVAS（visual analogue scale）や，患者の訴えに基づいて医師が疾患の改善を主観的に判定したものであったとする．このとき盲検をしなかったら，どんなことが起きるだろうか．薬剤を服用した患者は，たとえ薬剤に効果がまったくなくても，改善に対して期待感（いわゆるプラセボ効果）をもつはずである．また判定する医師側にも，意識あるいは無意識のバイアスが入り，薬剤群のほうをよく判定してしまう傾向を否定できない．

したがって，このような主観的な評価指標を主な指標として臨床研究を行う場合，盲検化は必須になり，通常は割付の結果を医師と患者の両方にマスクする二重盲検が行われる．標準薬と新薬の臨床研究で，2種類の薬剤で錠剤とカプセル剤のように剤形が異なるときは，両方の剤形のプラセボを用意するダブルダミー法が用いられる．ただし，盲検性が破れることもある．例えば薬剤に特徴的な味，効果，副作用などがある場合は，どちらの群か予測可能になることがある．

4）統計解析時

筆者は基礎と臨床の研究者を対象として1,000件近い統計解析のコンサルテーションの経験を有するが，相談の中にはデータをもってきて「有意になる統計手法を教えてほしい」というのがあった．最初から有意な結果にしたいというバイアスが入っている．統計解析の目的は有意であるかどうかを調べるためで，有意にするために行うわけではない．

多くの統計手法を適応して，そのいいとこどりをする．また都合の悪いデータを捨てて，有意になった結果のみを採用する，いわゆる後知恵解析では，いくらでも自分に都合のよい結果をつくることができる．このようなバイアスを避けるために，データを見る前に解析方法を決めておく必要

がある．臨床研究の統計解析計画書は盲検を解かないで行われるブラインドレビューの段階で固定しなければならない．

5）出版時

データを取って統計解析まで無事終了したとする．さて次はいよいよ論文の投稿であるが，この段階でもバイアスが入る可能性がある．

有意な効果が示された論文と，そうでない論文があるとする．どちらの論文のほうが受理されやすいだろうか．一般に有意な結果が出た論文のほうが新規性という観点から，通りやすいはずである．これをpublication bias（公表バイアス）と呼ぶ．研究によると，有意な結果が得られたものは，そうでないものに比べ，数倍以上，出版されやすいことが示されている．

公表バイアスは複数の研究を収集し，統合するメタアナリシスで大きな問題となる．論文として公表されている研究のみをメタアナリシスの対象とすると，結果は有意になる方向に偏ってしまう．メタアナリシスでは原則的に未公表研究を含めて網羅的に研究を収集する必要がある．医薬研究におけるメタアナリシスの実態と公表バイアスの対処法については，第9章（224頁）で詳しく述べる．

d 確率的な偶然（random error）

薬剤にまったく効果がない場合，すなわち2つの群の母集団で有効率がまったく同じでも，得られるデータはサンプリングによるばらつきを伴うため，2群で有効率は完全に等しくならない．したがって表4-5の有効率71％と52％の違いは，偶然によって生じた可能性がある．データの差が偶然によって生じたのか，それとも偶然を越えた意味ある差（有意差）なのかは，検定（statistical test）によって評価することができる．

検定には多くの種類があるが，2群の有効率に有意な差があるかを調べるには，カイ2乗検定が標準的な検定手法になる（度数が0に近いセルがある場合はFisherの正確検定を用いるのが望ましい）．

表 4-7　仮想例を一般化した 2×2 の分割表

	薬剤群	対照群	計
無効	a	b	a+b
有効	c	d	c+d
N	N_1	N_2	N
比率	$p_1(a/N_1)$	$p_2(b/N_2)$	$p((a+b)/N)$

N：症例数　p：有効率

カイ2乗検定の手順を示すために，表 4-5 のデータを一般化したのが表 4-7 である．

このような定式化を行うと，カイ2乗統計量（χ^2）は次のようになる．

$$\chi^2 = \frac{(p_1 - p_2)^2}{\frac{p(1-p)}{N_1} + \frac{p(1-p)}{N_2}} \quad \cdots\cdots\cdots\cdots\cdots (1)$$

このデータでは

$$p = \frac{(71+52)}{200} = 0.615$$

$$\chi^2 = \frac{(0.71 - 0.52)^2}{\frac{0.615(1-0.615)}{100} + \frac{0.615(1-0.615)}{100}}$$

$$= \frac{0.0361}{0.00474} = 7.623$$

となる．

この結果を統計学の教科書に記載されている自由度1のカイ2乗分布の％点と比較することにより，有意であるかを判定することができる．例えば5％水準で検定を行う場合，カイ2乗分布の上側5％点は3.84であり，得られた値7.623は，これより大きいので，$p<0.05$ で有意であることがわかる．カイ2乗統計量は検定のp値を導くための道具であり，通常の統計パッケージでは，カイ2乗統計量の値からp値を求めるための関数が用意されており（例えばExcelではCHIDIST関数がある），単に5％水準で有意差なし，あり，だけでなく，p値そのものがわかる．

この例で統計パッケージを使ってp値を計算すると，0.006 となる．本当は差がないときに偶然によって差が生じる確率がp値である．この例ではp値が0.006であるので，偶然で19％の差が生じる確率はわずか0.006なので，偶然の可能性は検定を行うことによってほぼ完全に否定される．

e 交絡（confounding）

バイアスと同様に，交絡によっても薬剤と反応の関係が歪められてしまう可能性がある．ただし，バイアスとは異なり交絡については，交絡変数について測定が行われていれば，解析時点でその影響を除去することが可能である．最初にわかりやすい例を考えてみる．ある企業で，社員の血圧と給料の関係をアンケート調査によって調べたとしよう．この2変数間には高い正の相関が認められるはずである．すなわち血圧が高い人は給料も高くなる．

これがもし因果的な関連であるとすれば，給料を上げるためには塩辛い食事を食べて血圧を上げればよいことになる．しかし，現実には血圧と給料には因果関係があるとは考えにくい．それでは，なぜ見かけ上，正の相関がみられたかというと，年齢という第3の因子の影響による．わが国は年功序列社会で，原則的に年齢とともに給料が上がる．また年齢とともに血圧も上昇するのは医学的によく知られた事実である．したがって年齢が高い人は血圧と給料の両方が高くなる．このように年齢は血圧と給料の双方に正の相関があるため，見かけ上，給料と血圧の間にも正の相関がみられるが，これは真の関連ではない．実際，20代，50代などと年齢を区切って，血圧と給料の関連を評価すれば正の相関はみられない．

年齢のように2つの変数の双方に交じり合って絡み合い，見かけ上，関連を歪めてしまう因子を交絡因子と呼ぶ．交絡が起きるためには，その因子（この例では年齢）が，原因系（血圧）と結果系（給料）の両方に関連する必要がある（**図 4-34**）．

臨床研究の場合，本来，薬剤投与と反応（疾患の改善など）との関連を正しく評価することが目的であるが，交絡が起きると真の関連が歪められてしまう．したがって交絡が起きないように実験デザインを，交絡の影響が除けるように解析方法を工夫する必要がある．

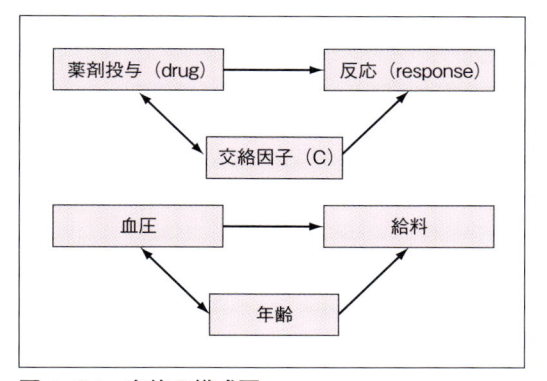

図 4-34 交絡の模式図

表 4-8 交絡の例

	軽症		重症		計	
	薬剤	対照	薬剤	対照	薬剤	対照
有効	8	16	63	36	71	52
無効	22	44	7	4	29	48
N	30	60	70	40	100	100
比率	0.27	0.27	0.90	0.90	0.71	0.52

N：症例数

　表4-5のデータでは，薬剤投与によって有効率が増加する傾向がみられるが，これは交絡因子による見かけ上の関連によって生じた可能性がある．表4-5のデータを軽症と重症に層別して集計した結果，表4-8のようになったとする．
　2つの層を一緒にすると薬剤群と対照群の間で，有効率に19%の差があるが，軽症の層では27%と27%，重症では90%と90%で2つの層とも差がない．どうしてこのようなことが起きたのだろうか．軽症では有効率27%に対し，重症では90%と，重症のほうが圧倒的に有効率が高い傾向にある．疾患の重症度は有効率に決定的な影響を与える因子である．
　また薬剤群と対照群では重症度の分布が異なっている．薬剤群では重症70%，軽症30%に対して，対照群では40%と60%で，薬剤群では重症の患者が多くなっている．重症度は群分けとも関連する因子である．重症度を無視したときの薬剤群と対照群の差は，薬剤群では重症の患者が多く，さらに重症な患者に対する効果が高かったために生じた見かけ上の差である．

表 4-9　抗癌剤の乳癌患者に対する延命効果を調べる研究（ある施設で蓄積された乳癌患者200人の手術後の生存時間を調べた観察研究）

薬剤群：98人　対照群：102人
平均フォローアップ期間：5.9年　最長：12.7年
死亡：88人　観察打ち切り：112人
抗癌剤には延命効果があるか．
ログランク検定の結果　p 値＝0.217で有意差なし

	N（症例数）	5年生存率（%）
薬剤群	98	66.7
対照群	102	67.3

Cox回帰によるハザード比＝
（薬剤群の死亡率/対照群の死亡率）＝0.77

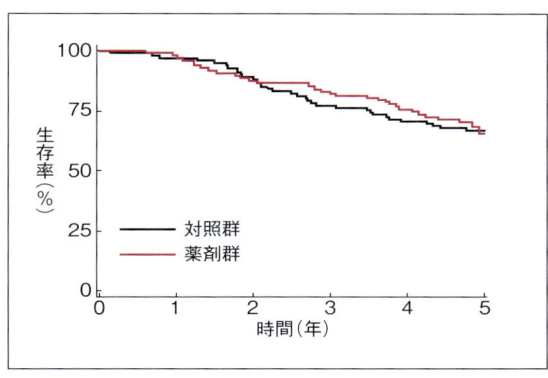

図 4-35　群別の生存率の時間経過に対する推移（Kaplan-Meier法）

　筆者が実際に経験した交絡の実例を紹介する．ある研究者から，エストロゲンレセプターの拮抗作用をもつ抗癌剤の効果を，ある施設で蓄積されたデータに基づいて評価したいと，相談を受けた．乳癌患者200人の手術後の予後をフォローアップし，生存時間を調べた観察研究である．平均フォローアップ期間は5.9年で，この間に死亡が起きたのが88人，打ち切りが112人であった．抗癌剤に延命効果があるかを調べるために，薬剤群98人と対照群102人で，生存時間に違いがあるかをログランク検定によって検討した（表4-9）．
　図4-35では生存率の時間経過に対する推移をKaplan-Meier法によって記述している．Kaplan-Meier曲線は，横軸に時間，縦軸に生存率をとった図であり，生存時間分布を記述するためによく

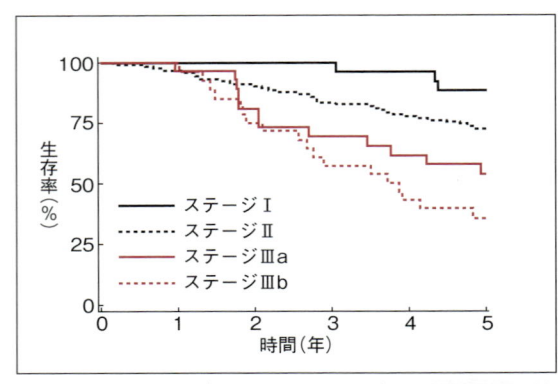

図 4-36 ステージを層別した生存率の時間経過に対する推移（Kaplan-Meier 法）

表 4-10 ステージの分布

	ステージ				計
	Ⅰ	Ⅱ	Ⅲa	Ⅲb	人数（%）
対照群	18 (18)	63 (62)	8 (8)	13 (13)	102 (100)
薬剤群	8 (8)	57 (58)	18 (18)	15 (15)	98 (100)

用いられる．その結果，5年生存率はどちらの群でも67%で，また生存時間分布の違いについてログランク検定を行った結果も，有意差はなかった（p=0.217）．参考までに，対照群に対する薬剤群の死亡率の比を表すハザード比を計算すると，0.77倍であった．この結果は，抗癌剤に延命効果がないことを示しているようにみえるが，これは本当だろうか．

実は，交絡因子によって，見かけ上，延命効果が隠されていた．抗癌剤と延命効果の関連を評価するのが目的であるが，このとき交絡が起きるためには，ある因子が原因系である薬剤投与と結果系である生存時間の両方に関連する必要がある．最初に乳癌患者の生存時間に影響を与える因子を考えてみる．腫瘍の大きさ，転移がどのリンパ節まで進行しているかを総合した癌のステージは，手術後の生存時間に大きな影響を与える因子である．図4-36に癌のステージで層別したKaplan-Meier曲線を示した．ステージがⅠ，Ⅱ，Ⅲa，Ⅲbと悪化するに連れ，著しく生存率が低下することがわかる．4つの水準間で生存時間分布が異なっているかログランク検定を行うと，p値<0.0001と高度に有意になる．

このようにステージは予後に大きく関連する因子であり，交絡因子であるための1つ目の条件を満たす．もう1つの条件である薬剤投与との関連がみられれば，ステージは交絡因子になる．2つの群のステージ分布を表4-10に示した．カイ2乗検定を行うと，5%水準で有意になり，ステージの重いⅢa，Ⅲbの患者が薬剤群に偏っている傾向がある．この研究は無作為化割付を行わない観察研究で，治療法の選択は医師の判断に基づいたため，ステージの重い患者が薬剤群に多く分布することになった．以上のように，ステージは交絡因子であるための2つの条件を満たした．それでは，交絡因子によって，どのように結果は歪められたのだろうか．

図4-35をみると，2つの群で5年生存率がほぼ等しくなっているが，薬剤群では予後の悪い（ステージが重い）患者が多く偏っているので，単純に2群を比較すると薬剤群の生存率は不当に悪く評価されてしまうことになる．このように交絡が起きている場合，対照群と薬剤群は単純に比較できなくなってしまう．この場合，薬剤の効果を正しく評価するためには，どのように解析すればよいのだろうか．

交絡が起きているときは，ステージの分布が2群で異なっているので，単純な比較はできない．

そこで，交絡の影響をなくすために，ステージが同じ個体同士で比較することを考える．これをステージで調整した解析（adjusted analysis）と呼ぶ．この解析法には大きく分類して，層別解析（サブグループ解析）と，数学モデルによる解析の2種類の方法がある．層別解析では，単純に層ごとに解析する．結果を表4-11に示す．

ステージⅠは，もともと予後がよく，薬剤による改善傾向がみられないが，残りのステージでは，ステージの進行とともに，生存率は低下するが，どの水準でも，薬剤群のほうが5年生存率が高くなっている．特にステージⅢaでは5年生存

表4-11 層別解析の結果

ステージ	N（症例数）	5年生存率（%）		ハザード比（95%信頼区間）	ログランク検定のp値
		対照群	薬剤群		
Ⅰ	26	88.9	87.5	1.061（0.096〜11.707）	0.9615
Ⅱ	120	69.8	75.4	0.607（0.336〜1.098）	0.0987
Ⅲa	26	37.5	61.1	0.598（0.194〜1.850）	0.3724
Ⅲb	28	38.5	46.7	0.677（0.297〜1.544）	0.3540

率で25%近い差がある．ハザード比でみても，ステージⅠだけは，1.061倍と薬剤群の死亡率が高くなっているが，残りのステージでは，0.6倍前後に死亡率が減少することが期待できる（ステージを無視したときのハザード比は表4-9より0.77倍）．

このようにステージⅠを除けば，層別する前には隠されていた延命効果がみえてきた．ただし，層ごとにログランク検定を適用してみると，いずれの層でも有意差はない．この大きな理由は，サンプルサイズが小さくなることにより，統計学的な精度が低下するためである．

層別解析は，結果の解釈が簡単であるという利点はあるが，層別してしまうと1層当たりのサンプルサイズが小さくなるため，有意になりにくくなる．また，医学研究では，複数の因子が同時に交絡因子となる可能性がある．乳癌の例でも，年齢や術式などが交絡因子になる可能性がある．このとき層別によって交絡因子の影響を除くためには，複数の因子の組み合わせで層別する必要があり，1つの層当たりの症例数が極端に小さくなるため，事実上，解析が不可能に近くなる．

層別解析のこの2つの欠点を補うのが，数学モデルによる解析である．このための方法として乳癌データのように目的変数が生存時間である場合は，Cox回帰，有効・無効のような2値データであればロジスティック回帰（logistic regression*）を用いることになる．数学モデルでは交絡因子を説明変数としてモデルに加えることにより，その影響を調整した薬剤の効果を求めることができる．

乳癌の例では，Cox回帰によってステージの影響を調整した解析を行うと，調整後のハザード比は0.63倍となり，またp値は0.036と5%水準で有意になる．以上のようにステージの交絡を除くと，薬剤の延命効果が確認できる．

このように，交絡については，解析の段階でも対応できるが，より根源的には実験デザインの段階で，交絡が起きないように工夫する必要がある．前述のように，交絡が起きるためには2つの条件が必要である（図4-34, 101頁参照）．乳癌の例では，ステージが薬剤投与と生存時間の両方に関連していたため，交絡が起きた．逆にいえば，どちらかの関連を切ることができれば，交絡は起きないはずである．

それではステージと生存時間の関連は断ち切ることができるだろうか．ステージが進行するにつれて，予後が悪くなるのは本質的な関連であるので，この関係を人工的に切ることはできない．これに対してステージと薬剤投与の関連はどうであろうか．これは観察研究であったが，無作為化割付が行われていれば，2群間でステージの分布が揃うことが期待でき，ステージと薬剤投与の関連を切れたはずである．言い換えれば，無作為化割付の目的は，群間で予後因子の分布を揃えて，交絡が起きないようにすることにある．仮に予後に重要な影響を与える因子があったとしても，2群でバランスがとれていれば，群間比較を行う際には，問題は生じない．

無作為化割付を行えば，平均的には予後因子のバランスがとれることが期待できるが，予後因子

＊：ロジスティック回帰とは，ある事象が起きる確率に対して，複数の要因がどのように影響を与えるかをモデル化する1つの方法である．

表4-12 Physicians' Health Study の結果

治療	心筋梗塞(人) あり	心筋梗塞(人) なし	計(人)	発生率(%)
プラセボ	189	10,845	11,034	1.71
アスピリン	104	10,933	11,037	0.94

表4-13 一般化した2×2の分割表

治療	イベント あり	イベント なし	計	発生率
対照群	a	c	N_1	$\frac{a}{N_1}$
薬剤群	b	d	N_2	$\frac{b}{N_2}$

が多数存在する場合には，偏ってしまう因子が出てくる可能性がある．重要な予後因子について積極的にバランスをとるための工夫が層別割付である．コホート研究などの観察研究と比較して無作為化比較試験の科学的証拠としての価値が一段高くみられるのは，無作為化により未知あるいは既知の要因の交絡を防げるためである．

Cox回帰などの数学モデルを用いた解析では，ステージの影響を数学モデルによって表現することで取り除き，薬剤と生存時間の関係を評価する．したがって，人工的にステージと生存時間の関連を断ち切ることになる．

薬剤と反応に因果的な関連がなくても，表4-5のようなデータが生じる可能性がある．薬剤情報評価における統計学の役割は，実験デザインと統計解析の双方で，バイアス，偶然，交絡の可能性を除去し，結果の科学的証拠としての強さを高めることにある．

2 薬効評価の指標

反応変数が死亡，副作用の有無などの2値データのときの薬効評価の指標について紹介する．

a アスピリンの心筋梗塞の予防効果

表4-12は，ハーバード大学のグループで行われた「Physicians' Health Study」の結果である．この研究は，健常な開業医を対象とした大規模無作為化二重盲検試験によって，アスピリンを定期的に服用すると，心筋梗塞を予防できるかを調べた研究であった．

研究に被験者として参加した開業医は，2日に1回，アスピリンの錠剤（325 mg/日），あるいはプラセボのどちらかを服用した（この研究デザインの詳細については，第9章(218頁)を参照のこと）．平均5年間の追跡の結果，プラセボ群では，11,034人中，189人に心筋梗塞が発症したのに対し，アスピリン群では11,037人中，104人であった．健常者を対象とした予防研究であり，心筋梗塞の発生率が低いことが予想されたため，このような大規模研究が実施された．薬剤の効果について，この結果から，どのような科学的証拠を得ることができるだろうか．この例に限らず，医薬研究では反応変数はしばしば，患者にとってイベントや死亡の有無などの2値をとる変数である．

表4-12の結果に基づいて，アスピリンの心筋梗塞の予防効果を検討してみる．計算方法を示すために，表4-12を一般化したのが表4-13である．多くの医薬研究の結果はこのような2×2（群×イベントの有無）の分割表で表すことができる．この表から，さまざまな情報が得られる．以下では代表的な薬効評価の指標を，2×2の分割表から計算してみる．

b 発生率の信頼区間

心筋梗塞の発生率が，対照群では189/11,034=0.0171，アスピリン群では104/11,037=0.0094であった．

ここで得られた発生率が，どの程度の信頼性があるかを評価するため，信頼区間を計算してみる．このために，いくつかの方法が知られているが，最も単純なのは，正規近似による方法である．

正規近似による比率の信頼区間

正規近似による両側$100(1-\alpha)$%の比率の信頼区間は，

発生率 p と N から

$$p \pm Z_{\frac{a}{2}} \sqrt{\frac{p(1-p)}{N}} \quad \cdots\cdots\cdots\cdots\cdots\cdots\cdots (2)$$

となる．

ここで $Z_{a/2}$ は正規分布の上側 $a/2$ 点である．90％，95％，99％の信頼区間を求める場合は，a をそれぞれ，0.10，0.05，0.01 と設定する．対応して $Z_{a/2}$ は 1.65，1.96，2.58 となる．それぞれの群について，両側 95％信頼区間を計算してみると，

1）プラセボ群　　$p = \dfrac{189}{11,034} = 0.0171$

$$0.0171 \pm 1.96 \sqrt{\dfrac{0.017(1-0.017)}{11,034}}$$

$$= 0.0171 \pm 0.0024 = 0.0147 \sim 0.0196$$

2）アスピリン群　　$p = \dfrac{104}{11,037} = 0.0094$

$$0.0094 \pm 1.96 \sqrt{\dfrac{0.0094(1-0.0094)}{11,037}}$$

$$= 0.0094 \pm 0.0018 = 0.0076 \sim 0.0112$$

となる．

アスピリン群の心筋梗塞発生率の 95％両側信頼区間は 0.0076～0.0112 と狭く，N が大きいために統計学的に精度の高い推定ができることが確認できる．

正確な信頼区分

F 分布を利用すると，正規近似を行わずに比率の正確な信頼区間を計算することができる．表計算ソフト Excel では，F 分布の％点を求めるために FINV 関数が用意されており，これを用いて，正確な信頼区間を計算することができる．X をイベントの発生人数，N をサンプルサイズとすると，両側 $100(1-a)$％の上側信頼限界 p_u は，

$$p_u = \dfrac{v_1 F_{\frac{a}{2}}(v_1, v_2)}{v_2 + v_1 F_{\frac{a}{2}}(v_1, v_2)} \quad \cdots\cdots\cdots\cdots\cdots (3)$$

$v_1 = 2(X+1), \quad v_2 = 2(N-X)$

となる．ここで，$F_{a/2}(v_1, v_2)$ は自由度 v_1 と v_2 の F 分布の上側 $a/2$ 点であり，FINV 関数を用いて計算することができる．この関数では FINV $(a/2, v_1, v_2)$ のように指定を行う．

同様に下側限界 p_l は，

$$p_l = \dfrac{v_2}{v_2 + v_1 F_{\frac{a}{2}}(v_1, v_2)} \quad \cdots\cdots\cdots\cdots\cdots (4)$$

$v_1 = 2(N-X+1), \quad v_2 = 2X$

となる．心筋梗塞の例で，正確な95％の信頼区間を計算してみる．

・プラセボ群　　　$p = 0.0171$
　・信頼上限
　　　$v_1 = 2 \times (189+1) = 380,$
　　　$v_2 = 2 \times (11,034-189) = 21,690$
　　　$F_{0.025}(380, 21,690) = 1.149$

　　　$p_u = \dfrac{380 \times 1.149}{21,690 + 380 \times 1.149} = 0.0197$

　・信頼下限
　　　$v_1 = 2 \times (11,034-189+1) = 21,692$
　　　$v_2 = 2 \times 189 = 378$
　　　$F_{0.025}(21,692, 378) = 1.161$

　　　$p_l = \dfrac{378}{378 + 21,692 \times 1.161} = 0.0148$

この例では，正確な信頼区間は 0.0148～0.0197 となり，正規近似を行った場合（0.0147～0.0196）とそれほど大きく食い違わないが，N がもっと小さく，発生率が 0 または 1 に近いときは（N・p <5），正規近似の精度が悪いため，正確な信頼区間を用いる必要がある．ちなみにアスピリン群では，95％両側信頼区間は 0.0077～0.0114 となる．

C 薬剤効果の指標

心筋梗塞の発生率が，対照群では 189/11,034 =0.0171，アスピリン群では，104/11,037=0.0094 と，アスピリン群では心筋梗塞の発症が少ない傾向にある．薬剤の心筋梗塞の予防効果を表すため，いくつかの指標が考えられる．

絶対リスク差と NNT

2つの群の心筋梗塞の発生率の差をとったものが，リスク差（risk difference）である．この例では，0.0171 － 0.0094 = 0.0077 となる．また，リスク差の信頼区間は，2 群の発生率を p_1, p_2, サン

プルサイズを N_1, N_2 とすると，式(5)のようになる．

$$(p_1 - p_2) \pm Z_{\frac{\alpha}{2}} \sqrt{\frac{p_1(1-p_1)}{N_1} + \frac{p_2(1-p_2)}{N_2}} \cdots\cdots (5)$$

この例では，

$$(0.0171 - 0.0094) \pm 1.96 \sqrt{\frac{0.017(1-0.0171)}{11,034} + \frac{0.0094(1-0.0094)}{11,037}}$$

$$= 0.0077 \pm 0.0030 = 0.0047 \sim 0.0107$$

となる．リスク差は 0.0077 であるが，悲観的にみるなら 0.0047 と小さい可能性（信頼下限）もあるし，逆に楽観的にみるなら 0.0107 と大きい可能性（信頼上限）もある．しかし，信頼区間が 0 を含まないことから，差が 0 であることは否定される．これは検定で有意差があることに対応する．

前述の(1)式に基づいてカイ2乗検定を適用してみても $\chi^2 = 25.0$，$p < 0.0001$ と高度に有意な差がある．

このリスク差の逆数をとったものが，NNT (number needed to be treated) である．これはある 1 人の患者が利益を得る（この例では心筋梗塞が予防できる）ために，何人の患者がその治療（この例ではアスピリン投与）を受ける必要があるかを示している．

アスピリンを投与すると，心筋梗塞の発生率が 0.77% 減少することが期待できる．したがって 1,000 人に投与すると，薬剤によって 7.7 人は心筋梗塞を予防できるはずである．言い換えれば，1 人を予防するためには，1/0.0077 = 130 人にアスピリンを投与する必要があると考えられる．リスク差が大きい治療法ほど NNT は小さくなる．この NNT に 1 人治療するのに必要な治療費を掛けると，1 人を救うのに必要な費用が計算できる．リスク差自体は 1% 以下と大きくないが，健常者に対する予防効果であるため，対象者が非常に多いこと，またアスピリンが低価格であることの経済的利点を考えると，公衆衛生学的な意義は大きいといえる．

NNT の信頼区間は，リスク差の信頼区間 0.0047〜0.0107 の逆数をとることにより，構成できる．

この例では，1/0.0107〜1/0.0047 = 93〜213 となる（逆数をとるため，上限と下限が逆転しているのに注意してほしい）．

表 4-14 相対リスクの計算

治療	イベント あり	イベント なし	計	イベント発生率 (p)	心筋梗塞の例
対照群	a	c	N_1	$p_1 = \dfrac{a}{N_1}$	$\dfrac{189}{11,034} = 0.0171$
薬剤群	b	d	N_2	$p_2 = \dfrac{b}{N_2}$	$\dfrac{104}{11,037} = 0.0094$
相対リスク				$\dfrac{b/N_2}{a/N_1}$	0.550

d 相対リスク

リスク差が 0.77% と小さかったが，もともと健常者を対象としており，対照群自体の心筋梗塞の発生率が 1.71% と小さいことを考慮すると，リスク差の絶対値が小さいことは仕方のない側面がある．2 つの群の発現率が 50.77% と 50.00% のときでもリスク差は同じく 0.77% となるが，前者の場合のほうが医学的な価値は高いといえる．なぜならアスピリン投与群では，発生率が半分強に低下しているからである．このような場合，2 つの群のイベント発生率の比，相対リスク (RR: relative risk) が指標としてよく用いられる．この指標は，本来薬剤を投与しなければ心筋梗塞を発症した人のうち，何% の人を，治療によって抑えることができたかを示している．

表 4-14 の例では，プラセボ群に対するアスピリン群の相対リスクは，0.550 (p_2/p_1) になる．論文などでは，イベントあるいはリスクが ○% 減少したという記述がよくみられるが，これがリスク差なのかリスク比なのか，明示的ではない場合がある．どちらなのかを明確にする必要がある．この例では，絶対リスクの減少は 0.77% であるが，相対リスクは 45% 減少している．

相対リスクの両側 $100(1-\alpha)$ % の信頼区間は次のように計算できる．

表 4-15 オッズ比の計算

治療	イベント			発生率	オッズ	心筋梗塞の例
	あり	なし	計			
対照群	a	c	N_1	p_1	$p_1/(1-p_1)=a/c$	$189/10{,}845=0.0174$
薬剤群	b	d	N_2	p_2	$p_2/(1-p_2)=b/d$	$104/10{,}933=0.0095$
オッズ比					$\dfrac{b/d}{a/c}=\dfrac{b\times c}{a\times d}$	0.546

$$\left(\frac{p_2}{p_1}\right)\times\exp\left[\pm Z_{\frac{a}{2}}\sqrt{\frac{(1-p_1)}{N_1\times p_1}+\frac{(1-p_2)}{N_2\times p_2}}\right]$$

$$=\frac{p_2}{p_1}\times\exp\left[\pm Z_{\frac{a}{2}}\sqrt{\frac{\left(1-\frac{a}{(a+c)}\right)}{a}+\frac{\left(1-\frac{b}{(b+d)}\right)}{b}}\right]$$

.... (6)

この例では相対リスクの 95% 両側信頼区間は,

$(0.550)\times$
$\exp\left[\pm 1.96\sqrt{\dfrac{(1-0.9829)}{(11{,}034\times 0.00171)}+\dfrac{(1-0.9906)}{(11{,}037\times 0.0094)}}\right]$

$=0.434\sim 0.698$

となる.

e オッズ比

相対リスクのほかにオッズ比も,薬効評価の指標としてよく利用される.オッズ比は**表 4-15** のように計算される.

オッズとは競馬などで賭け率を表す指標で,イベントが起きる確率と起きない確率の比がオッズになる.また 2 群のオッズの比をとったものが,オッズ比になる.この例では結局,オッズ比は,2 × 2 の分割表のセル度数をたすき掛けして

$\dfrac{bc}{ad}=\dfrac{(104\times 10{,}845)}{(189\times 10{,}933)}=0.546$ となる.

またオッズ比の信頼区間は (7) 式のようになる.

$\left(\dfrac{bc}{ad}\right)\times\exp\left[\pm Z_{\frac{a}{2}}\sqrt{\dfrac{1}{a}+\dfrac{1}{b}+\dfrac{1}{c}+\dfrac{1}{d}}\right]$ .... (7)

心筋梗塞の例では,オッズ比の 95% 両側信頼区間は,

$(0.546)\times\exp\left[\pm 1.96\sqrt{\dfrac{1}{189}+\dfrac{1}{104}+\dfrac{1}{10{,}845}+\dfrac{1}{10{,}933}}\right]$

$=0.429\sim 0.694$

となる.

信頼区間の幅は a, b, c, d セル度数の逆数をとって足し合わせたものなので,サンプルサイズが増えてセル度数が大きくなるほど,狭くなることがわかる.

さて,オッズ比はいったい何を表しているのだろうか.オッズ比よりは相対リスクのほうが直感的にわかりやすいのに,医学研究では好んでオッズ比が用いられる.これにはいくつかの理由がある.

表 4-15 ではオッズ比が 0.546 になったが,これは相対リスク 0.550 に,ほぼ近くなっている.実はイベントの発生確率がまれであれば,オッズを求めるときの分母の確率が 1 に近くなるので,オッズ比は相対リスクをよく近似する.健常者に心筋梗塞が起きるのは非常にまれなので,オッズ比が 0.546 であれば,薬剤によって,ほぼ心筋梗塞の相対リスクが 0.546 倍になると,事実上考えることができる.このようにまれにしか起きない事象については,オッズ比によって,相対リスクを精度よく近似できるのが,オッズ比が好んで用いられる理由の 1 つになっている.コホート研究では相対リスクとオッズ比の両方を算出できるが,症例対照研究では,オッズ比のみしか算出できず,オッズ比はコホート研究と症例対照研究で共通の効果の大きさの指標になっている.

それからオッズ比にはある種の対称性がある.例えばイベントのなし,あり,をひっくり返して,オッズ比を計算し直すと,もとの 0.546 の逆数である 1.832 になるが (1.832=1/0.546),相対リスク (1.008≠0.550) には,このような対称性は成り立たない.

表 4-16　オッズ比が臨床研究で用いられる理由

1) イベント発生率が低ければ，相対リスクを近似
2) 症例対照研究でもコホート研究でも，共通のリスクの指標となる．
3) 数学的な扱いやすさ（ロジスティック回帰との関連）
4) 対称性がある．
   イベントのなし，あり，を入れ替えたときのオッズ比
   $(189 \times 10,933)/(104 \times 10,845) = 1.832 = 1/0.546$
   イベントのなし，あり，を入れ替えたときの相対リスク
   $(10,933/11,037)/(10,845/11,034) = 1.008$
5) ロジスティック回帰と密接な関連がある．
   ロジスティック回帰が可能なソフトウエアで計算が可能

また，オッズ比が好んで用いられる統計学的な理由は，ロジスティック回帰との直接的な関連性によって，数学的に取り扱いやすいためである（表4-16）．この方法は，現在では多くの統計パッケージで計算することが可能になっている．

f 薬剤疫学と統計学

ここでは，薬剤疫学的研究を実施または評価する上で最低限必要な統計学の知識について解説した．紙面の都合上，テクニカルな面での説明は不十分であり，詳細は成書を参照されたい．

現在ではEBMが定着した感があるが，医療における統計学の重要性について，19世紀の前半から認識し，次のような言葉を残した医療関係者がいた．

> "To understand God's thought, we must study statistics, for these are the measure of his purpose"
> 「神の教えを理解するために統計学を勉強しなければならない．統計学は神の意図を測るための手段である」

フローレンス・ナイチンゲール（Florence Nightingale, 1820-1910）である．英国の裕福な家に生まれたものの身体が丈夫ではなかった彼女は，臨床の看護師として従事した期間は数年と非常に短かった．臨床の看護師としてあまり活躍しなかった彼女が有名なのはなぜだろうか．実は，「献身的な白衣の天使」というステレオタイプのイメージと，実際の彼女はまったくの別人であった．

「クリミアの天使」は，その伝記の中で「情熱的な統計家」と記述されている．彼女の活躍した当時は衛生学が確立されておらず，戦場における兵士の死亡率は非常に高かった．ナイチンゲールの最大の業績は，統計データを駆使して，戦場における兵士の死亡率を激減させたことである．実際，彼女の働いていた病院の死亡率は42%から2%に低下している．彼女が自分の主張を男性優位な封建的な軍隊で通すためには，統計学による理論武装が必要であった．ナイチンゲールの鋭い知性は，統計的方法の効用を理解し，統計データを基に人々を説得しなければ人は動かないことを感じていた．

また後年は各種の病院統計，看護統計の完備に尽力し，今でいう厚生労働大臣的な役割を果たした．その彼女は統計学についても専門的知識を有しており，国際統計学会の会員でもあった．ナイチンゲールの残した言葉は，現代においてはさらに重要である．われわれは高度情報化社会の中で生活し，かつ神様は大変意地悪で，統計学を知らない人には，さまざまな落とし穴を用意しているからである．

現在までに作成された治療ガイドラインには，日本発のエビデンスが多いとはいえない．その原因は，臨床研究を行う基盤が十分整備されてなかったことによる．しかし，近年急速に状況は改善されつつある．エビデンスの価値は研究デザイ

ンによって決まる．薬剤疫学的研究において十分な証拠力を伴う適切なデザインを選択するためには統計学の専門知識が必要である．

参考文献

1) Steering Committee of the Physicians' Health Study Research Group：The final report on the aspirin component of the ongoing Physicians' Health Study. N Engl J Med 321(3)：129-135, 1989
2) Cook ET：The life of Florence Nightingale. MacMillan, London, 1914. 中村妙子，友枝久美子(共訳)：ナイチンゲール-その生涯と思想．時空出版, 1993
3) 浜田知久馬：学会・論文発表のための統計学-統計パッケージを誤用しないために．真興交易医書出版部，1999
4) Hartzema AC, Porta M, Tilson HH, et al：Pharmacoepidemiology：An Introduction, 3rd ed. Harvey Whitney, 1998

5 患者情報の収集と評価

A 患者情報の収集

1 患者情報の必要性

　薬はモノとしての評価だけでは患者へ適正に使用することができない．薬物治療を必要としている患者に，必要な薬剤を適正に投与するには，患者情報と医薬品情報を統合させた情報が必要不可欠である（**図5-1**）．薬剤師は，多くの患者情報の中から必要な情報を評価することが重要である．患者個々の情報によって，適用される薬剤が変わってくることもあるので，患者情報は医薬品を安全かつ有効に用いるために欠かせない情報である．

　医療法総則第1条の2において，「医療は，生命の尊重と個人の尊厳の保持を旨とし，医師，歯科医師，薬剤師，看護師その他の医療の担い手と医療を受ける者との信頼関係に基づき，及び医療を受ける者の心身の状況に応じて行われるとともに，その内容は，単に治療のみならず，疾病の予防のための措置及びリハビリテーションを含む良質かつ適切なものでなければならない」と記述されている．患者情報は，患者の心身の状況を内包しており，患者およびその家族と医療スタッフ，また医療スタッフ間の信頼関係のもとでなされる良質かつ適切な医療の実現のために必要なものである．

　図5-2に，患者情報について情報源，情報収集・評価，必要な患者情報に至る流れについて示した．

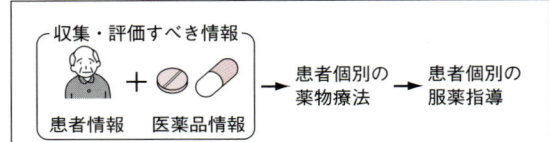

図5-1 医薬品の適正使用には患者情報と医療情報を統合したものが必要不可欠

2 薬物治療に必要な患者情報

　薬物治療に必要な患者情報は，情報収集の方法により，主観的情報と客観的情報に大きく分けることができる．主観的情報とは患者の自覚症状や問診情報などであり，客観的情報とは他覚的な情報で，薬歴や検査所見などがある．必要な患者情報とその項目を**表5-1**に示す．

a 基礎情報

　基礎情報は患者の基本的な情報であり，薬物療法の用量設定において最も基本的な情報となる．

・患者氏名：患者を認識する情報として重要（患者取り間違えを防止するための確認事項）．

・生年月日，性別，身長，体重：薬物療法の用量の規定因子．

・職業，被保険者番号：職業によっては服薬コンプライアンスに影響を与えることがある．また職業は患者の理解力を推測する情報になることがある（例：医療職など）．

b 医学的情報

　患者は診断または治療のために医療機関を訪れており，患者は疾病の治癒を最大の目標としている．そのため，医学的情報は今後の治療方針の情

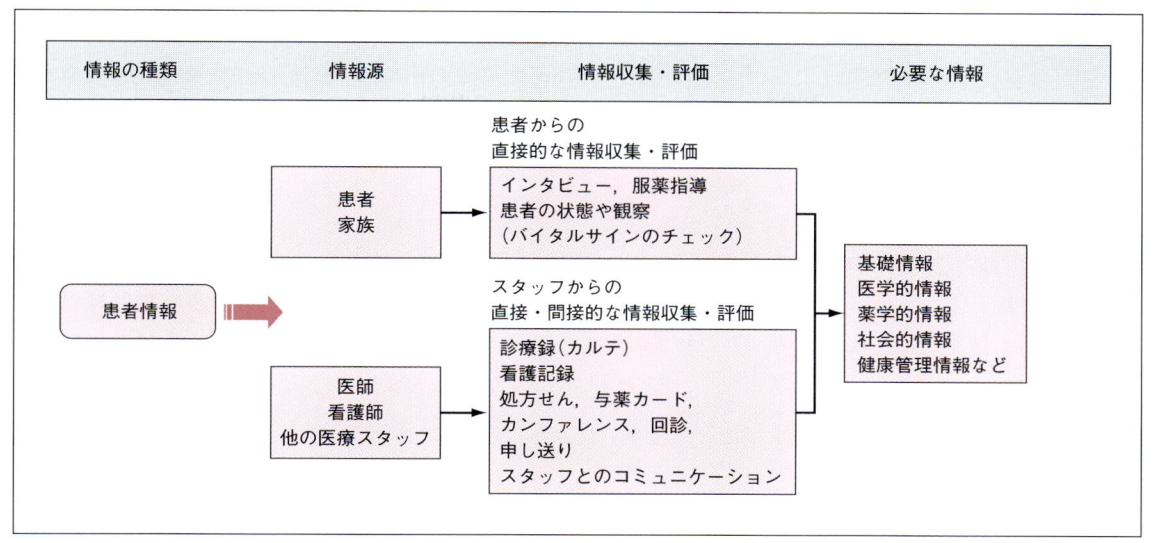

図5-2 患者情報の情報源，情報収集・評価，必要な情報

表5-1 必要な患者情報と項目

必要な情報	項目
基礎情報	診療録番号，患者氏名，生年月日，性別，身長，体重，担当医師，診療科名，住所，入院日，退院日，職業，被保険者番号など
医学的情報	主訴，診断名，現病歴，既往歴，家族歴，合併症，検査所見，バイタルサイン，輸血歴など
薬学的情報	薬歴，処方薬，一般用医薬品，健康食品，サプリメント，アレルギー歴，副作用歴，副作用の徴候，服薬管理方法，コンプライアンスの状況，服薬スケジュール，薬識，服薬行動など
社会的情報	職業，家族構成，性格，教育，宗教，住居環境，コミュニケーションなど
健康管理情報	喫煙，飲酒，嗜好品，健康に対する考え方，生活リズム（食事の状況，睡眠の状態，排便）など

報として重要である．

- 主訴，診断名，現病歴：受診または入院に至る経緯．
- 既往歴：過去の病歴，受診歴，入院歴．
- 家族歴：医学的情報に関する家族歴は糖尿病，高血圧症，高脂血症や癌などの遺伝的素因が考えられる疾患の情報．
- 検査所見，バイタルサイン：薬物療法時の薬剤選択や投与量設定の規定因子．
- 輸血歴：疾病との関連性．

C 薬学的情報

現疾患による処方薬のほか，他科または他院からの処方薬，一般用医薬品，健康食品の把握は相互作用，重複投与，副作用の観点から重要である．また，治療効果と直結するコンプライアンスや服用または使用方法の情報も今後の薬物療法において重要な情報となる．薬学的情報は薬剤師にとって重要な情報であり，意図した詳細な情報が必要である．

- 薬歴，処方薬：他科，他院からの薬を含めた入院前からの服用薬，現時点での服用薬，さらに頓服薬については使用頻度，外用剤については使用法などの情報．
- 一般用医薬品，健康食品，サプリメント：民間療法の有無についての情報も必要．これらについては，服用（使用）効果の目的，用法用量，服用（使用）状況などの情報．また，処方薬との相互作用，重複投与についての情報．さらに，ビタミン剤など検査に影響を及ぼす可能性のあるものの情報．持参の有無などの情報．
- アレルギー歴：原因物質，症状，時期，対処法など．
- 副作用歴，副作用の徴候：原因薬物，症状，時期，医学的対処法とその経過など．

- 服薬管理方法：誰が，どのように行っているか．
- コンプライアンスの状況：用法用量などの情報．
- 服薬スケジュール：何時に薬を飲むか，それと合わせて食事および就寝時間の情報．
- 薬識：薬剤の治療的意義の理解．薬に関連した嗜好（散剤，錠剤，カプセル剤のうち飲みやすい剤形，服用しやすい剤形の大きさなど）についての情報．
- 服薬行動：薬の飲み忘れの有無，そのときの対処法など．

d 社会的情報

　患者家族は患者の服薬行動や服薬認識の援助者として重要な役割を担う場合があるため，家族構成などは必要な情報となる．さらに，仕事や経済状況などの社会的背景は治療方針に大きな影響を及ぼし，患者および家族に大きな心的ストレスを与えることがある．生活サイクルや仕事の関係で薬の服用が妨げられる場合もあり，患者の生活習慣の情報もコンプライアンスに大きな影響を与える．また，患者の視力，聴力，発語などによって服用指示，指導方法を考慮する必要があり，コミュニケーション能力は患者の意欲や考えの表現力に応じた効果的な指導方法を行うための重要な情報である．

- 職業：職種や会社での立場など．
- 家族構成：介護者となる人がいるか，家族に与える社会的不安要素，生計者など．
- 性格，教育，宗教：指導方法および治療方針の情報．
- コミュニケーション：視覚，聴覚，会話における問題点の有無など．

e 健康管理情報

　健康管理情報は健康に対する価値観，健康回復への意欲，健康への関心，症状が発現した場合の対処方法などの情報である．患者の疾病や治療への認識および意欲は，服薬行動に直接的に影響する．

- 喫煙，飲酒：薬物代謝に影響を与えるため，重

表5-2　診療録の記載事項

1. 診療を受けた者の住所，氏名，性別および年齢
2. 病名および主要症状
3. 治療方法（処方および処置）
4. 診療の年月日

要な情報．
- 健康に対する考え方：患者の現疾患に対する考え方，日々の過ごし方は，治療方針，コンプライアンスの情報となる．
- 生活リズム：服薬スケジュールの情報．

3 患者情報源

　患者情報は，患者の全体像を把握する上で重要である．情報源としては，患者およびその家族などからの直接的なものと，診療録や看護記録，さらに，カンファランス，回診や申し送りなどの間接的なものがある．また，対象の患者が入院患者か外来患者かによっても，情報源が異なってくる．

a 入院患者の場合

　患者を情報源とする以外に，他の医療スタッフを情報源とすることができる．

1）医師

　医師は，主に診断と治療を行っている．医師が情報源の場合，直接的なコミュニケーションから得られる情報とは別に，診療録，カンファランスや回診などの間接的なものからも情報を得ることができる．

【診療録】

　医師法第24条に「医師は，診療をしたときは，遅滞なく診療に関する事項を診療録に記載しなければならない」とある．その診療録の記載事項として，医師施行規則第23条に「診療録の記載事項は，左の通りである」とあり，その内容を表5-2に示す．

　法的には，表5-2のとおりであるが，実際には，患者の基本情報，主訴，現病歴，既往歴，家

族歴，社会歴，嗜好，アレルギー歴，副作用歴，身体所見，検査所見などが，入院時に診療録に記載され，その後は経過や処置など医師が行った行為すべてが記載されていく．この診療録は医学的情報の情報源となっている．さらに，治療方針において，重要な要素となるインフォームド・コンセントの情報も診療録に詳細に記載されており，この情報は，医療スタッフが共有化しなくてはならない情報である．

2) 看護師

看護師は，保健師助産師看護師法第1章総則第5条にて，［この法律において「看護師」とは，厚生労働大臣の免許を受けて，傷病者若しくはじょく婦に対する療養上の世話又は診療の補助を行うことを業とする者をいう］とあるように，患者の身体的，精神的，社会的なケアや医師の指示に基づいた医療行為を主に行っている．看護師を情報源とした場合，医師と同様に直接的なコミュニケーションからの情報とは別に，看護記録や申し送りなどからも情報を得ることができる．

看護記録からは患者の基本情報のほか，ケアをする上での情報として患者の性格や健康に対する考え方，入院生活の不安，介護者や家族歴などが入院時の情報として得られ，その後の経過記録では，患者の入院生活情報，行ったケア，医療行為などが記載されており，患者ケアおよび経過の情報源となっている．

3) 患者

患者への服薬指導の中から必要な情報を引き出し，さらに患者の状態を観察することによって，患者情報を得ることができる．患者がもっている記録としては，お薬手帳があり，ここから薬歴情報などを収集することができる．

4) その他の記録情報

表5-3にその他の記録情報を示す．

b 外来患者の場合

保険薬局においては，情報源は患者，家族，介護者のみとなる．そのため，患者面談(インタビュー)または，薬剤交付時およびお薬手帳が主

表5-3 その他の記録情報

法的記載義務があるもの	助産録，救命救急処置記録，照射録，調剤録
その他	手術記録，検査所見記録，X線写真など

な情報源となる．さらに，処方せんや保険証も重要な情報源となる．

4 患者からの情報収集・評価

得たい情報について，患者の言葉や表現で情報を収集する場合は，開いた質問(open-ended question)をする．主に薬学的情報を収集する時に有用である．その得られた情報について，さらに詳細に情報収集する場合には，焦点を当てた質問(focused question)をする．また，患者はさまざまな医療スタッフと入院時にインタビューを行っているため，すでに得られている情報については，確認を目的に質問する．その場合，閉ざされた質問(closed question)をすることがある．

a 開いた質問

基本的には5W1Hで問いかける．When(いつ)，Who(誰が)，What(何を)，Where(どこで)，Why(なぜ)，How(どのように)という形式で質問する．ただし，インタビューの中で，1つの質問に対して複数の回答を患者に要求するのではなく，なるべく，1つの質問に対して1つの回答を得る形で質問をする．

例：このお薬はいつ飲んでいますか．
　　このお薬はどういった目的で飲んでいますか．

b 焦点を当てた質問

開いた質問または，患者からの訴えの中で，薬物治療上の問題点を探るために詳細に情報を得たいときに用いる質問形式である．副作用歴，アレルギー歴，服薬歴など薬物治療上keyとなる情報について，焦点を絞り詳細な経過などについて質問する．

例：
(薬剤師)このお薬(ナテグリニド)はいつ飲んでいますか．
(患者)食事をとる前に飲んでいます．
(薬剤師)具体的に食事をとる何分前ですか．
(患者)食卓に薬も一緒に用意するので，薬を飲んですぐにご飯を食べています．

C 閉ざされた質問

Do(〜していますか)やbe動詞で始まるような質問形式で，患者は「はい」または「いいえ」の答え方しかないため，患者の訴えを聞くことができない．そのため，有力な情報が得られないことが多い．しかし，すでに他の医療スタッフから収集した情報を確認するために問いかける場合には，患者の負担を軽減することができる点で有用な方法となることがある．
例：たばこは吸っていませんよね．

B 患者情報の評価(POS, SOAPなど)

1 問題志向型システム(POS)

薬剤師が薬物療法に参画する際には，患者，医薬品，さらに疾病とその治療法の情報収集を行った上で，患者が抱えている問題を，薬剤師の専門性を生かして解決することを目標に設定して行う．そのための有効な手段として，問題志向型システム(POS；problem oriented system)がある．POSは1960年代に米国の内科医L.L.Weedにより提唱されたもので，「患者のもっている医療上の問題に焦点を合わせ，その問題をもつ患者の最高の扱い方(best patient care)を目指して努力する一定の作業システム」とある．

POSはチーム医療の中で共通のシステムであり，医師，薬剤師，看護師，その他の医療スタッフがそれぞれの専門的立場より，患者の問題に焦点を合わせて，その問題点を理論的に解決していく一連の作業システムである．このシステムにより，各職種の専門性が明確となり，チーム医療が成り立つ．その中で，薬剤師は薬学的な問題を薬学的理論をもって解決する役割を担っている(図5-3)．

また，このPOSの記録様式として，問題志向型診療記録(POMR；problem oriented medical record)があり，これは，患者の問題に焦点を合わせた理論的構成の診療記録である．

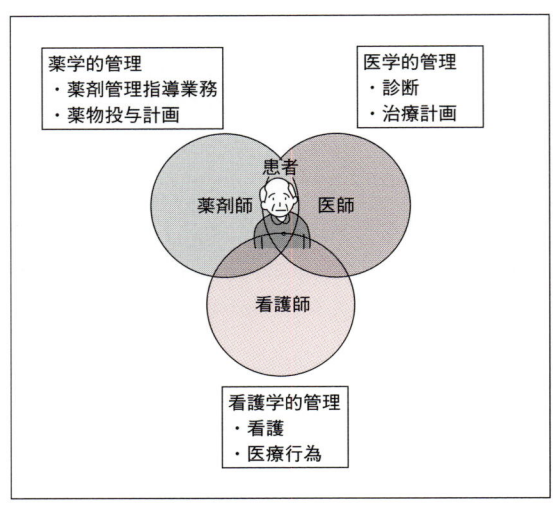

図5-3 チーム医療におけるPOS

2 POSとPOMR

POMRはPOSの記録形式であり，この記録は科学論文と同様の思考の基にある．研究を行い論文として公表する場合，論文の構成は通常，要約，緒言・目的，方法，結果，考察である．一方，POMRは患者の抱えている問題を解決するための記録であり，基礎データ，問題リスト，初期計画(解決するための方策)，経過記録(方策を行った結果と次の計画)，退院サマリーなどで構成されている．基礎データ，問題リストは，論文の背景にあたり，どのような問題があるかを明確に示す必要がある．さらに，初期計画は方法に，経過記録は結果・考察にあたり，理論的な記載が要求される．このように問題の解決法は，すべて同様

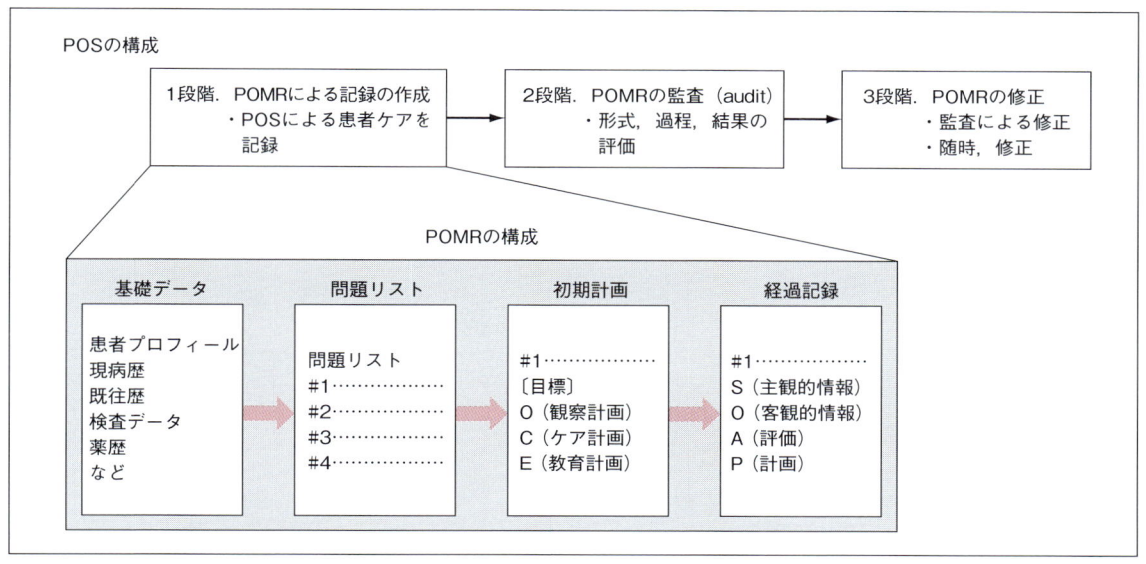

図 5-4 POS の構成と POMR の構成

の思考から成り立っており，問題提議，解決法，結果・考察とつながっていく．また，この記録は，他の医療スタッフ，さらに患者などの要求により情報公開する資料となるため，明確に記録する必要がある．

a POS の構成

POS の構成（図 5-4）には，POMR による記録の作成，監査（audit），修正があり，これを繰り返すことにより，問題の解決法の質が向上し，焦点が絞られて，問題が解決される．POMR の記録は患者のケアに対する理論と行動が記載されている．監査では，形式，理論に基づいた行動の過程，総合的な評価を監査する．さらに，この監査には薬剤師教育の意味も含まれている．修正は監査による修正と随時修正がある．

b POMR の構成

POS の第一の段階である記録の作成に POMR が用いられる．その構成は，基礎データ，問題リスト，初期計画，経過記録からなり，そこに退院サマリーが加わることもある（図 5-4）．また，これらの記録は，他の医療スタッフと異なる専門性を生かした内容でなくてはならない．

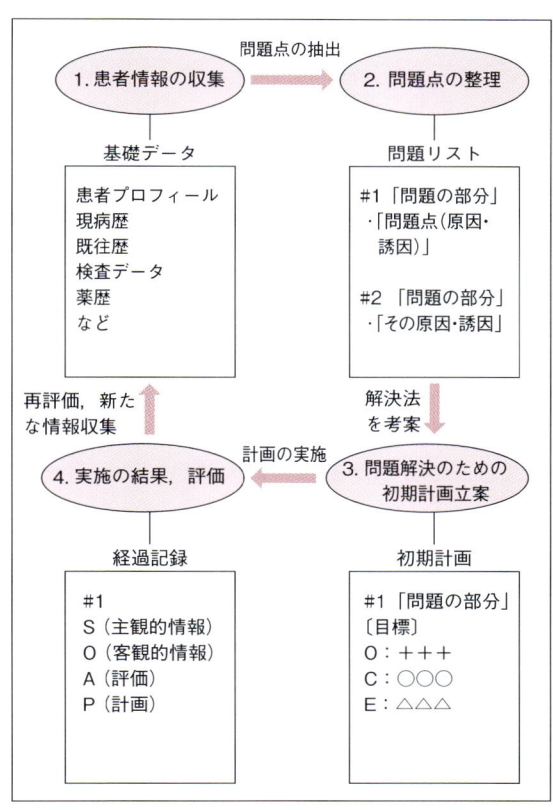

図 5-5 POS と POMR の関係

POS と POMR の関係について図 5-5 に示した．POS は患者が主体であるため，まずは，患者情報の収集が基本となり，その収集内容は基礎

表 5-4　薬学的管理上，抽出すべき問題

- 副作用の防止および早期発見
- 薬剤の効果
- 相互作用の防止
- 用法用量（体内動態，患者背景を考慮する）
- 剤形，投与ルート
- コンプライアンス
- 薬剤使用の必要性，妥当性
- 薬物療法に対する患者知識
- 退院後の服薬管理

データとして記録される．ついで，その患者情報の収集から得られた問題点の抽出を行い，それを問題リストとして記録する．その問題を解決するための方法と計画を立案し，その立案内容を初期計画として記録する．これらの計画は，患者への服薬指導や他の医療スタッフへの薬物療法を提案することによって実施される．その実施状況，計画実行の効果，計画の継続または変更などを，経過記録として記載する．これらを継続して行うことにより，薬剤師として患者の問題を解決していく．

1) 基礎データ

患者の基礎情報のほか，薬学的ケアで必要となる情報として，アレルギー・副作用歴，病歴，薬歴，嗜好品などを記載する．薬剤の用法用量の規定因子や薬剤の副作用の危険因子などの情報が得られる．この基礎データは大抵は記載項目が決まっており，形式的に穴埋めする記載となりがちだが，常に患者を問題視して情報収集および記録することが重要である．この情報収集が曖昧であると，この先の作業すべてに影響するため，明確で信頼性のある情報を収集しなければならない．

2) 問題リスト

問題リストとは，収集された患者情報の中から，患者が抱えている薬学上の問題点を抽出，整理して記録したものである．ここでは，問題を提示することにより問題を明確化することができる．さらに，カルテや看護記録の問題リストと区別することにより，薬剤師の専門性が発揮されるため，薬学的管理上の問題リストを作成すること

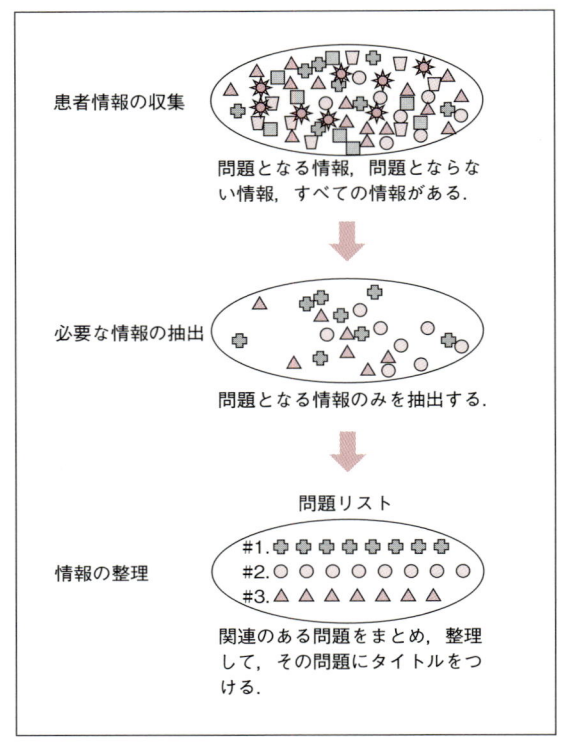

図 5-6　問題リストの作成の流れ

が重要となる．つまり，患者の抱えている問題を解決する方法が，薬剤師であれば薬物療法からのアプローチ，医師であれば医学的なアプローチ，看護師であれば看護ケアからのアプローチというように，その問題に対するアプローチの方向が違っていなくてはならない．このようにそれぞれの職種が専門性を発揮することにより，患者を多角的に捉えることができ，その結果として患者中心の医療につながる．また，常に問題意識をもって患者に接することが重要である．

【問題リスト】

薬学的管理上，抽出すべき問題を**表 5-4**に示す．問題リストの作成は，収集された情報の中から必要な情報を抽出して，関連のある情報を1つの問題とし，その塊に名前をつけていく．問題リストは問題のタイトルの役割を果たしている（**図 5-6**）．そのため，簡潔でほかの医療スタッフが見て，理解できるように記録する．

問題リストの作成の主なポイントを**表 5-5**に

表5-5 問題リストの作成の主なポイント

```
1. 記載方法としては主に2通りの方法がある．
  1) 問題点（原因，誘因）を示す部分と問題の部分を
     〜（問題点）に伴う〜（問題），〜（問題点）に関
     連した〜（問題）と記載する．
     例：#1 知識不足に関連した不適当な服薬の可能
         性
  2) 問題の部分を # で記載し，その問題点（原因，誘
     因）を項目ごとに箇条書きに記載する．
     例：#1 不適当な服薬の可能性
         ・知識不足
2. 問題リストの#（ナンバー）は，重要な順につけ
   る．
3. 問題リストは，問題を明確化することが目的であ
   るため，疑いや？などは記載しない．
4. 問題の原因や誘因を含めた現象（症状，徴候）で簡
   潔に表現する．
5. 新たな問題が生じた時点で，問題リストに追加す
   る．
```

示した．問題リストの表記には，問題点（原因・誘因）とそれによる問題がある．主に，問題点は患者個別の情報であり，問題はその問題点が原因で起こりうる薬剤または薬物治療上の問題である．また，問題リストを薬剤，疾患，患者が抱えている問題と分けて，問題リストを作成することによって問題が明確化され，初期計画を作成するときの情報収集がスムーズに行われる．ただし，問題は単一の問題から起こるものではなく，複合的に起こる問題も多々ある．その場合，問題の分類にとらわれず，明確に問題リストを作成することが重要である．

また，問題リストでは疾患に関与することもあるが，その疾患に対する薬物療法について問題視すべきであり，医師との専門性の違いを明確に記録する．特に，治療効果を問題リストにあげる場合に誤ることが多く，疾患の治療を抽象的に記載するのではなく，その疾患に対する薬物療法について具体的に記載する必要がある．

3）初期計画

初期計画は，問題を解決するための目標とその目標に到達するための具体的な計画の2本立てで構成されている．記録の構成としては，各問題リストについて，［解決目標］と解決するための薬学的な計画となっている．

初期計画の種類として，観察計画（O），ケア計画（C），教育計画（E）があり，問題リストごとに，O, C, E に分けて計画を立案する．ただし，各問題リストについて，3種類の計画すべてを必ずしも立案する必要はなく，問題の解決法として必要な項目を必要な数だけ立案する．

- **観察計画（O：observation plan）**：観察計画は主に検査データであり，情報量が豊富であるが，意図した必要な情報収集を行うことが重要である．検査データについては，具体的な検査項目を記載する．
- バイタルサイン．
- 治療効果を観察するための検査データの推移．
- 服用薬剤の効果や副作用を観察するための患者の自他覚症状や検査データの推移．
- **ケア計画（C：care plan）**：患者への薬学的ケア計画は，薬学的観点から医師や看護師に薬剤の必要性や副作用の対処法などを提案する内容となる．
- **教育計画（E：education plan）**：患者への教育計画は，主に薬効，副作用，薬物療法に関連する薬識・病識，治療方針，コンプライアンスの向上，嗜好や日常生活などの指導，教育であり，服薬指導内容は具体的に記載する．

【初期計画の目標の設定】

目標は解決可能であり，観察可能または測定可能な目標を立てる．また，この目標もあくまでも患者の目標であるため，記載は患者を主語とした行動目標となる．

＜悪い例＞薬物療法の必要性を理解する．

この例では，患者は理解するとなっている．理解を何かの尺度で測ることができればよいが，この記載ではどのように理解したか，測定が不可能である．

＜良い例＞薬物療法の必要性が理解でき，内服薬の自己管理ができる．

この例では，患者は薬物療法の必要性を理解した上，何ができるようになるかという行動を観察

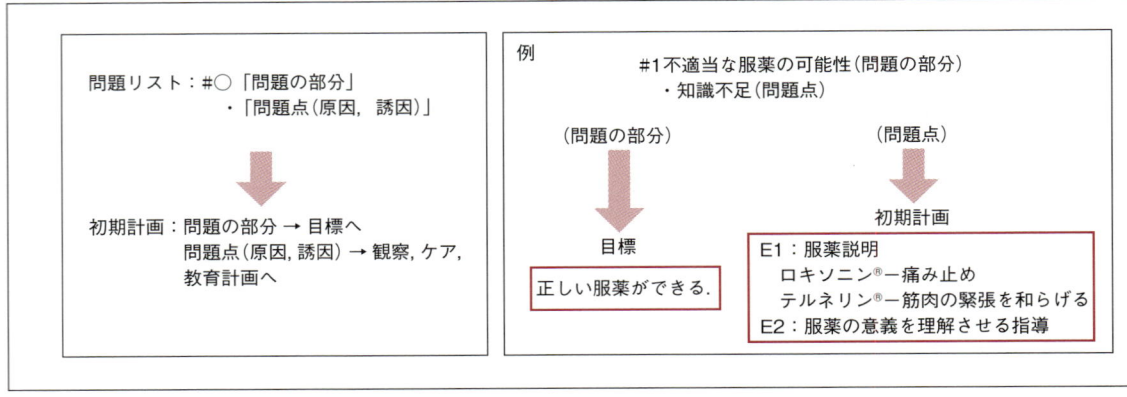

図5-7 問題リストから初期計画への流れ

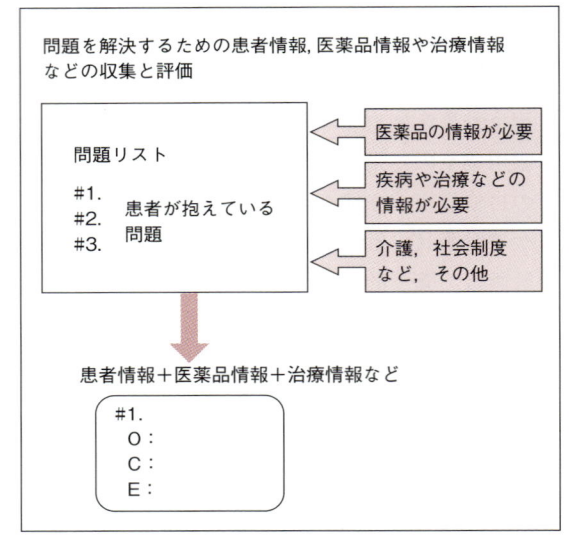

図5-8 問題リストから初期計画を作成する際に必要な情報

することができるため，測定可能な目標となる．

　初期計画の目標は，患者が理解して何ができるようになるかという行動を記載する．さらに，問題リストから初期計画へ移っていくときに，図5-7に示したように，問題の部分を解決したいので，この部分を受けて目標を立てる．そして，その問題の原因や誘因を解決しないと目標は達成されないため，これらを解決すべく計画を立てる必要があり，これが初期計画になる．

　また，目標が達成されたときには，その達成日を記載し，その問題に対するケアは終了となる．

【初期計画の作成】
　初期計画の作成は，薬学的観点から問題の解決法を見出すための戦略である．そのため，問題に対して薬学的アプローチが必要となり，解決法の作成には薬学的知識の基，医薬品情報や治療情報の収集と評価を行い，初期計画を立案する．ここでは，患者情報に，問題を解決するための医薬品情報や治療情報が加わることになる（図5-8）．初期計画の立案に際し，問題リストが端的に整理され作成してあれば，どのような情報を収集すればよいか明確となり，情報収集が行いやすい．その情報収集の方法を図5-9に示した．

4) 経過記録（SOAP形式による記録の作成）

　経過記録は初期計画の実践を記録したものであり，初期計画に基づき，患者の日々の観察，ケア，指導した内容を記載したものである．POSを実践するための経過記録の記載方法にSOAP形式がある．SOAP形式とは，各問題リストについて初期計画にそって，主観的情報（S），客観的情報（O）を収集し，SおよびOについて評価（A）し，次の計画（P）を立てるという理論的な問題解決法のための記載方法である．SOAP形式による記載はPOS実践のための記載方法であるため，主観とは患者の主観を意味する．表5-6にSOAP形式による経過記録の主なポイントを示す．

・S：subjective data　主観的データ
・患者が訴えた症状や問題を，患者の訴えのまま記載する．
・問題リストに関連して，薬剤師が意図的に自

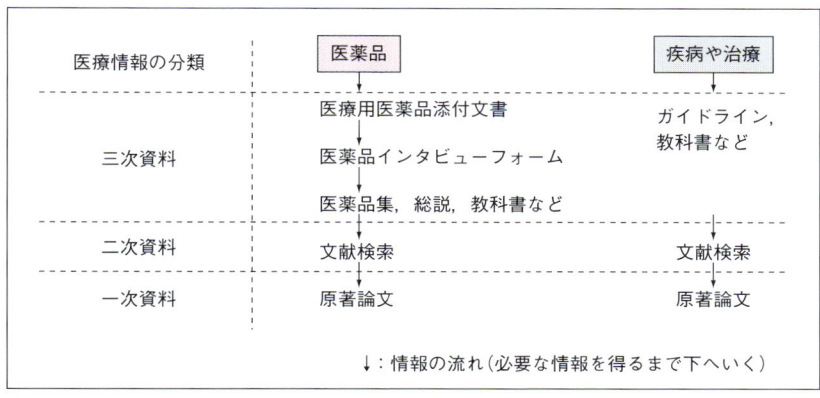

図5-9 初期計画立案のための情報収集の方法

表5-6 SOAP形式による経過記録の主なポイント

- 指導および観察した日付，実施者名を記載する．
- 問題リストごとに，SOAP形式で記載する．
- SおよびOについては，どちらか一方のみの情報となることもある．

覚症状を聞き出した内容を患者の言葉で記載する．
- 薬剤師の主観は記載しない．
- O：objective data　客観的データ
- 薬剤師が客観的に観察した結果を記載する．
- 初期計画の観察ケアに相当する観察項目（検査データ，服薬状況，身体所見，バイタルサインなど）を，他の医療スタッフの記録（診療録，看護記録など）から入手した客観的情報，評価を記載する．
- 他の医療スタッフとの協議・調査内容を記載する．
- 便宜上，薬剤師の服薬指導内容を記載する．
- A：assessment　評価
- S，Oの情報を薬学的観点から分析，評価する．
- Pを立案する上で，問題の解決度（改善，変化なし，悪化）を見極めて，Pを立案するための評価をする．
- 薬剤師による薬学的評価を記載する．
- P：plan　計画
- Aより今後の問題解決のためのプランを作成する．

- 初期計画の継続，追加計画，削除計画項目などを記載する．
- 初期計画の評価・修正を行う．

3 薬剤管理指導業務

薬剤管理指導業務とは，医療機関の薬剤師が調剤，医薬品管理，医薬品情報管理，薬歴管理さらに入院患者への服薬指導など入院中の薬に関するケアを，薬学的な知識，技能，態度をもって行うことである．

また，今日の高度医療の中で，2008年度の診療報酬の改定により，薬剤管理指導料は対象患者を3区分に分類した算定となった（表5-7）．

薬剤管理指導料は，当該保険医療機関の薬剤師が医師の同意を得て薬剤管理指導記録に基づき，直接服薬指導，服薬支援その他の薬学的管理指導（処方された薬剤の投与量，投与方法，投与速度，相互作用，重複投薬，配合変化，配合禁忌等に関する確認ならびに患者の状態を適宜確認することによる効果，副作用等に関する状況把握を含む）を行った場合に週1回に限り算定できる．ただし，本指導料を算定する日の間隔は6日以上とし，月4回を限度として算定できる．

表5-7の区分1を算定する場合にあたっては，薬学的管理指導により把握した必要な情報を速やかに医師に提供するものとする．

区分1の対象患者のうち，意識障害等の状態

表 5-7　薬剤管理指導料

区分	対象	点数
1	救命救急入院料等を算定している患者に対して行う場合*)	430 点
2	特に安全管理が必要な医薬品が投薬または注射されている患者に対して行う場合**)（1 に該当する場合を除く）	380 点
3	1 および 2 の患者以外の患者に対して行う場合	325 点

*)の対象患者：救命救急入院料, 特定集中治療室管理料, ハイケアユニット入院医療管理料, 脳卒中ケアユニット入院医療管理料, 新生児特定集中治療室管理料, 総合周産期特定集中治療室管理料または広範囲熱傷特定集中治療室管理料のいずれかを算定している患者
**)の対象患者：抗悪性腫瘍剤, 免疫抑制剤, 不整脈用剤, 抗てんかん剤, 血液凝固阻止剤（ワルファリンカリウム, チクロピジン塩酸塩, クロピドグレル硫酸塩およびシロスタゾールならびにこれらと同様の薬理作用を有する成分を含有する内服薬に限る）, ジギタリス製剤, テオフィリン製剤, カリウム製剤（注射薬に限る）, 精神神経用剤, 糖尿病用剤, 膵臓ホルモン剤または抗 HIV 薬が投薬または注射されている患者
（保医発第 0305001 号　2008 年 3 月 5 日，医科点数表を一部改変）

表 5-8　薬剤管理指導記録の記載事項

- 患者の氏名
- 生年月日
- 性別
- 入院年月日
- 退院年月日
- 診療録の番号
- 投薬・注射歴
- 副作用歴
- アレルギー歴
- 薬学的管理指導の内容
- 患者への指導および患者からの相談事項
- 薬剤管理指導等の実施日
- 記録の作成日
- その他の事項

表 5-9　薬剤管理指導に関する施設基準

1. 当該病院に常勤の薬剤師が，2 人以上配置されるとともに，薬剤管理指導に必要な体制がとられていること．
2. 医薬品情報の収集及び伝達を行うための専用施設（以下「医薬品情報管理室」という）を有し，常勤の薬剤師が 1 人以上配置されていること．
3. 医薬品情報管理室の薬剤師が，有効性，安全性等薬学的情報の管理及び医師等に対する情報提供を行っていること．
4. 当該病院の薬剤師は，入院中の患者ごとに薬剤管理指導記録を作成し，投薬または注射に際して必要な薬学的管理（副作用に関する状況把握を含む）を行い，必要事項を記入するとともに，当該記録に基づく適切な患者指導を行っていること．
5. 投薬・注射の管理は，原則として，注射薬についてもその都度処方せんにより行うものとするが，緊急やむを得ない場合においてはこの限りではない．
6. 当該基準については，やむを得ない場合に限り，特定の診療科につき区分して届け出を受理して差し支えない．

（保医発第 0306003 号，2008 年 3 月 6 日より）

にあり直接服薬指導ができないものについては，その他の薬学的管理指導を行うことにより算定できる．

　また，薬剤管理指導料の算定対象となる小児および精神障害者等については，必要に応じて，その家族等に対して服薬指導等を行った場合であっても算定できる．

　さらに，薬剤師は，過去の投薬・注射および副作用発現状況等を患者または家族等から聴取し，当該医療機関及び可能な限り他の医療機関における投薬または注射に関する基礎的事項を把握する．

　薬剤師が患者ごとに作成する薬剤管理指導記録には，表 5-8 にある事項を記載し，最後の記入の日から最低 3 年間保存する．

　ただし，薬剤管理指導記録を診療録等とともに管理する場合は，重複する項目については別途記録の作成を要しない．

　また，薬剤管理指導料を算定している患者に投薬された医薬品について，医薬品緊急安全性情報および医薬品・医療機器等安全性情報の情報を薬剤師が知ったときは，原則として速やかに保険医に対し，当該情報を文書により提供するとともに，保険医に相談の上，必要に応じ，患者に対する薬学的管理指導を行うものとする．表 5-9 に薬剤管理指導の施設基準を示した．

4 保険薬局におけるPOS

　保険薬局の保険薬剤師は，調剤を行う場合は，患者の服薬状況および薬剤服薬歴を確認しなければならない．さらに，後期高齢者の患者では，経時的に薬剤服用歴が管理できる手帳の持参を確認し，活用することとなっている．その手帳には，表5-10にある事項を記録する．

　保険薬局では，薬剤服薬指導料を算定することができるが，そこでは副作用などの有無を記載するのみでは不十分とされており，どのような副作用に着目して何の情報を得ることができたかというように，薬学的な観点から情報収集して服薬指導した内容を記載する必要がある．つまり，常に薬剤師は薬学的観点からのアプローチが必要である．

表5-10　手帳の記載事項

1. 患者の氏名，生年月日，連絡先等患者に関する記録
2. 患者のアレルギー歴，副作用歴等薬物療法の基礎となる記録
3. 患者の主な既往歴等疾病に関する記録

6 臨床の現場と医薬情報活動

A 薬事行政と法制度

1 医薬品の適正使用と薬事行政

　薬物療法を適正に実施するためには，純良な医薬品と適切な医薬品情報が提供され，それらを有効に利用しなければならない．医療現場の薬剤師はさまざまな判断に迫られるが，判断に際して根拠となる情報が適切に提供されるように規定しているのが法律である．薬剤師は法律の主旨と各種の制度から生まれる情報の意味を理解しながら，業務を遂行しなければならない．

　薬事法では医薬品に関するさまざまな運用方法を，また薬剤師法では薬剤師の資格と義務を規定している．医療法では医療機関の施設や組織，特殊な医薬品については麻薬及び向精神薬取締法，覚せい剤取締法などが定められている．法律条文は基本理念を述べる場合が多く，現場の運用に必要な規定は施行規則（薬事法施行規則など）または省令〔医薬品の臨床試験の実施の基準に関する省令（GCP；good clinical practice）など〕に詳細かつ具体的に定められている．

　医薬品の品質と安全性を確保し，薬物療法の有効性と安全性を向上させるには，開発，製造，流通，臨床使用の各段階において，行政による規制や指導，また情報提供が必要である．わが国では厚生労働省が薬事行政を所掌している．そのうち，医薬食品局は，医薬品の研究開発，新薬の承認，安全性の確保，健康被害の救済，不良な医薬品の取り締まりなどを，医政局は研究開発や流通を，保険局は薬価など診療報酬関連をそれぞれ所管している（図6-1）．また，各分野の専門家を集めた審議会が設置され，厚生労働大臣の諮問に対する答申を検討する．独立行政法人医薬品医療機器総合機構においては，薬事法および独立行政法人医薬品医療機器総合機構法に基づき，医薬品の審査関連業務，安全対策業務および健康被害救済業務を実施している．

　医薬品に関して問題が生じた場合，厚生労働省の担当課長，部長，局長名で通知が発令され行政指導がなされる．特に重要と判断された用件や制度については省令，政令として法制化され，罰則を伴う強制力をもつようになる．省令や政令は，必要に応じて国会の承認を得た後，改正される薬事法，薬剤師法，医療法などに盛り込まれる．医薬品情報に関連する法律条文を参考資料（131, 132頁）に示した．

　例えば，ある医薬品の臨床使用において重篤な副作用が発生した場合，医薬品副作用報告制度によって，医療機関および企業から厚生労働省に情報が入る．担当部署で検討した後，厚生労働省医薬安全課長通知によって，該当企業には医薬品添付文書中の重篤な副作用の欄を改訂するよう指導がなされ，医療機関には医薬品・医療機器等安全性情報などによる情報提供が定期的になされる．発生事例が死亡例など特に重篤な場合は，該当企業に緊急安全性情報を流すよう指導がなされる．この場合，現場の薬剤師は早急に使用医師に文書でこの情報を伝えなければならない．

　医薬品の品質管理の基準であるGMPは，1976（昭和51）年の局長通知から実施され，1979（昭和54）年に製造企業の遵守事項として厚生省令に位置づけられ，1994（平成6）年からは製造企業の許

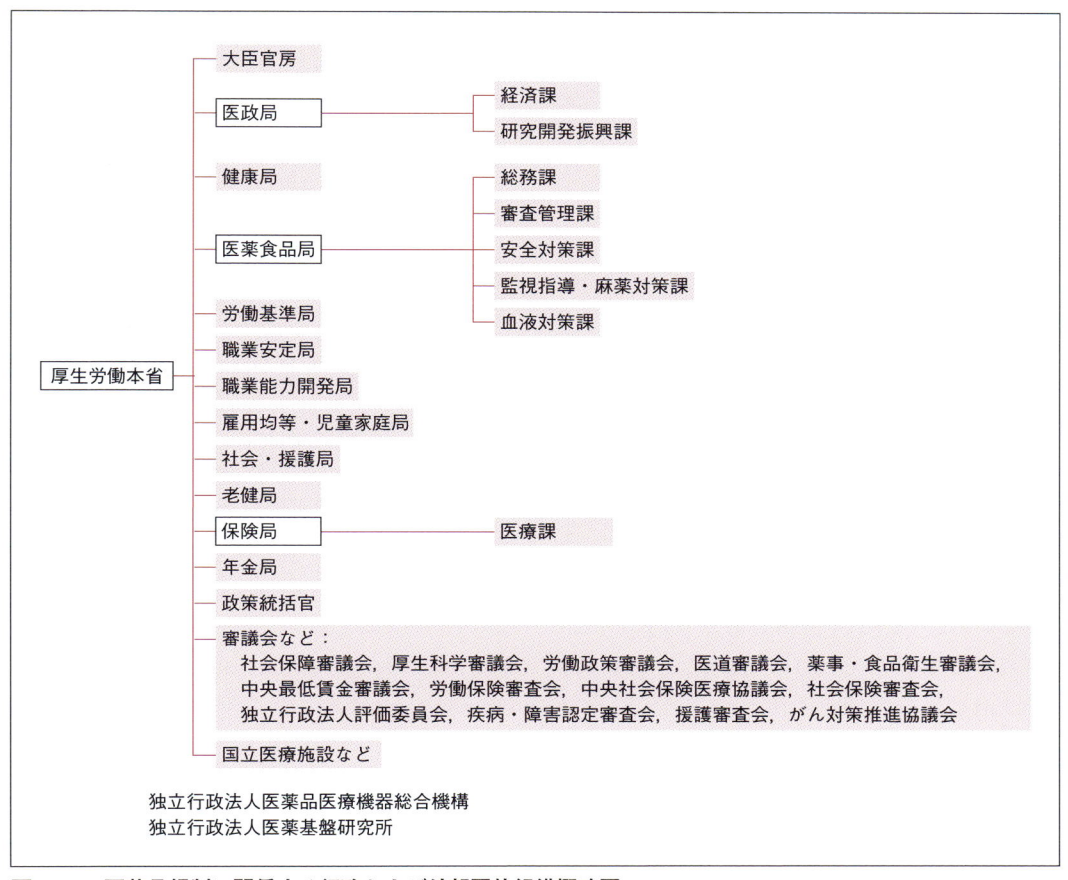

図6-1 医薬品規制に関係する行政および外郭団体組織概略図

可要件とされていた．治験薬の製造管理および品質管理に関しては，治験薬GMPが定められ，1997(平成9)年3月に通知された．2005(平成17)年4月の改正薬事法の施行ではこれまでの経緯が整理統合されて条文が改正され現在に至っている．薬事法の条文を補足する目的で「医薬品及び医薬部外品の製造管理及び品質管理に関する基準」(GMP；good manufacturing practice)と「医薬品，医薬部外品，化粧品及び医療機器の品質管理の基準」(GQP；good quality practice)が厚生労働省令として施行されている．

医薬品は常に新薬が開発されており，薬物療法は時々刻々と変化している．また，医薬品は患者に使用されるものであって，予想できぬ事故の発生や医薬品に対するニーズの変化によって社会問題が生じることもある．薬事行政は，そのときの社会情勢を考慮しながら医薬品の安全性と有効性を確保するために情報提供，行政指導，法規制を実施する．医療現場の薬剤師は，ここから発生する必要な情報を医療現場に提供し，周知徹底をはかるとともに，臨床上の問題点をフィードバック(副作用報告制度の利用など)することで，医薬品の適正使用の実現に努力する必要がある．

2 医薬品の開発段階における法規制

a 非臨床試験とGLP

医薬品の開発は，新規物質の発見や創製などの基礎研究の後，薬効，製剤化，安全性を確認する目的で，動物実験や物理化学的検査を主体とした非臨床試験へと進む．非臨床試験は，医薬品の承

認申請に際してその結果を資料として提出することが義務づけられており，急性毒性，慢性毒性，催奇形性，その他の毒性に関するものの試験，薬理学的試験，製剤化試験などが実施される．新規薬剤が医薬品として承認を受けて発売された後も，非臨床試験のデータは医薬品添付文書やインタビューフォームなどに盛り込まれ，臨床上の重要な情報源となる．

非臨床試験の信頼性を確保し，試験施設が備えるべき設備，機器，職員および組織，手順書などについて定めたものが「医薬品の安全性に関する非臨床試験の実施の基準」(GLP；good laboratory practice)である．1983(昭和58)年に厚生省薬務局長通知として実施されて以来，適宜改正され，2006(平成18)年10月現在，省令として法制化されている(薬事法14条第3項)．GLPでは厚生労働省などが査察を行うことが定められており，GLP適合性の確認を円滑かつ迅速に行うため，独立行政法人医薬品医療機器総合機構がGLP適合性調査を行っている．

b 臨床試験とGCP

新規医薬品は，非臨床試験によって有効性と基礎的な安全性，製剤化が確認された後，その有効性，安全性を確認し，有用性を検証するためにヒトを対象とした試験，すなわち臨床試験が実施される．非臨床試験の結果とともに臨床試験の結果も医薬品の承認申請において提出が義務づけられている．新薬開発のための臨床試験を治験といい，治験を倫理的配慮のもとに，科学的に適正に実施するための基準が，「医薬品の臨床試験の実施の基準に関する省令」(GCP)である．

GCPでは治験の実施に必要な手続きや医療機関の要件，文書による説明と被験者からの同意取得，治験審査委員会のありかた，治験の管理責任は治験依頼者にあること，治験依頼者によるモニタリングと監査などを定めている．

臨床試験においては，有効性および安全性が確立されていない医薬品を投与することになるため，GCPでは被験者への倫理的配慮について厳しく定めている．この根幹をなす理念は，1964(昭和39)年のヘルシンキにおける世界医師会総会において，ヒトを対象とする医学研究においては，被験者の福利に対する配慮が科学的および社会的利益よりも優先されなければならないことなどを内容とした，「ヒトを対象とする医学研究の倫理的原則」(いわゆるヘルシンキ宣言)である．

治験はさまざまな施設あるいは個人の間で契約が締結され，複雑な手続きを踏みながら進められるため，結果を出すまでに数年の期間と億単位の経費がかかる．GCPには，海外で承認された医薬品をわが国で承認するまでの期間と経費を節約する意味で，海外での臨床成績を承認申請の資料とする制度(ブリッジング)も盛り込まれている．これは日米EU医薬品規制調和国際会議(ICH；international conference on harmonization of technical requirement of pharmaceuticals for human use)においてGCPが日米とEU 3極の合意によって可能になったもので，日本，米国，ヨーロッパの治験実施について，互いにデータを共有するために制度のすり合わせが行われた．

GCPでは治験の管理責任は依頼者(製薬企業)であると定めているが，臨床現場においては未承認の薬物あるいは承認された適応以外の使用に対するニーズが発生する場合がある．このため，自ら治験を実施しようとする者による治験届け出制度があり，製薬企業が行う治験のほかに，医師，歯科医師，または医療機関による治験(いわゆる「医師主導の治験」)の実施が可能である．GCPにも医師主導の治験を行う際に遵守すべき規準として，自ら治験を実施しようとする者による治験の準備および管理に関する基準が盛り込まれている．

GCPへの適合性に関しては，厚生労働省に提出された承認申請資料(**表6-1**)について独立行政法人医薬品医療機器総合機構が適合性調査(提出資料についての書面調査と治験が行われた医療機関などに赴いての実地調査)を実施している．

表6-1 新医薬品の承認時に添付される資料

1. 起源または発見の経緯および外国における使用状況などに関する資料
2. 物理的科学的性質ならびに規格および試験の方法などに関する資料
3. 安定性に関する資料
4. 急性毒性，亜急性毒性，慢性毒性，催奇形性その他毒性に関する資料
5. 薬理作用に関する資料
6. 吸収，分布，代謝，排泄に関する資料
7. 臨床試験の試験成績に関する資料

3 製造（輸入）段階での法規制

a 医薬品製造，品質管理とGMP，GQP

　医薬品として承認されることと，その医薬品の製造が許可されることは別である．すなわち，医薬品承認申請によって承認を受けた医薬品でも，製造企業が許可要件を満たしており，医薬品に関する製造承認を受けなければその医薬品を製造することはできない（薬事法第12条，同14条）．「医薬品の適切な品質確保を図るためには，最終製品の品質試験を行うだけでは十分ではなく，原料の受け入れから最終製品の包装，出荷に至るまでの全製造工程における組織的な管理に基づく品質保証体制を確立することが必要である」との考え方に基づいて基準が定められている．旧来は製造物責任という観点から医薬品の品質に関する責任は医薬品製造企業が負っていたが，現在は製造販売企業がその責任を負うことになっている．

　医薬品の製造販売承認の承認要件として定められているのが「医薬品及び医薬部外品の製造管理及び品質管理に関する基準」（GMP）である．医薬品の製造販売企業は，GMPに基づき，製造企業に，製造部門，品質部門の組織の設置，各種手順書の作成などを行わせなければ，その医薬品の製造販売の承認が与えられない（薬事法第14条）．

　また，医薬品の製造販売企業の許可要件として定められているのが「医薬品，医薬部外品，化粧品及び医療機器の品質管理の基準」（GQP）である．

医薬品の製造販売企業は，GQPに基づき，医薬品の市場への出荷の管理，製造企業に対する管理監督，品質に関する情報および品質不良の処理，回収処理などの品質の管理に必要な業務を行っていなければ，その製造販売業の許可が与えられない（薬事法第12条の2）．

b 安全管理とGVP

　製造販売が開始された後，製造販売後調査などによって情報が収集されデータ集積により製造承認時と臨床使用データなどに変化が生じた場合（副作用発生率など），または新たな副作用が発生した場合などには，厚生労働省の指導もしくは自主的に添付文書が改訂される．添付文書改訂情報は製薬企業から医療機関に提供されるほか，薬剤師会雑誌，DSU，各種インターネットサイトに掲載されることになっている．製造販売企業はこれらを実施する体制を整えた上でなければ製造企業として認められない．製造販売後の安全管理に関する事項について規定され，製造販売業の許可基準とされているのが「医薬品，医薬部外品，化粧品及び医療機器の製造販売後安全管理の基準」（GVP；good vigilance practice）である．

　GVPには，製造販売企業が行う安全確保業務に関わる組織や職員に関することのほか，医薬品の品質，有効性および安全性に関する事項その他医薬品の適正な使用のために必要な情報である安全管理情報の収集と検討およびその結果に基づく安全確保措置の立案と実施に関することが規定されている（薬事法第12条の2）．

c 製薬企業による情報提供と添付文書および広告の制限

　薬事法では，製薬企業に「薬局開設者，病院等の開設者，医師等の医薬関係者に対して，医薬品の有効性及び安全性に関する事項その他医薬品の適正な使用のために必要な情報を提供するよう努めなければならない」こと，また「医薬品の使用によって保健衛生上の危害が発生し，又は拡大するおそれがあることを知ったときは，これを防止す

表6-2　医療用医薬品添付文書の記載事項

1. 作成または改訂年月日	7. 禁忌	13. 臨床成績	18. 包装
2. 日本標準商品分類番号等	8. 組成・性状	14. 薬効薬理	19. 主要文献および文献請求先
3. 薬効分類名	9. 効能または効果	15. 有効成分に関する理化学的知見	
4. 規制区分	10. 用法および用量		20. 製造企業または輸入販売企業名または名称および住所
5. 名称	11. 使用上の注意	16. 取り扱い上の注意	
6. 警告	12. 薬物動態	17. 承認条件	

るために，廃棄，回収，販売の停止，情報の提供など，必要な措置を講じなければならない」ことを求めている（薬事法第77条の3，同条の4）．

製薬企業は医薬品の安全性を確保し，事故を防止するためにおびただしい情報を医療機関に提供するが，現場の薬剤師にとって最も身近で重要なものは医療用医薬品添付文書（以下，添付文書）である．薬事法では，「用法，用量その他使用及び取扱い上の注意」の記載義務，「読みやすく，理解しやすいような用語による正確な記載」の義務，および，「虚偽又は誤解のおそれがある事項，承認を受けていない効能又は効果，又は保健衛生上危険がある用法，用量又は使用期間」の記載禁止が規定されている（薬事法第52条〜54条）．また，生物由来製品の添付文書では「生物由来製品に関して注意を促すための事項の記載」，「生物由来製品の原材料のうち，ヒトその他の生物に由来する成分の名称の記載」，特に特定生物由来製品については，「原材料に由来する感染症を完全に排除することはできない旨の記載」が義務づけられている（薬事法第68条の4）．具体的には，名称，成分・組成，使用上の注意，薬物動態，理化学的知見など重要な情報が記載されるが，これらの記載項目，記載順序の詳細については，添付文書の記載要領を厚生労働省が通知で定めている．

薬剤師が添付文書を参考にする際には，これが法的に根拠をもつ文献であり，法令の改正や製造販売後調査の結果などにより時々刻々と変化していることを認識することが重要である．薬剤師が医薬品の適正使用のために添付文書を遵守することは職務上の最低要件といえる．医薬品添付文書の記載事項を**表6-2**に示す．特に，警告，禁忌などを無視した薬物療法は事前に防止する必要が

ある．また，添付文書の改訂情報については常に注意し，内容を理解しておく必要がある．ただし，臨床現場では添付文書だけでは解決できない問題が多く存在するので，補完する文献や資料を用意し，内容をよく理解した上で医師，看護師，その他の医療関係者および患者に対して適切な情報提供に努めるべきである．

広告は，ある意味では情報提供の1つの手段であるが，医薬品の場合，使用にあたっては高度の専門的知識が要求され，広告を無制限に認めると医薬品の適正な使用を誤らせるおそれが多いとともに，適切な医療の機会を逸する結果ともなり，その弊害は重大であることから，さまざまな制限が設けられている．薬事法に基づき，「医薬品に関する虚偽又は誇大な広告」，「承認前の医薬品の広告」は禁止されている（薬事法第66条・同68条）．

さらに，癌などの特殊疾病に使用される医薬品については品目を指定し，医薬関係者以外の一般人を対象とする広告を制限している．

4 臨床使用段階での法規制

a 製造販売後調査（PMS）とGPSP

医薬品の承認申請書に添付する資料には，非臨床試験ならびに臨床試験（治験）の結果が含まれており，治験の実施基準として規定されたのがGCPであることはすでに述べた（124頁参照）．GCPでは「被験者に対する倫理的配慮」を最優先にするため，この臨床試験（治験）は副作用の発見を目的とする試験にはならないことになる．すなわち，承認時までの試験症例数は限られており，その有効性や安全性の評価は十分に確立されてい

表6-3 医薬品開発から製造販売までの段階と情報に関係する主な法規・基準

段階	実施される事柄	関連する法規・制度
開発	基礎研究：薬の基となる新規物質の発見と創生	薬事法第14条
	非臨床試験：新規物質の有効性と安全性の研究（薬物動態試験，薬理学的試験，毒性試験，製剤化試験など）	GLP
	臨床試験（治験）：ヒトを対象とした有効性と安全性の試験	GCP
承認申請	承認申請と審査：厚生労働省への承認申請と専門家による審査	薬事法第14条
製造販売	承認・販売：厚生労働省による承認，薬価収載，発売	薬事法第12条，第14条，第52～54条，第66～68条，GMP，GQP
臨床使用	市販後：製造販売後の安全性や使用法の確認	
	再評価	薬事法第14条の4
	再審査	薬事法第14条の6
	製造販売後臨床試験	GPSP
	製造販売後安全管理	GVP
	情報提供	薬事法第77条の3
	副作用報告・被害の防止	薬事法第77条の4
	薬剤師による情報提供	薬剤師法第25条の2

GCP：good clinical practice　医薬品の臨床試験の実施の基準
GLP：good laboratory practice　医薬品の安全性に関する非臨床試験の実施の基準
GMP：good manufacturing practice　医薬品および医薬部外品の製造管理および品質管理に関する基準
GPSP：good post-marketing study practice　医薬品の製造販売後の調査および試験の基準
GQP：good quality practice　医薬品，医薬部外品，化粧品および医療機器の品質管理の基準
GVP：good vigilance practice　医薬品，医薬部外品，化粧品および医療機器の製造販売後安全管理の基準

ない．また第Ⅲ相までの段階では妊娠可能な婦人や小児はほとんどの場合治験の対象とならず，長期間使用により生じる問題点も検討されていない．したがって，新規医薬品の製造販売後調査（PMS；post marketing surveillance）はその有効性と安全性を確保する上で重要であり，薬剤師はこの結果による添付文書の改訂には常に注目していなければならない．

わが国における医薬品の製造販売後安全対策は，①再審査制度，②再評価制度，③安全性定期報告制度，および④副作用・感染症報告制度の4つの制度で構成され，このうち副作用・感染症報告制度は，企業報告制度，医薬品安全性情報報告制度，WHO国際医薬品監視制度，感染症定期報告制度からなっている．

薬事法では，これらの制度を製薬企業に遵守させるため，GVP（125頁参照），GPSPを定めて医薬品の有効性，安全性の確保にあたっている．製造販売企業における適正使用情報の収集や，検討および安全確保措置の実施などの市販後安全対策に関する部分が先に述べたGVPであり，製造販売企業が，再審査・再評価資料の収集や作成のために実施する試験・調査に関する部分が「医薬品の製造販売後の調査および試験の実施の基準」（GPSP；good post-marketing study practice）である．

GVPが安全確保業務の組織および職員など製造販売企業の安全体制を規定しているのに対し，GPSPは，製造販売企業がPMS制度の下で行う再審査，再評価，使用成績調査の各種の調査や試験のデータの信頼性を高めるための基準であり，業務の手順書の作成，管理責任者，使用成績調査，臨床試験，自己点検，業務従事者の教育・訓練，業務の委託，記録などについて規定している（薬事法第14条の6）．医薬品開発から製造販売までの段階と情報に関係する主な法規と基準を**表6-3**に示す．

表6-4　医薬品の特性による再審査の期間

10年	①　希少疾病用医薬品 ②　長期使用による延命効果，QOLの改善，合併症の予防効果など，治療効果の総合的評価を薬剤疫学的手法を用いて行う必要のあるもの	4～6年	①　新効能，新効果 ②　新用法，新用量（有効成分，投与経路同一）
		6年	その他の新医薬品

b 再審査制度・再評価制度

　医薬品の安全性と有効性を確保するためには，製造販売承認を受け市販された後の臨床データを基に新たに発見される副作用や相互作用，また使用上の問題点などの監視を続ける必要がある．薬事法では製薬企業に対して，安全管理に必要な制度を保つ基準としてGVPを，製造販売後の調査を適切に実施する基準としてGPSPを規定している．製造販売後の調査データを基に承認後の医薬品について再確認を行うのが再審査制度，また，従来から医薬品として認められているものを，現状の医学的・科学的観点からその妥当性を検証するのが再評価制度である．

　再審査（re-examination of drugs）は，新医薬品の承認後に使用の成績などに関する調査を行い，再審査期間終了後にその医薬品の有効性，安全性について再確認を行うものである．使用の成績などに関する調査結果は，承認後2年間は半年ごと，それ以後は1年ごとに安全性定期報告（PSUR；periodic safety update report）として厚生労働省に報告し，これにより承認時点で予測できなかった副作用の早期把握，既知の副作用の発生頻度を調査する．安全性定期報告は再審査期間中の使用成績（有効性，副作用）としてまとめ，再審査を受ける．再審査の期間は医薬品の特性により定められている（薬事法第14条の4）．医薬品の特性による再審査の期間を**表6-4**に示す．

　再評価（re-evaluation of drugs）は，承認後その時々の知見に基づいて医薬品の有効性，安全性を見直すため，薬事・食品衛生審議会の意見を聞いて実施する．定期的な再評価（periodical re-evaluation）は承認，再審査から5年が経過した成分につき，原則として厚生労働省が入手した文献を基に見直しを行い，必要とする成分を再評価に指定する．見直しは5年ごとに繰り返す．次の再評価時期は再評価結果公表時を見直しの起点とする．臨時の再評価（ad hoc re-evaluation）は必要と思われる品目について適宜実施される（薬事法第14条の6）．

c 副作用報告に関する法制度

　医薬品は臨床の現場で患者に使用されて薬として機能するが，この時点で初めて副作用が発見されることも珍しくない．また，動物由来の医薬品においては未知の感染性物質（ウイルス，プリオンなど）によって予想されない感染症が発生する可能性がある．これら，臨床現場で発見された副作用を情報として収集する制度が副作用報告制度・感染症定期報告制度である．

　製薬企業は副作用の報告を受けた場合，また，副作用報告の論文を発見した場合，指定期日以内に厚生労働省に報告しなければならない．同様に，医師，薬剤師など医薬品関係者も医療現場において医薬品が原因と思われる副作用を発見し，保健衛生上の必要性を認めた場合には報告することが求められている．動物由来製剤の場合，その医薬品を投与した場合と同様に，原料である動物で感染症の報告があった場合にも製造販売企業は報告する義務がある（薬事法第77条の4の2）．

　製造販売企業などが報告する医薬品による副作用または感染症の情報は，薬事法施行規則により規定されており，副作用・感染症の重篤度，その発生の予測性などにより，情報を知った日から15日以内，30日以内などその報告期限が定められている．

　報告対象となる医薬品による副作用・感染症の情報は，医薬品による副作用・感染症の個別症例

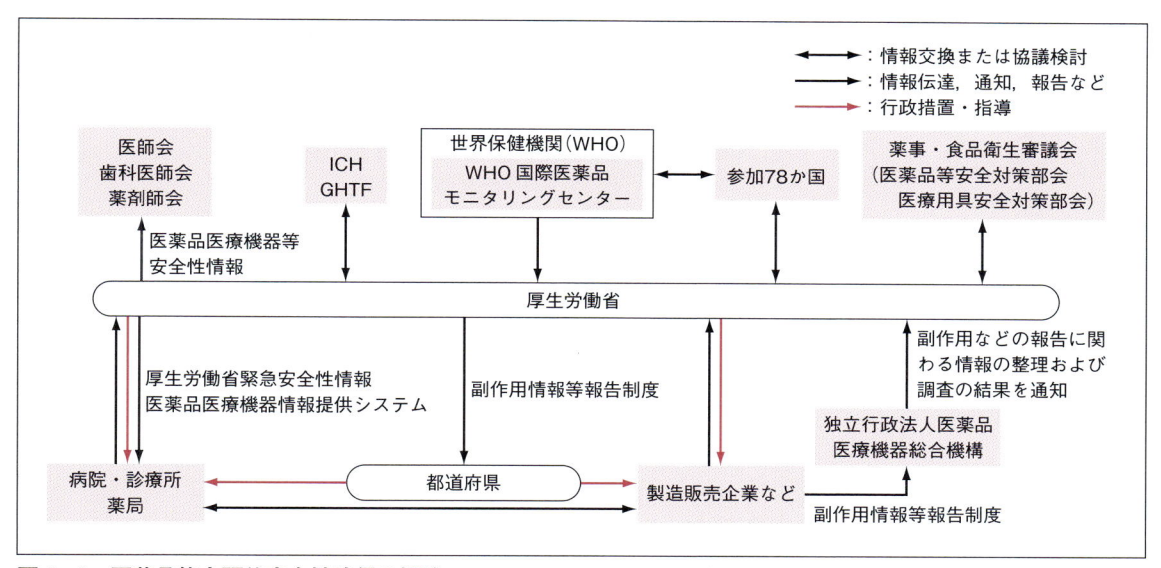

図 6-2　医薬品等市販後安全性確保の概略
（薬務公報　第 2042 号　平成 18 年 1 月より引用改変）

の情報のほか，外国における販売の中止，回収，廃棄，その他保健衛生上の危害の発生または拡大を防止するための措置の実施や，副作用・感染症により癌その他の重大な疾病や死亡が発生するおそれのあることを示す研究報告も，報告対象とされている．

ヒトまたは動物の細胞，組織に由来する原材料を用いて製造される医薬品は，未知の感染性因子を含有している可能性を否定できず，その薬効を維持するためには感染因子の賦活化処理に限界のある場合もある．また，不特定多数のヒトや動物から採取した組織・血液を用いて製品化するため，製品ごとに個々の原料提供者の影響を受けやすい．これらの製剤は特に「生物由来製品」（ヒトその他の生物の細胞，組織に由来する原料または材料を用いた製品：血液製剤，ヒト胎盤抽出物，ワクチン，遺伝子組み換え製剤など）と呼ばれ，安全確保の制度として特に感染症定期報告制度の対象となる．一般の報告制度では，医薬品を投与された患者において，医薬品の使用によるものと疑われる感染症が発生した場合に厚生労働省へ報告するが，原材料による感染症に関する最新の論文その他により得られた知見に基づき，当該生物由来製品を評価し，その成果を厚生労働大臣に定期的に報告しなければならない（薬事法第 68 条の 8）．医薬品等市販後安全性確保の概略を図 6-2 に示す．

d 医薬品副作用被害救済制度

医薬品は，有効性と安全性のバランスの上に成り立っているという特殊性から，さまざまな規制の下に適正に使用されても副作用が出現する場合がある．不幸にしてこのようなことが起きた場合に，患者の救済を目的として独立行政法人医薬品医療機器総合機構が実施しているのが医薬品副作用被害救済制度である（図 6-3）．

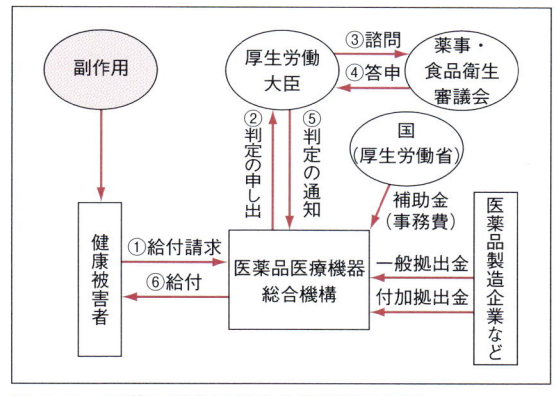

図 6-3　医薬品副作用被害救済制度の概略
（医薬品医療機器総合機構ホームページより改変）

表6-5 病院における行政の監査のうち，医薬品情報に関するチェック項目

医薬品情報の収集・提供体制	1. 医薬品情報を一括して管理する部署(DI室など)があるか 2. 医薬品情報管理担当薬剤師がいるか 3. 医療用医薬品添付文書を収集し改訂時には差し替えて保存しているか 4. 医療用医薬品添付文書の重要な改訂があった場合には院内周知しているか 5. インタビューフォームの最新版を保存しているか 6. 調剤に必要な書籍を保存しているか 7. 薬剤師が緊急安全性情報(ドクターレター)を院内に周知しているか 8. 医薬品の採用，削除，安全性を評価する委員会はあるか 9. 随時インターネット検索ができる環境にあるか
患者(家族など)への医薬品情報提供	1. 薬剤の名称，用法用量，効果，保存法などを説明しているか 2. 予想される副作用の予防，対処法を説明しているか 3. 医薬品と飲食物，嗜好品などの相互作用を説明しているか 4. お薬手帳の普及を図っているか 5. 患者の相談や苦情に迅速に対応しているか 6. 退院時服薬指導を実施しているか
医薬品の市販後安全対策	1. 施設内で発生した副作用情報を収集，管理しているか 2. 施設内で発生した重篤な副作用情報を院内に周知するか 3. 厚生労働省への副作用・感染症報告実績(過去2年間)はあるか 4. 製薬企業への副作用・感染症症例報告実績(過去2年間)はあるか

(東京都総合薬事指導2006より抜粋)

この制度では，「医薬品(病院・診療所で投薬されたものの他，薬局で購入したものも含む)を適正に使用したにもかかわらず副作用による一定の健康被害が生じた場合に，医療費等の給付を行い，これにより被害者の救済を図る」と規定し，給付に必要な費用は許可医薬品製造販売企業から納付される拠出金が原資となっている．給付の種類は，医療費，医療手当，障害年金，障害児養育年金，遺族年金，遺族一時金および葬祭料があり，請求は，健康被害を受けた本人(または遺族)が，請求書と添付資料(医師の診断書など)を医療機器総合機構に送付することにより行う．機構では，給付の請求があった健康被害について，その健康被害が医薬品の副作用によるものかどうか，医薬品が適正に使用されたかどうかなどの医学的薬学的判断について厚生労働大臣に判定の申し出を行い，厚生労働大臣は，薬事・食品衛生審議会(副作用被害判定部会)に意見を聞いて判定を行う．

5 医療監視，総合薬事指導および各種立ち入り検査

行政は医薬品に関する業務が法律に則って実施されているかを確認するために，医薬品の製造販売企業，取り扱い企業，医療機関に対して立ち入り検査を行い，必要に応じて指導を行う．立ち入り検査には，医療機関の運用全般を確認する医療監視，薬事法を中心とした総合薬事指導，その他，治験に関わる監査，麻薬取締法に関する査察，健康保険法に関する共同指導などさまざまなものがある．検査主体は厚生労働省や地方自治体であり，査察官は各省庁部局の専門技官である．査察の内容は，構造・設備・組織(人員配置)・業務内容(調剤法，処方の形態，医薬品の管理状況など)・各種マニュアルについて，運用中の書類や実績を点検するとともに，口頭で説明を求められる．医療現場における実際の運用が，法律から逸脱している場合には指導があり，改善が認められなければ営業停止，診療報酬返還などの処分が下される．

この項のまとめとして，2006年に東京都が都内の病院，診療所に対して実施した，総合薬事指導の中で，医薬品情報に関係するチェックリストを**表6-5**に示す．

参考資料　医薬品情報に関連する法律条文

「　」内は筆者による内容概略の記載
*印は本文を省略して表現した箇所

薬剤師法

第24条(処方せん中の疑義)　薬剤師は，処方せん中に疑わしい点があるときは，その処方せんを交付した医師，歯科医師又は獣医師に問い合わせて，その疑わしい点を確かめた後でなければ，これによって調剤してはならない．

第25条の2(情報の提供)　薬剤師は，販売又は授与の目的で調剤したときは，患者又は現にその看護に当たっている者に対し，調剤した薬剤の適正な使用のために必要な情報を提供しなければならない．

薬事法

第12条(製造販売業の許可)　次の表の上欄に掲げる医薬品，医薬部外品，化粧品又は医療機器の種類に応じ，それぞれ同表の下欄に定める厚生労働大臣の許可を受けた者でなければ，それぞれ，業として，医薬品，医薬部外品，化粧品又は医療機器の製造販売をしてはならない．

　　表省略*

　　第2項　前項の許可は，三年を下らない政令で定める期間ごとにその更新を受けなければその期間の経過によって，その効力を失う．

第12条の2(許可の基準)　次の各号のいずれかに該当するときは，前条第一項の許可を与えないことができる．

　　第1号「GQP非適合」　第2号「GVP非適合」　第3号「許可基準非適合」本文省略*

第14条(医薬品の製造販売承認)　医薬品(中略*)，医薬部外品(中略*)，厚生労働大臣の指定する成分を含有する化粧品又は医療機器(中略*)の製造販売をしようとする者は，品目ごとにその製造販売についての厚生労働大臣の承認を受けなければならない．

　　第2項「承認しない場合の条件」　第1号「未許可者の申請」　第2号「未認定の製造所」　第3号「承認に不適当と判断」　第4号「GMP非適合」本文省略*

　　第3項「GLP，GCPに沿った添付資料の提出」本文省略*

　　第4項「原薬等登録原簿にある薬物に関する条件」本文省略*

　　第5項「安全性に関する調査の書面審査」本文省略*

　　第6項「GQPに関する調査」　第1項の承認を受けようとする者又は同項の承認を受けた者は，その承認に係る　医薬品等*　が政令で定めるものであるときは，その物の製造所における製造管理又は品質管理の方法が第2項第4号に規定する厚生労働省令で定める基準に適合しているかどうかについて，当該承認を受けようとするとき，及び当該承認の取得後三年を下らない政令で定める期間を経過するごとに，厚生労働大臣の書面による調査又は実地の調査を受けなければならない．

　　第7項「希少医薬品等の審査」本文省略*

　　第8項「薬事・食品衛生審議会へ諮問する場合」本文省略*

　　第9項「申請内容の一部変更」本文省略*

　　第10項「申請内容の軽微な変更」本文省略*

　　第11項「独立行政法人医薬品医療機器総合機構の関与」　第1項及び第9項の承認の申請(政令で定めるものを除く．)は，機構を経由して行うものとする．

第14条の4(新医薬品，新医療機器等の再審査)　次の各号に掲げる医薬品又は医療機器につき第14条の規定による製造販売の承認を受けた者は，当該医薬品又は医療機器について，当該各号に定める期間内に申請して，厚生労働大臣の再審査を受けなければならない．

　　第1号「既に製造販売の承認を与えられている医薬品等」　第2号「新医薬品等」
　　本文省略*

　　第2項「薬事・食品衛生審議会への諮問」本文省略*

　　第3項「再審査での確認要件」本文省略*

　　第4項「申請の添付資料とGPSPへの適合」本文省略*

　　第5項「GPSPに関する査察」本文省略*

　　第6項「使用成績調査の報告」本文省略*

　　第7項「関係者の守秘義務」本文省略*

第14条の6(医薬品及び医療機器の再評価)　第14条の規定による医薬品又は医療機器の製造販売に承認を受けている者は，厚生労働大臣が薬事・食品衛生審議会の意見を聴いて医薬品又は医療機器の範囲を指定して再評価を受けるべき旨を公示したときは，その指定に係る医薬品又は医療機器について，厚生労働大臣の再評価を受けなければならない．

　　第2項「再審査での確認要件」本文省略*

　　第3項「公示による再評価の提出期限」本文省略*

　　第4項「添付資料のGPSPへの適合」本文省略*

　　第5項「GPSPに関する査察」本文省略*

　　第6項「関係者の守秘義務」本文省略*

(つづく)

参考資料　医薬品情報に関連する法律条文(つづき)

第52条(添付文書等の記載事項)　医薬品は，これに添付する文書又はその容器若しくは被包に，次の各号に掲げる事項が記載されていなければならない．ただし，厚生労働省令で別段の定めをしたときは，この限りではない．

第1号｢用法用量その他｣　第2号｢日本薬局方収載品｣　第3号｢基準のある薬剤｣　第4号｢その他｣本文省略 *

第53条　第44条第1項若しくは第2項｢毒劇薬の表示｣又は前3条｢注意を要する医薬品の表示｣に規定する事項の記載は，他の文字，記事，図画又は図案に比較して見やすい場所に記載されていなければならず，かつ，これらの事項については，厚生労働省令の定めるところにより，当該医薬品を一般に購入し，又は使用する者が読みやすく，理解しやすいような用語による正確な記載がなければならない．

第54条(記載禁止事項)　医薬品は，これに添付する文書，その医薬品又はその容器若しくは被包(内袋を含む)に次に掲げる事項が記載されていてはならない．

第1号当該医薬品に関し虚偽又は誤解を招くおそれのある事項　第2号｢未承認の効能効果｣　第3号｢保健衛生上危険な用法等｣本文省略 *

第66条(誇大広告等)　何人も，医薬品，医薬部外品，化粧品又は医療機器の名称，製造方法，効能，効果又は性能に関して，明示的であると暗示的であるとを問わず，虚偽又は誇大な記事を広告し，記述し，又は流布してはならない．

第2項｢医師の保証を誤解される記事の禁止｣本文省略 *
第3項｢堕胎の暗示，わいせつな文書図画の禁止｣本文省略 *

第68条の4(添付文書等の記載事項)　生物由来製品は，第52条各号又は　中略 *｢医療機器等の添付文書の記載事項｣に掲げる事項のほか，これに添付する文書又はその容器若しくは被包に，次に掲げる事項が記載されていなければならない．ただし，厚生労働省で別段の定めをしたときは，この限りでない．

第1号｢定められた事項｣　第2号　第3号｢基準のある薬剤｣本文省略 *

第68条の8(感染症定期報告)　生物由来製品の製造販売業者又は外国特例承認取得者は，厚生労働省令で定めるところにより，その製造販売をし，又は承認を受けた生物由来製品若しくは当該生物由来製品の原料若しくは材料による感染症に関する最新の論文その他により得られた知見に基づき当該生物由来製品を評価し，その成果を厚生労働大臣に定期的に報告しなければならない．

第2項｢薬事・食品衛生審議会への報告・諮問と必要な措置の実施｣本文省略 *
第3項｢報告の整理および調査｣本文省略 *

第77条の3(情報の提供等)　医薬品若しくは医療機器の製造販売業者，卸売一般販売業の許可を受けた者(中略 *)は，医薬品又は，医療機器の有効性及び安全性に関する事項その他医薬品又は医療機器の適正な使用のために必要な情報(中略 *)を収集し，及び検討するとともに，薬局開設者，病院，診療所若しくは飼育動物診療施設の開設者，医薬品の販売業者，医療機器の販売業者，賃貸業者若しくは修理業者又は医師，歯科医師，薬剤師，獣医師その他の医薬関係者に対し，これを提供するよう努めなければならない．

第2項｢医薬関係者による情報収集への協力｣本文省略 *
第3項｢医薬関係者による情報活用の努力｣本文省略 *
第4項薬局開設者，医薬品の販売業者(中略 *)は，医薬品又は医療機器を一般に購入し，又は使用するものに対し，医薬品又は医療機器の適正な使用のために必要な情報を提供するよう努めなければならない．

第77条の4(危害の防止)　医薬品，医薬部外品，化粧品若しくは医療機器の製造販売業者又は外国特例承認取得者は，その製造販売をし，又は承認を受けた医薬品，医薬部外品，化粧品若しくは医療機器の使用によって保健衛生上の危害が発生し，又は拡大するおそれがあることを知ったときは，これを防止するために，廃棄，回収，販売の停止，情報の提供その他必要な措置を講じなければならない．

第2項｢医薬関係者による危害防止の処置への協力努力｣本文省略 *

第77条の4の2(副作用等の報告)　医薬品等 *の製造販売業者又は外国特例承認取得者は，その製造販売をし，又は承認を受けた　医薬品等 *について，当該品目の副作用その他の事由によるものと疑われる疾病，障害又は死亡の発生，当該品目の使用によるものと疑われる感染症の発生その他の　医薬品等 *の有効性及び安全性に関する事項で厚生労働省令で定めるものを知ったときは，その旨を厚生労働省令で定めるところにより厚生労働大臣に報告しなければならない．

第2項　薬局開設者，病院，診療所若しくは飼育動物診療施設の開設者又は医師，歯科医師，薬剤師，獣医師その他の医薬関係者は，医薬品又は医療機器について，当該品目の使用によるものと疑われる感染症の発生に関する事項を知った場合において，保健衛生上の危害の発生又は拡大を防止するために必要であると認めるときは，厚生労働大臣に報告しなければならない

B 医療機関における新薬情報の評価と医薬品の採用

1 新薬のニーズと医薬品の採用

臨床の現場はよりよい治療を求めて進歩し続けており，薬物療法においては，常により安全で有効な医薬品に対するニーズがある．これに応えて製薬企業は多くの規制を遵守しながら新薬の開発を行い，そのデータを集約して発売時の情報として提供する．医師，薬剤師，看護師らは学会誌や製薬企業の情報担当者(MR)から新薬の情報を入手し，診療に必要な新薬の採用申請を提出する．医療機関はこれらの申請に応じて資料を吟味し，必要に応じて新規に医薬品を採用する．

現在，わが国では1万数千品目の医薬品が健康保険法上の医療用医薬品として認められているが，1施設でそのすべてを使用することはない．医療機関の規模，経営状況，来院する患者の背景，その他種々の条件に応じて，各々が使用する医薬品を独自に決定する．

薬剤師は，所属する施設において薬物療法上必要な薬剤に関する情報を収集し，その医薬品の効果，副作用，相互作用，物性，薬物動態などについて評価した上で新薬情報を薬事委員会などに提供する必要がある．実際には，MRとコミュニケーションを取りながら，新薬の開発動向を知ることが重要である．施設内薬物療法の現状を考慮しながら，採用を予定する新薬について資料を吟味するとともに，MRと面接して新薬情報を聴取し，その薬剤に対する評価とともに情報提供の資料をまとめていく．

2 新薬情報と評価

a 新薬に関する情報の種類

新薬発売時の情報源としては新医薬品承認審査概要(SBA：summary basis of approval)，医療用医薬品添付文書(添付文書)，インタビューフォーム，医薬品情報ホームページ(新薬の承認に関する情報)，製品情報概要，使用上の注意の解説書，配合変化表，関連文献が存在する．

SBAはわが国で初めて承認され，薬品情報の必要性が高い新医薬品について作成され，承認の根拠となった基礎および臨床試験データの概要や評価，取り扱い，使用上の注意とその設定根拠が掲載されている資料で，厚生労働省または医薬品医療機器情報提供ホームページで検索することが可能である．本来，これを熟読してから評価を始めるのが理想であるが，すべての医薬品で作成されているわけではなく，また，膨大な資料のため通常の業務の中でこれに目を通すのは相当な負担となる．多くの場合は，製品情報概要，インタビューフォーム，添付文書などを参考に，MRの口頭説明を受けることになるが，疑わしい点がある場合にはSBAを確認する必要がある．

添付文書は薬物療法における最も重要な根拠であり，薬剤師がその内容と改訂情報に注意すべき資料である．新薬についても，警告，禁忌，副作用，相互作用に注意し，使用上の注意の解説書や関連文献を参考に有害事象の機序と頻度を確認する必要がある．新薬はこれまでに同種の薬剤が存在しないか，または効力が強い，副作用が少ない，作用選択性が高いなど有用性の点で優れている．しかし，使用経験が少ないため副作用情報は不完全であることを念頭におかなければならない．これまでに類薬のない薬剤については，その作用機序，物性，体内動態から副作用発生の可能性を十分に検討し，類薬が存在する場合には，比較検討して違いを明確にするべきである．

インタビューフォームは，医療機関において薬剤師がMRと面談する際に確認するべき事項をあげ，これらの事項に可能な限り答えたもので，添付文書に掲載しきれない情報を多く含んでいる．特に非臨床試験を基にした物性の項目(原薬や製剤の安定性)は貯蔵方法，分割や粉砕，他の薬剤との混合の可否など保管管理や調剤に直接影響する情報を含んでおり，採用の段階で評価する

必要がある．医薬品を管理するには，名称，規格，含量，物性，禁忌，警告，薬価，販売元等を医薬品ごとに集積しておく必要があり，多くの場合，添付文書とインタビューフォームを基にこれら基礎情報のメンテナンスを行う．

製品情報概要は添付文書の内容およびその薬剤の特性を簡潔にまとめた資料であり，製品説明に便利であるため薬事委員会や新薬説明会の資料に利用されることが多い．内容が当該医薬品の使用についてポジティブな印象を与えるものもあるため，薬剤師はこの内容について批判的に見ていくべきで，この文書のみを参考にして医薬品を評価するのは危険である．

関連文献は，治験段階で得られ情報や適用される病態に関する論文である．製品情報概要や添付文書に疑問がある場合，あるいは作用・副作用の機序，有害事象の頻度，その他さまざまなデータを確認したいときに利用する．

b 有効性と安全性の評価

新薬に対する有効性や安全性の評価は臨床試験（治験）のデータを中心に行う．類薬が存在し，すでに臨床で使用されている場合にはこれらの臨床データと新薬の治験データを見比べることができるが，まったくの新薬については作用機序や薬物動態などから考察して治験データを評価することになる．治験では，適切な用量を設定するための用量反応試験，有効性を検証する試験が実施され，同時に副作用に関するデータも集められる．

用量反応試験では，有効性と安全性のバランスを考慮し，その薬の有用性を最も引き出せる用量を至適用量として決定する．通常は探索的試験で確認された有効で安全と想定される用量を中心に，それより低い用量と高い用量をとり，有効性において「低い用量よりも優越であり，高い用量には劣らないこと」を証明する試験が行われており，この結果によって常用量が定められる．錠剤を例にとると，1日の常用量が60 mg, 1日3回に分けて服用する場合，患者の状態によって増減することを考慮して，1錠の規格は10 mg, 20 mgの2種類が製品となる場合が多い．例えば，新薬錠剤の規格が10 mgと100 mgであったら，何らかの理由があるものとして確認しなければならない．

有効性を検証する試験には2種類あり，決定された用法用量による無作為化比較試験のデザインで，不活性プラセボを対照（コントロール）に優越性があることを検証する優越性試験と，すでに不活性プラセボとの比較において優越性が証明され評価が定まっている基準薬と比べて劣っていないかを検証する同等性（非劣性）試験がある．同等性（非劣性）試験の場合，基準薬の臨床的評価に注目する必要がある．

安全性に関しては，有害反応の頻度，重大性，また，投与と有害反応との間に用量依存関係があるかなどについて検討する．もし，有害反応の頻度や重大性において類薬に比べて問題があるとすれば，有効性が優れていても安全性の面では大きな減点になる．有害反応の発現に用量依存関係があるとすれば，増量時の危険性あるいは薬物血中濃度のモニタリングの必要性についても配慮が必要であり重要な評価項目である．特に，非線形性の薬物動態を示す薬では消失に関係する臓器の障害時に注意が必要となる．

臨床試験段階での安全性の評価は，症例数が少ないこと，投与期間が短いこと，併用薬が少ないことなどから実際にその薬剤が臨床で使用される状況での安全性とは異なる．したがって，薬物動態学と薬力学を統合した評価が中心となり，臨床使用時の安全性が真に確認されるのは市販後調査などの疫学的な研究がなされた後になる．

3 新薬採用に関連する経営的要素

医療機関の経営にはヒト，モノ，カネの運用が重要であるといわれる．病院や診療所の使命は診療であるが，有効な診療を可能にする環境を維持するには，有能な医療スタッフ（ヒト）が存在しなければならず，これらが機能的に活動するための施設，機材，医薬品など（モノ）が必要である．そして，ヒトとモノを購うには，適切な資金投下

1. 新薬の採用審査にあたっては，申請前に事務局と相談し，別添の厚生労働省コード別医薬分類表により，原則として採用医薬品と同系の医薬品を1種類以上整理する．これが不可能な場合は，採用品目増加防止のため，採用申請品目販売企業の当施設採用品の中から削除品目を提示する．
2. リスクマネジメントの観点から，日本語名称の上3桁（3文字）が同一の重複採用は原則として避ける．やむを得ず重複採用となる場合には安全対策について協議する．
3. 同一成分併売品の選定に関しては，第一にリスクマネジメント上の問題点，第二に臨床試験（治験）の状況，第三に申請薬品販売企業の貢献度を検討して1品目に決定する．
4. 医薬品の使用状況により，診療科や患者についての限定採用品目を定め，原則として必要時発注（1週間前に薬剤部に連絡）とする．限定品目は定期的に見直しを行い，使用状況が限定の範囲を超える場合は採用申請を行う．
5. 医薬品の整理については協議のうえ適切に行う．
整理対象の薬効群は委員長・副委員長による協議で決定する．
必要に応じ委員長が小委員会を設置し，具体的削除品目の選定を行う．
選定された品目は薬事委員会において削除を検討する．
整理品目数の数値目標は全採用品目数の10％とし，使用頻度，採用期間（採用後3年以上経過した品目）を考慮して削除品目を選定する．

図6-4　医薬品採用に関する内規の例

（カネ）が要求される．

経営上，医薬品は重要なモノであり，人件費に次ぐカネがかかる．また，ストックする際の収納スペースや管理運用の労力も新薬採用における評価の対象となる．

デッドストック（不要在庫）や医薬品流通に関わる労力の軽減，リスクマネジメント上の観点からいえば，医薬品の種類は少ないほどよいことになる．しかし，有効な薬物療法を実施するには必要な薬剤は常備しなければならない．このバランスをとるのが医薬品採用における経営的要諦である．一般に，500床程度の急性期型総合病院の場合，内服，外用，注射薬合わせて1,500品目程度の医薬品を常備しており，2,000品目を超えると有効な医薬品管理が難しいといわれている．

このような事情で，多くの施設では新規医薬品を1品目採用する場合には不要なものを1品目削除する一増一減，同一成分の重複採用の禁止など，採用医薬品の増加防止策をとり，必要に応じて採用医薬品の整理を実施している．医薬品採用に関する内規の例を図6-4に示す．

4 薬事委員会と採用審査の手順

a 薬事委員会

薬事委員会は施設内の医薬品に関して，診療上の必要性，経営上の問題，運用上の注意点などを審議する委員会であり，院長または副院長，薬剤部長，事務部長，看護部長，各診療科代表者によって構成される．ここでは，新規に採用する医薬品の評価と採否，削除医薬品の選定，施設内副作用の収集と対応，製造販売後調査の充実，最近では医療費抑制の観点から経済面での検討も行われる．薬事委員会の規定の例を図6-5に示す．

新規医薬品の採用に関しては，使用する診療科が申請理由を説明し，有効性，安全性と併せて，使用性，経済性，品質などについて既採用品との比較を含めて審議される．採用医薬品の削除に関しては，既存の同種同効薬との比較，使用量のデータ，医薬品の評価と薬物療法における相対的な位置づけを行った上で検討する．この他，施設内で実施される製造販売後の各種調査に関する事項，安全性情報の収集・評価と対応などに関する審議が行われる．

> (目的)
> 第1条 ○○(施設の名称)における医療の向上および経営の健全化に資するため,医薬品の適正効率的な運用を図ることを目的として,薬事委員会(以下委員会という)を置く.
> (組織)
> 第2条 委員会の構成は次のとおりとし,○○(施設長)が任命する.
> 　(1)診療部門　副○○長(副施設長)　各科診療部長　医局長
> 　(2)管理部門　事務部長　資材課長　会計課長
> 　(3)薬剤部門　薬剤部長　薬剤員
> 　(4)看護部門　看護部長
> 　2　審議上必要と認めたときは,委員長は関係職員を出席させることができる.
> 　3　審議上必要と認めたときは,委員長は専門委員会を設置することができる.専門委員長は薬事委員長が指名する.
> (委員長など)
> 第3条 委員会に委員長および副委員長を置く.委員長は副○○長(副施設長)とし副委員長は薬剤部長とする.
> 　2　委員長は会務を総理する.
> 　3　副委員長は委員長を補佐し,委員長に事故があるときは,その職務を代行する.
> (任務)
> 第4条 委員会は○○長(施設長)の諮問に応じ,次の事項を審議し答申する.
> 　(1)医薬品の新規採用に関すること
> 　(2)医薬品の安全性の確保と副作用に関すること
> 　(3)医薬品の使用と経済性に関すること
> 　(4)在庫医薬品の効率的使用に関すること
> 　(5)医薬品の調達に関すること
> 　(6)その他,医薬品に関する必要事項
> (開催)
> 第5条 委員会は奇数月の第4木曜日に委員長が召集する.但し,必要に応じ臨時に召集することができる.
> (委員の出欠)
> 第6条 委員が委員会を欠席する場合には,代理人を出席させるか,委任状を委員行に提出するものとする.
> (事務局)
> 第7条 委員会の記録および招集に関する事務は薬剤部が行い,薬剤部長がその記録を整備保管する.
>
> 　付則
> 　　この規定は,平成○年○月○日から施行する.

図6-5　薬事委員会規定の例

b 新規医薬品情報資料の配布,審査,結果報告

　薬剤師は薬事委員会の事務局として,審議に関する資料を取り揃え,議事の運営,事前の折衝,議事録の伝達を行う.採用申請品目,削除予定品目,その他の情報を,事前に各委員に配布し,それぞれの診療科あるいは部署において検討した上で審議を行い,結果は委員のみならず全職員を対象に配布して周知を図る.

　診療上,医薬品の基礎情報とともに採用品目に関する情報はきわめて重要であり,それぞれの施設で医薬品集,在庫表あるいはオーダリングシステムなどによって周知を図っている.新規採用する品目に関しては,どのような薬剤(品名,相互作用,副作用,使用上の注意など)かを周知することによって事故や過誤の防止に努め,削除については事前に十分に伝達し,診療上のトラブルを防ぐ必要がある.また,新規採用薬剤の情報は診療報酬算定に関わる医事課,購入に関わる資材課にも提供する.

　薬剤師は薬物療法ならびに施設内の医薬品流通について最も知識のある職種であり,この一連の流れの中で常に中心的に機能しなければならない.

C 病院・診療所における医薬品情報活動（収集，評価，提供）

1 病院・診療所における医薬品情報活動

　有効な薬物療法には，正確な診断と薬物選択，そして適正使用が必要であり，医療現場においては医薬品を適正に使用するための情報は欠くことができない．診療のニーズから切れ味のよい薬剤が生み出され，また根拠に基づく医療（EBM；evidence-based medicine）の実践が強く求められている中で，臨床における医薬品情報のニーズはますます高まっている．

　薬剤師は，提供される情報を鵜呑みにすることなく批判的に吟味しエビデンスレベルの高い情報を提供することに努めなければならない．情報提供に際しては，提供相手の立場や知識レベルに応じた理解しやすい表現方法にすることが重要である．

　医薬品情報（DI；drug information）活動は，医療現場に周知させるべき情報を伝達する能動的情報提供と，病院職員や患者の質問に答える受動的情報提供に分けられる．また，薬剤師が施設内の薬事委員会，治験委員会，NST（栄養サポートチーム），緩和ケアチーム，がん治療チームなどに参画する際には，最新の情報と医薬品に関する見識をもって意見を述べることが要求される．

　能動的情報提供では，DI担当者の情報加工ならびに伝達方法によって，医薬品安全管理ならびに適正使用情報の周知徹底が大きく左右されることになる．一方，受動的情報提供や各種医療チームへの参画の場合には，医療現場に情報を伝達するのは調剤，薬品管理，病棟担当者など現場で作業する薬剤師であることが多い．その際，DI担当者の情報収集，評価分析，整理収納が情報源となるため，結果的には施設における薬物療法の優劣に影響を及ぼす．

　新薬の情報は，発売時には薬効や安全性が強調されがちだが，製造販売後に副作用や相互作用が発見されると，突然ネガティブな注意文書が配布される．DI担当者が常に入手資料を吟味し，「なぜ安全性が高いといえるか」，「効果が強いことへの注意事項は何か」について根拠を求めていれば，このような混乱を未然に回避することもできる．また，添付文書，インタビューフォーム，書籍などの資料の整理がおろそかになると，DI担当者以外は情報検索ができない状況が発生する．病棟業務や調剤業務では常に受動的情報提供が求められる現状からすると，DI担当者にとっては資料の整理と検索システムの構築（＝どこをみれば何がわかるかを明確にしておくこと）が重要な業務である．

　情報の評価は，複数の資料を揃えてよく吟味してから結論を下すのが原則であり，そこには薬剤師の知識，認識，医薬品に関するセンスが大きく反映することになる．しかし，病院・診療所には人員，業務時間，収納スペースなどさまざまな制約があり，すべての資料について情報解析を実施するのは困難な場合が多い．施設の規模によってはDI担当者が，病棟業務，調剤業務を兼任することが多く，1人の薬剤師がすべての薬剤業務を行っていることも珍しくない．

　膨大な情報と制約のある環境という相反する現実はあるが，薬物療法における医薬品情報の重要性は厳然たる事実であり，施設の規模や勤務する薬剤師の経験とは無関係である．医薬品を扱うすべての施設において，同様のレベルで情報提供が実施される必要性から，行政，医薬品製造販売企業，医薬品卸売企業には医薬品情報を集約して提供するシステムがある．また，ITの発達による情報検索や情報提供システムはDI業務の強力な戦力となりつつある．薬剤師は薬物療法に関する知識を充実させるとともに，これらITのもたらす情報を取捨選択して自施設の状況に合わせたDI業務を構築し，安定的かつ効率的な情報提供に努力しなければならない．

2 情報の収集，加工と整理

a 医療機関で入手できる医薬品情報と処理の目的

医療機関には日々膨大な医薬品情報が提供される．これらの情報を評価して取捨選択し，必要な情報を追加入手するなどして適切な薬物療法に寄与するには，医療現場の状況を理解し，情報処理の目的を認識する必要がある．

緊急性を要する例をあげると，重大な副作用が緊急安全性情報として流された場合にはすべての部署に伝達し，該当医薬品を使用している医師にその情報を文書（通常は提供されたイエローペーパー）で伝えなければならない．緊急安全性情報は新聞やテレビで報道されるので，残り番や当直の薬剤師にも伝達して患者からの質問に対応する必要がある．患者が病院に緊急安全性情報に関する問い合わせをしたが対応した職員がその情報を知らなかった，という状況をつくってはならない．また，医薬品に不良品が発見され，製品回収情報が流された場合には，薬品管理の担当者に伝えて善後策を講じる必要がある．薬品管理担当者は医薬品卸企業と協議し，該当ロットの入庫実績の調査，施設内各部署からの回収，該当製品の流通状況に応じては代替製品発注の検討などさまざまな対応をとることになる．この場合もマスコミ報道による影響について配慮し，施設内各所に緊急通知をする必要がある．

医薬品は情報とともに供給されることで，初めて安全性と有効性を確保できる．通常，医療機関では採用医薬品に関する基礎情報をデータとして集積し，各種のDI活動によって医療現場に伝達している．それぞれの医薬品について，品名，成分，規格，価格，包装など取り扱いに必要な情報をはじめ，禁忌，副作用，効能・効果，用法用量など薬物療法に関係するものまでその項目は多岐にわたっている．該当する項目の変更情報を入手した場合には基礎情報のデータをメンテナンスする必要がある．

表6-6 病院・診療所で入手可能な医薬品情報

医薬品製造販売企業	医薬品添付文書，添付文書改訂情報，医薬品インタビューフォーム，緊急安全性情報，安全性情報，安全性確保のためのお知らせ文書，使用上の注意の解説，包装・製剤形態の変更情報，パンフレット，医薬品卸企業からの情報（SAFE-DI，ENIF医薬ニュース，クラヤ三星堂薬報，スズケンDI など）
行政	医薬品・医療機器安全性情報，医薬品安全対策情報（DSU）
雑誌類	日本薬剤師会雑誌（都道府県薬剤師会雑誌），病院薬剤師会雑誌（都道府県病院薬剤師会雑誌），The Informed Prescriber（正しい治療と薬の情報），The New England Journal of Medicine，医薬ジャーナル，月刊薬事，薬局，薬事新報

薬剤形態や包装の変更は患者心理に大きく影響しリスクマネジメント上も重要であるため，調剤業務に直接影響する．これらの変更情報は「いつから変わるか」，「どのように変わるか」を確認して，薬剤師はもとより，看護師，医師にも伝達しなければならない．

このように，変更情報を入手した場合にはその内容によって診療にどのような影響が及ぶかを的確に判断して処理する必要があり，入手経路の確立と定期的な点検が必要である．病院・診療所における情報入手経路としては，医薬品製造販売企業，行政，医薬品卸企業，インターネットサイトおよび各種書籍類が一般的である（表6-6）．

製薬企業からの情報は新薬採用時には非常に充実しており，この際提供される添付文書，インタビューフォーム，製品情報概要，その他関連文献はファイルして保管しておく．医薬品情報担当者（MR）による直接配布，あるいはダイレクトメールによって提供されるものの中には，添付文書の改訂，緊急安全性情報，使用上の注意喚起，再審査結果，再評価結果，回収情報，包装変更，剤形変更などさまざまな情報がある．MRの説明は理解しやすく，迅速であるが，製薬企業の対応は施設によってばらつきがあり，情報入手が欠落する可能性があるため，これだけを情報源とするのは

表6-7　病院で利用されるインターネットサイト

名称	URL
厚生労働省	http://www.mhlw.go.jp/
医薬品医療機器情報提供ホームページ	http://www.info.pmda.go.jp/
国立医薬品食品衛生試験所	http://www.nihs.go.jp/index-j-html
日本薬学会	http://www.pharm.or.jp/
日本薬剤師会	http://www.nichiyaku.or.jp/
日本病院薬剤師会	http://www.jshp.or.jp/
大学病院医療情報ネットワーク	http://www.umin.ac.jp/
日本医薬品情報センター	http://www.japic.or.jp/
くすりの適正使用協議会	http://www.rad-ar.or.jp/
薬のガイドデータベース	http://www.nihs.go.jp/
日本中毒情報センター	http://www.j-poison-ic.or.jp/
FDA（米国食品医薬品局）	http://www.fda.gov/
PubMed（文献データベース）	http://www.ncbi.nlm.nih.gov/pubmed/

危険である．

行政からは，厚生労働省が編集・発行する医薬品・医療機器安全性情報や，同省が監修し日本製薬団体連合会が発行する医薬品安全対策情報（DSU；drug safety update）があり，薬剤師会のサイトや雑誌に掲載される．安全性に関する情報に限定されているため網羅性に乏しいという難はあるが，重要な情報を選択・評価して解説しているため，もれなく確認し，必要に応じて施設内に周知する．

医薬品卸企業の情報誌は紙面が工夫され，流通現場に即した情報がわかりやすく掲載されていて網羅性も高い．また，契約している医薬品卸企業は医薬品入庫の際に必ず来院するので欠落の可能性も少ない点が有用である．記載内容に関する信頼性を問題にされる場合があるので，他の情報源と併用して使用するのがよい．

インターネットサイトでは，医薬品医療機器情報提供ホームページによる基礎情報から，日本薬剤師会や厚生労働省のホームページによる安全性情報，PubMedなどによる文献情報に至るまで，あらゆる情報を検索できる（表6-7）．また，収納スペースをとらないこともメリットである．ただ，あまりにも情報量が豊富なため，目的を定め焦点を絞って利用する必要がある．

書籍類もサイトとならんであらゆる分野について膨大な種類が出版されており，何を選ぶかに迷うことが多い（表6-8）．書籍類は購入費がかかること，収納スペースをとること，また，雑誌を別にすると迅速性に乏しいことを考慮する．サイトにしても書籍類にしても「どこを見れば何がわかるか」を認識していなければ，いたずらに時間のみを浪費し，役に立たないことを理解しておく必要がある．表題だけを見て闇雲に購入することは避け，必ず内容を確認し，将来にわたって利用できるものを選択するべきである．

これらの情報源を有効に利用する上で大切なことは，情報収集の目的を明確にすること，複数の情報源を確保すること，また，施設の状況ならびに業務の内容とバランスをとることである．入手した情報をすべて処理するのが理想ではあるが，業務との折り合いがつかないと処理が遅れ，資料が散逸することがあり，重要な情報を見落とす結果になりかねない．

例えば，①新薬採用時に入手した資料をファイリングして最新のものを入手した時点で差し替える，②読みやすい医薬品卸情報誌を1誌，薬剤師会雑誌あるいは情報サイトを1つ選択する，③添付文書の改訂，安全性に関する情報，包装・形態の変更等，直接診療に影響する事項を選定し

表 6-8　ブックリストの例

	図書名	発行所	著者	発行年
薬局方・公定書・辞典・全集関係	医療薬 日本医薬品集	じほう	監：日本医薬品集フォーラム	年刊
	保険薬事典 薬効別薬価基準	じほう	編：薬業研究会	年2回刊
	一般薬日本医薬品集	じほう	監：日本医薬品集フォーラム	隔年刊
	医学書院医学大辞典（第2版）	医学書院	総編集：伊藤正男, 他	2009
	MARTINDALE The Complete Drug Reference（36th ed.）	Parmaceutical Press	ed by Sweetman SC	2009
	ステッドマン医学大辞典（改訂版第6版）	メジカルビュー社	編：ステッドマン医学大辞典編集委員会	2008
	第十五改正 日本薬局方	廣川書店	編：日本公定書協会	2006
	The Merck Index 14th ed.	MERK&Co,nc.	Meds by O'nel MJ, et al	2006
	医学英和大辞典（改訂12版）	南山堂	監：佐藤登志郎	2005
	化学便覧 基礎編（改訂5版）	丸善	編：日本化学会	2004
	臨床医薬品要覧	じほう	編：（社）大阪府病院薬剤師会	1999
薬剤学・調剤学・製剤学・薬局管理学関係	錠剤・カプセル剤の無包装状態での安定性情報（改訂6版）	医薬ジャーナル社	編：錠剤・カプセル剤の無包装状態での安全性編集委員会	2009
	病院薬局製剤（第6版）	薬事日報社	編：日本病院薬剤師会	2008
	注射薬調剤監査マニュアル（第3版）	エルゼビア・ジャパン	編：山口県病院薬剤師会注射調剤特別委員会	2008
	調剤学総論（改訂9版）	南山堂	著：堀岡正義	2007
	麻薬・向精神薬・覚せい剤管理ハンドブック（第8版）	じほう	監：日本公定書協会	2007
	内服薬　経管投与ハンドブック（第2版）簡易懸濁法可能医薬品一覧表	じほう	監：藤島一郎	2006
	混注時の留意点 表解注射薬の配合変化（改訂9版）	じほう	監：菅原　溝	2005
	医薬品情報学（第3版）	東京大学出版会	監：山崎幹夫	2005
	改訂 添付文書の読み方 －医薬品を正しく理解するために	じほう	著：望月眞弓	2004
	処方せんの基本ルールと書き方	エルゼビア・ジャパン	監：田中信行	2004
	注射薬調剤	じほう	監：矢後和夫	2002
	新 GCP の普及定着に向けて	エルゼビア・ジャパン	編：全国国立大学病院薬剤部長会常置委員会　新 GCP ワーキンググループ	2001
	調剤業務指針（第5版）	じほう	編：日本薬剤師会	1997
	薬学生　病院実習マニュアル	じほう	監：東京都病院薬剤師会	1997
	調剤指針注解	薬事日報社	監：永瀬一郎	1996
	病院薬局学（第11版）	南山堂	著：堀岡正義	1993
薬理学・薬物治療学・薬物動態学・服薬指導関係	治療薬マニュアル	医学書院	監：高久史磨, 他	年刊
	今日の治療薬	南江堂	編：水島裕	年刊
	改訂2版 透析患者への投薬ガイドブック －慢性腎臓病（CKD）の薬物治療	じほう	編：平田純生, 他	2009
	新小児薬用量（改訂第5版）	診断と治療社	編：五十嵐 隆, 他	2009
	レジデントのための感染症診療マニュアル（第2版）	医学書院	著：青木　眞	2008
	グッドマン・ギルマン 薬理書 上下（第11版）	廣川書店	監訳：高折修二, 他	2007
	メルクマニュアル日本語版（第18版）	日経BP社	監：福島雅典	2006
	がん専門薬剤師を目指すための抗がん剤業務ハンドブック	じほう	編：国立がんセンター薬剤部	2006

（つづく）

表6-8　ブックリストの例(つづき)

	図書名	発行所	著者	発行年
薬理学・薬物治療学・薬物動態学・服薬指導関係	クリニカルファーマシーのための疾病解析(第7版)	医薬ジャーナル社	監訳：福地 坦	2005
	薬剤師のための 輸液・栄養療法	薬事日報社	編：東京都病院薬剤師会	2004
	病院感染対策ガイドライン	じほう	編：国立大学医学部附属病院感染対策協議会	2004
	臨床薬理学(第2版)	医学書院	編：日本臨床薬理学会	2003
	予防接種ハンドブック(第9版)	日本医事新報社	編：予防接種法令研究会	2002
	アプライドセラピューティクス 症例解析にもとづく薬物治療 第1～5巻	じほう	日本語版総編集：緒方宏泰，他	2000～2002
	医療用麻薬の利用と管理―がん疼痛緩和へのモルヒネの適正使用― 1999／2000	エルゼビア・ジャパン	監：麻薬研究会	1999
	改訂 解説 薬剤管理指導業務―その考え方とあり方	じほう	編：日本病院薬剤師会	1998
	重大な副作用回避のための服薬指導情報集 第1～4集	じほう	編：日本病院薬剤師会	1997～2001
副作用・相互作用・中毒関係	薬の相互作用としくみ(第9版)	医歯薬出版	編：杉山正康	2010
	実践 妊娠と薬－10,000例の相談事例とその情報(第2版)	じほう	編：佐藤孝道，他	2010
	医薬品副作用要覧[第3集]	エルゼビア・ジャパン	監：安全対策研究会	2004
	がん化学療法の有害反応対策ハンドブック(第4版)	先端医学社	監：吉田清一	2004
	薬・毒物中毒救急マニュアル改訂(第7版)	医薬ジャーナル社	監：西　勝英	2003
	授乳婦と薬―薬剤の母乳移行性情報とその評価	じほう	編：東京都病院薬剤師会	2000
	飲食物・嗜好品と医薬品の相互作用	じほう	編：「飲食物・嗜好品と医薬品の相互作用」研究班	1998
	医薬品の副作用大事典(第12版)	西村書店	著：レオ・メイラー	1998

た医薬品卸情報誌で定期的にチェックし，薬剤師会雑誌または情報サイトのDSUや安全性情報と照合する．④問い合わせの多い分野について信頼性の高い書籍または雑誌を選択しながら購入する，というような方法が現実的と思われる．

b 情報の加工

施設内の各部署に医薬品に関して通知する必要が生じた場合や，参画する医療チームで医薬品に関するマニュアルや一覧表を作成する必要が生じた場合には，収集した情報を理解しやすい内容に加工および再構築し，評価を加えた資料を作成する．

加工の手順は，初めに提供するテーマに関連する最新のデータを複数収集し，次にデータ内容をよく吟味し評価した上で，目的に応じて論理的かつ理解しやすい表現方法を工夫する．提供する相手の状況を考慮しながら，情報を簡素化して要点を明確に示すことが重要である．必要に応じて，簡潔な解説や臨床症例をつけ加える．

多くの施設では，薬事委員会での医薬品の採用と削除，副作用情報，その他医薬品関連情報を掲載した医薬品関連通知文書(薬事ニュース，DIニュースなど)を定期的または緊急で配布する．また，新規薬剤の採用にあたっては添付文書，インタビューフォーム，製品情報概要などから必要な情報を選択して基礎情報を集積し，医薬品集の作成に利用する．薬効群を選んで，基礎情報のほか

表 6-9　病院で収集する医薬品基礎情報項目の例

医薬品の分類・特定に関する項目	薬剤名称，薬剤コード，略号，製剤識別コード，厚生労働省コード，薬効分類名称，薬種区分（輸液，毒薬，劇薬，麻薬，向精神薬，抗がん剤，血液製剤，治験薬，など）
成分・物性に関する項目	成分名，成分量，容量，剤形，分割の可否，粉砕の可否，貯蔵法，溶解区分
薬物療法に関する項目	最大投与量，最大投与日数，院外処方区分，投与経路区分，安全性情報区分，投与速度，妊産婦・授乳婦情報，禁忌情報，相互作用情報，副作用情報，保険適否
物流・発注・在庫に関する項目	製薬企業名，卸企業名，払い出し区分，棚番号，JAN コード，登録日，削除日，在庫管理コード，包装規格，承認番号，薬価，委託区分

〈高カロリー輸液一覧〉

	薬品名	アミノトリパ 1号 (1700 mL)	アミノトリパ 2号 (1800 mL)	ネオパレン 1号 (1000 mL)	ネオパレン 2号 (1000 mL)	ハイカリック液 −1号 (700 mL)	ハイカリック液 −2号 (700 mL)	ハイカリック RF (500 mL)	ビーエヌツイン 1号 (1000 mL)	ビーエヌツイン 2号 (1100 mL)	ビーエヌツイン 3号 (1200 mL)	ユニカリック L (1000 mL)	ユニカリック L (2000 mL)	ユニカリック N (1000 mL)	ユニカリック N (2000 mL)
成分（g）	ブドウ糖	159.6	200.4	120	175	120	175	250	120.0	180.0	250.4	125	250	175	350
	果糖	80.4	99.6	−	−	−	−	−	−	−	−	−	−	−	−
	キシリトール	39.6	50.4	−	−	−	−	−	−	−	−	−	−	−	−
	（糖質合計）	279.6	350.4	120	175	120	175	250	120.0	180.0	250.4	125	250	175	350
	塩化ナトリウム	2.112	1.632	2.690	2.630	−	−	0.585	2.92	2.92	2.92	−	−	−	−
	塩化カルシウム	−	−	0.294	0.370	−	−	−	−	−	−	−	−	−	−
	塩化カリウム	2.532	3.132	−	−	−	−	−	−	−	−	1.410	2.820	1.410	2.820
	酢酸カリウム	−	−	1.170	1.470	2.47	2.47	−	2.16	2.16	2.16	−	−	−	−
	酢酸ナトリウム（無水）	3.696	4.776	−	−	−	−	−	−	−	−	−	−	−	−
	L−乳酸ナトリウム	−	−	−	−	−	−	1.68	−	−	−	3.920	7.840	3.920	7.840
	クエン酸ナトリウム	−	−	0.360	0.460	−	−	−	−	−	−	−	−	−	−
	グルコン酸カルシウム	1.788	2.244	−	−	1.91	1.91	0.675	1.792	1.792	1.792	1.345	2.690	1.345	2.690
	硫酸マグネシウム	0.984	1.236	0.493	0.620	1.24	1.24	−	0.74	0.74	0.74	0.616	1.232	0.616	1.232
	塩化マグネシウム	−	−	−	−	−	−	0.305	−	−	−	0.102	0.204	0.102	0.204
	グリセロリン酸カリウム50%液	−	−	−	−	−	−	−	−	−	−	−	−	−	−
	リン酸二カリウム	−	−	0.880	1.050	−	−	−	−	−	−	−	−	−	−
	リン酸二水素カリウム	1.356	1.632	−	−	0.66	0.66	−	1.088	1.088	1.088	1.100	2.200	1.100	2.200
	硫酸亜鉛	4.56 mg	5.76 mg	5.76 mg	5.76 mg	3.0 mg	3.0 mg	2.9 mg	5.752 mg	5.752 mg	5.752 mg	5.75 mg	11.50 mg	5.75 mg	11.50 mg
	氷酢酸	−	−	−	−	−	−	−	−	−	−	0.601	1.202	0.601	1.202
電解質（mEq/V）	Na^+	70	70	50	50	−	−	25	50	50	51	40	80	40	80
	K^+	44	54	22	27	30	30	−	30	30	30	27	54	27	54
	Mg^{2+}	8	10	4	5	10	10	3	6	6	6	6	12	6	12
	Ca^{2+}	8	10	4	5	8.5	8.5	3	8	8	8	6	12	6	12
	Cl^-	70	70	50	50	−	−	15	50	50	50	55	110	59	118
	SO_4^{2-}	8	10	4	5	10	10	−	6	6	6	−	−	−	−
	$Acetate^-$	87	107	36	51	25	25	−	34	40	46	10	20	10	20
	$L\text{-}Malate^{2-}$	−	−	−	−	−	−	−	−	−	−	14	28	17	34
	$L\text{-}lactate^-$	−	−	−	−	−	−	15	−	−	−	35	70	35	70
	$Phosphate^{2-}$	−	−	−	−	−	−	−	8 mmol	8 mmol	8 mmol	−	−	−	−
	$Gluconate^-$	8	10	−	−	8.5	8.5	3	8	8	8	6	12	6	12
	$Citrate^{3-}$	19	23	4	5	−	−	−	−	−	−	−	−	−	−
	P	309 mg	371 mg	156 mg	187 mg	150 mg	150 mg	−	−	−	−	250 mg	500 mg	250 mg	500 mg
	Zn	16 μmol	20 μmol	20 μmol	20 μmol	10 μmol	10 μmol	10 μmol	20 μmol	20 μmol	20 μmol	20 μmol	40 μmol	20 μmol	40 μmol
アミノ酸量	アミノ酸合計	−	−	−	−	−	−	−	20.720 g	31.080 g	41.440 g	−	−	−	−
	アミノ酸濃度	−	−	−	−	−	−	−	2.072%	2.825%	3.453%	−	−	−	−
	総遊離アミノ酸量	50 g	60 g	20 g	30 g	−	−	−	20.0 g	30.0 g	40.0 g	25.03 g	50.06 g	29.98 g	59.96 g
	総遊離アミノ酸濃度	−	−	2%	3%	−	−	−	2.00%	2.73%	3.33%	−	−	−	−
	必須アミノ酸/非必須アミノ酸	1.44	1.44	1.44	1.44	−	−	−	1.09	1.09	1.09	1.38	1.38	1.38	1.38
kcal/ 100 mL		77.6	91.1	56	82	68.6	100.0	200	56	76.36	96.66	60	60	82	82
pH		約 5.6	約 5.6	約 6.8	約 6.7	3.5〜4.5	3.5〜4.5	4.0〜5.0	約 5	約 5	約 5	3.8〜4.8	3.8〜4.8	3.8〜4.8	3.8〜4.8
浸透圧		約 5	約 6	約 4	約 5	約 4	約 6	約 11	約 4	約 5	約 7	約 4	約 4	約 5	約 5
糖質カロリー（kcal/本）		1120	1400	480	700	480	700	1000	480	720	1000	500	1000	700	1400
総カロリー（kcal/本）		1320	1640	560	820	480	700	1000	560	840	1160	600	1200	820	1640

図 6-6　医薬品情報加工の例（院内輸液成分一覧表）

に薬理，薬物動態，物性に注目してまとめると，新薬採用時の比較に便利な資料を作成できる（**表 6-9**）．情報加工のテクニックはこれら能動的情報提供において重要な要素を占めることになる．医薬情報加工の例として，院内輸液成分一覧表を**図 6-6** に，薬事委員会の議案の例を**図 6-7** に示す．

C 整理の方法

資料の整理とは，有用な資料がどこにどのように保管されているか，どこを見れば何がわかるかを明確にすることである．資料の閲覧，ファイリングには手間がかかり，保管にはスペースと保管庫が必要であるため，その部署の整理能力は労力とスペースに帰結する．資料の有用性を一概に決めることは難しいが，種類によってどのような扱

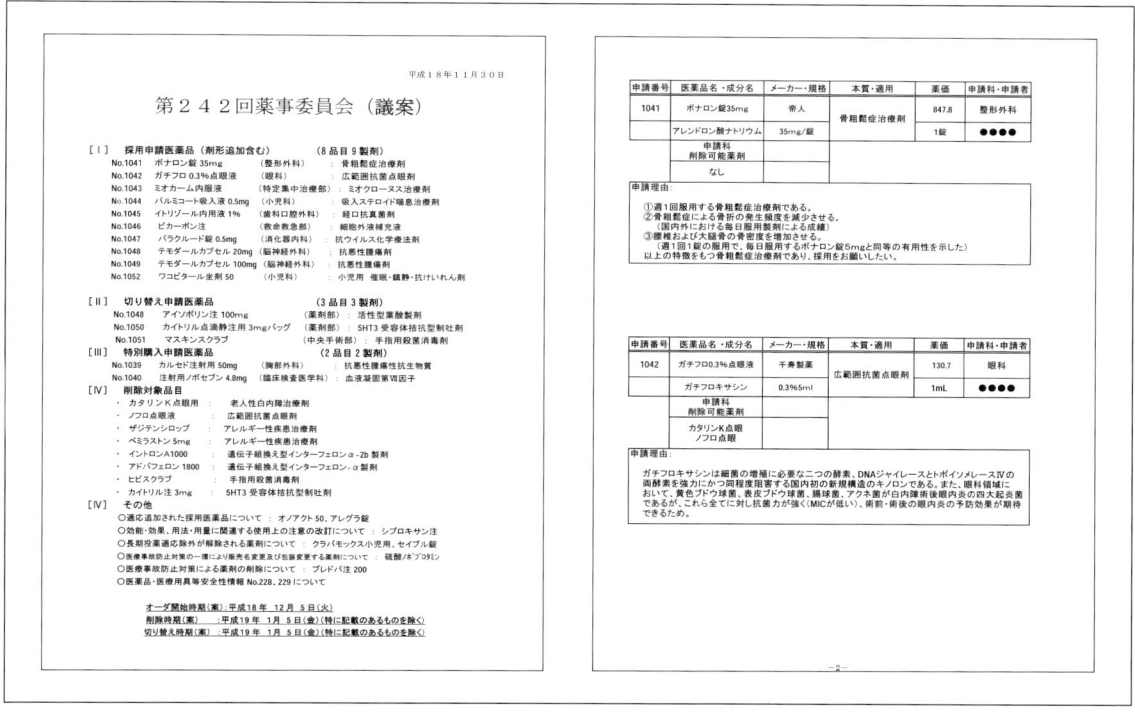

図6-7 事業委員会の議案の例（全6頁のうち最初の2頁）

いにするか，また，自然なかたちで入手，処理，閲覧，保管，廃棄の流れをつくることが必要である．

資料の中で，保管すべきものを設定し保管期間を定める．入手の窓口を薬局長・DI担当者などに定めて，入手記録を取り，ファイリングボックスに分別して流れに乗せる．必要な処理を終えた資料は薬剤師への閲覧の期間をおき，保管または廃棄する．

例えば，有用と選定した医薬品卸情報誌の場合，窓口で入手してチェックし，情報源として利用した後，定められたファイルに移す．ファイリングの期間は1年間とし，2年目に入ったファイルは廃棄する．厚生労働省や行政からの通知文書は窓口で扱いを決定し，情報源として利用した後，共有の机を利用して2週間程度の閲覧期間をおき，1年程度書庫に保管する．1年が経過したらダンボール箱に移し，廃棄年限を箱の側面と天面に明記して処方せん，特生物製剤伝票，治験資料のような法律で定められた書類とともに倉庫で保管して，期限ごとに処分する．製剤の形態変更などのお知らせ文書ならば，窓口で入手後，施設内通知の情報源として利用し，閲覧期間を経て薬品管理担当者がファイルし，適宜処分する．職員が少人数であれば流れだけを決めておけば，資料の散逸を防ぎ，自然なかたちで流れに乗せることが容易であるが，関係者が多人数にわたり作業現場が離れている場合にはファイリングボックスを利用すると便利である．

書籍や雑誌についても同様の流れをつくり，定期的に点検して適宜処分する必要がある．書籍は薬剤師個々がなじみの深い場合があり処分が難しいが，責任者が廃棄対象書籍を選定して共有の机に置き，必要な人に配布して残りを処分する方法をとる．雑誌は閲覧後処分するものと，年限（3年程度）を限って保管するものに分ける必要がある．

添付文書やインタビューフォームなど基礎的な資料は，最新のものを差し替える方法で，品目ごとに保管することが望ましい．保管庫としては書棚，キャビネットを利用する．スペース的に無理であれば，インターネットサイトの利用やスキャ

保険対策情報　　　　　　　　　　　　　　　　　　　　　　　　　　　平成17年7月1日
　　　　　　　　　　　　　　　　　　　　　　　　　　　　　　　　　　　　　薬剤部

　　　　　　　　　　再発・再燃を繰り返す逆流性食道炎における
　　　　　　　　　　　プロトンポンプ阻害薬の保険適応について

逆流性食道炎に対するプロトンポンプ阻害薬の処方が，過誤査定を受けることが多く保険対策委員会において問題となっております．
院内採用プロトンポンプ阻害薬は以下の3薬剤5規格で，用法，用量は以下のとおりです．
プロトンポンプ阻害薬は，疾病により保険適応期間，および適応量が異なりますのでご注意下さい．

再発・再燃を繰り返す逆流性食道炎における保険適応

薬剤名	採用規格	投与開始～8週間まで	9週目以降維持療法
オメプラール®	20 mg	1日1回20 mg	1日1回10～20 mg
タケプロン®カプセル15	15 mg	1日1回15 mg	1日1回15 mg
タケプロン®OD錠30	30 mg	1日1回30 mg	（効果不十分な場合のみ1日1回30 mg）
パリエット®錠10 mg	10 mg	1日1回10～20 mg	1日1回10 mg
パリエット®錠20 mg	20 mg		1日1回20 mgの投与を行わない

図6-8　施設内通知の例

ナー読み込みによる保管も可能である．ただし，コンピュータを利用する場合には操作の労力がかかり，資料の種類や媒体の保管場所がわかりづらくなるのが難点である．

　コンピュータのみならずファイルの種類が増えると資料の保管場所が不明瞭になるので，ファイル，書籍，雑誌のインデックスを作成して定期的にメンテナンスをすることが大切である．

3　伝えるべき医薬品情報と能動的情報提供の方法

a　伝えるべき医薬品情報の種類

　医療従事者を対象に能動的に提供すべき情報には，医薬品使用時の基本情報，常備医薬品の採用および削除の情報，医薬品添付文書の改訂情報，重要な副作用や相互作用の報告（緊急安全性情報），製造・販売中止のお知らせ，包装・表示・形態の変更のお知らせ，不良品回収のお知らせ，薬価など診療報酬改訂のお知らせ，製品間の有効性や安全性，特徴の比較情報などがあげられる．施設内通知の例を図6-8に示す．

　能動的情報提供は関係者に必要な事項を周知することが目的であるから，情報を受け取る側の状況に配慮して提供する時期を選ぶことが重用である．すなわち，緊急安全性情報，突然の供給不足，不良品回収情報は迅速性に配慮し，包装・表示・形態変更については変更の内容と時期に気をつける必要がある．その他の情報については，医薬品情報提供書（薬事ニュース，DIニュースなど）にできるだけ定期的に，掲載順序も定型的な形式とし，簡潔な表現で伝えることが望ましい．提供を受ける側は，医薬品情報以外にも多くの通知文書を受け取るため，定期的な医薬品情報提供書に何がどの順番で書いてあるかを認識することで必要な情報を確認しやすくなる．

　医薬品使用時の基本情報は医薬品集の形式で処方医をはじめ医療現場すべてに配布する．情報源が医薬品添付文書であり常備薬の採用と削除や添付文書改訂の影響があり，1～2年ごとの改版が必要である．

　医薬品情報提供書には常備医薬品の採用削除情報，添付文書の改訂情報，安全性情報，供給方法や調剤方法の変更，その他常備医薬品に関する情報を掲載する．最新の医薬品集を受け取り，毎回

の情報提供書を確認することで常に最新の基礎情報を確認できる状況にすることができる．

b 伝達の方法

1）人を介しての提供

基本的な情報の伝達，提供方法であり，周知の程度が確認できるため，最も有効な方法といえる．各医師への個別説明や会議での説明，病棟担当薬剤師による部署別の説明，看護部を通じての伝達，製薬企業の情報担当者（MR）の協力を仰ぐなどさまざまな状況があるが，組織が大きくなるほどに情報が不正確に伝わる可能性があるので印刷物の配布も考慮する．周知徹底が求められる「緊急安全性情報」の提供では，病棟担当薬剤師，院内の諸会議，MRなどを利用して文書を添えて情報伝達する．

2）院内医薬品集による提供

院内医薬品集は採用医薬品の基本情報（一般名，商品名，製薬企業名，規制区分，剤形，規格・単位，効能・効果，用法用量，警告，禁忌，副作用など）と，医薬品の採用基準や取り扱い上の申し合わせ事項を掲載し，付録として採用抗生物質一覧，採用輸液成分一覧表などを添えて，診療に直接役立つかたちで，コンパクトな冊子にまとめた実用書である．添付文書の変更や常備医薬品の採用および削除によって内容が古くなるため，通常2～3年ごとに改訂される．その間の新規採用薬，添付文書の改訂情報の追加，更新についてはその都度，別の媒体で伝達する必要がある．医薬品集の基礎情報は医薬品添付文書であるが，これを編集するには膨大な労力がかかる．最近は採用品目と掲載項目を確定すれば編集を請け負う企業もあり，またCD-ROMを利用したデータベースも市販されている．

3）通知文書による提供

通知文書には緊急通知と定期報告があり後者は「医薬品情報」，「DIニュース」，「薬事ニュース」と呼ばれることが多い．これらの文書は，医薬品適正使用の観点から医療従事者を対象に薬剤部門が自主的に編集し発行する情報誌であり，速報性への対応，内容の構成，アピール性の工夫に留意する．掲載内容は新規採用医薬品の紹介，添付文書の改訂，厚生労働省医薬品医療機器等安全性情報，緊急安全性情報，再審査・再評価結果の通知，各種文献紹介，重要な薬事法の改正，医薬品の適正使用などに関する事項で，MRからの報告，卸企業情報誌，薬剤師会雑誌，各種インターネットサイトが情報源である．

速報性への対応では，医療現場で診療行為や患者に直接影響を及ぼすと考えられる情報が緊急通知の適応となる．「不良品回収」や「製造・販売中止」のお知らせ，「緊急安全性情報」は，簡単な説明文書に提供された文書を添えて口頭での説明とともに伝達することが多い．定期報告は提供される情報が相手に認知され活用されることが大切である．このため，構成はできるだけ簡潔にし，掲載順序や提供時期を定めて利用する側の読みやすさを心がける．周知の徹底が目的であるから緊急通知した項目についても重複掲載する必要があり，定期掲載項目の後には，重篤な副作用情報に関する発生機序，臨床経過，対応法について具体的な発現時期，減量や中止の必要性，治療法や代替薬の情報を適宜追加するのもよい．

4）施設内オンラインによる提供

施設の状況によるが，多くの医療従事者を擁する施設では有用な情報媒体である．施設内LAN，イントラネットなどさまざまな形式があるが，施設内オーダリングシステムとの連動により，併用禁忌のチェックや抗癌剤の用量チェックが可能となりリスクマネジメント上有効である．医薬品情報の定期報告や緊急通知もオンラインで通知することが可能で，最新の添付文書情報を配信することにより，医師が診察中にサービス画面から最新の医薬品添付文書を確認することも可能となる．

オンラインシステムの導入によって，添付文書改訂情報の提供や文書の配布を軽減できる可能性があり，情報伝達の確実性・迅速性において画期的な変化をもたらすことが期待されているが，難点は導入ならびに基本情報のメンテナンスに膨大な

表6-10 病院・診療所における質疑応答の例

内容分類	質問の例
医薬品の鑑別	錠剤コード，品名，製剤の特徴からどのような薬剤か．
在庫の有無	○○と同じような薬剤は何があるか． △△に適用する薬剤は何があるか．
組成	□□は何 mg か． ××にはショックを起こすような添加物が入っているか．
用法用量・薬物療法	□□の至適用量はどのくらいか．食後に服用しなければならないか． △△の患者にはどのような薬剤の組み合わせが考えられるか．
配合変化・安定性	○○と□□は配合してもよいか． ××は溶解後何時間ぐらい使用可能か．
薬理作用・副作用	△△の患者が○○を服用したら発熱した．関連性はあるか． △△の患者に○○を投与しようと思うが，副作用の危険性はどの程度あると思うか．
中毒	薬物中毒，医薬品過量投与，投薬過誤，事故等に対する処置方法．
消毒	状況に応じた消毒薬の選択，感染対策など．
院内製剤	○○は散剤しか市販されていないが坐薬にすることは可能か．
調剤方法	粉砕の可否，特殊な患者への服用方法の調剤的相談など．

費用と労力を要することである．また，オンラインで情報を伝達する場合は，受ける側が必ず画面を立ち上げてチェックすることが前提なので，施設内での情報伝達に厳格な規定を設けても，文書による伝達と併用する必要が生じることがある．

4 医療現場における医薬品情報のニーズと受動的情報提供

a 問い合わせのニーズと情報提供者，受領者の関係

受動的情報提供とは，医療従事者または患者からの医薬品に関連した問い合わせに対して個別に情報を提供することである．質問者は直面する医療行為や薬物療法の施行における疑問や不明な点を解決するために，薬剤師の専門的立場からの意見（情報）を求める．したがって，この質疑への対応は，患者の治療に直接影響を及ぼし，適切に実施すれば薬剤師の信頼性を増すことになるが，不適切な対応や間違った情報の提供は信頼の失墜をまねくとともに患者の健康被害につながることを認識しなければならない．情報提供にあたっては，入手した文献を単に渡すことは避け，薬剤師が専門的評価を行い，検討した内容をまとまった情報として慎重に提供する．

病院・診療所は医師，看護師のほかにも事務職員，医療技術者，ケースワーカーなどさまざまな職種で構成されている．また，患者の中にも，相当な理解力をもつ人から初めて診察を受ける人まで千差万別である．質問者は，疑問に対して即座に回答することを希望しており，曖昧な表現や回りくどい説明は敬遠される．また，迅速性を要求される場合には，とりあえずわかることを答えて，詳細は資料を確認してから回答するような工夫が必要となる．

多くの問い合わせは基本的な事項であり，添付文書の記載事項から回答できることが多い．病院・診療所における質疑応答の例を表6-10に示す．添付文書は最も信頼できる資料として念頭におき，記載内容の意味するところをよく理解しておく必要がある．また，抗生物質，ホルモン剤，抗癌剤などの薬効群に対する知識もしっかりと身につけておくことが大切である．単に文献のみに頼ると，思わぬ落とし穴があることを忘れてはならない．「この系統の薬剤は本来こういうものである」という医薬品に対するセンスに文献情報を重ねることで，薬剤師ならではの回答が可能となる．

添付文書で回答不能な事項に関しては，インタビューフォーム，専門書籍，各種文献を調べて回答する．中毒情報や妊産婦情報に関する資料は，記載内容に目を通してすぐに調べられる場所に置いておくと便利である．

最終的な回答として記録した内容を分析し評価・検討してから慎重に回答する．回答する際は「情報提供にはチェックもかからず，正解もない」ことを念頭におき，相手に不安を与えない程度に，この回答は根拠の羅列であってあらゆる可能性があることを伝える必要がある．

b 応答する際の注意事項

質疑応答において最も重要なことは，相手の質問内容をよく理解することである．質問に対して効率的な情報検索や的確な回答ができるように，質問者の背景を考慮し，意図をよく分析して確認する．特に電話対応の場合には，質問者の断片的な言葉や患者背景・状況説明で誤解を生じることが多いので，質問内容を明確に把握するためにメモを取り，必要な要素を質問しながら確認していくとよい．

例えば，相手が医師の場合なら臨床経験や診療科も確認する必要がある．消化器内科のベテラン医師が「何かよく効く下痢止めはないか」と質問してきたとすれば，これは添付文書レベルで回答できる内容ではない．専門の文献を調査する必要があり，時間の猶予を申し出るとともに，質問の背景について詳しく確認する．同様に，事務職員なのか看護師か医療技術職か，あるいは患者本人なのか家族か，質問者の背景をまず確認し，質問の意味を理解することが重要である．

もちろん臨床的背景の確認が最も重要で，用法用量に関する質問ならば，年齢，体重，身長，疾患名，肝障害や腎障害の合併症，併用薬の有無の確認が必要である．

回答にあたり留意すべき点は，相手の専門性と知識レベルに配慮し，整理した資料に基づき，回答に対する根拠や理由を明確に述べ，理解しやすいように伝える．また，必要に応じて調査した文献名や文献の写しを添えて提供する．迅速性を要求される場合には，適切な資料にマーカーなどで印をつけ，簡潔明瞭なコメントを添えることで納得を得られやすく，誤解を防ぐことができる．

■ 参考文献

1) 山崎幹夫(監)：医薬品情報学，第3版．pp178-192, pp244-254, 東京大学出版会，2005
2) 医薬品製造販売指針検討会：医薬品製造販売指針．pp3-20, じほう，2005
3) 堀岡正義：調剤学総論，第8版．pp246-249, 南山堂，2006
4) 奥山　清：薬物療法の薬学的評価と医薬品添付文書情報の活用．薬事 44(7)：41-45, 2002

D 保険薬局における医薬品情報活動(収集，評価，提供)

1 薬局の業務

a 薬局と関係法規

わが国における薬局の主な業務は，医薬分業の進展に伴って，従来の「医薬品販売」から「保険調剤」に重心が移りつつある．保険調剤の実践には，調剤そのものの三要素である「処方鑑査」，「薬剤調製」，「情報提供の技術」の習得が大切である．加えて，薬剤師は医療者としての倫理観をもち，医薬品やその周辺に関する幅広い知識，そしてコミュニケーション能力を含む一般常識を備えている必要がある．近年，高齢化社会の進行に伴う国民の疾病構造の変化，さらに画期的新薬の開発，医療に対する国民の関心の高まりなどを背景とし，国の方針で医療費抑制政策が実施されている．これに関連して医療保険制度や医療法，薬剤師法，そして薬事法などが頻回に改正されており，保険薬局でも，これらの関係法規を十分に踏まえた業務体系を構築する必要がある．

医薬品は，人間がよりよい状態で生存し，健康を維持するために不可欠なものである．また医薬品は生命に関連する物質であり，有用性だけでは

なく，使い方を誤ると害を生じるおそれもあることに目を配らなければならない．医薬品を扱う者が最低限守らなくてはならない行為が，法律として規定されている．現場の薬剤師は，正確な法律知識に基づいて現場での任務を全うすることにより，患者の期待に応え，信頼を得る仕事ができる．ここでは，保険薬剤師が医薬品情報活動（収集，評価，提供）を行うにあたって，薬事関連法規がどのような関わりをもっているかを簡単に記述する．

b 薬剤師法

薬剤師の身分と業務に関する事項を定めた法律であり，薬剤師としての社会的行動の規範を法制化したものである．

> **第1条　薬剤師の任務**
> 薬剤師は，調剤，医薬品の供給その他薬事衛生をつかさどることによって，公衆衛生の向上及び増進に寄与し，もって国民の健康な生活を確保するものとする．

薬剤師の法的義務として，調剤の求めに応じる義務，処方せんの疑義照会，調剤された薬剤への所定事項の記載義務，処方せん・調剤録の記入および保存等が定められている．1997（平成9）年に薬剤師法の一部が改正され，調剤を行う薬剤師に対して，患者等に薬剤の適正使用のために必要な情報を提供することを義務付ける第25条の2が新設された．

> **第25条の2**
> 薬剤師は，販売又は授与の目的で調剤したときは，患者又は現にその看護に当たっている者に対し，調剤した薬剤の適正な使用のために必要な情報を提供しなければならない．

この条文において情報の提供の仕方は，口頭または文書のどちらでもよく，提供する事項としては薬剤の名称，保管上の注意，服用上の注意，効能・効果，副作用などであるが，個々のケースに応じ必要な情報を判断して，それらを適切に患者に提供することとされている．医療に携わる薬剤師の専門性が高く評価されるようになり，薬剤師法第25条の2で個々の患者に応じた医薬品情報を選別して提供するといった裁量権が認められたのである．現場の薬剤師は，医薬品に関する高度な知識と判断力を備えて，薬物治療の安全性と有効性の向上に貢献することが，法律の中で求められていることを認識しておく必要がある．

c 薬事法

薬事全般にわたり規制をしている法律である．医薬品，医薬部外品，化粧品および医療用具に関して承認，許可，報告，取り締まり等の規制をしてこれらの品質，有効性および安全性を確保するものである．この法律で薬局は次のように示されている．

> **第2条の11**
> この法律で「薬局」とは，薬剤師が販売又は授与の目的で調剤の業務を行う場所（その開設者が医薬品の販売業を併せ行う場合には，その販売業に必要な場所を含む）をいう．ただし，病院若しくは診療所又は飼育動物診療施設の調剤所を除く．

その他，薬事法には薬局開設の許可，薬局の管理等に関する事項が定められている．なお，一般用医薬品（大衆薬，OTC）に関する情報提供は第77条の3第4項に，「薬局開設者等は医薬品を一般に購入し，又は使用するものに対し，医薬品の適正な使用に必要な情報を提供するよう努めること」が求められている（努力規定）．しかし，一般用医薬品の中には，「スイッチOTC」と呼ばれる医療用医薬品から転用された医薬品もあり，消費者の医薬品使用時における安全性確保の観点から一般用医薬品をリスクの程度に応じて3グループに分類した（**表6-11**）．また，このリスクの程度に応じた情報提供は，2009（平成21）年6月から施行される．

表6-11 一般用医薬品のリスク分類と情報提供

医薬品の リスク分類	内容	質問をしなくて も行う情報提供	相談があった 場合の対応	対応する 専門家
第一類医薬品： 特に高リスク	一般用医薬品としての使用経験が少ないなど，安全性上，特に注意を要する成分を含むもの （例）H_2ブロッカー含有薬，一部の毛髪用薬など	義務	義務	薬剤師
第二類医薬品： 比較的高リスク	まれに入院相当以上の健康被害が生じる可能性がある成分を含むもの （例）主なかぜ薬，解熱鎮痛薬，胃腸鎮痛鎮痙薬など	努力義務		薬剤師また は登録 販売者[注]
第三類医薬品： 比較的低リスク	日常生活に支障を及ぼす程度ではないが，身体の変調や不調が起こるおそれがある成分を含むもの （例）ビタミンB・C含有保健薬，主な整腸薬，消化薬など	不要		

[注] 今回の制度改正により新たに導入される資質確認のための試験に合格し，登録を受けた者

なお，医療用医薬品は特定人の特定疾病にのみ用いられ一般に流通するものではないため，薬事法上には定義はされていない．医療用医薬品に関する情報提供の義務は先に述べた薬剤師法に規定されている（義務規定）．また，医薬品の副作用情報の提供および収集に関して，医薬品製造（輸入販売）企業は，医師，歯科医師，薬剤師等の医療関係者に対し，医薬品の適正な使用のために必要な情報を提供するよう努めなければならない．さらに医療関係者も企業へ情報を提供することが求められている．

d 医療法

医療に携わる者にとって最も重要で，医療に関する基本法ともいうべき法律である．1993（平成5）年に第二次改正が行われ，第1条の2に医療の担い手として薬剤師の職名が明記され，また第1条の4では，薬剤師はその責務において良質かつ適切な医療を行うよう努力義務が課せられた．

> 第1条の2　医療提供の理念
> 　医療は，生命の尊重と個人の尊厳の保持を旨とし，医師，歯科医師，薬剤師，看護師その他の医療の担い手と医療を受ける者との信頼関係に基づき，及び医療を受ける者の心身の状況に応じて行われるとともに，その内容は単に治療のみならず，疾病の予防のための措置及びリハビリテーションを含む良質かつ適切なものでなければならない．

> 第1条の4　医師等の責務
> 　医師，歯科医師，薬剤師，看護師その他の医療の担い手は，第1条の2に規定する理念に基づき，医療を受ける者に対し良質かつ適切な医療を行うよう努めなければならない．

さらに1997（平成9）年12月17日に一部が改正され，以下の項が新しく新設された．これは，いわゆるインフォームド・コンセント（説明と同意）を意味している．

> 第1条の4第2項
> 　医師，歯科医師，薬剤師，看護師その他の医療の担い手は，医療を提供するに当たり，適切な説明を行い，医療を受ける者の理解を得るように努めなければならない．

2 医薬品情報の収集

a 医薬品卸業からの情報収集

通常，保険薬局では，各製薬企業の医薬情報担当者（MR；medical representative）から直接，医薬品の情報を提供されることは少ない．そこで，保険薬局の場合，医薬品卸企業の販売担当者（MS；marketing specialist）からの医薬品情報収

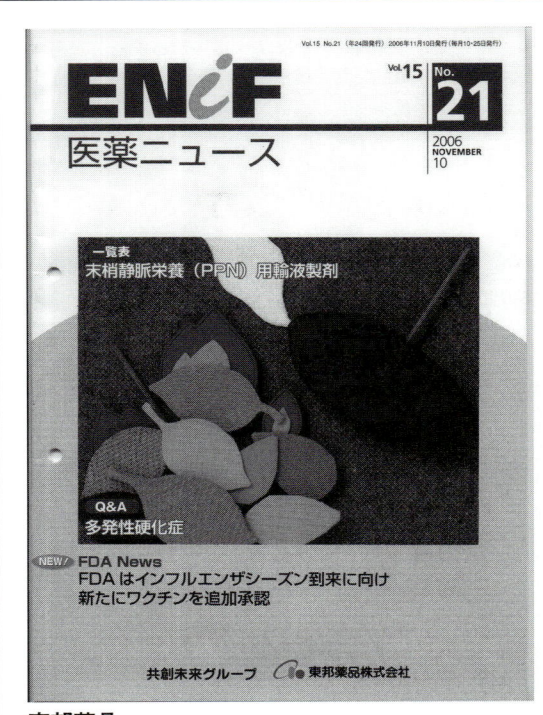

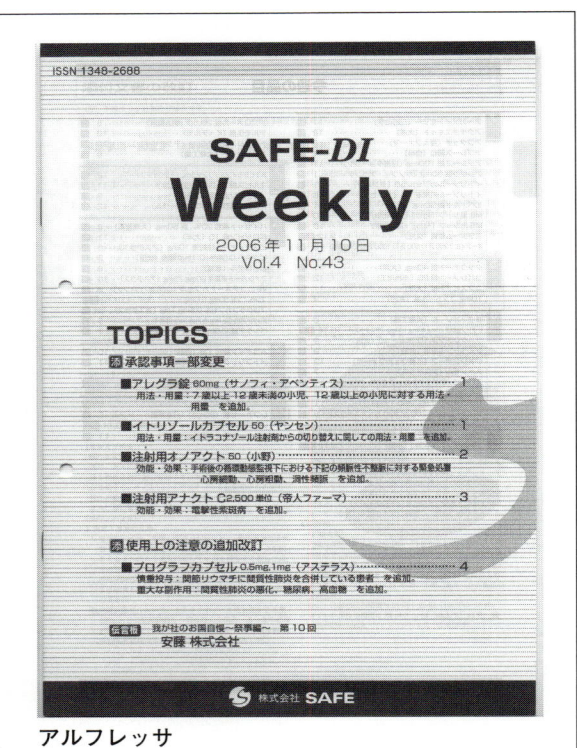

図6-9 医薬品卸の季刊誌(週刊誌)

大手医薬品卸企業では，それぞれ特徴のある医薬品情報季刊誌(週刊誌)を発行している．中には各製薬企業の薬剤の特徴をわかりやすく表にしているものや，季節ごとに流行する疾患の解説などもあり，保険薬局では大変参考になるものが多い．

集が中心となっている．大手の医薬品卸企業では，医薬品情報部門を設置し，専門のスタッフを養成し，各病院や診療所，保険薬局などからの問い合わせに対応できる体制を整えている．また，各医薬品卸企業では，それぞれ特徴のある医薬品情報季刊誌を発行しているので大変参考になる(図6-9)．一方，各都道府県の薬剤師会では，会員薬局のDI室として薬事情報センターを設置し，医薬品情報業務を行っている．保険薬局において収集困難な医薬品情報や情報の検索ができない場合は，薬事情報センターに問い合わせることにより，医薬品情報を収集できる．医薬品卸販売担当者に依頼すれば各製薬企業の医薬情報担当者と連携をとり，各社の製品パンフレットやインタビューフォーム，関連資料なども容易に入手できる．

b 書籍，雑誌から情報収集

　情報収集ツールとしてインターネットは欠かせないが，書籍や雑誌には紙媒体ならではの利用価値がある．経費や保管場所を理由に書籍や専門誌の購入に消極的になるのは問題である．また，本来，薬剤師として大切な情報収集作業を医薬品卸企業や製薬企業に頼りきりになることも問題である．あくまで情報は自分たちで収集する姿勢を忘れてはならない．保険薬局で常備しておくべき書籍や雑誌を表6-12に列挙する．

　購入した書籍の特徴を十分に把握し，有効な使い方および管理の仕方を理解しておくことが大切である．主な書籍や辞書は，「読む」より必要時に「引く」感覚で使用する．また，軽く読めるような雑誌は個人で購入すれば，メモを書き込んだり，コピーをとったり，貼ったりなど，自分が使いや

表6-12 保険薬局で揃えておくとよい書籍や雑誌

1. 定期購読雑誌		きょうの健康，月刊薬事，調剤と情報，メディカル朝日，ファーマビジョン，ファルマシア，日経メディカル，日経ドラッグインフォメーション，日本病院薬剤師会雑誌，日本薬剤師会雑誌，都薬雑誌，薬局，日本医事新報，Pharma Next
2. 業界紙		薬事日報，薬局新聞，薬事新報
3. 図書	a. 公定書	日本薬局方(廣川書店)
	b. 医薬品集	医療薬日本医薬品集(じほう)，一般薬日本医薬品集(じほう)，治療薬マニュアル(医学書院)，OTCハンドブック(学術情報流通センター)，MARTINDALE The Extra Pharmacopoeia (The Royal Pharmaceutical Society)，AHFS Drug information (ASHP)，USP-DI(USP Convention Inc.)，Physicians' Desk Reference (Medical Economic Company Inc.)
	c. 薬効薬理	グッドマン・ギルマン薬理書(廣川書店)
	d. 薬物療法	今日の治療指針(医学書院)，メルクマニュアル(翻訳版，メディカルブックサービス)
	e. 副作用	重大な副作用とそのモニタリング(じほう)，副作用ハンドブック(薬事日報社)，この薬のこの副作用(医歯薬出版)，重大な副作用回避のための情報提供情報集(じほう)
	f. 相互作用	医薬品相互作用ハンドブック(じほう)，飲食物・嗜好品と医薬品の相互作用(じほう)，医薬品と飲食物の相互作用(じほう)，一目でわかる医薬品相互作用(文光堂)
	g. 妊婦授乳婦への影響	薬剤の母乳中への移行(南山堂)，妊娠と薬(じほう)，授乳婦と薬(じほう)，催奇形性等発生毒性に関する薬品情報(東洋書店)
	h. 中毒	薬・毒物中毒救急マニュアル(医薬ジャーナル社)，急性中毒処置の手引き(じほう)
	i. 情報提供	医薬品情報提供情報集(じほう)，薬効別情報提供マニュアル(じほう)，薬剤師のための実践情報提供(廣川書店)，患者指向の情報提供(じほう)
	j. 医学薬学辞典	医学書院医学大辞典(医学書院)，ステッドマン医学大辞典(メディカルビュー社)，医学大辞典(南山堂)，薬学大辞典(日本工業技術連盟)
	k. その他	薬剤識別コード事典(医薬ジャーナル社)，添付文書の読み方(じほう)，添付文書自由自在(南山堂)，日経DIクイズ(日経BP社)，くらべてわかるジェネリック医薬品データブックベストチョイス150(薬事日報社)

すい状態に加工することができる．

患者や地域住民から薬局が評価されるには，個人の薬剤師の研鑽とレベル向上が欠かせない．月刊誌には，薬剤師会の会誌，学会誌，商業誌，製薬企業や医薬品卸企業が提供してくれるものがある．雑誌の保管期間は薬局の収納スペース事情にもよるが，2～3年間程度が適当である．

c インターネット

薬局内では，インターネットへは常時接続とし，いつでも誰でもアクセスできる環境を整えておくことが望まれる．日本薬剤師会(http://www.nichiyaku.or.jp/)，医薬品情報提供ホームページ(医薬品医療機器総合機構 http://www.pmda.or.jp/)，都道府県薬剤師会，所属学会，日本薬剤師研修センター(http://www.jpec.or.jp/)などは，特にブックマーク(お気に入り)しておき

たい代表的なサイトである．メーリングリストに参加することで得られる情報には，基本的内容もあれば，薬剤師間で共通の関心事も多いのが特徴である．少人数の薬局に勤務する薬剤師には，日頃の疑問を相談しあえる仲間や場をもつ意義は大きい．

d その他

新聞やTVなどのマスコミ報道や，週刊誌における医療関連記事もおろそかにできない．これらは患者や地域住民も容易に目にする情報源で，大変わかりやすく構成されており，時には利用価値の大きいものもある．専門家向けの情報ではないからと，つい目を離しがちであるが，薬剤師が見てもためになる内容であることも多い．これらを見た患者が期待や不安を増幅させて，薬局窓口で問い合わせてくるケースも少なくない．その背

表6-13 ノンコンプライアンスの原因と対策

原因	対策
1. 意図的な服用の中止，減量 　1) 服用しにくい剤形，味 　2) 副作用に対する不安 　3) 症状が改善した，自覚症状がない 　4) 自覚できる効果が現れない 2. 誤った用法，用量，使用法 　1) 患者の理解不足，薬剤師の説明不足 　2) 複雑な服用，使用法 　3) 大きな効果を期待したり，薬物依存による多量の服用	・服用法を工夫するよう助言する． ・剤形の変更を検討，医師に助言する． ・服用の意義をしっかり説明する． ・服用の中止または適量の服用，誤った使用法による危険性を説明する． ・薬剤の副作用，安全性について的確に説明する（副作用を説明しすぎると患者が不安になり，ノンコンプライアンスにつながることがあるので注意する）． ・飲み忘れ時の対策について説明しておく．

景がこれらの報道にあることを知っていることで，患者や地域住民との信頼関係が強化されたり，スムーズな対応に結びついたりすることも多い．

3 医薬品情報の加工，伝達

医薬品情報は的確に伝わり活用されるために，情報提供先にあわせて加工することが大切である．保険薬局の情報提供先としては，処方医をはじめとする医療関係者や患者，そして地域住民である．保険薬局においては，広域処方せんに対応するため，近隣や基幹病院の採用医薬品情報も重要である．また，医療機関の薬剤部より地域薬剤師会へ採用品情報も提供されている地域もある．一方，患者向けの情報は，わかりやすい表現に加工して提供することが望まれる．

a 患者への情報提供

保険薬局における患者への情報提供は，薬の交付時，すなわち服薬指導時に実施されることが多い．情報提供の目的は，薬剤師が適切な指導と助言を行うことにより，安全かつ有効な薬物療法を患者が不安なく遂行できるようにすることである．正確な薬剤の使用は薬物療法を行う上での大前提であり，いかに医師が適正な診断を行い，それに基づく適正な処方・調剤を行ったとしても，患者が正しく理解し，薬剤を使用しなければ，薬物療法の効果を上げることはできない．そのため，情報提供によって患者のコンプライアンス（compliance：服薬遵守，患者が薬剤を指示どおりに服用すること）を高めることが，医薬分業下における開局薬剤師の大きな役割であるといえる．

患者が服薬の指示を守らないノンコンプライアンスの原因とその対策を表6-13に述べる．

b 情報提供の基本

① 守秘義務を遵守する．
② 患者の人格を尊重する．患者の質問や訴えには熱心に耳を傾け，言葉遣いに注意する．分裂症，精神病，てんかん，痴呆症などの差別用語を使用しない．
③ 明確で，わかりやすい言葉で説明する．
④ 親しみやすい対応を心がけ，気楽に相談できる雰囲気をつくる．
⑤ 医師との指導内容の食い違いにより患者に不安を与えないよう注意する．そのため，普段から医師との連携を密にし信頼関係を大切にする．
⑥ 患者の状態や背景はさまざまであるので，それを考慮に入れて患者1人ひとりに適した指導を行う．
⑦ 清潔な身だしなみを心がける．

4 情報提供方法

a 口頭での情報提供

通常，薬の交付時に口頭で用法・用量，注意事項を説明する．利点は，患者の反応をみながら理

解するまで説明でき，それぞれの患者に適した言葉や指導内容を選んで行えることである．欠点は，時に誤解や不信をまねくことがあり，記録性に欠けることである．わからないことは即答せずに調査してから答える，医師の説明を確認しなければならない場合もあり，患者の疑問や不安を的確に把握する，といった点に注意する．

b 文書による情報提供

用法・用量，簡単な注意事項は薬袋へ直接記入し，特に重要な指導事項や，特殊な服用，使用法のある薬は，指導内容を紙面にて添付する必要がある．一度に多くの情報を均一に，漏れなく患者に伝えることができることが長所である．ただし，画一的な指導になりやすいのが欠点といえる．そこで，口頭での説明を付け加えたり，服用前に必ず読むように促したり，年齢などの患者背景によって注意事項の文面を変えたりといった点に留意する．

短い文章の文字だけで構成される注意事項は，薬袋へ直接記載（印字）するとよい．注意票の添付に関しては，製薬企業が作成したものを利用するか，あるいは独自に薬局で作成し，対象薬剤に添付する．

また，個々の患者が服用している薬の形状，服用法，効能・効果，相互作用，注意事項などを一覧にした薬剤情報提供書（情報提供せん）がある．これを使用する際は，効能・効果，注意事項が一般的で画一的な表現になっているので，患者個人に適した表現であるか確認し，手直しする必要がある．

保険薬局では，現在ほとんどの薬局でレセプトコンピュータを導入しており，処方入力時に指定するとオンラインで薬剤情報提供書（情報提供せん）が自動印刷されるようになっている（図6-10）．このレセプトコンピュータはもともと，調剤報酬計算および調剤報酬明細書（レセプト）を作成するためのコンピュータであったが，薬袋作成，処方鑑査，薬歴管理および服薬指導支援などの機能が充実してきている．

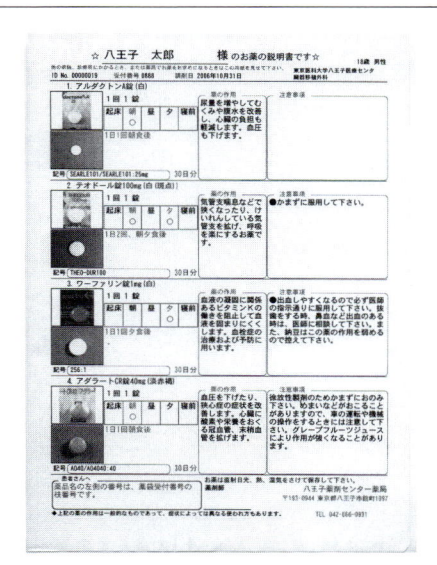

現在，多くのレセプトコンピュータで処方入力時に指定するとオンラインで薬剤情報提供書（情報提供せん）が自動印刷されるようになっている．しかし，その内容は個々の患者にはあわないものも散見される．したがって，使用する薬局では，自分のところにあうように内容を検討する必要がある．本例のようにカラーの薬剤情報提供書（情報提供せん）を出すと，時として誤投薬防止につながることもある．

図6-10　薬剤情報提供者

c お薬手帳の活用（図6-11）

高齢化社会では，患者の複数診療科や他施設受診による薬物の重複や相互作用が懸念される．本来なら，患者が「かかりつけ薬局」を1つに決め，そこで調剤と薬歴管理を受けることが理想的であるが，現実には困難であることが多い．そのため，重複投与や薬物相互作用を確実に回避するためには，患者自身が自分の薬歴を時系列で一元管理することが望ましい．そこで，お薬手帳を患者に携帯してもらい，各医療機関においてお薬手帳を必ず提示し，処方薬の記入をしてもらい，重複投与や相互作用などのチェックをしてもらう方法が有効である．また，お薬手帳を提示された薬局は，過去の処方歴や副作用歴などを参照して考慮に入れた上で，当該患者により適したきめ細かい指導を行うことができる．災害時など，緊急に薬剤が必要となったとき，お薬手帳を見せること

図6-11 お薬手帳の例

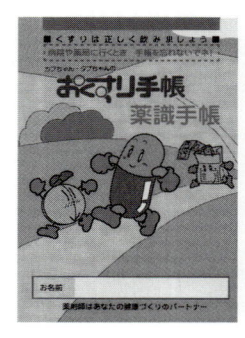

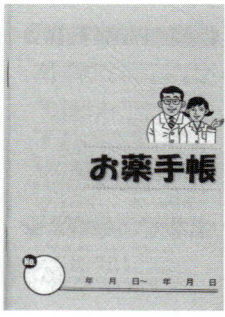

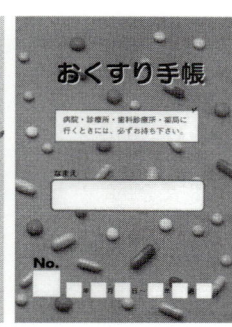

現在，お薬手帳は，日本薬剤師会，都道府県薬剤師会および地域の薬剤師会などで作成されており，いろいろなタイプがある．患者にお薬手帳を交付するにあたり，大切なことは，この手帳の意義〔① 自分の使用している薬を一元管理すること，② 他の医療機関（保険薬局も含む）に受診するときは必ず提示すること〕をしっかり理解してもらうことである．時として，複数の手帳を所持する患者，処方内容に変化がなければ提示されない患者がいるので注意を要する．

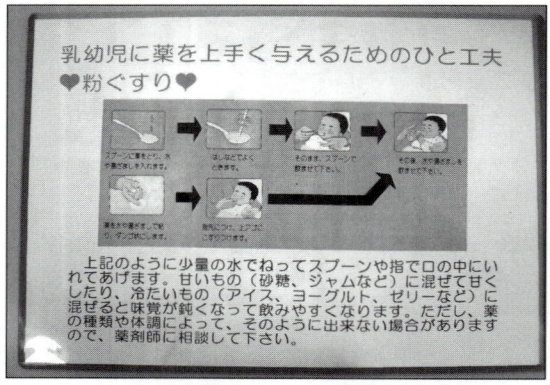

図6-12 お薬説明用プレート（ピクチャーカード）
特殊な服用方法や使用方法など，言葉や文書だけでは理解しにくい薬剤の場合，本例のように絵や図を見せながら説明したほうが，より患者にとってその内容を理解しやすい．

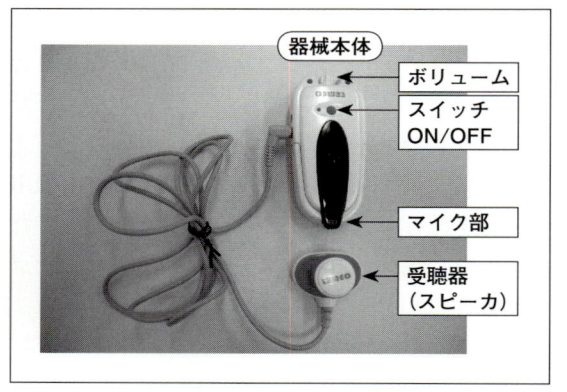

図6-13 音声増幅器（骨伝導音声増幅器）
写真は骨伝導を利用した音声増幅器（きくちゃん2®）である．使い方はいたって簡単で，受聴器（スピーカ）の部分を通常，患者の頬骨一部に当てることにより，会話することができる．この音声増幅器は骨伝導を利用しているので，伝音難聴には有効であるが，感音難聴には無効である．

で，どの医療機関でもスムーズに処方を受けられることも期待されている．

d 視聴覚

1) 説明用のプレート

特殊な服用方法や使用方法が必要で文書だけでは理解しにくい薬剤の場合，絵や図で服用方法や使用法を示した説明用のプレート（ピクチャーカード）を用意しておくと便利である（**図6-12**）．

2) 掲示板

不特定の患者に知ってもらいたい情報は待合室に掲示するのがよい．待ち時間の心理的軽減にもつながる．

3) ビデオやDVDの貸し出し

製薬企業作成のビデオテープやDVDには，特殊な薬剤の服用，使用法をわかりやすく説明したものがあるので活用するとよい．また，製薬企業からの依頼でその薬剤に関するビデオやDVDを配布できるものもある．

4) 音声増幅器の活用

少子高齢化の進展に伴い，保険薬局への来局者も高齢者が多くなってきている．高齢者の中には耳が遠い人も少なくない．従来であれば，大きな声で話していたが，近年，ポータブルな音声増幅器（骨伝導）や音声拡張器などが開発され，比較的安価に導入することができるようになった（**図6-13**）．

5) パンフレット類の配布

薬局オリジナルのものや製薬企業が作成したパンフレットを，関連する薬剤が処方された患者に

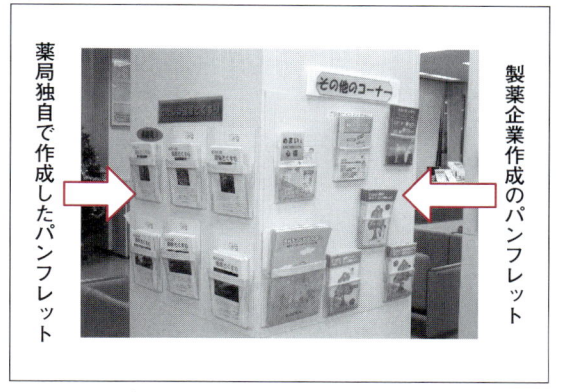

図6-14 パンフレット類の配布
パンフレットなどの配布方法は，薬の交付時に患者のニーズにあわせて渡す方法と，薬局の壁や柱を利用して，持ち帰ってもらう方法がある．また，パンフレット類は製薬企業で作成しているものを利用するほか，薬局独自のものを作成すると患者から信頼を得られやすい．左側は薬局独自で作成したもの，右側は製薬企業で作成したものを展示している．

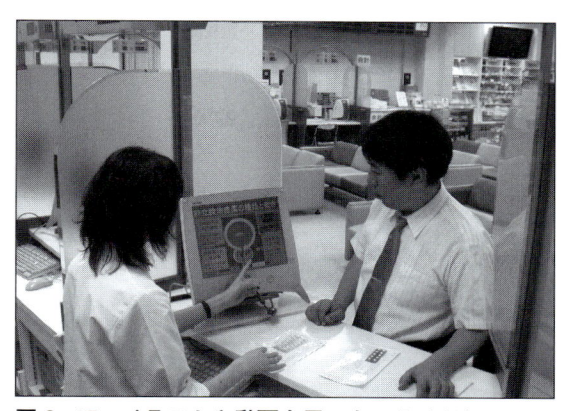

図6-15 イラストや動画を用いたスライドショーの利用（電子紙芝居）
薬の交付時において，投薬窓口に設置したパソコンのプレゼンテーションソフトを用い，患者に医薬品情報提供を行っている風景．患者の視覚に訴えるようなツールを用い情報提供することで薬剤師間の能力のばらつきがなく，わかりやすい指導ができる．

対して配布したり，待合室に常置して患者に持ち帰ってもらう（図6-14）．

6）パソコンのプレゼンテーションソフトの活用

口頭や説明文書だけでは，わかりづらい，服薬に必要な器具の操作方法や薬剤の作用機序などについてイラストや動画（Windows Media Player，Microsoft PowerPoint）などを用いたスライドショーで説明するのも一法である（電子紙芝居）．投薬窓口（薬の交付時）のコンピュータ画面上で患者に見せることで，適正に服薬指導や患者指導を実施できる．一定のあらすじに基づいた指導ができるため，薬剤師間の能力差による指導内容の濃淡が生じにくいのがメリットである（図6-15）．

7）HTML方式で作成した情報ツールの活用

ホームページ作成ソフトを用いてパソコン上に服薬情報時に利用できる資料を保存しておくと便利である．内容は，薬の使用方法，食事療法と生活上の工夫，病気，薬物療法などがよい．また投薬窓口で，患者のニーズによりパソコン画面上に出して説明するとよい．必要なところを印刷して持って帰ってもらうこともできる．

5 伝達すべき情報

a 服用方法，使用方法

服用時や服用・使用回数などの用法は薬袋に書いてあるが，時に「屯服（とんぷく）」など，患者にとっては，馴染みの薄い表現もあるので，口頭でも説明した後で，患者が理解しているかを確認する必要がある．服用時間を表す言葉として，食後，食前，食間，時間ごと，就寝前などがあるが，その意義を患者に説明すると，より意識が高まり，ノンコンプライアンスの防止につながることが多い．

1）食後

一般に食後30分までのことで，処方せんの中で内服薬の場合，最も多く指示されている．これには，2つの理由がある．1つは，食事が胃の中にあるときに服用することによって薬が胃を荒らすのを防ぐため．もう1つは，食事の習慣と関連づけることによって飲み忘れを防ぐためである．

1日3回，毎食後と指示されているときは，回数が重要であるので，患者が食事を3食とれない場合でも，必ず朝，昼，晩の3回，できれば，少しでも食べ物をお腹に入れてから服用するように指示する．

2）食前

食事をとる20〜30分前のことである．食前に服用することが望ましい薬としては，食欲を増進させる薬，漢方薬，血糖降下薬などがある．漢方薬は食後よりも空腹時に服用するほうが，生薬が吸収されやすいため，一般に食前あるいは食間に服用と指示されることが多い．

血糖降下薬は食事による過血糖の予防のため食前と指示されるが，低血糖を起こさないために服用したら必ず食事をとるように伝える必要がある．また，血糖降下薬は，食前ではどうしても飲み忘れることが多いという場合や食事をとり損なうおそれがある場合は，食直後に服用するよう指示されることもある．

3）食間

食事と食事の中間の時間帯で，食後約2時間経過した時間のことである．空腹時の胃の粘膜を保護する薬や食物に影響されて吸収が低下する薬に指示される．食間に服用する薬には，吸着作用のあるクレメジン®（活性炭），食事により吸収が大きく低下するダイドロネル®（エチドロン酸二ナトリウム）などがある．

4）時間毎

食事の時間と関係なく6時間毎や8時間毎などと指示される場合で，血液中の薬剤の濃度を一定に保つ必要のある抗生物質や気管支喘息の薬などはこの服用方法で用いられることが多い．ただ，6時間毎や8時間毎と指示するよりは，例えば「朝食後とおやつ時と寝る前」というように，患者1人ひとりの生活習慣にあった具体的な服用時間を指示するほうが患者にとってはわかりやすいことが多い．

5）就寝前

睡眠薬，抗不安薬など，睡眠の補助を目的とする薬剤に指示される．その他，下剤も朝に便意を催させるために就寝前に服用するよう指示される．

6）屯服

定期的に服用するのではなく，必要時に服用することを屯服（屯用）という．頭痛時とか便秘時とか，症状が現れたときにのみ用いられる服用方法

である．過量による副作用を防ぐため，何時間以上空けて1日に何回まで服用（使用）できるのかという指示が必要である．

舌下錠，バッカル錠など，用法が複雑な薬剤や外用薬の使用方法は，具体的に文書で説明したり，絵を用いて説明すると効果的である．誤った使い方をする可能性が高いものとしてアフタッチ®（トリアムシノロンアセトニド）があげられる．アフタッチ®は錠剤であるが，口腔内に貼付して口内炎の治療をするものであり，患者が誤って内服しないように十分な説明を要する．

[薬袋の指導内容の実例]
- 「このお薬は舌の下か，歯ぐきと，頬の間に入れて服用してください」→舌下錠
- 「このお薬は水に溶かしても服用できます」→ドライシロップ
- 「このお薬はかまずにお飲みください」→徐放錠，腸溶錠
- 「このお薬は食後すぐにお飲みください」→空腹時より食後のほうが，吸収が上昇する薬剤
- 「このお薬は口の中で溶けるまでなめてください」→トローチ

b 服用上の注意

調剤された薬剤に共通する注意事項として，以下のことを伝えることが望まれる．

① 医師からの指示がない限り，自己判断で薬の量や回数を加減したり，服用または使用を中止しないこと．
② 患者1人ひとりの病態にあわせて処方されたものなので，症状が似ているからといって他の人に分け与えないこと．
③ 万一，飲み忘れた場合は，気づいた時点でなるべく早く服用する．次回の服用時間が近い時は，1回分をとばして2回分を一度に服用しない．
④ 薬剤を服用するときは，医師から水分制限を受けていないときは原則としてコップ1杯の水または白湯で服用する．
⑤ 他の医療機関にかかるときは，現在服用（使

表6-14 重大な副作用とその初期症状の例

副作用	初期症状	商品名（一般名）
Stevens-Johnson症候群（皮膚粘膜眼症候群），Lyell症候群（中毒性表皮壊死症）	熱が出る，発疹が出る，水疱ができる	テグレトール（カルバマゼピン），ロキソニン（ロキソプロフェンナトリウム），ルジオミール（塩酸マプロチリン），ザイロリック（アロプリノール）その他多数
無顆粒球症	体がだるくなる，力が入らない，熱が出る，あざができる，鼻血が出る，のどが痛い	メルカゾール（チアマゾール），タガメット（シメチジン），パナルジン（塩酸チクロピジン）など
間質性肺炎，肺好酸球浸潤（PIE）症候群	熱が出る，咳が出る，息苦しい	小柴胡湯，アンカロン（塩酸アミオダロン），ユーエフティ（テガフール・ウラシル）など
悪性症候群	高熱が出る，物が飲みにくい，心臓がどきどきする，汗が出る	セレネース（ハロペリドール），トフラニール（塩酸イミプラミン），ウインタミン（塩酸クロルプロマジン）など
横紋筋融解症	手足に力が入りにくい，筋肉に痛みがある，尿が赤褐色（ミオグロビン尿）になる	ベザトールSR（ベザフィブラート）などのフィブラート系抗高脂血症薬，メバロチン（プラバスタチンナトリウム）などのHMG-CoA還元酵素阻害薬，ニューキノロン系抗菌薬など

用）中の薬剤があることを必ず医師に伝える．

c 保管法

一般に薬剤は，直射日光，高温，湿気に弱いので，缶などに入れて涼しい場所に保管するように，また小さい子どもが誤飲しないように子どもの手の届かない場所に保管するように指導する．

特に保管に注意する必要のある薬剤については適切な保管方法を説明する．

[指導内容の実例]
- 「このお薬は冷蔵庫に保存してください」
  →坐薬など
- 「このお薬は凍結を避け，冷所に保存してください」→インスリン
- 「このお薬は特に吸湿性があります．缶などに入れて保存してください」

d 副作用

重大な副作用の防止，またはノンコンプライアンスの防止のためには副作用情報を提供する必要がある．しかし，説明することによって患者が不安になって服薬（使用）を中止することもあるので，慎重に行わなければならない．なかなか難しい場合もあるが，薬剤師が副作用をどこまで伝えるかは，前もって処方医と協議しておくことが望ましい．患者から副作用について質問されたら，「今までに薬を使用して，ひどい目にあったことがありますか」，「何か副作用と思われる気になる症状がありますか」と訊ね，患者の質問の意図を理解した上で，患者の不安を解消するための適切な情報を提供する必要がある．

1）重大な副作用の前駆症状として発現し，服用の中止を必要とするもの

重大な副作用とその初期症状を表6-14に，患者への伝達例を以下に示す．

① 小柴胡湯による間質性肺炎
- 「咳，息切れ，呼吸困難などの症状が現れた場合には，すぐ服用を中止して，医師または薬剤師にご相談ください」

② メバロチン®（プラバスタチンナトリウム）による横紋筋融解症
- 「筋肉痛，脱力感，尿が赤くなるなどの症状が現れた場合には，すぐ服用を中止して，医師または薬剤師にご相談ください」

③ ザイロリック®（アロプリノール）による皮膚粘膜眼症候群（Stevens-Johnson症候群）
- 「発熱，関節痛，水膨れなどの症状が現れた場合には，すぐ服用を中止して，医師または薬剤師にご相談ください」

2）患者の自覚症状として現れるが，継続しても差し支えのないもの

① ビタミンB_2，センノシドなど

- 「汗や尿水に着色したり，においがついたりすることがありますが心配ありません」

② 抗コリン薬による口渇
- 「口が渇くことがありますが，氷片やキャンデーなどをなめると楽になることがあります」

3) 二次的に日常生活に影響を及ぼす可能性のあるもの

① 降圧薬によるめまい，ふらつき
- 「この薬は人により，めまい，ふらつきを起こすことがあります」

② 向精神薬，抗ヒスタミン薬の眠気
- 「この薬は人により，眠気を催すことがあります」
- 「車の運転や機械の操作をする際にはご注意ください」

4) 妊娠，授乳を制限したほうがよいもの

① チガソン®（エトレチナート）
- 「この薬を飲んでいる間と，やめてから少なくとも女性で2年間，男性で6か月間避け，避妊してください」

5) 患者自身が副作用の対処，予防をする必要があるもの

① 血糖降下薬
② 多めの水で服用する必要のある薬剤
③ 食道に滞留して食道潰瘍を起こしやすい薬剤．例えばボルタレン®（ジクロフェナクナトリウム）など
④ エンドキサン®（シクロホスファミド）の副作用（出血性膀胱炎）の予防
- 「水分制限の指示を受けていない方は多めの水で服用してください．なお，水分制限について不明の方は主治医に相談してください」

肝臓，腎臓の病気で水分摂取量が制限されている患者の場合，多めの水での服用は困難である．この他，高尿酸血症の薬剤，下剤も同様の指導を行う必要がある．高尿酸血症の薬は，尿量を多くして尿酸排泄を促進させるため，下剤は，USP-DI に記載があることも知っておく必要がある．

e 相互作用

重篤な相互作用を引き起こす可能性のある薬剤については，患者が対象となる薬剤を同時に服用しないように，患者に前もって相互作用に関する情報を伝える必要がある．また，同時に服用すると吸収が低下するものについては，服用時間をずらすなどの具体的な対処方法を指導する．

1) 薬物相互作用

① 併用できないもの
- スパラ®（スパルフロキサシン）とリスモダン®（ジソピラミド）の併用によりQT延長，心室性不整脈を起こすことがある．
- 腎機能障害がある患者にベザトールSR®（ベザフィブラート）などのフィブラート系薬剤とメバロチン®（プラバスタチンナトリウム）などのHMG-CoA還元酵素阻害薬が併用されると，横紋筋融解症の危険が増大するので原則併用禁忌である．
- イトリゾール®（イトラコナゾール）はハルシオン®（トリアゾラム）の代謝を抑制する．このため，ハルシオン®の作用増強，作用時間の延長を起こすおそれがある．

② 吸収が低下するもの
- テトラサイクリン系抗生物質，ニューキノロン系抗菌薬は，制酸剤，Al，Mg，Ca，Feを含む薬剤や食事と同時に服用すると，キレートを形成して，吸収が低下するため，服用時間をずらすよう説明する．

2) 飲食物嗜好品との相互作用

① グレープフルーツジュースとの相互作用：グレープフルーツジュースは，薬物代謝酵素チトクロームP450の活性を阻害するため，Ca拮抗薬，サンディミュン®（シクロスポリン）など多くの薬剤の作用を増強することが知られている．
② ワーファリン®（ワルファリンカリウム）と納豆，クロレラ：納豆を摂取すると納豆菌が腸内でビタミンKを合成するため，ワーファリン®の作用が，減弱するといわれている．納

表6-15 服用時期による危険性と患者への説明

服用時期	最終月経開始日からの日数	患者への説明
無影響期	0～27日	体内に長く残留するような薬以外は心配ありません.
絶対危険期	28～50日	胎児の手足や多くの器官が形成される, 妊娠中最も大事な時期です. 薬は服用しないようにしましょう. ただし, 病気の治療上やむをえない場合もありますので, 産婦人科医に相談しましょう.
相対危険期	51～84日	手指や心臓の中隔などはまだ完成していません. 産婦人科医と相談して安全な薬を選んでもらい, 必要最少量を最短期間だけ服用するようにしましょう.
比較危険期	85～112日	性器などはまだ完成していません. 産婦人科医と相談し, 影響の少ない薬を選んでもらってください.
潜在危険期	113～出産日	口蓋などはまだ完成していません. また, 母親に副作用が出るような薬は胎児にも同様な副作用が出ることがあります. 後期になるにつれ, 奇形のような形態的な異常はみられなくなりますが, 胎児, 母体にとって大変危険な薬もありますので安全な薬を選んでもらってください.

(加野弘道:妊娠中の危ない薬がわかる本. p14, 表6, 法研, 1996を一部改変)

豆, クロレラは少量摂取しても, 血中のビタミンKの濃度が上昇するため, ワーファリン®を服用中は, 納豆, クロレラを食べないよう指導する.

③ アルコールとの相互作用:ミフロール®(カルモフール), フラジール®(メトロニダゾール)はアルコールの代謝を阻害して, アセトアルデヒドの血中濃度を上昇させ, 紅潮, 悪心, 頭痛などの悪酔に似た症状が現れることがあるので, これらの薬を服用中はアルコール飲用を避けるよう指導する. 嫌酒薬のノックビン®(ジスルフィラム)については, さらにアルコールを含有する食品(奈良漬けなど)や化粧品(アフターシェーブローションなど)も避けるように指示する.

6 妊婦, 授乳婦への情報提供

a 妊婦への情報提供(服薬指導)

妊婦が服用した薬は胎児へ影響を与える可能性があり, 先天異常をきたす場合もある. また, 子宮収縮を促進する薬は早産や流産を誘発する. さらに, 妊娠中は肝臓, 腎臓における薬物の処理能力が低下しているため, 通常の用量では母体にとっては過剰投与となり, 副作用の発現率も非妊娠時に比較して高くなるといわれている. そのため, 患者が妊娠適齢期の婦人である場合は, 妊娠しているかどうかの確認を怠ってはならない. 先天異常をきたす危険因子は薬剤の種類のみならず, 胎児の発育時期, その胎児の薬に対する感受性, 母体年齢, 栄養状態, 生活環境など, 危険因子は数多く存在するが, とりわけ胎児の発育時期は最も重要な因子となるため, これを考慮して患者に指導する必要がある. 表6-15に服用時期による危険性と患者への説明方法を示した. また, 妊娠前期, 後期に服用すると危険である主な薬を表6-16に示した.

1) 服薬前の指導

もし, 患者が妊娠している, または可能性があることを処方医に告げていない場合は, 処方医に処方せんどおりに服用させてよいのかを必ず照会する. そして, 患者には妊娠中は自己判断で薬の服用をしないよう指導する. ほとんどの薬は妊婦に対する安全性が確認されていないため, 服用しないほうがよい. しかし, 母体の体調が悪いと胎児に悪影響を与えることもあるので, 服薬が必要になることも多い. その場合, 服薬の必要性と危険性について十分に説明する必要があるが, 医師の指導の下に服薬するのであれば, さほど心配することはないということを付け加えたほうがよい.

表 6-16　妊娠前期・後期に服用すると危険な薬（主なもの）

	種類	胎児，新生児への影響
妊娠前期	抗癌剤	口蓋裂，水頭症，無脳症など
	ホルモン剤（黄体ホルモン，蛋白同化ホルモンなど）	女児の男性化
	チガソン®（エトレチナート）	四肢短縮，心臓・腎臓・頭蓋顔面奇形など
	抗てんかん薬	口蓋裂，心臓疾患など
	コルヒチン®（コルヒチン）	さまざまな異常
	ワーファリン®（ワルファリンカリウム）	鼻形成の異常
	ビタミンA	骨成長抑制など
	テトラサイクリン系抗生物質	歯や骨などの色素沈着
	副腎皮質ホルモン	口蓋裂
妊娠後期	鎮痛消炎薬	予定日超過，分娩時出血量増加，動脈管早期閉塞など
	鎮静睡眠薬	胎児・新生児呼吸抑制，高ビリルビン血症など
	副腎皮質ホルモン	胎児の副腎不全など
	抗てんかん薬	新生児出血
	尿路感染症用薬	骨成長抑制など
	糖尿病薬	新生児に低血糖
	抗生物質	骨膜炎抑制，歯や骨などの色素沈着
	抗結核薬	胎児・新生児出血など
	アミノ配糖体系抗生物質	第Ⅷ脳神経障害（難聴）
	降圧利尿薬	胎児発育遅延，胎児死亡
	抗凝固薬	軟骨異常，胎児出血

（加野弘道：妊娠中の危ない薬がわかる本．p6，表2，法研，1996を一部改変）

表 6-17　妊娠と気づかずに薬を服用した患者への危険性の説明

危険度	患者への説明
影響なし	胎児への危険性はありません．奇形が起こる確率は薬を服用しなかった人とまったく同じです．
注意	胎児への危険性はまったくないとはいえません．しかし，奇形が起こる確率は薬を服用しなかった人とほとんど差がありません．薬が発売後間もない新薬であったり，ヒトでは奇形はみられていませんが動物実験では催奇形作用が報告されているために安全とは言い切れないだけで，まず安全です．
警戒	胎児への催奇形性の可能性はありますが，危険性は低いといえます．薬を服用していない場合に奇形が起こる確率を1％とすると，この危険性が2〜3％程度になるかもしれません．専門家はそのまま妊娠を続けるようにすすめます．
危険	胎児への催奇形性の可能性は，薬を服用しなかった場合と比較して明らかに増加しますが，正常児が生まれる可能性のほうがはるかに高いのです．産婦人科専門医とよく相談してください．

（加野弘道：妊娠中の危ない薬がわかる本．p15，表2，法研，1996を一部改変）

2）すでに服薬してしまった薬の安全性について質問された場合

　服用時期と薬剤の種類を考慮して返答する必要があるが，いたずらに不安感をあおらないよう注意する．人工妊娠中絶を希望したり，不安によるストレスでかえって胎児に悪影響を与えてしまうおそれがある．正しい情報は伝えなくてはならないが，言葉遣いには十分配慮する必要がある．表6-17に妊娠と気づかずに薬を服用した患者への危険性の説明について示した．

b 授乳婦への情報提供

　母親が服用した薬剤は，消化管から吸収され血液中に入り，乳汁に移行する．この移行性の程度は，薬剤のpH（弱塩基性が移行しやすい），脂溶性（高いほうが移行しやすい），蛋白結合率（低い薬は移行しやすい），分子量（小さい薬は移行しやすい）などによって差があり，さらに，母親の個体差にも影響される．乳汁に移行した薬剤が乳児

表6-18 授乳中は服用禁忌の薬の例

商品名(成分名)	発現症状
パーロデル(メシル酸ブロモクリプチン)	乳汁分泌抑制
タガメット(シメチジン)	乳児の胃液分泌抑制，薬物代謝の阻害，中枢神経の刺激などのおそれ
タベジール(フマル酸クレマスチン)	眠気，興奮，拒乳，ギャーギャー泣く，首筋のこわばりなど
エンドキサン(シクロホスファミド)	免疫抑制のおそれ，成長あるいは発癌性に関する影響については不明
カフェルゴット(酒石酸エルゴタミンと無水カフェインの合剤)	嘔気，下痢，けいれん発作(偏頭痛の治療量で)
リドーラ(オーラノフィン)	発赤，肝臓・腎臓の炎症
メルカゾール(チアマゾール)	甲状腺機能の阻害作用

〔和田 攻，朝長文彌(編)：薬剤師のための情報提供ガイド(2)．p74，表7．文光堂，2000 を一部改変〕

にどのように影響を与えるかは研究が十分に進んでいない．したがって，薬剤師の立場としては，安全性を最優先に考え，薬剤の服用中は人工哺育(ミルク育児)に切り替えるようすすめるが，禁忌の薬剤以外に対しては，危険性について十分に説明した上で，処方医と本人の判断にまかせる．授乳中は服用禁忌の薬の例を表6-18に示した．

7 小児への情報提供

小児に対する情報提供は，学童後期以上でなければ理解力が乏しいため，原則として患児の保護者，多くは母親に対して行う．したがって，小児のコンプライアンスは，母親の理解力に大きく影響される．指導内容は，服用の必要性，服用方法に加え，子どもの様子を十分把握するよう保護者に注意する説明が必要である．
① 水薬，坐薬は原則として冷蔵庫に保管する．
② 薬をミルクに混ぜると，ミルク嫌いの原因になったり，ミルクを飲み残したときに服用量が不正確になったりするので極力避ける．
③ 同じような症状だからといって，患児の兄弟に交付された薬を服用させない．
④ 解熱鎮痛薬は，安易に頻回に用いない．
⑤ 薬は子どもの手の届かない場所にしまっておく．また，薬の飲ませ方の指導も必要になることが多い．乳児に散剤を与えるには，少量の水を混ぜてスプーンで飲ませるか，水で練って上あごに塗りつけた後に水を飲ませる．飲みづらい場合には，砂糖を加えたり，アイスクリームやジャム，ペースト状のオブラート®などに混ぜると飲ませやすい．
解熱の坐薬を頻回で使用する場合，続けて使用すると熱が下がりすぎることがあるので，4〜5時間以上間隔を空けて使用するように説明する．

8 高齢者への情報提供

加齢が増すにしたがって，さまざまな身体能力の低下がみられる．国際基準として，高齢者の定義は65歳以上の者を指すが，その変化には個人差が大きい．おおむね，高齢者には，次に述べるような特徴があるので，それらを十分に考慮した情報提供を行う必要がある．また，薬用量についても高齢者に対して制限量のある医薬品も多いので注意する(表6-19)．

a 高齢者の特徴

身体的特徴として，視力や聴力の低下，手の不自由さ，嚥下能力の低下がある．体内薬物動態に関して，吸収では胃酸分泌低下，胃腸の運動の低下，初回通過効果の減少が，分布では体内の水分量の減少，血清アルブミンの減少による蛋白結合の減少が特徴となる．また，代謝では肝血流量低下，薬物代謝酵素活性の低下，排泄では腎血流量低下，糸球体濾過量の減少などがみられる．これらの要因により，薬の効果や副作用が強く現れやすい．
また，高齢者は複数の疾患に罹患し，多くの医

表6-19 高齢者に制限量のある主な医薬品の例

薬剤名（商品名）	制限量
アルプラゾラム（コンスタン，ソラナックス）錠　0.4 mg, 0.8 mg	1回 0.4 mg，1日 1.2 mg を超えない
エチゾラム（デパス）錠　0.5 mg, 1 mg, 細粒	1日 1.5 mg まで
塩酸リルマザホン（リスミー）錠　1 mg, 2 mg	1回 2 mg まで
トリアゾラム（ハルシオン）錠　0.125 mg, 0.25 mg	1回 0.125 mg～0.25 mg まで
フルトプラゼパム（レスタス）錠　2 mg, 細粒	1日 4 mg まで
フルニトラゼパム（サイレース，ロヒプノール）錠　1 mg, 2 mg	1回 1 mg まで
メキサゾラム（メレックス）錠　0.5 mg, 1 mg	1日 1.5 mg まで
ロルメタゼパム（エバミール）錠　1 mg	1回 2 mg を超えない

（日本薬剤師会：薬局・薬剤師のための調剤過誤防止マニュアル．p66，2001）

療機関を受診することが多いこと，理解力や記憶力も低下している点に注意する．

b 高齢者への情報提供の注意点

① 耳が聞こえにくかったり，理解力が低下している患者には，プライバシーを確保した上で大きな声でゆっくりと，また患者が理解しやすい言葉で話す．視力が低下している患者には，薬袋の用法や指導内容を大きな字で書く．
② 薬の種類が多い場合は一包化包装を検討する．
③ 大きな錠剤やカプセル剤が飲み込みにくい，顆粒が入れ歯のすき間に入り込むなどで飲めない薬剤があったり，手が不自由で，うまく包装から取り出せないことがあるので，そのようなことがないか確認して，患者に適した剤形を検討する．
④ 副作用が現れやすいので副作用についても十分説明する．
⑤ ほかに服用または使用している薬の有無を必ず確認する．
⑥ 患者本人に対する指導だけでは不十分な場合には，家族や介護者にも指導をする．

参考文献

1) 佐藤孝道，加野弘道：実践　妊娠と薬．pp3-13，じほう，1992
2) 加野弘道：妊娠中の危ない薬のわかる本．pp2-15，法研，1996
3) 小清水敏昌：医薬品情報学．pp98-104，朝倉書店，1998
4) 和田　攻，朝長文彌（編）：薬剤師のための服薬指導ガイド（2版）．p74，文光堂，2000
5) 八王子薬剤センター教育情報部：薬学生のための保険薬局1ヶ月実習テキスト，第5版．pp46-49, pp95-110，八王子薬剤センター，2004

E 医療機関における治験薬情報の評価

1 治験薬情報と治験審査委員会

治験とは，新規医薬品の製造販売承認または製造販売後医薬品の新規効能・効果の承認などを目的として行う臨床試験である．新薬の開発に伴って行われる試験・審査と調査対象を表6-20に示す．治験薬は医薬品としての認可を受けていない薬物であり，これを患者に投与することは倫理的な問題が生じる可能性がある．被験者の人権を守り，臨床試験が科学的かつ適正に実施されるために「医薬品の臨床試験の実施の基準に関する省令」（GCP）が設けられている．GCPではこの趣旨にそうために，治験の依頼者（多くは製薬企業）と治験の実施施設（医療機関）における組織の体制と運用，文書の様式などを詳細に規定しており，実施施設では，治験事務局と治験審査委員会（IRB；institutional review board）を設置し，その運用を標準業務手順書（SOP；standard operating procedures）に定めている．薬剤師は治験事務局やIRBで重要な任務を負い，治験事務局長および

表6-20 新薬の開発に伴って行われる試験・審査と調査対象

実施事項		調査対象
基礎研究	合成物質や抽出物など薬の基となる新規物質の発見と創生	合成物質, 動植物など
非臨床試験	新規物質の有効性と安全性の研究および物理化学的試験(薬物動態試験, 薬理学的試験, 毒性試験, 製剤化試験など). GLPを遵守して実施する.	実験動物, 対象薬物
臨床試験(治験):ヒトを対象とした有効性と安全性の試験. GCPを遵守して実施する	第Ⅰ相(phase Ⅰ);少数の健康なヒトを対象に,主として体内動態・安全性などについて確認	少数の健常者
	第Ⅱ相(phase Ⅱ);少数の患者を対象に,有効で安全な投与量や投与方法などを確認	少数の患者
	第Ⅲ相(phase Ⅲ);比較的多数の患者を対象に,有効性と安全性について既存薬との比較などを行う.	比較的多数の患者(制限あり)
承認申請と審査	厚生労働省への承認申請と専門家による審査. 薬事法に基づいて実施される.	申請資料, 試験データ
製造・販売	厚生労働省による承認, 薬価収載の後に製造・発売. GMP・GQPを遵守して実施する.	
市販後調査	製造販売後の安全性や使用法の確認(製造販売後臨床試験, 製造販売後安全管理など). GPSP・GVPを遵守して実施する.	多くの患者(制限なし)
再評価・再審査	市販医薬品の安全性や有効性に関する審査. 薬事法に基づいて実施される.	申請資料, 試験データ

GCP;good clinical practice 医薬品の臨床試験の実施の基準
GLP;good laboratory practice 医薬品の安全性に関する非臨床試験の実施の基準
GMP;good manufacturing practice 医薬品および医薬部外品の製造管理および品質管理に関する基準
GQP;good quality practice 医薬品, 医薬部外品, 化粧品および医療機器の品質管理の基準
GPSP;good post-marketing study practice 医薬品の製造販売後の調査および試験の基準
GVP;good vigilance practice 医薬品, 医薬部外品, 化粧品および医療機器の製造販売後安全管理の基準

治験薬の管理責任者は薬剤部門長が担当する.

　治験はその薬物に関する臨床試験の情報を得るために行うものであるから,事前に得られる情報は少なく不完全な場合が多い. IRBは施設長(病院長など)に諮問されるかたちで新規治験の実施や実施中の治験に関する継続の可否,その他治験実施に関する事項を審議し,施設長に答申する.治験審査依頼書の例を図6-16に示す.新規の治験については,非臨床試験やすでに実施された臨床試験の結果ならびに治験責任医師の見解をもとに,対象薬剤の臨床的意義,治験の安全性・倫理性,実施に関する注意事項などが検討される.また,継続中の治験に関してはその時々の情報を分析し継続の可否について審議する.治験の実施中に重大な有害事象(被験者の入院,死亡,重篤な臨床症状)が発生した場合には,理由の如何を問わずその情報は施設長ならびに依頼者に報告され,緊急のIRBが召集されることもある. IRBは委員による多数決によって審査の結論を下し,治験責任医師は審議には参加するが審査には加わらず,多数決にも参加できない.

　IRBの構成メンバーは医師,薬剤師のほか,倫理的な観点から医薬品の非専門家および実施施設と利害関係をもたない者を含めることが定められている.治験事務局を担当する薬剤師は,入手した情報を分析,整理し資料としてIRBに提供するとともに,資料の意味をよく理解し,医薬品の非専門家にも説明できなければならない.また,治験薬の管理は薬剤部門で行われ,調剤も薬剤師が行う.治験薬は治験実施計画にそって投与されるため,その調剤は併用薬のチェック(通常,治験薬と同効の薬物,他の治験薬は併用禁忌となる)や投与法,薬剤ならびに容器の返却,保険上の扱いなど,通常の調剤とは別の注意を払う必要がある.

2 新規治験の審査に提供される情報と治験薬概要書

　新規治験の薬剤に関する情報源として最も重要

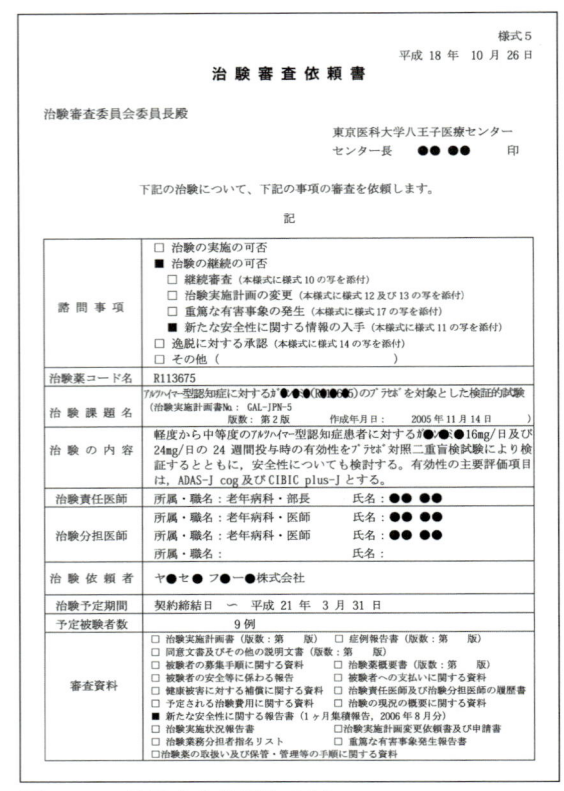

図6-16 治験審査依頼書の例

な資料は依頼者が提供する治験薬概要書である．

通常，医療機関によって新たに治験を実施しようとする場合，治験依頼者から治験責任医師に概要が説明され，治験実施計画や被験者への同意取得方法などについて検討された上で，施設長宛てに治験実施依頼書（依頼者→施設長）と治験実施申請書（治験責任医師→施設長）が提出されるが，この添付資料とされるのが治験薬概要書である．治験事務局は治験に関する事務一切を担当することになるので，実際には治験事務局が治験薬概要書その他の資料について最初に内容を吟味することになる．

治験薬概要書はその薬物に関する開発の経緯，物理化学的性状，製剤学的性状，非臨床試験の結果，実施済みの臨床試験の結果，治験実施計画などについてまとめられたもので，治験薬の性状と治験の趣旨を説明した資料といえる．これに，患者同意取得の方法，治験担当者および協力者の履歴書，依頼者・実施施設・治験協力企業間の契約内容，治験費用に関する資料などを合わせてIRBの審査資料とする．治験薬概要書の記載項目の例を表6-21に示す．

IRBでは，治験薬の性状と治験の趣旨，施設における実施体制，被験者に対する倫理性などについて治験責任医師の説明を受けて実施の可否について審査する．

3 治験実施中に発生する情報

治験は複数の施設でほぼ同時に実施されるため，治験薬による有害事象も同時多発的に発生する可能性がある．また，治験薬の中にはすでに海外で市販されているもの，また新規効能の申請を目的とする場合には国内で市販されている場合もある．臨床試験ならびに国内外の臨床使用における当該薬剤の安全性情報は，依頼者の下に集められ，速やかに実施施設に提供される．通常IRBは月1回の開催であるが，重大な有害事象発生の場合には緊急を要するため，臨時のIRBにおいて検討する場合もある．

治験薬に関する有害事象は理由のいかんを問わずすべて報告されるため，その因果関係を断定することは難しい．例えば，アルツハイマー病治療薬の治験で，その薬剤を服用していた被験者が転倒して骨折した場合，原因が薬剤にあるのか，病態にあるのか，あるいはほかに原因があるのかの判定は困難である．この場合，治験実施状況を把握する依頼者の見解，患者を観察している担当医の見解を重要視しながら，IRBで審議し，結果を施設長に報告する．実施施設における治験継続の可否はIRBの報告を受けた施設長が判断し，依頼者ならびに治験責任医師に指示決定通知を行う．

依頼者は，これらの安全性情報について治験継続に対する見解を添えて実施機関に提出するために，治験チームに安全管理委員会を設置しており，メンバーには依頼者と利害関係をもたない専門家，有識者も含まれている．

実施機関において，治験薬の投与を受けている

表6-21 治験薬概要書の記載項目の例

非臨床試験に関する記載	臨床試験に関する記載
1. 要約	5. ○○*患者における○○**の作用
1-1 化学的性質	5-1 要約
1-2 非臨床薬理	5-2 序文
1-3 非臨床薬物動態	5-2-1 ○○*の概説
1-4 毒性	5-2-2 ○○*の治療に○○**を使用する科学的根拠
1-5 臨床薬理	5-2-3 参考文献
1-6 臨床試験	5-3 物理的・化学的および製剤学的性質ならびに製剤組成
2. 序文	5-3-1 製剤
3. 物理的, 化学的, および薬剤学的性質, ならびに製剤組成	5-3-2 原薬の物理的・化学的性質
3-1 構造式および化学名	5-3-3 添加物一覧
3-2 分子式および分子量	5-3-4 貯法および取り扱い
4. 非臨床試験	5-4 非臨床試験成績
4-1 非臨床薬理試験	5-5 ヒトにおける成績
4-1-1 効力を裏づける試験	5-5-1 緒言
4-1-2 副次的薬理試験および安全性薬理試験	5-5-2 ○○***の薬物動態
4-2 動物における薬物動態および薬物代謝	5-5-3 ○○*患者を対象とした○○***の臨床試験
4-2-1 薬物動態	5-6 参考文献
4-2-2 吸収および排泄	6. データの要約および治験責任医師に対するガイダンス
4-2-3 分布	6-1 緒言
4-2-4 代謝	6-2 臨床症状
4-3 毒性	6-2-1 適応
4-3-1 単回投与試験	6-2-2 用法用量
4-3-2 反復投与試験	6-2-3 禁忌
4-3-3 特殊試験	6-2-4 特別な注意および使用上の注意
4-3-4 がん原性	6-2-5 薬物相互作用
4-3-5 生殖発生毒性	6-2-6 妊婦および授乳婦
4-3-6 遺伝毒性	6-2-7 自動車の運転および機械の操作能力に与える影響
4-4 非臨床試験に基づく安全性評価	6-2-8 副作用
4-5 参考文献	6-2-9 市販後データ
	6-2-10 過量投与
	6-2-11 臨床薬理
	6-2-12 臨床試験
	6-3 非臨床試験データ
	6-4 その他の適応
	6-5 参考文献
	7. 重篤な有害事象
	7-1 国内の治験から報告された関連性の否定されていない重篤な有害事象
	7-2 海外から報告された関連性の否定されていない重篤な有害事象

*適用疾患名, **治験薬物名, ***製剤名

患者に重大な有害事象（死亡，入院，その他重篤な臨床症状）が発生した場合，責任医師は「治験実施中の重篤な有害事象の発生報告書」を依頼者と施設長に提出しなければならない（図6-17）．この報告書には患者の病態，経過データ，有害事象発生時の状況，転帰，因果関係に関する主治医の見解などが詳細に記入されており，IRBでも慎重に検討される．

また，治験チームのメンバー変更，データ集積による治験薬概要書の変更などはすべて治験実施計画の変更として依頼者から実施施設に報告され，IRBによる継続可否の審議対象となる．

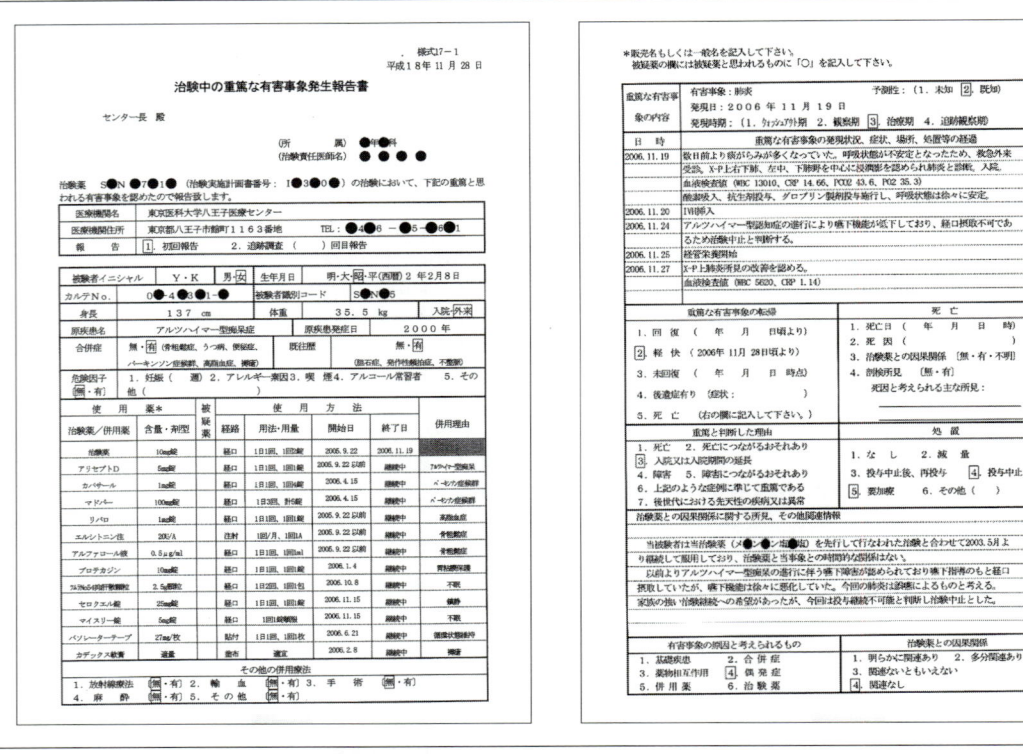

図6-17 治験実施中の重篤な有害事象の発生報告書の例

IRBでは以上のような刻々と変化する治験薬情報を収集し，依頼者の見解，実施施設における治験責任医師の見解を考慮しながら，治験の安全性確保に努めている．

F ゲノムと遺伝子解析情報

1 医療現場における患者情報としての遺伝子情報とその取り扱い

a 遺伝子情報の取り扱いにおける注意点

医療現場において今後，患者の遺伝子情報に接する，あるいは遺伝子情報を取り扱う機会が増えることが予想される[1,2]．遺伝子情報は，当該患者のみの情報にはとどまらない場合が多く，また情報の中身によっては遺伝性疾患因子のキャリア特定や，疾患感受性を一定の確率で予測できる場合もあることなどから社会的差別とつながる危険性があり，その取り扱いに関しては高度に倫理的な配慮が必要である．したがって医療分野で取り扱う他の個人情報に比べてより厳密な取り扱いが求められる．また患者の遺伝子情報をどの段階で得るのか，何の目的に使用するのか，あるいは核酸の種類や採取部位，解析方法などによって規制を受ける法律や指針が大きく異なるため注意しなければならない．

なお，最近では，わが国でもベンチャー企業と提携したクリニック・薬局などにおいて，「生活習慣病にかかりやすい体質か否かを判定する遺伝子検査」と称した有料サービスの提供が開始されている．しかし，遺伝医学関連学会のガイドライン[3]には，生活習慣病など環境因子の影響を強く受ける多因子性疾患のリスクに関する遺伝子情報の臨床的妥当性・有用性（真に適切な予防法などに結びつけることができるなど）は確立しておらず，医療における遺伝子情報の解釈や取り扱いに

関して誤解や社会的混乱をまねかないために，これら遺伝学的検査は行うべきではないとの見解が記載されている．

b 遺伝子情報の解析とその規制

一般的にヒトゲノムや遺伝子の解析を行う場合は，2001（平成13）年3月に文部科学省，厚生労働省および経済産業省によって策定（2004年12月ならびに2005年6月に一部改正）され，2005（平成17）年4月1日より施行となった「ヒトゲノム・遺伝子解析研究に関する倫理指針」に従って実施すべき，と認識されがちである．しかしながら上記指針は，ヒトゲノム・遺伝子解析を研究目的で実施する場合に研究者が従わねばならない指針である．すなわち医療現場で診療において実施され，解析結果が検体提供者（患者，あるいは遺伝カウンセリングを希望するクライエント）の診療に直接生かされることが医学的に確立されている臨床検査およびそれに準ずるヒトゲノム・遺伝子解析は医療に関する事項であるため上記指針の対象外とされている．ところが，診療に必要な情報を得る目的で実施する解析においても，遺伝子情報は，診療を行う医師の責任において，個人情報の保護に関する法律（2003年5月に成立・公布され，2005年4月より施行．以下，個人情報保護法）に基づく医療・介護関係事業者における個人情報の適切な取り扱いのためのガイドライン（平成16年）に従うことが求められる．ただし医療機関によって，従わなければならない法律・指針や，個人情報の定義（後述）が若干異なるため注意が必要である．

個人情報保護法の三大基本理念は，① 利用目的を特定すること，② 目的以外に利用してはならないこと，③ あらかじめ本人の同意を得ずに個人情報を第三者に提供してはならないこと，であるが，医療（医療機関での解析の話であり，医学・薬学研究での解析の話ではないことに注意）の分野では，ヒトの生命や身体を守り，公衆衛生の向上などを図る目的で個人情報の利用や提供が必要となるため，本人の同意を得ずに個人情報の利用が可能な例外措置が認められている．個人情報保護法における個人情報の定義は，生存する個人に関する情報であり，当該情報に含まれる氏名，生年月日その他の記載などにより，（容易に）特定の個人を識別できるものである．「容易に」を括弧に入れているのは，民間病院や診療所が従う一般法では，「容易に」の記載があり，国公立病院や国立大学法人の病院などが従う個別法には「容易に」の記載がないためであり，このことは後者の医療機関では，より厳密な情報管理の徹底を義務づけていることを意味している．個人情報は生存する個人に関する情報という点から，死亡した患者の診療録や処方せん，薬剤管理指導記録などの記載事項は，原則的には本法律の規制対象外となる．しかしながら，遺伝子情報に限っては，当該患者の情報であるとともに，患者の血縁者の個人情報でもあるため，依然として本法律の規制対象となることにも注意が必要である．

c 医薬品開発過程における遺伝子情報の解析

近年は，ゲノム薬理学（PGx；pharmacogenomics）および薬理遺伝学（pharmacogenetics）分野の進歩をより積極的に新薬開発およびその承認過程に取り入れようという動きが日米EU医薬品規制調和国際会議（ICH）で活発化しており，2008年4月1日以降に厚生労働省に提出される医薬品の承認審査，安全性に関する文書などでは，ICH E15で作成されたガイドラインの用語集（2007年11月1日）に従うよう通知がなされている．米国ではFood and Drug Administration（FDA）が製薬企業向けに治験許可申請あるいは新薬承認申請にPGxデータを提出するよう求めるガイダンスが公表（2003年11月ドラフト版，2005年3月最終版）され，わが国では，厚生労働省がPGxを利用する治験の実施にあたり照会が多い事項に対し2008年9月に「ゲノム薬理学を利用する医薬品の臨床試験の実施に関するQ&A」と題した通達を出しており，ゲノム・遺伝子解析を伴う医薬品の臨床試験は今後ますます増加することが予想され

る．注意すべきことは，治験そのものが薬事法に基づき，医薬品の臨床試験の実施の基準（GCP）に従って実施されるものであるため，遺伝子解析を伴う臨床試験であるか否かに関係なく GCP に則って実施されることが原則となっている点である．したがって，原資料に記載されている内容は，ゲノム・遺伝子解析の結果も含めて製薬企業モニター，監査担当者，治験審査委員会（IRB），ならびに規制当局から閲覧されることを被験者に説明し，あらかじめ同意を取っておく必要がある．

d 患者遺伝子情報のレベルと取り扱い方の違い

現時点において医療現場で主として取り扱われている患者の遺伝子情報としては，①遺伝性疾患の確定診断のために実施された検査から得られる情報，②癌組織における体細胞変異に関する遺伝子情報，③（重篤な）疾患との直接的な関連性は乏しいとされ，主として薬物への応答性・感受性などを含む患者の体質を規定すると考えられている情報に分類することができる．このうち，取り扱いに最も注意が払われなくてはならない①の情報は周産期母性科（産婦人科）や小児科，神経内科などで得られる機会が多く，遺伝カウンセリングの対象となることも多い．遺伝子診断を受ける対象者は必ずしもすでに遺伝性疾患に特徴的な症状が出ている患者とは限らず，疾患原因遺伝子を有する可能性を危惧する健常者（中には遺伝子診断の意味すら十分理解できない小児），さらには出産後間もない新生児（実際には胎児の出生前診断の要望もある）の場合もある．②は，次世代に受け継がれる遺伝子情報ではないため，医療機関によって多少異なると考えられるが，①のような厳密な取り扱いは行われていない．外注検査される場合も多く，その場合，検体は医療機関で連結可能匿名化され，検査会社では検体提供者の個人情報が一切わからないようになっていなければならない．③は，現在のところまだ医療現場で繁用される患者情報とはなっていないが，後述する塩酸イリノテカンの副作用予測のために

国が保険適用したばかりの UGT1A1 遺伝子多型診断の臨床現場への導入をきっかけに，今後は徐々に増加することが予想される．現時点では指針など，情報の取り扱いに関して明確に示されているものがないため，③の情報の取り扱いについては医療従事者の判断に委ねられているのが現状である．しかし患者本人のみならず，その血縁者に関係する情報であることや，将来何らかの疾患感受性と関連することが証明される可能性を完全に排除できないことを認識した取り扱いが必要と考えられる．事実，イリノテカンの副作用への感受性が高いとされている UGT1A1*28，あるいは *6 をホモ接合体で有している個体では，先天的な高ビリルビン血症を伴う Gilbert 症候群と診断される患者も含まれることから，指針が示されるまでは慎重に取り扱うことが望ましいと考えられる．なお，米国では 2008 年 5 月に遺伝情報差別禁止法（GINA：The Genetic Information Non-discrimination Act）が成立したが，わが国においては，法的整備が遅れている状況である．

2 遺伝子情報はなぜ必要か

遺伝子情報が必要な理由はいくつもあるが，わかりやすい例として，ここでは従来医療現場で実施されてきた検査やモニタリングでは副作用を回避できなかった事例を紹介する．

a TDM が薬物血中濃度上昇抑制に無効だった例

図 6-18 は，造血幹細胞移植の前処置で投与されるブスルファンの副作用である痙攣を予防する目的で使用されたフェニトインの投与量と血中濃度の関係を示したものである．このレジメンは，初日に 2 倍量でローディングを行い，2 日目からはその半量を 6 日間反復投与するものである．多くの患者では，本レジメンで数日後にフェニトインの血中濃度は定常状態に達し，有効治療域の上限付近を推移することが確かめられている．しかしながら，**症例 1** の場合，治療薬物血中濃度モニ

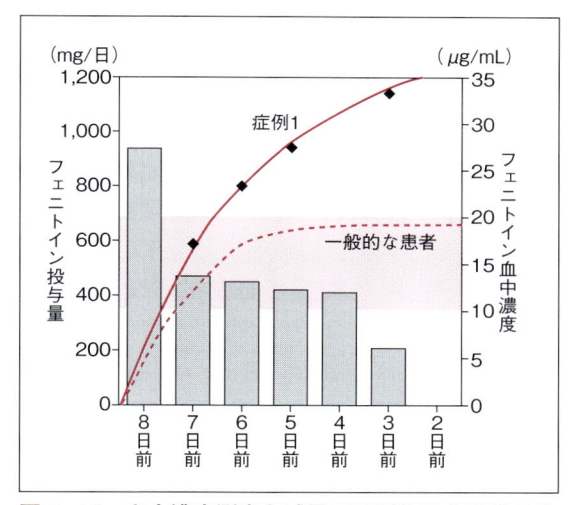

図6-18 血中濃度測定と減量では副作用を回避できなかった例
棒グラフは投与量を示す．多くの患者では2日目と同じ半量で6日間維持される．

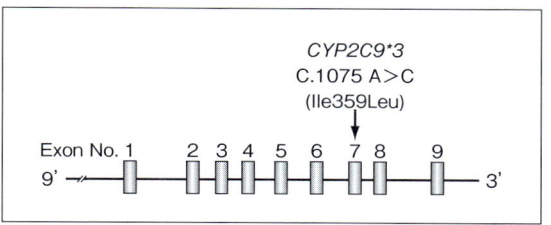

図6-19 症例1に見出されたCYP2C9遺伝子多型
CYP2C9は1,490塩基でコードされ490個のアミノ酸残基で構成される蛋白質であるが，1個の塩基置換(SNP)によって，たった1個のアミノ酸残基が置換することにより，多くの基質薬物の代謝能力が激的に減少する[4]．

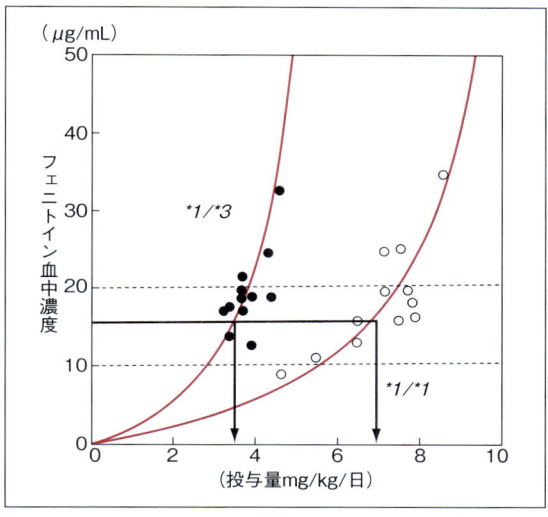

図6-20 CYP2C9*3の有無とフェニトイン投与量-血中濃度の関連性
〔Odani A, Hashimoto Y, Otsuki Y, et al：Genetic polymorphism of the CYP2C subfamily and its effect on the pharmacokinetics of phenytoin in Japanese patients with epilepsy. Clin Pharmacol Ther 62(3)：287-292, 1997のデータを改変〕

タリング(TDM：therapeutic drug monitoring)を実施している過程で血中濃度が治療域上限の20μg/mLを超えたため，その後5日間にかけて投与量を漸減し，6日目には投与を中止した．それにもかかわらず血中濃度の上昇を抑えることができず，患者は移植日直前に激しいめまい(眩暈)とふらつき感を訴えた．事後に当該患者から文書で同意を得て，TDMの際に残っていた血液を用いてフェニトインの主代謝酵素，CYP2C9の遺伝子多型診断を行ったところ，患者の遺伝子型はCYP2C9*1/*3であった．CYP2C9*3とは，CYP2C9遺伝子のexon 7の一塩基多型(SNP；single nucleotide polymorphism)によって，N末端から359番目のアミノ酸がIleからLeuに置換する多型である(図6-19)．日本人では，本多型をヘテロ接合体で有する(2本の対立遺伝子の片側に存在する)個体の頻度は，約25人に1人である．図6-20は，フェニトインの投与量と血中濃度の関係をCYP2C9の野生型遺伝子(CYP2C9*1)のホモ接合体を有する個体と，CYP2C9*3をヘテロ接合体で有する個体で比較した結果を示している[5]．片側の対立遺伝子にCYP2C9*3を有しているだけで，曲線全体が左に大きくシフトすることが示されている．仮に目標血中濃度が15μg/mLである場合，多型をもっていない個体では7mg/kg/日程度の投与量で適切と考えられるが，CYP2C9*1/*3の個体では，その半量程度で十分であることが理解できる．仮に目の前の患者が多型を有しているか否かを調べることを怠り，すなわち遺伝子多型診断を行わずに，多くの患者に適切な投与量である7mg/kg/日を与え，当該患者がCYP2C9*3を片側の対立遺伝子にもっていた場合，血中濃度は有効治療濃度上限をはるかに超えることは，この図6-20から容易に想像でき

る．また，きわめて頻度は低いものの*CYP2C9*3*をホモ接合体で有する個体も存在し，そのような個体ではさらにフェニトインの代謝能が低いため，フェニトイン中毒を起こすことは必至である．先に紹介した症例1は，遺伝子多型を有している患者においては，その情報を得ずに血中濃度測定の結果から対処的なさじ加減（減量や投与間隔の調整）を行っても副作用を回避することはきわめて困難であることを教えてくれた貴重な症例である．また，データは示さないが，300 mg/日でフェニトインを連日内服し，医師がTDMの測定依頼を怠っていたため，血中濃度が約50 μg/mLに達し，めまい（眩暈）とふらつきを訴えた症例も経験している（**症例2**）．患者に同意を得て遺伝子多型診断を実施したところ，患者の遺伝子型はやはり*CYP2C9*1/*3*であった．有効治療濃度域に下がるまで投与を中断し，その後，当該患者の薬物動態パラメータから適切と考えられる200 mg/日で内服を再開したところ，良好にコントロールすることができた．

以上のように，遺伝子多型が原因で副作用が起こりえると推定される（リスクの高い）患者を予測し，副作用を事前に回避するには薬物投与前に遺伝子多型診断を実施し，投与スケジュールに反映させることが有用であることが理解できる．

病院薬剤師は，以前からTDMを行い薬物動態学の知識や技能を駆使して個別適正化（オーダーメイド）医療に貢献してきた．患者の薬物動態は治療経過に伴ってさまざまに変動するため，TDMは任意の時点における当該患者の個体レベルでの薬物動態を解析するにはきわめて優れたツールであることに間違いはない．しかしながら上述した症例のように，TDMは万能ではなく，しかも先に投与ありき，であるため，危険因子をもった患者の副作用を「事前に」予測する手段とはなりえない．さらに患者の血中濃度をリアルタイムで知ることはできるが，異常な血中濃度をもたらしている原因について情報を与えることは困難である．一方，遺伝子診断は，少なくとも血中濃度の異常値が，遺伝的な要因によるものか，非遺伝的な要因によるものかを迅速に明らかにすることができる場合がある（後述の**症例3**）．

3 遺伝子情報から薬物療法をどのように評価していくか：薬物療法での実例

a 遺伝子診断を実施するタイミング

先に述べたように，遺伝子診断の真骨頂は，TDMとは異なり副作用の事前予測が可能という点であるため，副作用発生後の遺伝子診断はあまり意味がないと考えるかもしれない．しかし，遺伝子診断は常に薬物投与に先立って行う必要があるかというと必ずしもそうではない．例えば，上述した**症例2**においては，患者からの副作用の訴えがあった後に遺伝子多型診断を行い，その後の治療に反映させることで医薬品の不適切な使用の是正に貢献している．当該患者は，当院入院直後に持参薬のフェニトイン怠薬による痙攣を起こしたことから，通院治療時は服用量や間隔を意識的に自己調節していたと考えられるが，入院中は薬剤師や看護師の服薬チェックによって自己調節が難しくなり，結果的に過量投与となっていた．したがって遺伝子診断の結果は，単に医療者側の処方見直しに寄与するだけにとどまらず，生まれながらにフェニトイン感受性が高い体質であることを患者自身に理解してもらうことによって，その後のアドヒアランス向上にも役立つことになる．

b イベント後の遺伝子診断が有効であった例

次に例示するケース（**症例3**）も血中濃度の異常高値発見後に行った遺伝子診断で，その後の医薬品適正使用に貢献できた例である．症例は白血病にて造血幹細胞移植を行った後，病棟で経過観察を行っていたが，移植後約2か月を経過した時点で痙攣を起こし，臨床所見や検査値からタクロリムス脳症と診断された患者である．

痙攣抑制のためにフェニトインを静脈内投与し，経口摂取可能となってから内服投与に切り替えた．投与開始数日後，トラフ値血中濃度をモニ

ターしたところ，その時点ですでに中毒域に達していたため投与を一次中断した．すぐに同意をとって遺伝子多型診断を実施しようとしたが，本症例の場合，移植後2か月を経過していたため，現在の血液は移植ドナーの造血幹細胞から分化したものに置換しており，白血球から抽出されるゲノムDNAを用いた遺伝子診断は不可能と考えられた．

薬剤部には移植前の患者のTDMに利用した血液検体は残っておらず，検査部，診療科も同様であったため，非血液検体を用いた診断を実施することとした．しかし，口腔粘膜や唾液は循環血液からのリンパ球が混入するおそれがあり，毛髪は移植前処置の抗癌剤大量投与に先立ち剃髪していること，爪はDNAの抽出に時間がかかり，また良質なDNAがとれないことなどの観点から尿検体を採取し遺伝子多型診断を行った．この際，同じ日に血液も採取し，またフェニトインの主代謝酵素であるCYP2C9のほかに，補助的にはたらくCYP2C19の遺伝子多型(CYP2C19*2および*3)も同時に診断した．その際の結果を示したのが，図6-21である．

CYP2C19*2の有無を判定した部分で，血液由来のDNAのバンドパターン(*2を片側の対立遺伝子に有する)と，尿由来のDNAのバンドパターン(*2をもたない)に明らかな違いが認められた．先に述べたように当該患者の現在の血液はドナータイプに置き換わっていることから，尿検体を診断に用いることで当該患者の組織を構成する細胞の遺伝子型を判定することができることが明らかになった．しかしながら，尿検体から得られたCYP2C9遺伝子のバンドパターンは，血液から得られたバンドパターンと同じであり，当初の予想に反してCYP2C9*3の存在は否定された．そのため，きわめて頻度の低い既知，あるいは未知の遺伝子多型の存在を完全に否定することはできないものの，日本人においてみられるCYP2C9の多型は，そのほとんどがCYP2C9*3であることから，本症例におけるフェニトイン血中濃度の異常高値は，遺伝子多型よりもむしろ非遺伝的な要因が原因ではないかと考えた．

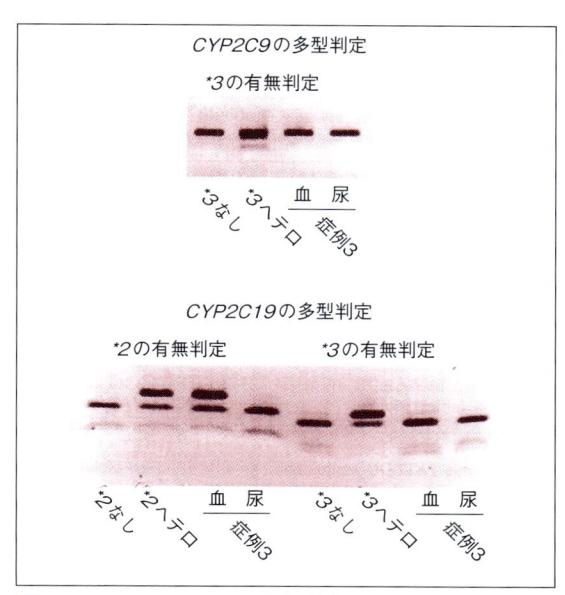

図6-21 フェニトイン血中濃度が異常高値を示した患者の遺伝子多型診断

同じ日に患者から採取した血液検体と尿検体よりそれぞれ抽出したゲノムDNAを用いて，遺伝子多型診断を行った結果，CYP2C19*2の判定結果において，血液(ドナー由来)と尿では明らかに遺伝子型の不一致が観察された．このことより，尿検体は無侵襲でレシピエントの遺伝子型を判定するのに有用な検体であることが示された[6]．

そこで処方を確認したところ，ただちに薬物間相互作用を引き起こすことが推測される医薬品の併用が明らかになった．すなわち当該患者は，移植後の免疫抑制剤の持続的な投与のために易感染状態にあり，重症感染症に罹患しないようフルコナゾール(400 mg/日)の予防的投与を受けていた．本投与量のフルコナゾールでCYP2C9が阻害されることは，すでに臨床的に証明されていたため，主治医にはフェニトイン血中濃度の異常高値をもたらした被疑薬がフルコナゾールであることを伝え対応を協議した．その結果，安全性が高く予防的投与のエビデンスのあるフルコナゾールはこのままの量で維持したいとの希望であったため，フェニトインを減量して血中濃度をモニターしながら調節することとした．

結局，当該患者は2.5 mg/kg/日の低用量にてフェニトイン血中濃度のトラフ値が17μg/mL付近で安定し，その後良好にコントロールすることが可能であった．**症例3**はCYP2C9の多型を有

していない野生型ホモ接合体（*1/*1）の患者であることから，**図6-20**より理解できるように，通常であれば2.5 mg/kg/日という低用量では，血中濃度は有効治療域をはるかに下回ると予測される．しかしながら，当該患者の場合，薬物間相互作用によって表現型としては遺伝的にフェニトイン代謝酵素活性が著しく低い poor metabolizer（PM）と見分けがつかないほど CYP2C9 活性が阻害されていたために，片側の対立遺伝子に *CYP2C9*3* を有する個体に適切と考えられる量よりさらに低用量でも十分に有効治療域内を推移しており，薬物間相互作用の存在下で医薬品適正使用が図れた一例といえる．

C 多型以外の遺伝子情報の有用性

これまでは遺伝子情報として遺伝子多型について中心に述べてきたが，薬物療法において有用な遺伝子情報は遺伝子多型だけとは限らない．その最もよい例の1つが肺癌組織における上皮成長因子受容体（EGFR：epidermal growth factor receptor）の遺伝子変異である．EGFRはチロシンキナーゼ阻害（TKI）作用を有する分子標的薬ゲフィチニブやエルロチニブの標的分子であり，肺癌組織で腫瘍の増殖やアポトーシス回避のための細胞内シグナル伝達を担っている．

ゲフィチニブは治験の段階から従来の細胞障害性を有する抗癌薬とは異なり，奏功率に明確な人種差や性差があり，欧米白人種に比べ東洋人種で，また男性よりも女性で奏功率が高いことは知られていたが，2002年に世界に先駆けてわが国で承認されたときにはその理由は明らかではなかった．そのため当時は標準的治療が奏功せず，適応症に該当した患者に対しては，効果が期待できるか否かに関わらず投与が行われた．その結果，承認されてわずか3か月で緊急安全性情報が発出されたことに代表されるように，間質性肺炎をはじめとする重篤な肺障害のために多数の死者を出す結果となった．2004年に米国の2つの研究グループからゲフィチニブに応答性を示す患者（responder）は，肺癌組織のEGFRにおけるチロシンキナーゼ領域をコードする遺伝子に特徴的な変異が認められることが報告され[7,8]，これら変異はチロシンキナーゼ活性を高める活性化変異であること，治験段階において奏功率が高い集団として知られていた東洋人，女性，非喫煙者，および腺癌の患者では，変異が高頻度で認められることなどが明らかとなった．

さらに変異を有する患者では，腫瘍の縮小が認められるだけでなく，生存期間も有意に長いようであることが複数の臨床研究によって示されている．

また，ゲフィチニブ耐性を示す患者の原因の1つに T790M のような耐性変異が関わることも明らかにされ[9]，2007年6月より悪性腫瘍遺伝子検査として肺癌組織の *EGFR* 変異診断に保険が適用できるようになった．ここで検査する *EGFR* 遺伝子の変異は，肺癌組織に後天的に生じた体細胞変異であり，身体を構成する全細胞に認められる遺伝子多型のように次世代に遺伝する変異ではないことを理解しておく必要がある．

なお，本検査は，非小細胞肺癌の詳細な診断および治療法の選択を目的として，患者本人に対して検査した場合，1回に限り算定でき，また診療報酬（2,000点）として算定する場合には，目的および結果，ならびに選択した治療法を診療報酬明細書の摘要欄に明記しなければならない．

現在までに明らかにされた活性化変異は10種類を超えているが，特に exon 19 の5つの連続したアミノ酸を中心とした領域が欠失する変異と，exon 21 の L858R の変異の2つで日本人に認められる変異の大部分を説明できる．現状において独自の診断法を開発して自施設で診断を行っている医療機関もあるが，既知の変異の多くについては検査会社でも診断が可能となっており，外注すると1週間前後で結果が送られてくる．

EGFR の遺伝子変異とゲフィチニブのような TKI による癌の縮小効果との関係はかなり明確であるため，TKI を投与する前に応答性が期待できる患者と期待できない患者を予測する上では重要な因子といえる．

例えば変異の診断において応答性が期待できな

> Patients with Reduced UGT1A1 Activity
>   Individuals who are homozygous for the *UGT1A1*28* allele are at increased risk for neutropenia following initiation of CAMPTOSAR treatment. A reduced initial dose should be considered for patients known to be homozygous for *UGT1A1*28* allele (see DOSAGE AND ADMINISTRATION). Heterozygous patients (carriers of one variant allele one wild-type allele which results in intermediate UGT1A1 activity) may be at increased risk for neutropenia; however, clinical results have been variable and such patients have been shown to tolerate normal starting doses.

図6-22　米国のイリノテカン塩酸塩水和物添付文書における遺伝子多型に関する記述
*UGT1A1*28* をホモ接合体で有することがあらかじめわかっている患者に対しては，初回投与量を減量することを考慮すべきである．一方，ヘテロ接合体の場合も好中球減少のリスクが上がる可能性はあるが，多くは通常の初回投与量に対して忍容性がある，と記載されている．

いと推定される患者で，間質性肺炎を含む重篤な肺障害のリスクが高いと考えられる症例の場合には，TKIの投与を控えるべきであるというような判断のために必要不可欠な遺伝子情報ということができる．しかしながらここで注意しておかねばならないことは，変異があれば必ず腫瘍の縮小が得られるかというと必ずしもそうではなく，現時点では変異が検出される症例のおよそ70～80%に奏功するとされており，変異が検出されても奏功しない場合もあることを理解しておくことが重要である．逆に変異が検出されなかった場合でも，10%程度は奏功する例が認められているため，変異が検出されないのでnon-responderであるとは言い切れないとの認識も必要である．

d 遺伝子診断による副作用予測の開始

2008年に塩酸イリノテカンによる重篤な副作用のリスクが高いと考えられる患者を予測するための診断キットである「インベーダー®UGT1A1アッセイ」の製造販売ならびに保険適用が厚生労働省より認可された．したがって，遺伝子多型診断に関しても，国として今後積極的に進めていく方針であるものと考えられる．

すでに米国では2005年夏に同じ手法（インベーダー法）を用いた診断キットが承認され，臨床現場で使用できるようになっている．またキットが承認される前にイリノテカン塩酸塩水和物（Camptosar®）の添付文書（package insert）が改訂されており，数か所に*UGT1A1*多型に関する記述が追加された．その該当部分の一部を図6-22に示す．

画期的と考えられる点は，遺伝子多型と副作用（好中球減少）のリスクとの関連性について言及するのみならず，投与量の調節にまでふれられていることであり，*UGT1A1*28*をヘテロ接合体で有する患者では初回投与量の変更は必要ないが，ホモ接合体で有する患者では初回投与量の減量を考慮すべきであると記載されている．しかしながら，用法用量の記載部分にもどの程度の減量が必要かという目安については明言されていない．

その後，国内外でいくつかの臨床試験が実施され，海外ではメタアナリシスの結果，臨床で繁用されている週に150 mg/m^{2}未満の投与量であれば，遺伝子診断は必要ないとの報告もある[10]．その反面，わが国の臨床試験や症例報告では，<150 mg/m^{2}の投与量であってもgrade 4の重篤な副作用を経験する患者が散見される．

米国人では，UGT1A1が遺伝的に低活性を示す主たる原因となる遺伝子多型は*UGT1A1*28*とされているため，米国で承認されたキットは*UGT1A1*28*のみを診断するキットであるが，日本人では*UGT1A1*28*の頻度は欧米白人に比べて低いかわりに東洋人に特徴的に多い*UGT1A1*6*も副作用との関連で重要とされており，今般国に承認された診断キットでも両多型を判定する仕様となっている．

これまでの知見から*UGT1A1*28*，あるいは*UGT1A1*6*をホモ接合体で有するか，*UGT1A1*28*と*6をそれぞれヘテロ接合体で有する患者で副

作用発現リスクが高いと予想されることについて異論を唱える研究者はいないと思われるが，臨床現場で最も混乱するのは，これら多型がまったく検出されないにもかかわらず，重篤な副作用を呈する患者がしばしば認められることである．この理由は現時点では十分明らかではないが，少なくともUGT1A1の遺伝子多型診断のみでは，イリノテカンによる重篤な副作用リスクが高い患者を完全に予測することは困難であると考えられ，治療にあたっては慎重な経過観察が不可欠である．

引用文献

1) 有吉範高：薬剤師．野村文夫，羽田　明（編）：チーム医療のための遺伝カウンセリング入門．pp136-145，中外医学社，2007
2) 野村文夫，糸賀　栄：遺伝学的検査．野村文夫，羽田　明（編）：チーム医療のための遺伝カウンセリング入門．pp185-208，中外医学社，2007
3) 遺伝的検査に関するガイドライン．遺伝医学関連学会（平成15年8月），2003
4) Lee CR, Goldstein JA, Pieper JA：Cytochrome P450 2C9 polymorphisms：a comprehensive review of the in-vitro and human data. Pharmacogenetics 12(3)：251-263, 2002
5) Odani A, Hashimoto Y, Otsuki Y, et al：Genetic polymorphism of the CYP2C subfamily and its effect on the pharmacokinetics of phenytoin in Japanese patients with epilepsy. Clin Pharmacol Ther 62(3)：287-292, 1997
6) Ariyoshi N, Sho-no K, Nishimura M, et al：The use of urine to clarify the genotype of a patient with toxic phenytoin concentrations who had undergone peripheral blood stem cell transplantation. Br J Clin Pharmacol 58(2)：225-226, 2004
7) Paez JG, Janne PA, Lee JC, et al：EGFR mutations in lung cancer：correlation with clinical response to gefitinib therapy. Science 304：1497-1500, 2004
8) Lynch TJ, Bell DW, Sordella R, et al：Activating mutations in the epidermal growth factor receptor underlying responsiveness of non-small-cell lung cancer to gefitinib. N Engl J Med 350：2129-2139, 2004
9) Pao W, Miller VA, Politi KA, et al：Acquired resistance of lung adenocarcinomas to gefitinib or erlotinib is associated with a second mutation in the EGFR kinase domain. PLoS Med 2(3)：e73, Epub 2005 Feb 22, 2005
10) Hoskins JM, Goldberg RM, Qu P, et al：UGT1A1*28 genotype and irinotecan-induced neutropenia：dose matters. J Natl Cancer Inst 99(17)：1290-1295, 2007

G 中毒情報

1 医療現場における中毒への対応と情報

中毒（症）は，毒素のような何らかの起因物質の作用によって起こる疾病または病変の総称であり，その発症形態として大きく急性中毒と慢性中毒とに分けられる．起因物質としては，薬理活性を有する薬物のみならず，動植物の成分や多くの化学物質が該当することになり，さらにはその種類が時代とともに変化あるいは増加するため，中毒に関わる情報整備は必須である．

臨床の現場において，特に緊急性を有する急性中毒に対しては，迅速かつ的確な診断と処置を行うことが重要であり，これらに対応しうる情報の提供が求められることが多い．例えば，三次救急医療施設における急性中毒による死亡症例の検討においては，その起因物質としてパラコートや有機リンなどの農薬類，一酸化炭素，向精神薬，および覚醒剤などがあげられ[1]，多岐にわたっている．このため，中毒に関する情報源を網羅的に把握しておくことが重要である．

2 中毒に関する情報源

中毒に関する主な情報源を表6-22に示す．

わが国では中毒に関するいくつかの書籍が発行されており，薬品，化学物質，および動植物成分などによる中毒の症状や処置法について記載されている．また，インターネットなどで公開されている国内，海外のデータベースもある．

近年，急性中毒の治療については，日本中毒学会学術委員会が「急性中毒の標準治療」を作成し，このガイドラインにそった治療が行われるようになってきている．強制利尿，血液浄化法，消化管除染（胃洗浄，活性炭，緩下剤，腸洗浄），体温管理，呼吸管理，痙攣対策，循環管理，および文献リストの各項目について，インターネットの日本

表6-22 中毒に関する主な情報源

書名，サイト名	出版社	発行，著者，URL	発行年
臨床中毒学	医学書院	相馬一亥／監，上條吉人／著	2009
急性中毒標準診療ガイド	じほう	日本中毒学会／編	2008
急性中毒情報ファイル(第4版)	廣川書店	森　博美，山崎　太／編	2008
中毒症のすべて	永井書店	黒川　顕／編	2006
急性中毒診療ハンドブック	医学書院	相馬一亥／監	2005
薬・毒物中毒救急マニュアル(改訂7版)	医薬ジャーナル社	西　勝英／監	2003
医薬品急性中毒ガイド	ヴァンメディカル	山崎　太・森　博美／著	2000
症例で学ぶ中毒事故とその対策　改訂版	じほう	日本中毒情報センター／編	2000
急性中毒処置の手引(第3版)	じほう	鵜飼　卓／監	1999
日本中毒学会	―	http://jsct.umin.jp/index.html	―
財団法人日本中毒情報センター	―	http://www.j-poison-ic.or.jp/homepage.nsf	―
独立行政法人労働者健康福祉機構(産業中毒)	―	http://www.research12.jp/sanchu/index.html	―
TOXNET(米国国立医学図書館)	―	http://toxnet.nlm.nih.gov/	―

【使用上の注意】

(中略)

7．過量投与
(1) 症状：中枢神経系及び心血管系抑制．血中濃度40〜45μg/mL以上で眠気，眼振，運動失調が起こり，重症の中毒では昏睡状態となる．呼吸は早期より抑制され，脈拍は弱く，皮膚には冷汗があり，体温は下降する．肺の合併症や腎障害の危険性もある．
(2) 処置：呼吸管理．消化管に薬物が残留している場合は，胃洗浄，活性炭投与を行う．また，炭酸水素ナトリウム投与による尿アルカリ化，利尿剤投与により薬物の排泄を促進させる．重症の場合は，血液透析を血液灌流を考慮すること．

図6-23　医療用医薬品添付文書における「過量投与」の項目の例(フェノバルビタール)

中毒学会のホームページ(http://jsct.umin.jp/index.html)から閲覧することが可能となっている．

一方，財団法人日本中毒情報センターは，日本救急医学会が中心となって1986年に設立されたものであり，化学物質や動植物の成分によって起こる急性中毒について，その治療に必要な情報の収集，整備ならびに問い合わせに対する情報提供を行っている．インターネットのホームページ(http://www.j-poison-ic.or.jp/homepage.nsf)では，「中毒110番」として一般向けおよび医療機関向けの連絡先を公開したり，中毒情報データベースなどを公開している．

また，独立行政法人労働者健康福祉機構では，産業現場で化学物質を使用したことによる健康障害を「産業中毒」として，その内容や事例についてホームページ(http://www.research12.jp/sanchu/index.html)で公開している．

なお表6-22に示す以外にも，医薬品集や治療指針関連書籍に，中毒の詳細あるいは処置法に関する情報が記載されている場合がある．また医薬品の過量投与による中毒の場合は，医療用医薬品添付文書の「使用上の注意」の中に「過量投与」の項目が設けられ，症状や処置について記載されている場合がある．例として図6-23に，フェノバルビタールにおける記載例を示した．現状としてすべての医薬品に記載があるわけではなく，また医薬品ごとに記載内容に差がみられるが，参考にすることができる．

参考文献

1) 相馬一亥監，上條吉人著：イラスト＆チャートでみる急性中毒診療ハンドブック，医学書院，2005

7 医療情報の管理

A 情報の分類体系・保管

1 医療現場で取り扱う医薬品情報

医療現場で取り扱う情報は非常に多く，かつ多岐にわたる．このうち医薬品情報については，通常，何らかの目的に応じて収集，評価し，加工した後に，提供先のニーズに応じて提供することになる（図7-1）．これらの過程で得られる種々の情報については，必要なものと不要なものとに分けられ，必要なものは保管することになる．保管の必要性は各段階で生じるため，情報の分類体系や保管について知っておくことは重要である．また，適切な分類や保管を行うことは，情報検索やデータベースの構築にも役立つ．

表7-1 日本標準商品分類における医薬品に関係する分類項目の例

大分類	中分類	分類番号	項目名
3	43	4397	医薬品製造用特殊機械
6	66	6643	採血・輸血用，輸液用器具および医薬品注入器
6	66	6645	医薬品噴霧・吸入用器具
8	87	87	医薬品および関連製品

2 情報の分類体系

本項では，医薬品を分類する際によく使用される日本標準商品分類，および図書の分類体系として用いられる代表的な分類法について概説する．

a 日本標準商品分類

日本標準商品分類（JSCC）は，統計調査の結果を商品別に表示する場合の統計基準として1950年に設定され，現在は1990年に改訂されたものが使用されている（総務省による）．日本標準商品分類における商品の範囲は，「価値ある有体的商品で市場において取り引きされ，かつ移動できるもののすべて」とされており，医薬品もこれに該当することになる．

この分類において，標準分類番号は，大分類，中分類の番号を用いて配列されているが，各分類項目は，無数にある商品を類似するものごとに集約し，「商品群」として表示しているものである．例えば，医薬品に関係する分類項目として表7-1に示すようなものがある．

このうち医薬品については，いわゆる「87分類」と呼ばれてよく用いられている．医療用医薬

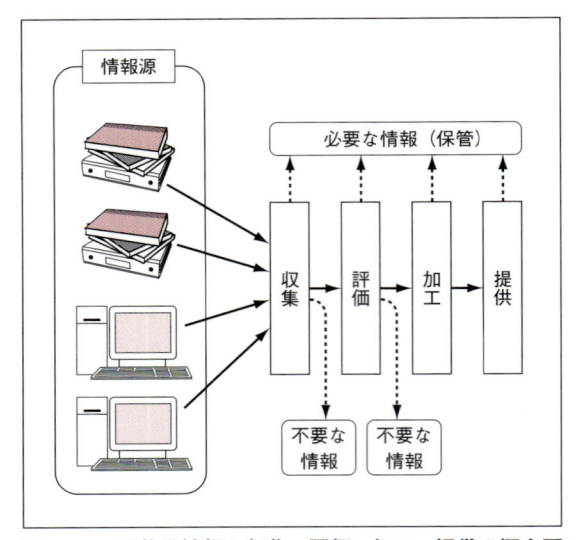

図7-1 医薬品情報の収集，評価，加工，提供の概念図

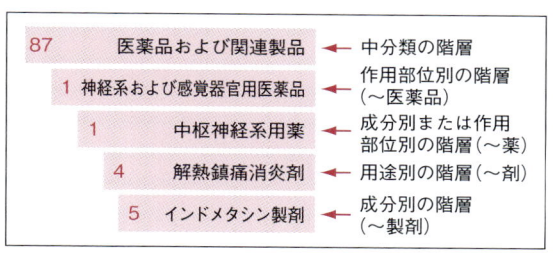

図 7-2　医薬品の分類体系（日本標準商品分類）
（新谷　茂，野口俊作，角田喜治（編）：改訂薬学情報学，p76，じほう 2002）

87	医薬品および関連製品	← 中分類の階層
1	神経系および感覚器官用医薬品	← 作用部位別の階層（〜医薬品）
1	中枢神経系用薬	← 成分別または作用部位別の階層（〜薬）
4	解熱鎮痛消炎剤	← 用途別の階層（〜剤）
5	インドメタシン製剤	← 成分別の階層（〜製剤）

表 7-2　米国国立医学図書館分類法の概略

基礎医学	QS：人体解剖学，QT：生理学，QU：生化学，QV：薬理学，QW：微生物学，免疫学，QX：寄生虫学，QY：臨床病理学，QZ：病理学
医学および関連主題	W：医業，W 700：法医学，WA：公衆衛生，WB：臨床医学（内科），WC：伝染病，WD 100：栄養障害，WD 200：代謝性疾患，WD 300：免疫疾患，WD 400：動物性中毒，WD 600：物理的外因による疾患，WE：筋骨格系，WF：呼吸器系，WG：心臓血管系，WH：血液系，リンパ系，WI：消化器系，WJ：泌尿生殖器系，WK：内分泌系，WL：神経系，WM：精神医学，WN：放射線医学，WO：外科学，WP：婦人科学，WQ：産科学，WR：皮膚科学，WS：小児科学，WT：老年医学，慢性疾患，WU：歯科学，口腔外科学，WV：耳鼻咽喉科学，WW：眼科学，WX：病院，保健医療施設，WY：看護学，WZ：医学史

品添付文書の右上の欄には，この「日本標準商品分類番号」の項があり，87で始まる5桁あるいは6桁の数字で記載されている．当該医薬品の薬効などを表すものとして記載することが必要とされている．

日本標準商品分類における医薬品の分類体系は，主に図7-2のようになっている．

b 日本十進分類法

十進分類法（NDC；Nippon Decimal Classification）とは，分類として1〜9の数字を用いて9分割し，どの区分にも属さない全般的なものに0を用いる分類法で，それらをさらに0〜9に分けるという繰り返しで分類を細分化していく方法である．

日本十進分類法は，図書館資料の分類法の1つである．1928年に森清（1906-1990）がわが国の図書館に合うように構成したもので，現在は社団法人日本図書館協会が作成している．1995年に出された新訂9版が最も新しい版である．例えば医薬品関係の情報は，主に「4類：自然科学」の「49：医学・薬学」のうち，「499：薬学」に該当し，「499.1：医薬品」として分類される．

c デューイ十進分類法

デューイ十進分類法（DDC；Dewey Decimal Classification）は，米国のDewey（1851-1931）が1876年に考案した図書の分類法である．その後も修正を重ねて利用されており，2004年には第22版が出されている．前項の日本十進分類および次項の国際十進分類のいずれも，このデューイ十進分類法が基となって作成されている．

d 国際十進分類法

国際十進分類法（UDC；Universal Decimal Classification）とは，国際書誌学会（IIB）によって考案された図書分類法である．現在は，国際十進分類法コンソーシアム（UDCC）によって改訂などの管理が行われている．この分類法では，前述のデューイ十進分類法に比較して，独自の分類区分や標数を設けるなどして，さまざまな情報を複合的に分類することが可能とされている．

e 米国国立医学図書館分類法

米国国立医学図書館分類法（NLMC；National Library of Medicine Classification）は，アルファベットと数字の組み合わせによって，preclinical sciences（基礎医学）と medicine and related subjects（医学および関連主題）について分類する方法である．わが国においても，医学系の図書館においてはこの分類を使用しているところが多い．表7-2に，その概略を示す．

3　情報の保管

医薬品情報を収集，評価，加工，提供する各過

程において，必要に応じて保管すべき情報が発生する．これらは，単に「とっておく」のではなく，必要なときに，必要な情報を，効率よく利用できるようにすることが重要である．

医薬品に関する情報を分類する際には，さまざまな方法がある．まず思いつくのは，名称に基づいて50音順やアルファベット順で分類する方法であろう．しかし，そのほかにも，日本標準商品分類を利用する方法や，対象疾患別，テーマ別などに分類する方法もある．保管すべきすべての情報を，どれか1つの分類法で分類するのは困難であり，情報の種類やその後の使用方法などに応じて，複数の分類法を使い分けることも必要であろう．

一方，情報の形態は多種多様であるため，保管もそれに応じた方法をとる必要がある．近年では，コンピュータや各種機器の普及により，文書の資料のみならず，各種記憶媒体やハードウェアの情報も，保管すべき情報として取り扱うことになってきている．

文書の資料の場合は，各種ファイル，バインダー，およびフォルダなどを使用してファイリングを行い，キャビネットに保管する方法が行われる．また図書類においては，カードを作成して検索に利用するカード方式による管理なども行われる．

一方，コンピュータにより，データベースを容易に作成できたり，大量の情報を保管することも可能となった．文書をスキャナなどで読み取り，データを保管することで，ペーパーレス化が図られることもある．しかし，トラブルによるデータの消失の可能性もあるため，常にバックアップをとっておく必要がある．また，バックアップのための媒体も，容量，形態がさまざまであり，情報量に応じた対応をとることが必要であろう．

それぞれの状況に応じた情報の取り扱い，そして適切な分類と保管を行うことが，業務の効率化と質的向上につながる．

B 個人情報の取り扱い

1 個人情報とは

現代社会におけるIT化の進展に伴い，プライバシーなどの個人の権利や利益が侵害される危険性が指摘されるようになった．このためわが国では，2003（平成15）年5月に「個人情報の保護に関する法律」，いわゆる個人情報保護法を公布し，2005（平成17）年4月には全面実施するに至った．個人情報保護に関する法体系のイメージを**図7-3**に示す．

個人情報の保護に関する法律は，民間事業者が個人情報を取り扱う上でのルールを定めており，その目的としては，個人情報の有用性に配慮しながら個人の権利利益を保護すること，とされている．また本法の構成を示す目次部分は**表7-3**のようになっている．

本法には「個人情報」の定義があり，同法第2条1項に「この法律において『個人情報』とは，生存する個人に関する情報であって，当該情報に含まれる氏名，生年月日その他の記述等により特定の個人を識別することができるもの（他の情報と容易に照合することができ，それにより特定の個人を識別することができることとなるものを含む）をいう」と記載している．すなわち，生存する個人の情報であること，および特定の個人を識別できるものであることがポイントとなっている．

また，同法第2条4項では「個人データ」の定義があり，「個人情報データベース等を構成する個人情報」とされている．ここでいう個人情報データベース等とは，特定の個人情報を容易に検索することができるように体系的に構成したものを指しており，コンピュータデータベースのほか，紙媒体の情報でも，整理され特定の個人情報を容易に検索できる場合は該当することになる．

同法第2条5項では「保有個人データ」に関する定義があり，「個人情報取扱事業者が，開示，内容の訂正，追加または削除，利用の停止，消去及

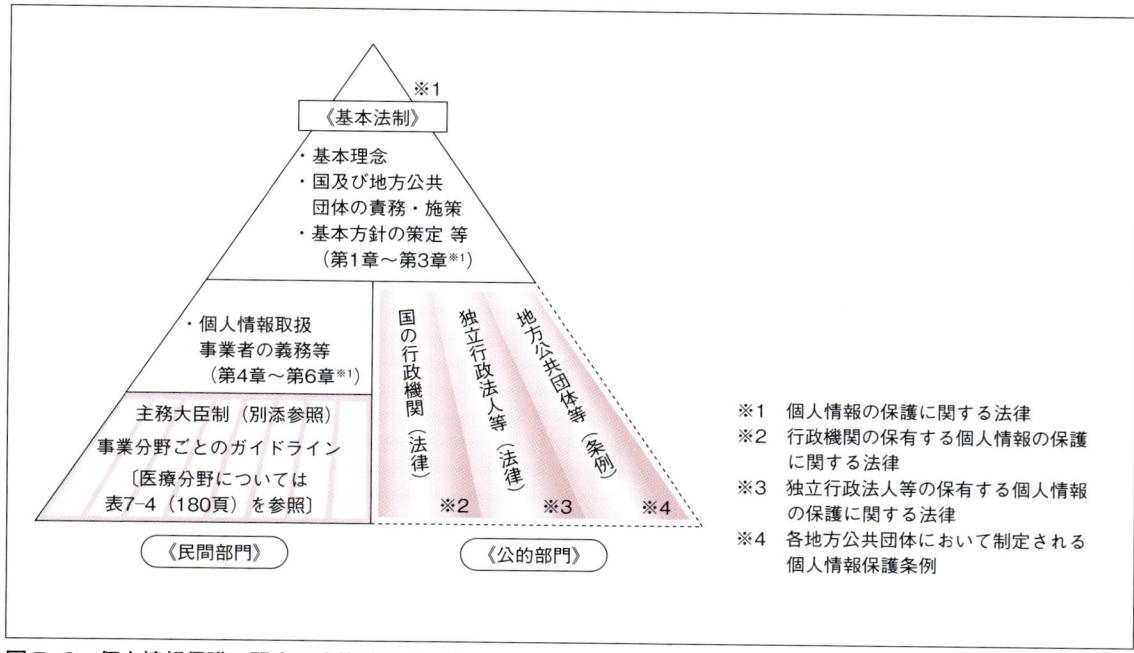

図7-3 個人情報保護に関する法体系イメージ
〔内閣府国民生活政策のホームページ(http://www5.cao.go.jp/seikatsu/kojin/kaisetsu/houtaikei.pdf)より一部改変〕

※1 個人情報の保護に関する法律
※2 行政機関の保有する個人情報の保護に関する法律
※3 独立行政法人等の保有する個人情報の保護に関する法律
※4 各地方公共団体において制定される個人情報保護条例

び第三者への提供の停止を行うことのできる権限を有する個人データであって，その存否が明らかになることにより公益その他の利益が害されるものとして政令で定めるもの又は一年以内の政令で定める期間以内に消去することとなるもの以外のもの」とされている．

個人情報保護法を理解するのに際しては，対象となるのが「個人情報」であるのか，「個人データ」であるのか，あるいは「保有個人データ」であるのかを区別しておく必要がある．

2 医療分野におけるガイドライン

個人情報保護法が定めているのは各分野共通の必要最小限のルールであるため，実情に応じた対応がとれるよう，事業の種類ごとに別途ガイドラインが定められている．医療に関わる分野は，厚生労働省などによって関連するガイドラインが策定されている．医療分野は個人情報の性質や利用方法などの点から，特に適正な取り扱いが求められる分野の1つとされており，各医療機関などに

表7-3 個人情報の保護に関する法律

個人情報の保護に関する法律
(2003年5月30日法律第57号)
　　　　　　最終改正：2003年7月16日法律第119号
目次
　第1章　総則(第1条～第3条)
　第2章　国及び地方公共団体の責務等(第4条～第6条)
　第3章　個人情報の保護に関する施策等
　　第1節　個人情報の保護に関する基本方針(第7条)
　　第2節　国の施策(第8条～第10条)
　　第3節　地方公共団体の施策(第11条～第13条)
　　第4節　国及び地方公共団体の協力(第14条)
　第4章　個人情報取扱事業者の義務等
　　第1節　個人情報取扱事業者の義務(第15条～第36条)
　　第2節　民間団体による個人情報の保護の推進(第37条～第49条)
　第5章　雑則(第50条～第55条)
　第6章　罰則(第56条～第59条)
　附則

表7-4 医療分野における個人情報の保護に関するガイドライン

分野	所轄省庁	ガイドラインの名称	策定,見直し時期
医療（一般）	厚生労働省	医療・介護関係事業者における個人情報の適切な取扱いのためのガイドライン（局長通達）	2004（平成16）年12月24日 2006（平成18）年4月21日見直し
		健康保険組合等における個人情報の適切な取扱いのためのガイドライン（局長通達）	2004（平成16）年12月27日
		医療情報システムの安全管理に関するガイドライン（局長通達）	2005（平成17）年3月31日 2007（平成19）年3月30日見直し
		国民健康保険組合における個人情報の適切な取扱いのためのガイドライン（局長通達）	2005（平成17）年4月1日
医療（研究）	文部科学省 厚生労働省 経済産業省	ヒトゲノム・遺伝子解析研究に関する倫理指針（告示）	2004（平成16）年12月28日
	文部科学省 厚生労働省	疫学研究に関する倫理指針（告示）	2004（平成16）年12月28日
		遺伝子治療臨床研究に関する指針（告示）	2004（平成16）年12月28日
	厚生労働省	臨床研究に関する倫理指針（告示）	2004（平成16）年12月28日
		ヒト幹細胞を用いる臨床研究に関する指針（告示）	2006（平成18）年7月3日

〔国民生活局・2008年4月1日現在（http://www5.cao.go.jp/seikatsu/kojin/gaidorainkentou.html）より一部改変〕

おける積極的な取り組みが必要とされている．

　現在，医療（一般）分野では，厚生労働省が所轄するガイドラインとして，医療・介護関係事業者，健康保険組合，および国民健康保険組合における個人情報の取り扱いと，医療情報システムの安全管理に関するものがある．一方，医療（研究）分野では，厚生労働省のみならず複数の省庁が関与する指針において，個人情報の取り扱いに言及しているものがある（表7-4）．

3 医療分野における個人情報

　医療分野におけるガイドラインのうち，「医療・介護関係事業者における個人情報の適切な取扱いのためのガイドライン」では，対象とする事業者の範囲として，①医療機関等（病院，診療所，助産所，薬局，訪問看護ステーション等の患者に対し直接医療を提供する事業者）および②介護関係事業者をあげている．本来個人情報保護法においては，個人情報取扱事業者としての義務を負うのは小規模事業者を除くことになっているが，良質かつ適切な医療介護サービスの提供のために最善の努力を行う必要があることなどの理由から，本ガイドラインにおいては個人情報取扱事業者とし

表7-5 「医療・介護関係事業者における個人情報の適切な取扱いのためのガイドライン」における個人情報の例

医療機関等における個人情報の例	介護関係事業者における個人情報の例
診療録，処方せん，手術記録，助産録，看護記録，検査所見記録，エックス線写真，紹介状，退院した患者に係る入院期間中の診療経過の要約，調剤録 等	ケアプラン，介護サービス提供にかかる計画，提供したサービス内容等の記録，事故の状況等の記録 等

〔「医療・介護関係事業者における個人情報の適切な取扱いのためのガイドライン」（2004年12月24日策定．2006年4月21日見直し，厚生労働省）より〕

ての法令上の義務等を負わない医療介護関係事業者にも本ガイドラインを遵守する努力が求められている．

　次に，本ガイドラインで対象となる個人情報としては，「医療・介護関係事業者が保有する生存する個人に関する情報のうち，医療・介護関係の情報を対象とするもの」としているとともに，診療録等の形態に整理されていない場合でも個人情報に該当することが記載されている．さらに，「当該患者・利用者が死亡した後においても，医療・介護関係事業者が当該患者・利用者の情報を保存している場合には，漏えい，滅失又はき損等の防

止のため，個人情報と同等の安全管理措置を講ずるものとする」とされ，事業者が保存している死者の情報の取り扱いにおいても，生存者と同等の安全管理措置を求めている．また，個人情報が研究に活用される場合の取り扱い，遺伝情報を診療に活用する場合の取り扱い，および患者などが死亡した際の遺族への診療情報の提供の取り扱いなど，医療に関連した基本的な考え方が記載されている．

本ガイドラインでは，医療機関および介護関係事業者における個人情報の例についても提示しており(表7-5)，これらは記載された氏名，生年月日，その他の記述等によって特定の個人を識別することができるため，匿名化されたものを除いて個人情報に該当するとしている．

このような背景を踏まえ，医療現場においては十分な注意を払って取り扱う必要がある．医療分野における他のガイドラインとの関係性なども理解し，遵守することが不可欠である．

応用編 Ⅱ

- 8 基本的医薬品情報の収集・評価・提供の例 ………… 184
- 9 医薬品情報の評価・構築の例 ……………………… 194
- 10 臨床症例による患者情報の把握と個別医薬品情報の
  評価・構築 ………………………………………… 232
- 11 医薬品情報データベースの活用 …………………… 260

8 基本的医薬品情報の収集・評価・提供の例

A 受動的情報提供の実際

　医薬品の情報提供は，受動的な情報提供と能動的な情報提供とに分けることができる．受動的情報提供とは，医療従事者や患者などからの問い合わせや質問に対して回答して情報提供を行うことであり，能動的情報提供とは，医薬品の適正使用確保のための情報を積極的に不特定多数の医療従事者や患者に対して提供することである．

　このうち受動的情報提供では，医療従事者や患者などから問い合わせや質問があった際，相手のニーズに適切に対応することが求められる．すぐに回答が必要なのか否か，すなわち相手の時間的余裕の有無によって，回答するための調査・作業の速さと内容をコントロールする必要がある．そして，相手がどのような意図でその質問をしたのか，どのような情報を求めているのかを適切にくみとって対応しなくてはならない．さらに，情報提供に際しては，調査で得られた結果をそのまま相手に伝えるのではなく，薬学的見地からの見解を加味して，適切な形で提供することが重要である．一方，質疑の内容によっては，いくら調査を行っても最終的な回答にたどりつけない場合もある．その場合は，調査範囲を提示した上で，何が明らかになっており，何がわからないのかを明確に伝える必要がある．

　これらを適正かつ効率よく行うためには，日常的な情報収集とその評価や保管・管理が不可欠である．また必要な情報を迅速に調査，入手するためのシステムを構築したり，スキルを身につけておくことも重要である．本書で取り上げられているような，種々の情報の内容，そしてその入手法や評価法を熟知し，相手の状況に合わせた適切な情報提供が実践できることが望まれる．

1 質疑応答事例A（医師）

　医師が必要とする医薬品情報は，診療における薬物治療計画，薬物療法の評価（有効性と安全性），および薬物療法に関する研究についての情報などである．したがって医師からの質問には，医薬品の用法用量，薬理効果，有害作用，相互作用，薬物の入手方法，薬剤の選択に関する事柄が多い傾向にある．

　診療中に問い合わせてくる場合もあり，限られたわずかな時間の中での回答を求められることもあるため，適切な対応が必要となる．

a 副作用に関する質疑応答

- 質問者：内科医
- 質問内容：糖尿病の薬であるアクトス®錠の浮腫の副作用について，どの程度の頻度で起こるのか．またその特徴について知りたい．

b 回答までのプロセス

　副作用に関する調査は，図8-1に示すように，発生した副作用症状から原因薬剤を推定する場合もあれば，原因薬剤がある程度特定された上で，副作用症状を確認する場合もある．事例Aの場合は，薬剤が特定された上での調査ということになる．

　医薬品の副作用を調査する際には，まずは該当する基本情報（医療用医薬品添付文書，インタ

向にある．一般的には市販後の報告を入れたほうが頻度は低くなる．しかしその一方で，市販後では，承認時に比べて多数の患者に投与されているため，発生率の低い副作用が検出され記載されていることもある．このため，添付文書に記載されている副作用のデータが，どの時点のものかをよく確認する必要がある．

さらに副作用情報の詳細を確認するには，その他の情報源（書籍やインターネットなど）を調査する．例えば医薬品医療機器総合機構のホームページの中では，「副作用が疑われる症例報告に関する情報」の項があり，医療機関，薬局および製薬企業から報告のあった症例をとりまとめたものが掲載されており，閲覧することができる（http://www.info.pmda.go.jp/hukusayou/menu_fukusayou_attention.html）．また，海外で発売されている薬剤であるかどうかも，調査範囲を決める要素となる．

副作用関連の書籍には，国外も含めさまざまなものがある．**表8-1**に，副作用に関する主な情報源を示す．

これらを活用しながら，質問者の時間的余裕と必要としている情報内容を確認して，情報提供を行う．

C 調査・回答内容の概略

アクトス®錠（一般名：ピオグリタゾン）は，浮腫の発現について，添付文書に記載がなされている．重大な副作用の項には，「循環血漿量の増加によると考えられる 浮腫（7.6％，93/1,225例）が現れることがあるので，観察を十分に行い，浮腫が認められた場合には，減量あるいは中止するなど適切な処置を行うこと」との記載がある．また，これらの処置によっても症状が改善しない場合には，必要に応じてループ利尿薬（フロセミドなど）の投与などを考慮することになっている．

承認時までのデータとして，浮腫は男性では3.9％（24/610例），女性では11.2％（69/615例）と，女性に多くみられていること，また，本剤を1日1回30 mgから45 mgに増量した後に初め

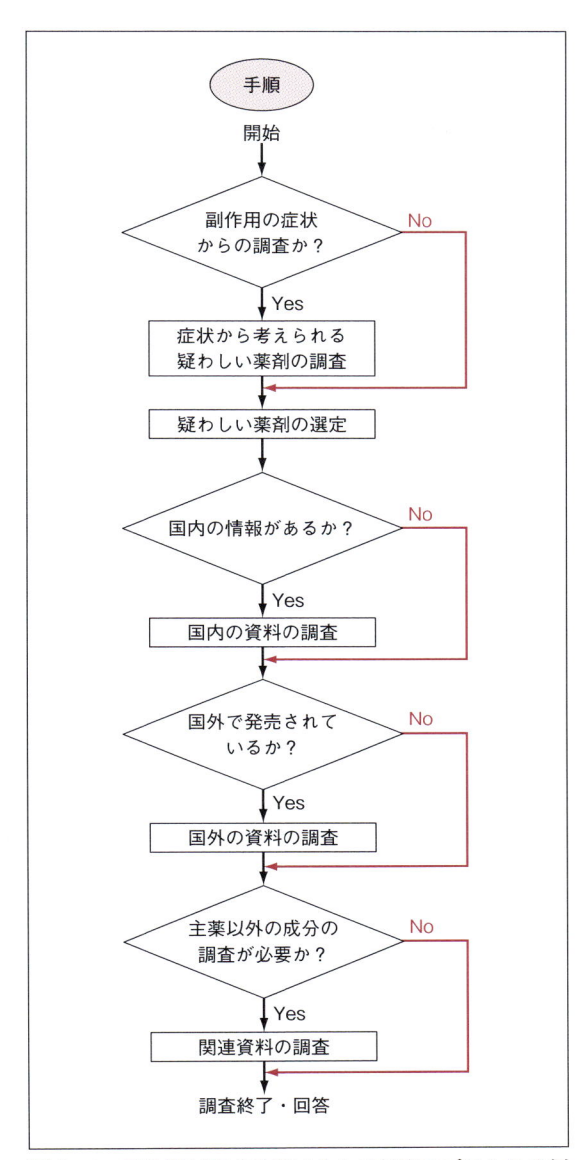

図8-1 副作用に関する問い合わせ対応のプロセスの例

ビューフォームなど）を確認する．添付文書を確認する際には，「副作用」の項目を見るほか，「重要な基本的注意」の項などにも，副作用に関する重要な記載がある場合があるので注意する．また，致死的またはきわめて重篤かつ非可逆的な副作用で，特に注意を要する場合には，「警告」の項が設けられているので注意する必要がある．

副作用の頻度については，例えば承認時までの臨床試験におけるデータと，市販後の使用成績調査等の報告を入れたデータとでは，値が異なる傾

表 8-1 副作用に関する主な情報源

国内資料	製薬企業および厚生労働省発行の資料	・医療用医薬品添付文書 ・インタビューフォーム ・緊急安全性情報(ドクターレター) ・厚生労働省医薬品・医療機器等安全性情報
	専門書籍	・症状からひく薬の副作用(中外医学社) ・医薬品の副作用大事典(西村書店) ・グットマン・ギルマン薬理書(広川書店)
国外資料	医薬品集	・Physicians' Desk Reference (PDR) (Medical Economics Co.) ・MARTINDALE : The Complete Drug Reference, (Pharmaceutical Press) ・USP-DI(USP Convention)
	専門書籍	・Textbook of Adverse Drug Reactions, 3rd ed. (Oxford University Press.) ・Meyler's Side Effects of Drugs, 15th ed. (Elsevier) ・Medical Toxicology(Elsevier) ・Drugs, Clinical Pharmacokinetics などの雑誌の総説
インターネット	・PubMed などの文献データベース ・医薬品医療機器総合機構・医薬品医療機器情報提供ホームページなど	

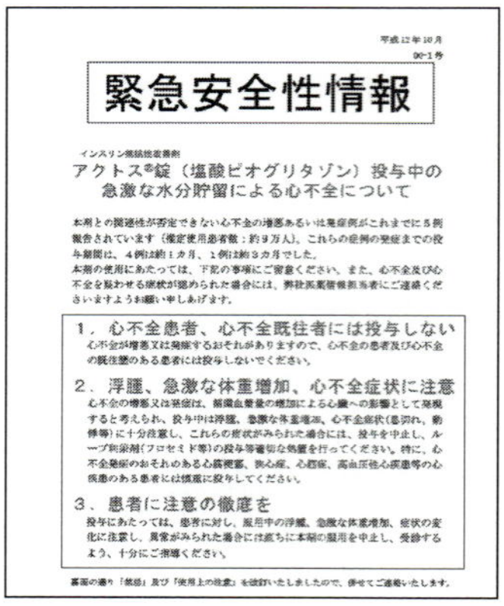
緊急安全性情報

アクトス®錠(塩酸ピオグリタゾン)投与中の
急激な水分貯留による心不全について

本剤との関連性が否定できない心不全の増悪あるいは発症例がこれまでに5例報告されています(推定使用患者数:約9万人)。これらの症例の発症までの投与期間は、4例は約1カ月、1例は約3カ月でした。
本剤の使用にあたっては、下記の事項にご留意ください。また、心不全及び心不全を疑わせる症状が認められた場合には、弊社医薬情報担当者にご連絡くださいますようお願い申しあげます。

1．心不全患者、心不全既往者には投与しない
心不全が増悪又は発症するおそれがありますので、心不全の患者及び心不全の既往歴のある患者には投与しないでください。

2．浮腫、急激な体重増加、心不全症状に注意
心不全の増悪又は発症は、循環血漿量の増加による心臓への影響として発現すると考えられ、投与中は浮腫、急激な体重増加、心不全症状(息切れ、動悸等)に十分注意し、これらの症状がみられた場合には、投与を中止し、ループ利尿剤(フロセミド等)の投与等適切な処置を行ってください。特に、心不全発症のおそれのある心筋梗塞、狭心症、心筋症、高血圧性心疾患等の心疾患のある患者には慎重に投与してください。

3．患者に注意の徹底を
投与にあたっては、患者に対し、服用中の浮腫、急激な体重増加、症状の変化に注意し、異常がみられた場合には直ちに本剤の服用を中止し、受診するよう、十分にご指導ください。

図 8-2
緊急安全性情報(2000 年)

て浮腫が発現した例が 9.4% (9/96 例)に認められているため，用法用量に関連する使用上の注意の項にも注意が喚起されている．さらに，浮腫の発現頻度が，糖尿病性網膜症合併例で 9.1% (34/373 例)，糖尿病性神経障害合併例で 10.2% (31/304 例)，糖尿病性腎症合併例で 10.0% (25/251 例)であり，糖尿病性合併症発症例は非発症例に比べ高い傾向にあるので，これらの症例にあっては浮腫の発現に特に留意すること，となっている．

アクトス®錠による浮腫に関連し，2000(平成12)年には，急激な水分貯留による心不全について緊急安全性情報が出されている(**図 8-2**)．

この情報では，心不全の増悪または発症は，循環血漿量の増加による心臓への影響として発現すると考えられ，投与中は浮腫，急激な体重増加，心不全症状(息切れ，動悸など)に十分注意し，これらの症状がみられた場合には，投与を中止し，ループ利尿薬(フロセミドなど)の投与など適切な処置を行うよう，注意が喚起されている．特に，心不全発症のおそれのある心筋梗塞，狭心症，心筋症，高血圧性心疾患などの疾患のある患者には慎重に投与し，投与にあたっては，患者に対し，服用中の浮腫，急激な体重増加，症状の変化に注意し，異常がみられた場合にはただちに本剤の服用を中止し，受診するよう，十分に指導することとされている．

本剤との関連性が否定できない心不全の増悪あるいは発症例が，その時点までに 5 例報告され(推定使用患者数：約 9 万人)，これらの症例の発症までの投与期間について，4 例は約 1 か月，1 例は約 3 か月であることが報告されている．

緊急安全性情報には，具体的な症例の紹介などもなされているので，必要に応じて情報提供を行う．

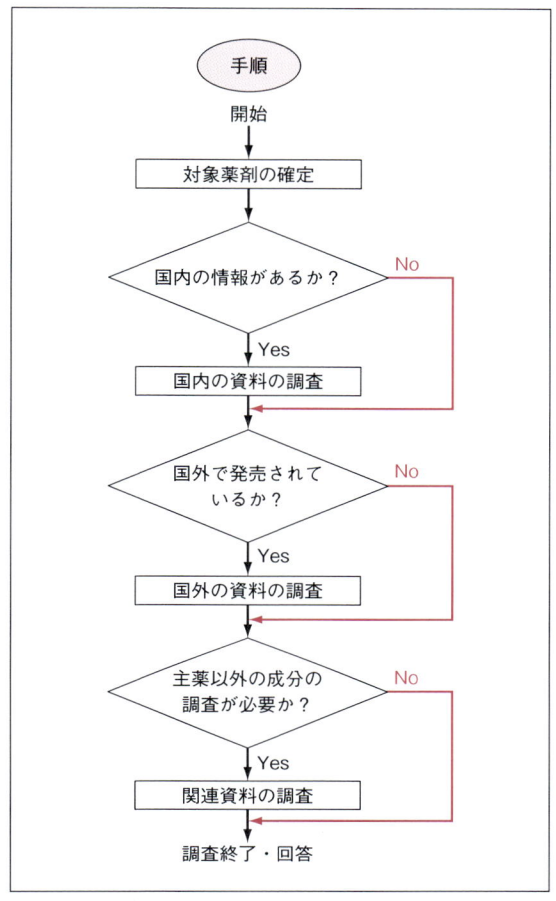

図8-3 注射薬の安定性や配合変化に関する問い合わせ対応のプロセスの例

表8-2 注射薬の安定性や混合などに関する主な情報源

国内資料	製薬企業などの発行資料	・医療用医薬品添付文書 ・インタビューフォーム ・製薬企業による配合変化情報
	専門書籍	・注射剤の配合変化(エフコピント富士書院) ・注射薬配合変化 Q & A(じほう) ・表解注射薬の配合変化(じほう)
国外資料	医薬品集	・Physicians' Desk Reference (PDR) (Medical Economics Co.) ・MARTINDALE：The Complete Drug Reference, 33 rd.(Pharmaceutical Press) ・USP-DI(USP Convention)

b 回答までのプロセス

　注射薬の安定性や配合変化について，まずは該当医薬品の基本情報(医療用医薬品添付文書，インタビューフォームなど)を調査する．添付文書であれば，使用上の注意の項の「適用上の注意」や，製品の性状，あるいは有効成分の性状などについて確認すると，回答のための情報が得られることが多い．また，インタビューフォームには，配合変化の一覧が記載されていることもある．さらに，注射薬の安定性や配合変化などの情報は，製造元や発売元の製薬企業が，自らとりまとめた配合変化表などを提供していることも多いため，それらの資料を入手しておくことも重要である(図8-3)．

　さらに詳細を確認するには，その他の情報源(書籍やインターネットなど)を調査する．**表8-2**に，注射薬の安定性や混合などに関する主な情報源を示す．

　これらを活用しながら，質問者の時間的余裕と必要としている情報内容を確認して，情報提供を行う．

2 質疑応答事例 B(看護師)

　看護師が必要とする医薬品情報は，患者の処置，ケア，消毒，診療の補助に必要な情報である．したがって看護師からの質問には，医薬品の保存や処置に関する情報(医薬品の使用法，投与法，調製法，注射薬の安定性や混合など)が必要とされることが多いのが特徴である．

a 注射薬に関する質疑応答

- 質 問 者：病棟看護師
- 質問内容：癌化学療法でエトポシド注を投与した際，点滴ライン中に結晶が出てきた．なぜか．

c 調査・回答内容の概略

　ラステット®注(エトポシド)添付文書によると，エトポシドの性状については，次のとおり記載がある．有効成分は，メタノールにやや溶けに

表8-3　ラステット®注の希釈倍率による使用時間の制限

希釈倍率	輸液中のエトポシド濃度(mg/mL)	結晶析出までの最小時間	希釈後の使用制限時間
100	0.2	9時間	6時間以内
50	0.4	4.5時間	3時間以内
40	0.5	4.5時間	3時間以内
33	0.6	3時間	2.5時間以内
25	0.8	45分	30分以内
20	1.0	30分	20分以内

（ラステット®注インタビューフォームより）

くく，エタノールに溶けにくく，水にきわめて溶けにくいとされている．さらに，適応上の注意として，「本剤は溶解時の濃度により，結晶が析出することがあるので0.4 mg/mL濃度以下になるよう生理食塩液等の輸液に溶解して投与すること．溶解後はできるだけ速やかに使用すること」とされている．さらに，1.0 mg/mL以上の高濃度での使用はポリウレタン製のカテーテルでは亀裂を生じ漏出することや，希釈せずにセルロース系のフィルターを使用するとセルロース系のフィルターを溶解するとの報告があるので，1.0 mg/mL以上の高濃度でのセルロース系のフィルターの使用を避けること，との記載もある．

一方で，急速静脈内投与により一過性血圧低下，不整脈などが報告されているため，これを防ぐため，30〜60分かけてゆっくり点滴静注することという注意もある．

インタビューフォームには，「製剤に関する項目」の，「他剤との配合変化」の項に，「ラステット®注100 mg/5 mLと輸液の配合において，輸液による希釈倍率が低い場合には，輸液中において結晶が析出することが予想された」との記載があり，輸液中のエトポシド濃度が高いほど，結晶析出までの時間が短く，試験を行った最高濃度1 mg/mLでは30分であったとされている．希釈用輸液に生理食塩液を用いた場合の結晶析出について，以下の表が示されている（表8-3）．

これらの点に留意し，適切な液量および投与速度の設定を行う必要があることを伝える．

3 質疑応答事例C（患者）

患者が必要とする医薬品情報は，医薬品と疾病との関わりと，医薬品の服用と日常生活との関わりに関する情報である．したがって患者からの質問には，日常生活に関連した医薬品の服用方法・使用方法，飲酒などの嗜好品との関係，相互作用，副作用などに関するものが多い傾向にある．

近年は，書籍やインターネットを通じて種々の情報が一般向けに提供され，薬に関する多くの知識を有している患者もいることから，相手のニーズに合わせた情報提供が必要である．

a 医薬品相互作用に関する質疑応答

- 質 問 者：免疫抑制剤を服用中の外来患者
- 質問内容：サンディミュン®という薬を使っているがセント・ジョーンズ・ワートという健康食品を一緒に飲んでも大丈夫か．

b 回答までのプロセス

医薬品の相互作用に関する問い合わせ対応のプロセスの例を示す（図8-4）．症状から調査する場合と，薬剤が特定されて調査する場合があるが，事例Cは後者に該当する．まずは該当医薬品の基本情報（医療用医薬品添付文書，インタビューフォームなど）を調査する．添付文書であれば，「相互作用」の項に主に記載されている．この中では，セント・ジョーンズ・ワートなどの健康食品が記載されている例もある．また，「その他の注意」の項にも，相互作用に参考となる情報が記載されていることがあるので注意する．

さらに詳細を確認するには，その他の情報源（書籍やインターネットなど）を調査する．飲食物や嗜好品との相互作用については，それらを網羅した書籍なども参考にすることができる．また海外の書籍でも，相互作用に特化したものがあるので，必要に応じて参照することが可能である．

表8-4に，医薬品相互作用に関する主な情報源を示す．

これらを活用しながら，質問者の時間的余裕と

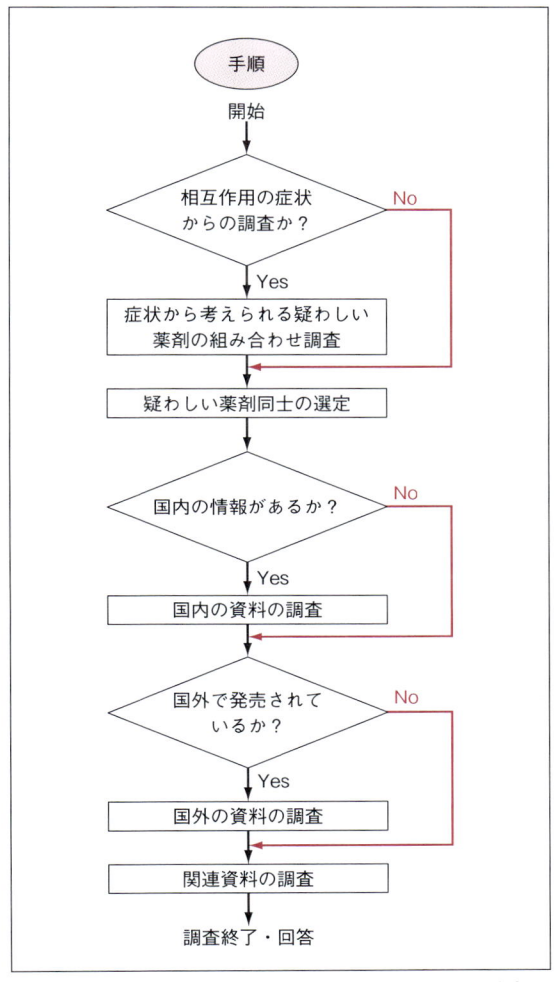

図8-4 医薬品相互作用に関する問い合わせ対応の
プロセスの例

表8-4 医薬品相互作用に関する主な情報源

国内資料	製薬企業などの発行資料	・医療用医薬品添付文書 ・インタビューフォーム ・使用上の注意の解説
	専門書籍	・飲食物・嗜好品と医薬品の相互作用（じほう） ・薬の相互作用としくみ（医歯薬出版）
国外資料		・Physicians' Desk Reference（PDR）（Medical Economics Co.） ・MARTINDALE：The Complete Drug Reference, 33rd.（Pharmaceutical Press） ・USP-DI（USP Convention） ・Hansten：Drug Interaction（Lea & Febiger） ・Stockley：Drug Interaction
文献検索		・PubMed など

必要としている情報内容を確認して，情報提供を行う．なお，患者に情報提供する際にはわかりやすい言葉を用い，必要に応じて，患者向け資料などを配布，提示しながら行う必要がある．

C 調査・回答内容の概略

　セント・ジョーンズ・ワートは，和名でセイヨウオトギリソウとも呼ばれ，近年，健康食品として多くの種類が発売されている．セロトニン増加作用を有したハーブで，不安，落ち込んだ気分，およびイライラ感などを軽くし，精神を高揚させる効果があるとされている．しかし，セイヨウオトギリソウは薬物代謝酵素の誘導を起こすことにより，薬物代謝を促進することが知られている．このため，種々の薬の併用に気をつけなくてはならない．

　サンディミュン®カプセル（一般名：シクロスポリン）の添付文書では，本薬について多くの薬剤との相互作用が報告されているものの，可能性のあるすべての組み合わせについて検討されているわけではないので，他剤と併用したり，本剤または併用薬を休薬する場合には注意すること，特に，本剤は主に代謝酵素チトクロームP450（CYP）3A系で代謝されるので，本酵素の活性に影響する医薬品・食品と併用する場合には，可能な限り薬物血中濃度を測定するなど用量に留意して慎重に投与すること，との記載がなされている．

　また，「相互作用」の項目には，セイヨウオトギリソウ（St. John's Wort；セント・ジョーンズ・ワート）含有食品があげられており，「本剤の代謝が促進され血中濃度が低下するおそれがあるので，本剤投与時はセイヨウオトギリソウ含有食品を摂取しないよう注意すること」とされている．この機序としてセイヨウオトギリソウにより誘導された代謝酵素が本剤の代謝を促進すると考えられる．

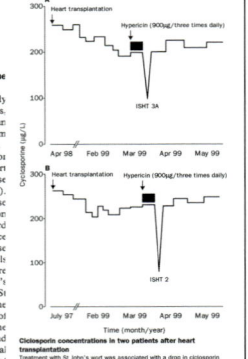

図8-5 症例報告と発現機序について得られた文献情報

それでは，どの程度の影響があるのか．具体的な文献検索などによって，詳細を確認すると，以下のような情報を得ることができる（**図8-5**）．

海外での状況を確認し，三次資料（MARTINDALE, PDR）などを用いて調査し，引用文献情報を，二次資料（MEDLINE, 医中誌）を用いて検索する．この結果，症例報告については（Lancet 355：548-549, 2000），相互作用発現機序についてはPNAS（Proceedings of National Academy of Science 97：7500-7502, 2000）が該当することがわかり，これらの内容を確認する．

シクロスポリンを投与中の心臓移植患者がセント・ジョーンズ・ワートを服用したところ，シクロスポリン血中濃度が約200 ng/mLから約100 ng/mLに低下し，拒絶反応が引き起こされたことが示されている．また，相互作用発現機序は，肝臓の薬物代謝酵素〔チトクロームP450（CYP）3A4〕の酵素量が，セント・ジョーンズ・ワートの成分（hyperforin）の核内受容体PXRへの結合を介したCYP3A4遺伝子の活性化により増えるためと推測されている．

このような理由により，サンディミュン®とセント・ジョーンズ・ワートとを一緒に服用するのは避けるべきである．

患者に対しては，平易な言葉で，セント・ジョーンズ・ワートとは併用しないように伝え，理解を得るようにする．

B 能動的情報提供の実際

医療現場における情報提供活動は，前項で紹介したような医師，看護師，あるいは患者などからの質疑に回答することによる「受動的情報提供」と，医薬品の適正使用の確保などを目指して積極的な情報提供を行う「能動的情報提供」とに大別される．

近年における多様な新薬の開発をはじめとして，医薬品を取り巻く環境は常に変化し，その情報量は膨大なものになっている．一方で，インターネットや各種情報媒体の進歩により，医療従事者のみならず一般の人々が容易に情報を入手・閲覧できる環境になっている．このような状況下で能動的情報提供を行う場合，公開されている医薬品情報を，すべてそのままの形で各方面に提供することは不可能であり，またそれができたとしても効果的な提供にはなりえない．適切な医薬品情報の提供には，医薬品に付随する膨大な情報を薬学的見地から評価し，臨床に役立つ情報のみを捉え，取り扱うことが必要となる．

ここでは，医療スタッフに対する能動的情報提供を想定し，その概略をみていくことにする．

事例

2005年8月，筋緊張緩和薬として用いられるチザニジン塩酸塩について，製薬企業から，医療用医薬品添付文書に関する「使用上の注意改訂のお知らせ」が通知された．改訂

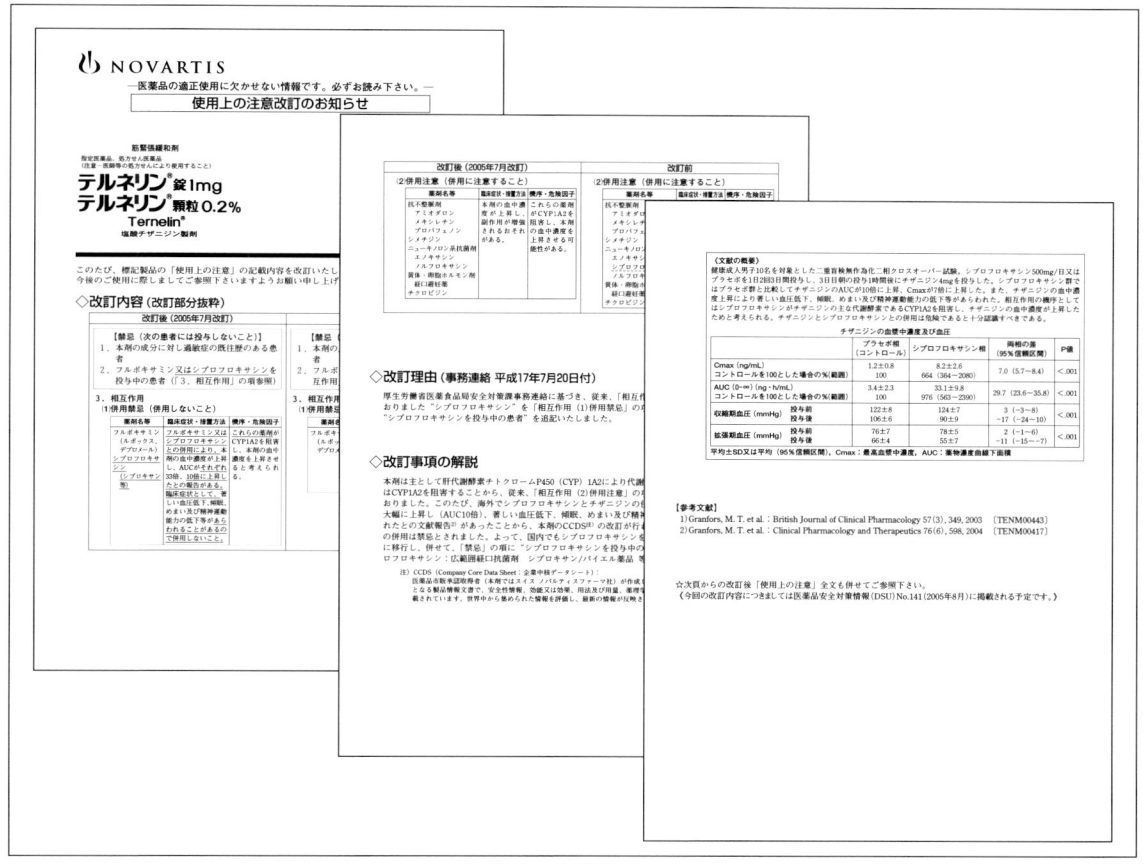

図8-6 製薬企業からの使用上の注意改訂のお知らせの例

内容は，新たな併用禁止薬としてシプロフロキサシンが追加されたというものである（図8-6）．

能動的情報提供の対象となる情報は，この事例のように厚生労働省や製薬企業から提供された情報のほか，一次資料，二次資料などから収集した情報のうち医薬品適正使用に必要と認められるものなどがあげられる．医療機関において，このような情報を入手した後，情報提供を行うまでの対応時間としては，情報の内容により種々のケースが想定される．ただし安全性情報のように緊急性を要するものについては，迅速な対応と情報提供が不可欠である．

ここで示した事例において，ある病院のDI（医薬品情報）部門が，医療スタッフに対する能動的情報提供を行うことを想定してみよう．

1）対象医薬品の基本的事項に関する情報を収集・評価

まず，対象となる医薬品の基本情報を把握することが必要である．これらを調査するには，医薬品添付文書，医薬品インタビューフォーム，関連文献や医薬品集などの資料を用いる．また，それに加えて新医薬品の場合は，承認情報（審査報告書，申請資料概要）によって種々の情報を得ることができる．

また，この事例のように医薬品相互作用に関する情報を取り扱う場合は，相互作用を起こす相手方の医薬品についても同様の基本情報の収集と評価が必要である．

チザニジン塩酸塩錠（主な商品名：テルネリン®）は，頸肩腕症候群，腰痛症による筋緊張状態の改

> **3. 相互作用**
> 　本剤は主として肝代謝酵素チトクロームP450(CYP)1A2で代謝されるので，本酵素の活性に影響を与える薬剤を併用する場合には注意すること．特にCYP1A2を阻害する薬剤との併用により，本剤の血中濃度が上昇する可能性がある．

図8-7　チザニジン塩酸塩の相互作用に関する添付文書の記載内容

善や，脳血管障害などによる痙性麻痺に使用されている．相互作用に関する注意として，添付文書には図8-7に示す注意事項が記載されている．

　本剤は主として肝代謝酵素チトクロームP450(CYP)1A2で代謝されるため，特にCYP1A2を阻害する薬剤との併用で，チザニジンの血中濃度が上昇する可能性がある．この作用機序に基づく併用禁忌薬としては，これまではフルボキサミン（デプロメール®, ルボックス®）のみが対象となっていたが，今回新たにシプロフロキサシン（主な商品名：シプロキサン®）が追加されたことになる．

　一方，シプロフロキサシンは，ニューキノロン系抗菌薬であり，内服薬（錠剤）と注射薬の剤形がある．シプロフロキサシンは，チトクロームP450(CYP)1A2を阻害するため，本酵素で代謝される薬剤の代謝を阻害し，血中濃度を上昇させるおそれがあることが注意喚起されている．

　今回は，この2剤による相互作用が新たに報告され，併用禁忌の措置がとられたことになる．

2) 今回の改訂に関連する情報を収集・評価

　医薬品相互作用に関する情報を評価する場合，なぜその作用が起こるのか（相互作用の機序），どのような臨床症状が起きるのか，そして回避法はあるのか，などの情報が必要である．

　厚生労働省や製薬企業から発出される文書中には，本事例のように解説の項を設け，対象となった相互作用の機序，臨床症状，および回避法が記載されていることが多い．ただし，ここで得られる情報は簡略化されているため，必ず引用されている一次資料の文献などを確認することが重要である．一次資料の文献では，研究報告や臨床症状に関する報告だけではなく，考察(discussion)の項において機序や回避法について言及していることもあるため，情報評価の際に参考にすることができる．また，必要に応じて引用文献以外の文献情報を検索し，検討に加える場合もある．

　今回の製薬企業からのお知らせ文書の中には，チザニジンとシプロフロキサシンとの併用を禁忌とする根拠になる文献が引用されていた．まずはこの一次資料の実際の内容を確認する．

対象文献[1]の概略

　健常成人10人を対象とした二重盲検無作為化のクロスオーバー試験を行い，シプロフロキサシンの錠剤500 mgを1日2回・3日間服用した後にチザニジン錠を服用した場合と，プラセボを1日2回・3日間服用した後にチザニジン錠を服用した場合とで比較を行った．この結果，シプロフロキサシン群では，プラセボ群に比較して，チザニジンのAUCが10倍，C_{max}が7倍に上昇したことや，チザニジンの血中濃度上昇により血圧低下，めまいなどが現れたことが示された．著者は，この機序として，シプロフロキサシンによるCYP1A2の阻害作用によるものと結論を述べている．

　対象文献の中には，チザニジンを服用した後の血中濃度の推移図，体内動態パラメータを示す表，および血圧や心拍数の経時変化の図なども掲載されており，その定量的な変化を視覚的に捉えることができる．

　このように，引用されている一次資料の文献などを確認することで，お知らせ文書には記載されていない情報やデータを収集することができる（図8-8）．

　さらに，すでに併用禁忌となっているフルボキサミンとの相互作用に関する情報や，相互作用の機序に関する情報などの収集・評価を行うことにより，今回の併用禁忌設定の根拠に関する情報を蓄積することができる．

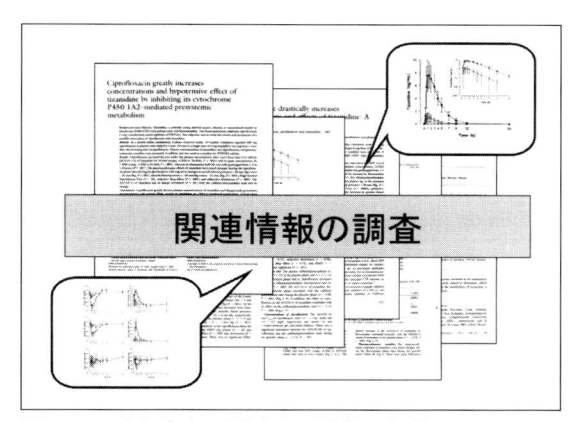

図8-8 改訂内容に関連する情報の収集

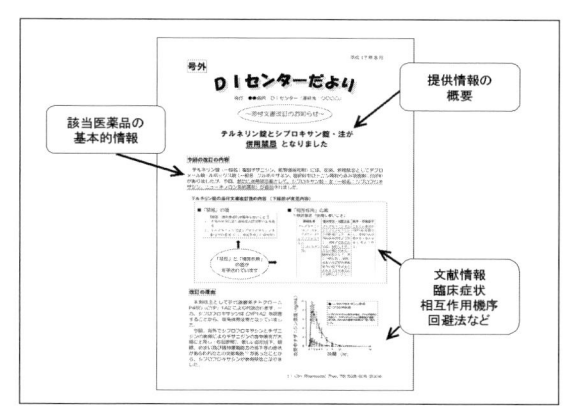

図8-9 加工・再構築した情報紙の例

3) 情報提供の相手に応じた伝達媒体に加工・再構築

医療現場で多忙をきわめる医療スタッフに対して情報提供を行う際には，必要な情報を正確かつ効率よく伝達することが重要である．このため，製薬企業から配布されたお知らせ文書の内容をただ羅列するのではなく，重要なポイントを強調し，図表を有効的に使用することも必要となる．さらに，院内に向けての情報活動であれば，病院の採用医薬品の中でどの商品が該当するのかなどの情報を付加することにより，情報をより捉えやすいと考えられる．

今回の事例の場合，得られた情報を再構築して，図8-9に示すような情報紙を作成することも1つの方法である．

4) 適切な手段により迅速な情報伝達・提供を実施

作成した情報紙については，電子メールにファイルとして添付し送信することも可能である．しかしメールを読まないケースも考えられることから，院内の各スタッフへの確実な配布や各部署への掲示などを行うことも配慮すべきであろう．各医療機関の状況に応じた対応が望まれる．

以上のように，種々の医薬品情報を適切に収集，評価，再構築し，能動的に提供することで，医薬品の安全性や有効性の確保に貢献することができるものと考えられる．

引用文献

1) Granfors MT, Backman JT, Neuvonen M, et al：Ciprofloxacin greatly increases concentrations and hypotensive effect of tizanidine by inhibiting its cytochrome P450 1A2-mediated presystemic metabolism. Clin Pharmacol Ther 76：598-606, 2004

9 医薬品情報の評価・構築の例

A 薬剤評価学に基づく情報評価・構築

第4章において,薬剤評価学の方法論を記した.ここでは,薬物の濃度と活性から,薬剤評価学の手法を用いて医薬品を評価した実例を紹介する.

1 常用量の評価

現在,治療薬として数多くの同種同効薬が市販されており,当然のごとくそれらの薬物の間では常用量が異なっている.なぜ常用量は薬物間で大きく異なるのだろうか.

すでに第4章に記したように,医薬品の常用量が異なる理由は,薬物間で濃度と活性が異なるからである.それでは,どのようにしたら薬物間の比較ができるのだろうか.

常用量は,臨床試験で治療効果を発揮する用量として設定されているので,濃度と活性の統合されたパラメータである薬物の効果器(受容体,酵素,チャネルなど)への結合占有率は,常用量投与時にはどの薬物も同程度であると考えられる.すなわち,同種同効薬の常用量を評価するのに,薬物の効果器への結合占有率が有用な指標となる.ここでは,それらを解析した例として,β遮断薬の例を示す.

a β遮断薬

β遮断薬は,全身投与により狭心症,頻脈性不整脈,高血圧症などの治療に汎用されている薬物であり,わが国で20種類以上の同種同効薬が市販されている.各β遮断薬の常用量あるいはそのときの血中濃度は大きく異なっているため,それらを指標としてβ遮断薬の薬効と副作用の程度を各薬物間で比較することは難しい.これはすでに述べたように薬物個々の濃度(体内動態)と活性(受容体への結合親和性)が異なるためである.しかし,β遮断薬の狭心症・頻脈性不整脈治療における臨床有効率は,表9-1に示したように常用量が各薬物間で大きく異なるにも関わらず60～70％と同等の値が得られている.それでは,常用量を投与したときの平均受容体結合占有率は同程度であろうか.

1) $β_1$受容体結合占有率の算出

β遮断薬の心拍数および心拍出量の抑制効果が心筋の$β_1$受容体遮断作用に基づくことに着目し,各薬物を常用量投与したときの平均$β_1$受容体結合占有率について検討してみる.β遮断薬の平均$β_1$受容体結合占有率は3章で解説した下記の式(1)を用いて算出することができる(本来は内因性のアゴニストであるノルアドレナリンとの競合阻害を考慮すべきであるが,β遮断薬に比べて内因性アゴニストの濃度が非常に少ないため,ここでは省略する).

$$\Phi = \frac{[D]}{[D] + K_d} \times 100 \quad \cdots\cdots\cdots (1)$$

ここで,[D]の受容体近傍の平均薬物濃度とK_dの受容体解離定数にどのような値を用いたらよいのだろうか.

受容体近傍の薬物濃度をどのように見積もるのかは重要な問題である.$β_1$受容体は心臓の細胞膜上に存在する細胞膜受容体であるため,細胞間

表9-1 β遮断薬の狭心症および不整脈治療における常用量と臨床有効率

薬物	狭心症		不整脈	
	常用量 (mg/日)	臨床有効率 (%)	常用量 (mg/日)	臨床有効率 (%)
アセブトロール	300〜600	—	300〜600	—
アルプレノロール	75〜150	—	75〜150	—
アロチノロール	20	67.0	20	67.1
アテノロール	50〜100	61.7	50〜100	71.3
ベフノロール	30〜90	—	30〜90	—
ブクマロール	15〜30	60.4	15〜30	60.7
ブフェトロール	15	49.5	15	79.2
ブニトロロール	15〜30	68.1	—	—
ブプラノロール	30〜60	—	—	—
カルテオロール	10〜30	83.6	10〜30	72.1
インデノロール	30〜90	49.1	30〜90	64.0
メトプロロール	60〜120	65.3	60〜120	68.0
ナドロール	30〜60	69.0	30〜60	65.0
ニプラジロール	2〜12	65.1	—	—
オクスプレノロール	60〜120	47.9	60〜120	53.2
ピンドロール	15〜30	55.3	3〜15	79.2
プロプラノロール	30〜90	65.1	30〜90	56.3
チモロール	10〜20	64.0	15	66.7

(Yamada Y, Ito K, Nakamura K, et al：Prediction of therapeutic doses of beta-adrenergic receptor blocking agents based on quantitative structure-pharmacokinetic/pharmacodynamic relationship. Biol Pharm Bull 16：1251-1259, 1993)

隙中の薬物濃度で受容体近傍の薬物濃度を近似できると考えられる．β遮断薬が経口投与後に血中から心臓の細胞間隙へ移行する過程において，特殊な移送系や膜障壁はないと考えられる．その場合血漿中の蛋白質と結合していない薬物，すなわち非結合型薬物が細胞間隙中に移行し，血中の非結合型薬物濃度と平衡状態になると考えられる．このように仮定すると，β_1受容体近傍の薬物濃度は血漿中非結合型薬物濃度と等しいと考えることができる．図9-1はプロプラノロールを手術群および対照群のラットに投与したときの血漿中薬物濃度と効果との関係を示したものである[2]．

効果の指標としてイソプロテレノール0.2 μg/mLを静注したときの頻脈の抑制率（%R）を用いている．同程度の効果を得るには，術後ラットのほうが対照ラットに比べて血漿中プロプラノロール濃度を高くしなければならないことが示されている．プロプラノロールは，主に血漿中のa_1酸性糖蛋白質と結合することが知られており，このa_1酸性糖蛋白質は手術，熱傷などの侵襲時に濃度が増加するため，○で示した手術後と●で示した対照群とでは，プロプラノロールの血漿中非結合型分率が異なることになる．もし，心臓の細胞間隙中濃度が血漿中非結合型薬物濃度に対応するとすれば，血漿中非結合型薬物濃度と薬効との関係は，両群で大きく異ならないことが推測される．この実験において，■と□で示すように血漿中非結合型薬物濃度と薬効との関係が両群で同等であることが示されている．厳密には，マイクロダイアリシス法などを用いて心臓の細胞間隙中濃度を直接測定して確認する必要はあるが，β_1受容体近傍の薬物濃度として血漿中非結合型薬物濃度を用いることができると考えられる．

β遮断薬のβ_1受容体に対する結合親和性とし

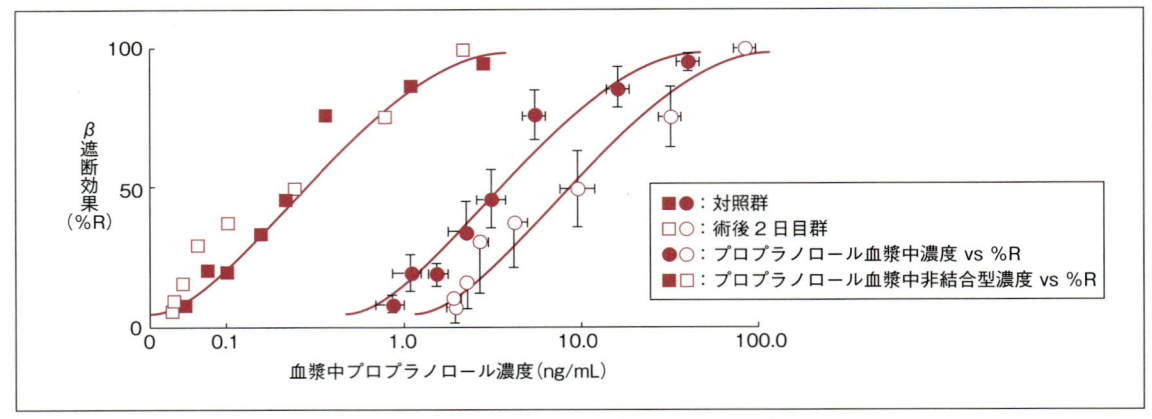

図 9-1 プロプラノロールをラットに投与したときの血漿中薬物濃度と効果との関係
(Yasuhara M, Fujiwara J, Kitade S, et al : Effect of altered plasma protein binding on pharmacokinetics and pharmacodynamics of propranolol in rat after surgery : Role of alpha 1 acid glycoprotein. J Pharmacol Exp Ther 235 : 513-520, 1985)

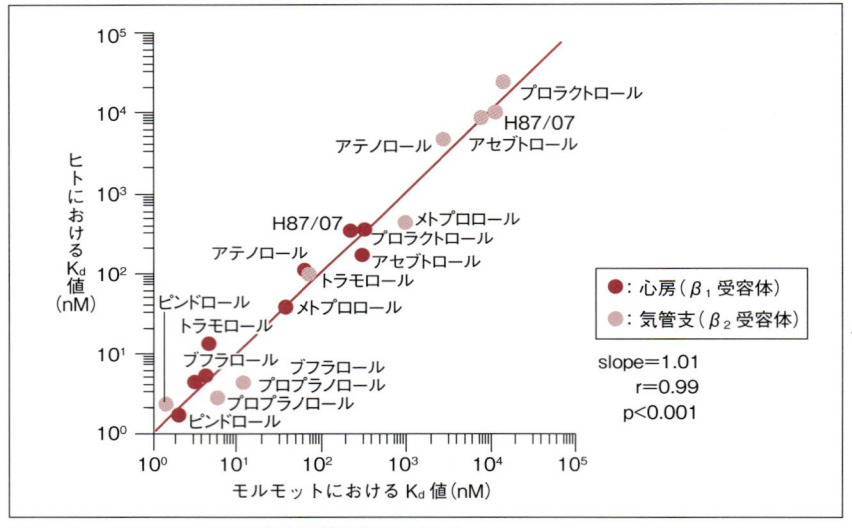

図 9-2 β 遮断薬の受容体結合親和性の種差
(Yamada Y, Ito K, Nakamura K, et al : Prediction of therapeutic doses of beta-adrenergic receptor blocking agents based on quantitative structure-pharmacokinetic/pharmacodynamic relationship. Biol Pharm Bull 16 : 1251-1259, 1993)

ての K_d 値は，放射性標識リガンドを用いて測定する方法と，薬理学的に測定する方法がある．いずれにしても，心臓の組織を用いる必要があり，本来はヒトの組織を用いて測定することが望まれる．しかし，実際にはそれは難しい問題であるので，動物組織を用いた値を用いることが多い．この場合，あらかじめ動物の値でよいかどうかを検討しておかなければならない．細胞膜受容体は膜蛋白質であるため，同じ受容体間にそれほど種差があるとは考えにくい．$β_1$ 受容体について，各薬物の解離定数における種差を検討した結果を図 9-2 に示したが，$β_1$ 受容体への各 β 遮断薬の親和性に動物種差が少ないことが示されている．このように，$β_1$ 受容体結合占有率の算出には，モルモットでの K_d 値を用いることができると考えられる．

2) 平均 $β_1$ 受容体結合占有率

各薬物の平均血漿中非結合型薬物濃度とモルモットにおける $β_1$ 受容体に対する K_d 値から式(1)を用いて平均受容体結合占有率を算出した結

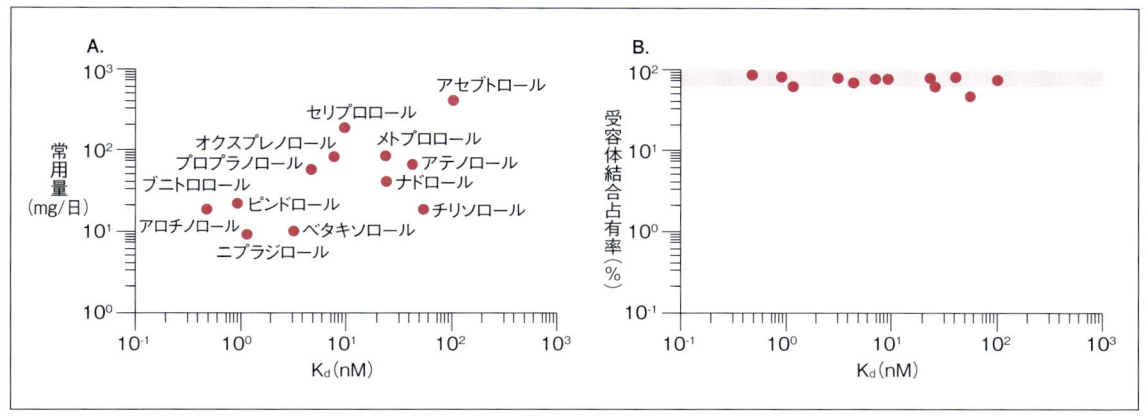

図9-3 β遮断薬のKd値と常用量(A)およびβ1受容体結合占有率(B)との関係
(Yamada Y, Ito K, Nakamura K, et al:Prediction of therapeutic doses of beta-adrenergic receptor blocking agents based on quantitative structure-pharmacokinetic/pharmacodynamic relationship. Biol Pharm Bull 16:1251-1259, 1993)

表9-2 β遮断薬を外国での常用量投与後の血漿中消失半減期と薬効の消失半減期

薬物	A:血漿中濃度の半減期(時間)	B:薬理効果の半減時間[a](時間)
ピンドロール	3〜4	8.3
プロプラノロール	4	10.5
オクスプレノロール	2	13.2
チモロール	5〜6	15.1
ナドロール	24	39.1
アテノロール[b]	6〜9	21.3
アテノロール[b]	6	18
アテノロール[b]	6.4	30〜35

a)最大値が半減するまでの時間
b)異なる3種類の文献値より算出

(Wellstein A, Palm D, Belz GG, et al:Receptor binding characteristics and pharmacokinetic properties as a tool for the prediction of clinical effects of β-blockers. Arzneimittelforschung 35:2-6, 1985)
(Wellstein A, Palm D, Pitschner HF, et al:Receptor binding of propranolol is the missing link between plasma concentration kinetics and the effecttime course in man. Eur J Clin Pharmacol 29:131-147, 1985)

果を図9-3に示した．

これら薬物の常用量には100倍以上の相違がみられているものの(左図A)，常用量投与時の平均β1受容体結合占有率は約85％とほぼ同等の値が得られている(右図B)のがわかる．この結果から，β遮断薬の薬効発現のためには，どの薬物においても平均85％のβ1受容体を遮断するために結合しなければならないと考えることができる．

したがって，受容体結合占有率がβ遮断薬の共通の指標となることが明らかとなり，この指標を基に薬物間の比較や新規開発の薬物における常用量の予測を行うことができると考えられる．

3) β遮断薬の受容体結合占有率の時間推移と投与回数

薬物の血漿中濃度持続時間と薬物作用持続時間に相違がみられることがある．表9-2はβ遮断薬を外国での常用量投与後の血漿中消失半減期と薬効の消失半減期を示したものである．

このようにβ遮断薬の薬効の持続は血漿中消失半減期より長いことが知られている．これらの相異を明らかにするために，わが国での常用量を投与した後の血漿中薬物濃度と受容体結合占有率の時間推移を検討した結果を図9-4に示した．

左図Aの血漿中濃度推移からでは薬物ごとにばらばらであるため薬効の持続時間を比較評価することはできないが，右図Bの受容体結合占有率の推移では1日1回投与の薬物群(クローズドシンボル:■◆)は1日3回の薬物群(オープンシンボル:◇□△)と比べて高い結合占有率が維持されていることが示されている．このように薬物の血漿中濃度推移からでは説明のできない薬効の持続性を受容体結合占有率から分類整理できる可能性が示され，そのプロフィールにより1日の投与回数，すなわち適正な用法を予測することが

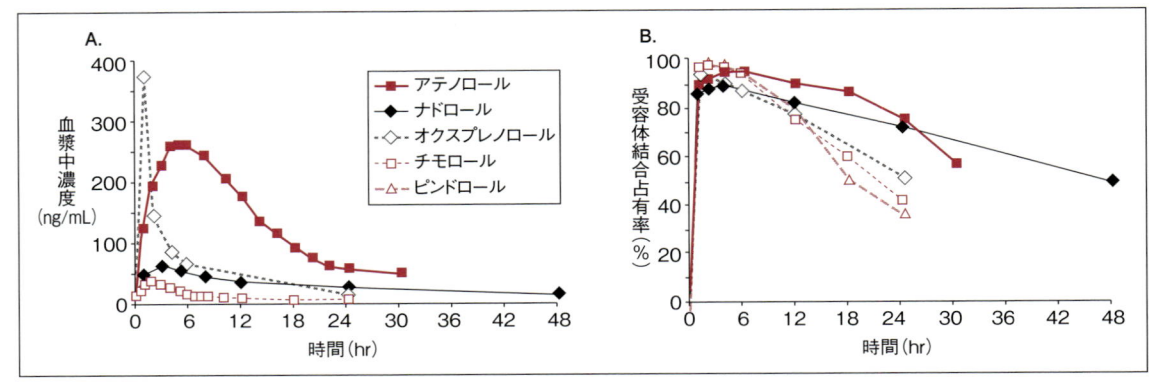

図9-4 種々の血漿中消失半減期のβ遮断薬の血漿中濃度Aとβ₁受容体結合占有率Bの時間推移（◇□△は1日3回投与，■◆は1日1回投与の薬剤）

(筆者が作成)

表9-3 3種のαグルコシダーゼ阻害薬における酵素阻害作用
（ラット小腸由来の精製二糖類水解酵素に対する阻害定数）

	スクラーゼ $K_i(\mu M)$	イソマルターゼ $K_i(\mu M)$	マルターゼ $K_i(\mu M)$
アカルボース	0.54	55	0.0057
ボグリボース	0.024	0.27	0.021
ミグリトール	0.087	0.45	0.38

K_i：酵素-阻害薬複合体の解離定数．値は平均値（n = 3）

（高柳理早，山田安彦：α-グルコシダーゼ阻害薬の薬剤評価．カレントテラピー，特別号：88-93, 2006）

可能と考えられる．

2 臨床効果の評価

臨床において，同種同効薬が数多く市販されている場合が多い．患者の治療においては，その中の1つを処方することになるが，そのときの薬の比較はどうすればよいのであろうか．

この場合にも，共通の指標があれば，薬物間の比較をすることが可能である．薬物濃度と活性の統合されたパラメータである薬物の効果器（受容体，酵素，チャネルなど）への結合占有率が有用な指標となる．

ここでは，それらを解析した例として，αグルコシダーゼ阻害薬の例を示す．

a αグルコシダーゼ阻害薬

αグルコシダーゼ阻害薬は，小腸粘膜上皮細胞の刷子縁に存在するスクラーゼ，マルターゼなどの二糖類水解酵素（αグルコシダーゼ）を阻害して，糖質の消化・吸収を遅延させることにより食後の過血糖を改善する薬物で，現在わが国ではアカルボース，ボグリボース，ミグリトールの3種類の薬物が用いられている．

αグルコシダーゼ阻害薬は，糖質の消化・吸収を遅延させることにより食後の過血糖を改善する．食事に含まれる炭水化物の多糖類は，唾液や膵液に含まれるαアミラーゼによって分解された後，二糖類から単糖類に分解されてから吸収される．二糖類の分解には，小腸粘膜上皮細胞の刷子縁に存在するスクラーゼ，マルターゼなどの二糖類水解酵素（αグルコシダーゼ）が関与しており，αグルコシダーゼ阻害薬はこのαグルコシダーゼを競合的に阻害する．ただし，各酵素に対する阻害作用の程度については薬物間で差がみられている（表9-3）．

アカルボースとボグリボースの比較試験において，アカルボースのほうが血糖の上昇抑制やインスリン分泌の減少からみた効果は大きいが，同時に消化器系の副作用も有意に多いことが報告され

表9-4 αグルコシダーゼ阻害薬を常用量投与した場合の濃度と阻害活性の関係

	常用量（1回）	常用量を200 mLの水に溶解した場合の濃度(μM)	スクラーゼ阻害定数に対する割合	イソマルターゼ阻害定数に対する割合	マルターゼ阻害定数に対する割合
アカルボース	100 mg	775.6	1,434倍	14倍	135,870倍
ボグリボース	0.2 mg	3.7	156倍	14倍	178倍
ミグリトール	50 mg	1,206.4	13,867倍	2,681倍	3,175倍

（高柳理早，山田安彦：α-グルコシダーゼ阻害薬の薬剤評価．カレントテラピー，特別号：88-93, 2006）

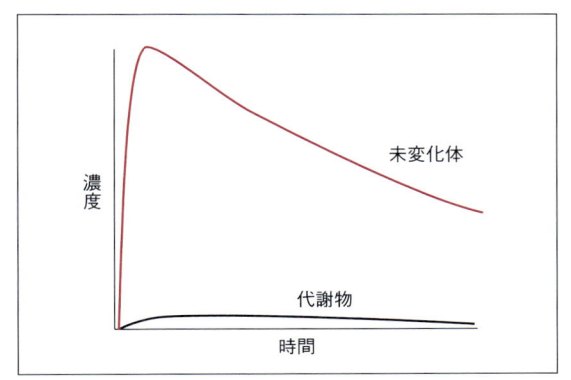

図9-5 ある医薬品投与後の未変化体と代謝物の濃度推移

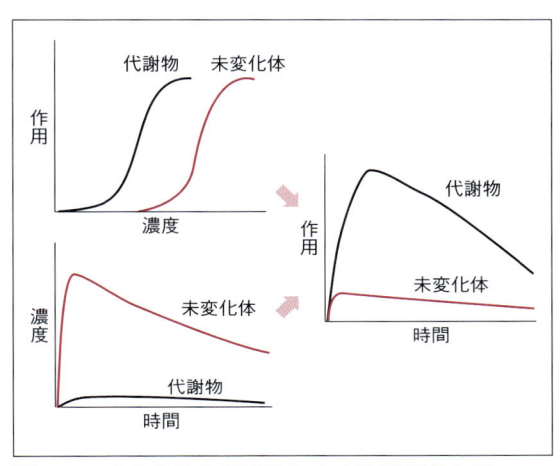

図9-6 未変化体と代謝物による薬効発現の例

ている．ミグリトールとアカルボースとの比較においては，ミグリトールがアカルボースと同等の血糖コントロール効果が得られている．またミグリトール150 mg/日とボグリボース0.6 mg/日とを比較した報告では，投与開始後12週の時点で，ミグリトールの投与後30分および1時間後の食後血糖値および血清インスリン値は，プラセボおよびボグリボースに比較して有意に低下した．

ボグリボース，アカルボース，およびミグリトールに関して，例えば各々の常用量をコップ1杯の水（200 mL）で服用したときの濃度がαグルコシダーゼ阻害活性 K_i(nM)の何倍になっているかを計算してみると，**表9-4**のようになる．

常用量投与時において，ボグリボースの効果はマイルドながら消化器系副作用を起こしにくいと考えられ，アカルボースの効果は強いが消化器系副作用も強く出ると推測される．一方，ミグリトールは**表9-4**からみると，常用量投与時には高い薬効を示すことが推測される．しかし，ミグリトールは薬効発現中に小腸より吸収されるので，ボグリボースとの比較試験でみられたように，吸収される前に食後過血糖を早期に抑え，その後吸収されることにより消化器系副作用を抑制することが理論上考えられる．ただしミグリトールの吸収に非線形性がみられるため，薬効および副作用のバランスについては，用量設定が重要になるものと考えられる．

3 活性代謝物の評価

投与された薬物の作用（効果・副作用）は，薬物が作用発現部位に到達した量と，そこでの薬物と生体との感受性により決定されることは前述した．それでは，薬物投与後に**図9-5**に示すような未変化体と代謝物の濃度の時間推移を示す医薬品があったとする．一般的な場合を考えて，薬物濃度を血漿中薬物濃度とすると，この医薬品の効果は未変化体によるものであろうか．

血漿中薬物濃度推移からでは，未変化体の濃度に比べて著しく代謝物の濃度が低いので，効果は主に未変化体によるものであると考えてしまう．

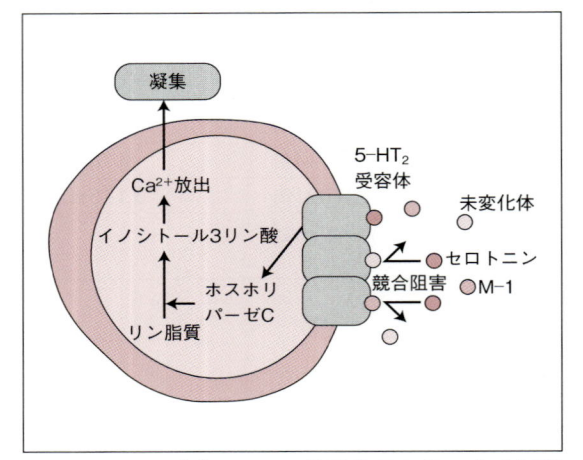

図 9-7 サルポグレラート塩酸塩投与後の血小板凝集抑制作用の模式図

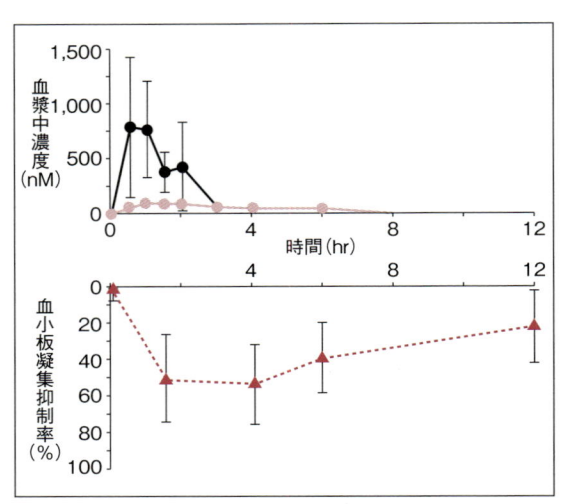

図 9-8 サルポグレラート塩酸塩 100 mg を単回経口投与した後の未変化体（●）および活性代謝物 M-1（●）の血漿中濃度と血小板凝集抑制率（▲）の時間推移
〔清水孝子，山田安彦，山本康次郎，他：塩酸サルポグレラートによる血小板凝集抑制作用の速度論的解析とその処方設計への応用，未変化体および活性代謝物(M)の血小板膜上 5-HT₂ 受容体への可逆的阻害を考慮した PK/PD モデルの構築．薬学雑誌 119(11)：850-860, 1999〕

しかし，この判断には，薬物濃度しか考えていないことがわかる．そこで，図 9-6 に示すように，未変化体と代謝物の活性を加味してみる．代謝物のほうが低濃度で作用を発現している（活性が高い）．濃度と活性の両方から判断すると，薬物作用の時間推移は未変化体よりは活性代謝物のほうが大きく，薬効への寄与は代謝物のほうが大きいことが評価できる．

このように医薬品の評価には，薬効の本体が何であるのかを知ることが重要であり，その判断には薬剤評価学に基づいた解析が有用である．この評価ができれば，未変化体あるいは代謝物のどちらをモニターすればよいかがわかり，各々の体内動態から適切な投与計画が立案できることになる．

a サルポグレラート塩酸塩

血小板凝集を促進する要因の 1 つとして，セロトニン（5-HT）が関与する機序が知られており，その作用点は血小板膜上の 5-HT₂ 受容体である．サルポグレラート塩酸塩は 5-HT₂ 受容体に高い親和性を示し，セロトニンの結合を可逆的に阻害して血小板凝集を抑制することにより，慢性動脈閉塞症に伴う潰瘍，疼痛および冷感などの虚血性諸症状の改善に用いられている．

1）薬理学的特徴

生体内で最もセロトニンを多量に含む臓器は消化管で，ヒトでは全体の約 90% 以上が消化管に存在する．消化管以外では血小板に多く，消化管から血中に遊離されたセロトニンが血小板に取り込まれると考えられている．血小板に取り込まれたセロトニンは濃染顆粒中に貯蔵され，血小板が活性化されたとき放出される．血小板から放出されたセロトニンはさらに他の血小板を凝集させて加速度的に血栓形成を促す．サルポグレラート塩酸塩は，血小板における 5-HT₂ 受容体に対する特異的な拮抗作用を示し，その K_i 値は 17.9 nM である．また，活性代謝物 M-1 は未変化体の約 10 倍の親和性があることが報告されており，その K_i 値は 1.16 nM である．サルポグレラート塩酸塩の作用機構の模式図を図 9-7 に示した．

2）薬物動態学的特徴

健常成人にサルポグレラート塩酸塩を 100 mg 単回経口投与したとき，未変化体の C_{max} は 0.54 μg/mL，T_{max} は 0.92 時間，$t_{1/2}$ は 0.69 時間であり，吸収および消失は速やかであると医療用医薬品添付文書に記載されている．尿中および糞中の未変化体は，単回経口投与後 24 時間まで認め

血小板凝集抑制作用：E

$$[R]+[D] \underset{k_{off}^{D}}{\overset{k_{on}^{D}}{\rightleftarrows}} [RD] \rightarrow E_D \quad \left(K_I^D = \frac{k_{off}^D}{k_{on}^D}\right)$$

$$[R]+[M] \underset{k_{off}^{M}}{\overset{k_{on}^{M}}{\rightleftarrows}} [RM] \rightarrow E_M \quad \left(K_I^M = \frac{k_{off}^M}{k_{on}^M}\right)$$

$$E = E_D + E_M$$

血小板凝集抑制率：ε

$$\varepsilon = \frac{E}{E_{max}}$$

$$\Phi_D = \frac{[RD]}{[R_0]}, \quad \Phi_M = \frac{[RM]}{[R_0]}$$

$$R_0 = [R] + [RD] + [RM]$$

$$\frac{d(\varepsilon)}{d(t)} = \frac{d(\Phi_D)}{d(t)} + \frac{d(\Phi_M)}{d(t)}$$

$$= [k_{on}^D \times C_D(t) + k_{on}^M \times C_M(t) \times (1-\varepsilon(t))$$
$$- \{(k_{off}^D \times \Phi_D(t) + k_{off}^M \times (\varepsilon(t) - \Phi_D(t))\}]$$

血漿中非結合型濃度：C

$$C_D(t) = A^D \times Dose \times f_u^D \times [\exp(-k_e^D \times t) - \exp(-k_a^D \times t)]$$
$$C_M(t) = A^M \times Dose \times f_u^M \times [\exp(-k_e^M \times t) - \exp(-k_a^M \times t)]$$

5-HT$_2$受容体
- R：受容体
- RD：受容体-未変化体複合体
- RM：受容体-活性代謝物複合体

未変化体
- D：未変化体
- k_{on}^D：結合速度定数（nM^{-2}・hr^{-1}）
- k_{off}^D：解離速度定数（nM^{-1}・hr^{-1}）
- K_I^D：解離定数（17.9 nM）
- $C_D(t)$：血漿中非結合型濃度（nM）
- A^D：比例定数（10^6・l^{-1}）
- k_a^D：生成速度定数（hr^{-1}）
- k_e^D：消失速度定数（hr^{-1}）
- f_u^D：血漿中非結合型分率（0.02）

活性代謝物（M-1）
- M：M-1
- k_{on}^M：結合速度定数（nM^{-2}・hr^{-1}）
- k_{off}^M：解離速度定数（nM^{-1}・hr^{-1}）
- K_I^M：解離定数（1.16 nM）
- $C_M(t)$：血漿中非結合型濃度（nM）
- A^M：比例定数（10^6・l^{-1}）
- k_a^M：生成速度定数（hr^{-1}）
- k_e^M：消失速度定数（hr^{-1}）
- f_u^M：血漿中非結合型分率（0.03）

図 9-9 サルポグレラート塩酸塩投与後の血小板凝集抑制率の未変化体と活性代謝物（M-1）の受容体への結合解離を考慮した速度論モデル

〔清水孝子，山田安彦，山本康次郎，他：塩酸サルポグレラートによる血小板凝集抑制作用の速度論的解析とその処方設計への応用，未変化体および活性代謝物（M）の血小板膜上 5-HT$_2$ 受容体への可逆的阻害を考慮した PK/PD モデルの構築．薬学雑誌 119(11)：850-860, 1999〕

られていない．静注投与後のデータはないが，尿中および糞中への合計排泄率はそれぞれ 44.5％および 4.2％であるので，50％以上が吸収されていると考えられる．代謝物のデータに関する記載は，医療用医薬品添付文書にはない．

3) 臨床における効果の解析

サルポグレラート塩酸塩の血漿中濃度と効果との関係を図 9-8 に示した．

100 mg 単回投与後の血小板凝集抑制作用の持続時間は約 12 時間であるのに対して，未変化体の血漿中濃度は約 6 時間で消失しており，未変化体の血漿中濃度と薬理効果の相関性は低いと考えられる．一方，活性代謝物（M-1）の 5-HT$_2$ 受容体への親和性は未変化体よりも高いので，M-1 の血漿中濃度は未変化体と比べて低いながらも M-1 が薬効発現に大きく関与しているものと推測される．

そこで，未変化体および M-1 各々の体内動態と血小板膜上の 5-HT$_2$ 受容体への結合解離を考慮したモデルを構築して，サルポグレラート塩酸塩の抗血小板作用（血小板凝集抑制作用）を解析した（図 9-9）．

解析結果を図 9-10 に示したが，フィッティングラインは各々の投与量における実測値にほぼ対応する値を示し，構築した解析モデルによりサルポグレラート塩酸塩投与後の血小板凝集抑制率を解析できることがわかる．

サルポグレラート塩酸塩 100 mg 単回投与時の血小板凝集抑制率の時間推移における未変化体および M の寄与について，解析で得られたパラメータを用いてシミュレーションした結果を図 9-11 に示した．

サルポグレラート塩酸塩投与による血小板凝集抑制作用の発現においては，投与後 1 時間前後ま

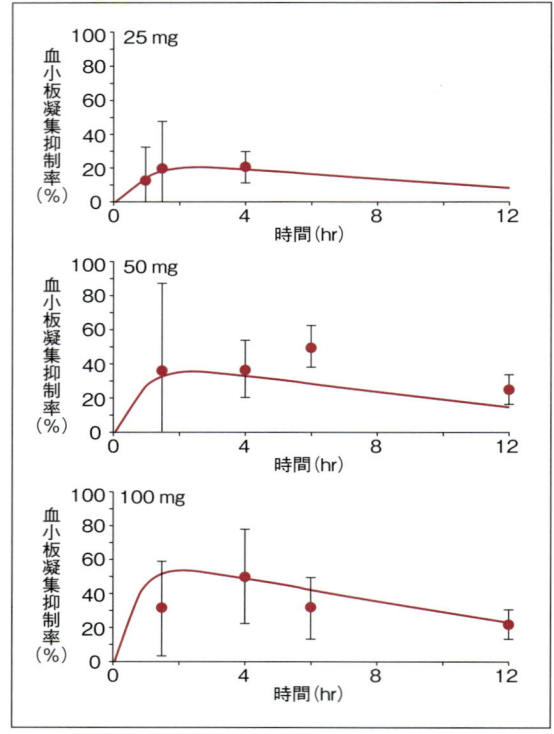

図9-10 サルポグレラート塩酸塩投与後の血小板凝集抑制率の受容体結合解離を考慮した速度論モデルによるフィッティングライン

〔清水孝子，山田安彦，山本康次郎，他：塩酸サルポグレラートによる血小板凝集抑制作用の速度論的解析とその処方設計への応用．未変化体および活性代謝物(M)の血小板膜上 5-HT2 受容体への可逆的阻害を考慮した PK/PD モデルの構築．薬学雑誌 119(11)：850-860, 1999〕

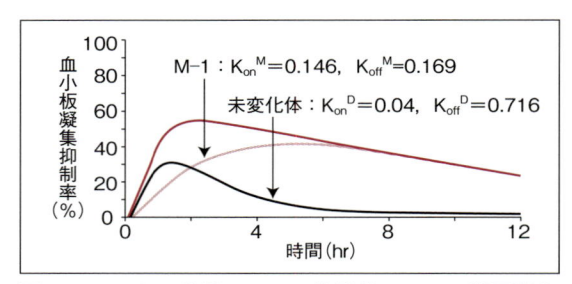

図9-11 サルポグレラート塩酸塩 100 mg 単回投与後の血小板凝集抑制率の時間推移のシミュレーション

〔清水孝子，山田安彦，山本康次郎，他：塩酸サルポグレラートによる血小板凝集抑制作用の速度論的解析とその処方設計への応用．未変化体および活性代謝物(M)の血小板膜上 5-HT$_2$ 受容体への可逆的阻害を考慮した PK/PD モデルの構築．薬学雑誌 119(11)：850-860, 1999〕

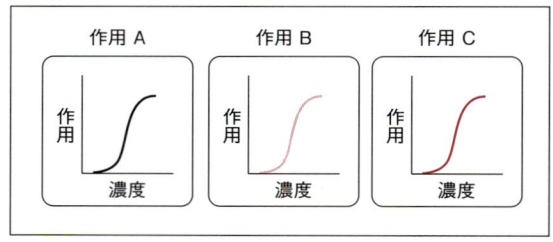

図9-12 ある薬物における作用—濃度曲線(A, B, C)

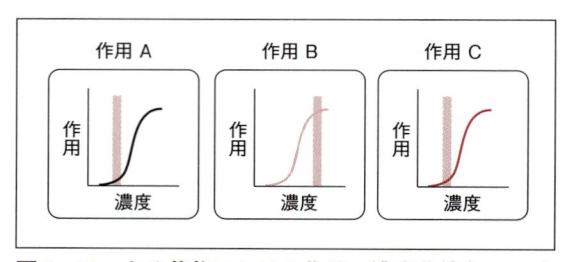

図9-13 ある薬物における作用—濃度曲線(A, B, C)と常用量投与時の濃度

では未変化体による寄与が大きいがその効果の消失は速く，相対的には，血漿中濃度は低いながらも，活性代謝物(M-1)の寄与が大きく持続的であることがわかる．

この解析から，活性代謝物の濃度推移が治療上重要であることが評価できる．

4 薬理作用の評価

薬物には，単一の薬理作用だけでなく，種々の薬理作用を併せ持つものが多い．医薬品の臨床効果を判断する場合，臨床用量でどの作用が発揮されているのかを知ることは重要である．

例えば，ある薬物が薬理実験の結果として図9-12 に示すような A，B，C の作用を有している場合，この薬は A，B，C の作用を併せ持った薬物であるといえるであろうか．これは薬理実験の結果であるので，この薬は A，B，C の作用を併せ持った薬物であることは正しい．しかし問題は，臨床で用いる常用量において，A，B，C の作用が発現されるかどうかである．

そこで，薬物の常用量投与時の薬物濃度範囲を図に書き込んだのが図9-13 である．この図から明らかなように，常用量投与時には作用 B が主に発揮されて，作用 A と C はほとんど発揮されていないことがわかる．

表9-5 排尿障害治療薬の平均常用量，体内動態および薬力学的パラメータ

薬物名	平均常用量 (mg/日)		$AUC_{0\sim\infty}$ (ng/mL·h)	f_u	C_{ss}^f (nM)	抗コリン作用		平滑筋直接作用 IC_{50} (nM)
						K_I (nM)	K_B (nM)	
プロピベリン塩酸塩	20	親薬物	975	0.09	9.9	372	437	3,900
		代謝物	216	0.66	15.9	105	1,350	―
オキシブチニン塩酸塩	7.5		26	0.17	0.5	4	20	4,500
テロジリン塩酸塩	24		4,960	0.04	31.6	203	759	6,600

$AUC_{0\sim\infty}$：血漿中濃度曲線下面積，f_u：血漿中非結合型分率，C_{ss}^f：平均血漿中非結合型濃度

(Takayanagi R, Mizushima H, Yamada Y, et al：Analysis of pharmacological effects of drugs used for treatment of urinary disturbance based on anticholinergic and smooth muscle-relaxing effects. Biol Pharm Bull 30；129-300, 2007)

このように，医薬品の評価には，臨床で用いる用量において，どの薬理作用が発揮されているのかを知ることが重要であり，その判断には薬剤評価学に基づいた解析が有用である．この評価ができれば，医薬品の薬理学的な特徴がわかり，適切な薬物の選択が立案できることになる．

a 頻尿治療薬

抗コリン作用や平滑筋直接作用を有する排尿障害治療薬は，膀胱平滑筋の異常収縮を抑制することにより神経因性膀胱などの尿失禁や頻尿の治療に繁用されている．わが国では現在までにオキシブチニン塩酸塩，プロピベリン塩酸塩，テロジリン塩酸塩，およびフラボキサート塩酸塩の4種類の薬物が発売されている．ただし，このうち塩酸テロジリンは不整脈の副作用のため販売が中止された．フラボキサート塩酸塩を除く抗コリン作用と平滑筋直接作用を有する3種類の薬物は，常用量に数倍程度の相違がみられるが，各薬物とも60～70％の臨床有効率が得られている．しかし，常用量投与時の薬物濃度域での両作用の膀胱平滑筋収縮抑制作用への寄与は明らかではない．

そこで，各薬物の常用量投与時のムスカリン受容体結合占有率，アセチルコリン収縮抑制率，および膀胱平滑筋における塩化カリウム(KCl)収縮抑制率を算出し，臨床効果への寄与ついて解析した．

1) 各薬物の体内動態学および薬力学的パラメータの抽出

各薬物の常用量は，医療用医薬品添付文書に記載されている用量の中央値を平均常用量として用いた．各薬物の体内動態パラメータとして，全身クリアランス(CL_{tot})，バイオアベイラビリティ(F)，血漿中濃度曲線下面積($AUC_{0\sim\infty}$)，血漿中非結合型分率(f_u)を，文献から収集した．各薬物のムスカリン受容体結合親和性に関するデータとして，ムスカリン受容体への放射性標識リガンドを用いて測定した解離定数(K_I)，アセチルコリン収縮抑制から求めた解離定数(K_B)を文献から収集した．平滑筋直接作用に関するデータとして，KClによる収縮抑制のIC_{50}値を文献から収集した(表9-5)．

2) 受容体結合占有率および収縮抑制率の算出

膀胱ムスカリン受容体結合占有率・アセチルコリン収縮抑制率(Φ)の算出において，塩酸テロジリンのように活性体が未変化体のみの場合，Φは次式で表される．

$$\Phi = \frac{[C]}{[C] + K_d} \times 100 \quad\quad\quad (1)$$

ここで，Cは受容体近傍の非結合型薬物濃度(nM)，K_dは受容体解離定数(nM)である．一方，プロピベリン塩酸塩のように，活性代謝物が1種類存在し，親薬物(C_1)とその活性代謝物(C_2)間において競合阻害がある場合には，Φは次式のように表される．

$$\Phi = \left\{ \frac{[C_1]}{K_{d_1}\left(1+\frac{[C_2]}{K_{d_2}}\right)+[C_1]} + \frac{[C_2]}{K_{d_2}\left(1+\frac{[C_1]}{K_{d_1}}\right)+[C_2]} \right\} \times 100 \quad\quad\quad (2)$$

末梢の受容体近傍の非結合型薬物濃度Cは，投与された薬物の組織分布に特殊な輸送機構がな

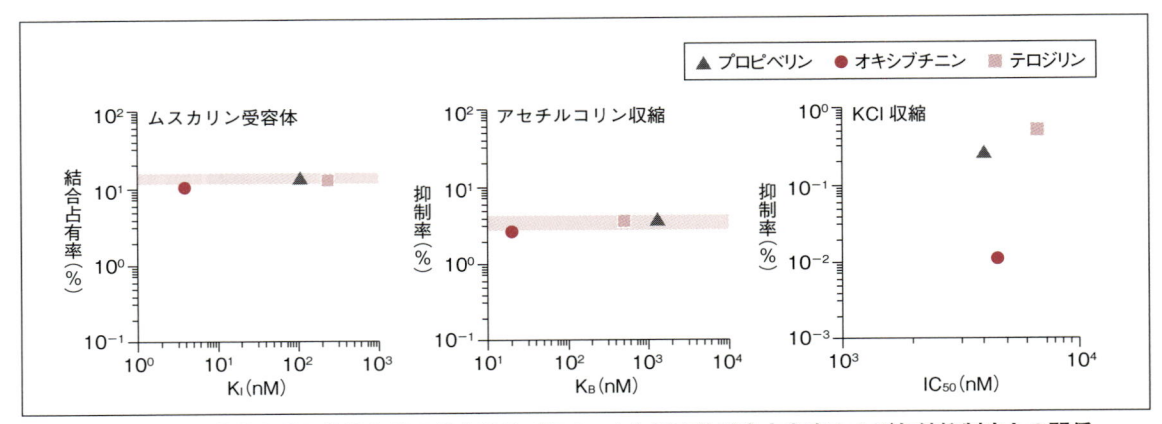

図9-14 3種類の薬物を常用薬投与後の薬力学的パラメータと受容体結合占有率および収縮抑制率との関係
(Takayanagi R, Mizushima H, Yamada Y, et al：Analysis of pharmacological effects of drugs used for treatment of urinary disturbance based on anticholinergic and smooth muscle-relaxing effects. Biol Pharm Bull 30；129-300, 2007)

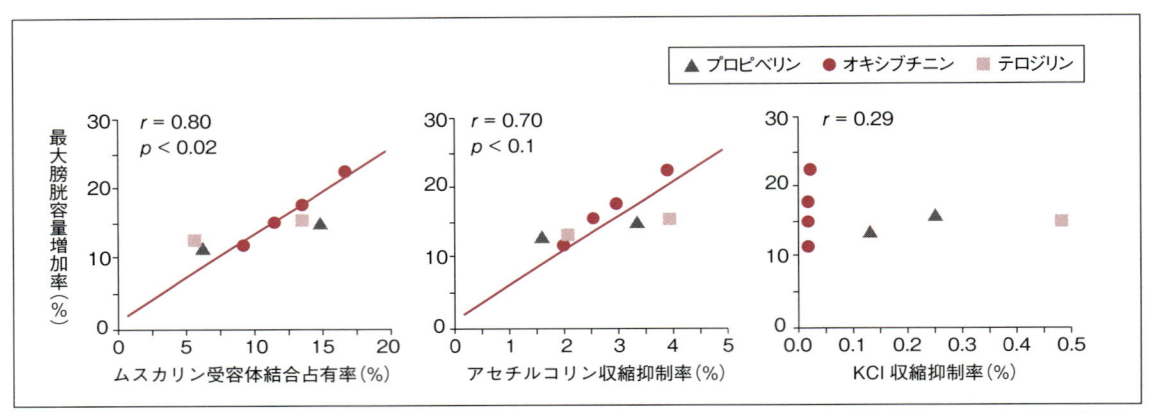

図9-15 3種類の薬物におけるムスカリン受容体結合占有率，アセチルコリン収縮抑制率，KCl収縮抑制率と最大膀胱容量増加率との関係
(Takayanagi R, Mizushima H, Yamada Y, et al：Analysis of pharmacological effects of drugs used for treatment of urinary disturbance based on anticholinergic and smooth muscle-relaxing effects. Biol Pharm Bull 30；129-300, 2007)

く，血漿中の非結合型薬物のみが血管壁を単純拡散して末梢神経近傍の細胞間隙に至り瞬時に平衡状態に達すると仮定し，血漿中薬物濃度に血漿中非結合型分率(f_u)を乗じた血漿中非結合型薬物濃度(C^f；nM)で近似した．KCl収縮抑制率の算出は，KClによる収縮抑制のIC$_{50}$値を基に解離定数を算出し，先に述べたΦの算出式〔式(1)，(2)〕のK_d値に代入して，収縮抑制率を算出した．

3）受容体結合占有率の薬物間の比較

ムスカリン受容体結合占有率は，親和性が異なっても各薬物間で同等な値となり，平均値12.6±1.1％であった．またアセチルコリン収縮抑制率も平均3.28±0.74％と，各薬物間で同等の値が得られた．一方，KCl収縮抑制率は，薬物ごとに異なり，0.01～0.48％の平均0.25±0.24の一様でない値が得られた(図9-14)．

臨床試験における各薬物の投与量から算出した平均血漿中非結合型薬物濃度を用いて受容体結合占有率および収縮抑制率を求め，その時の薬理効果である最大膀胱容量増加率との関係を図9-15に示した．

ムスカリン受容体結合占有率と効果との間には，相関係数0.8の有意な関係が得られた($p < 0.02$)．またアセチルコリン収縮抑制率と効果の

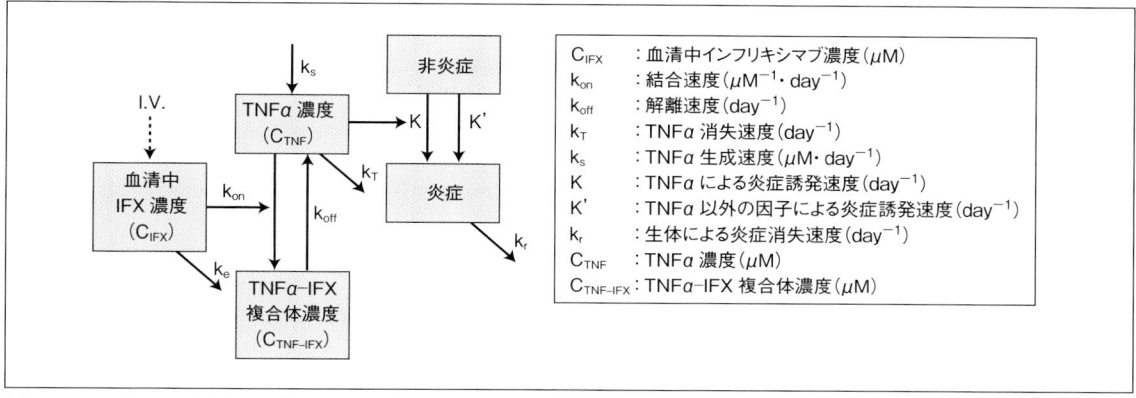

記号	意味
C_{IFX}	血清中インフリキシマブ濃度 (μM)
k_{on}	結合速度 ($\mu M^{-1} \cdot day^{-1}$)
k_{off}	解離速度 (day^{-1})
k_T	TNFα消失速度 (day^{-1})
k_s	TNFα生成速度 ($\mu M \cdot day^{-1}$)
K	TNFαによる炎症誘発速度 (day^{-1})
K'	TNFα以外の因子による炎症誘発速度 (day^{-1})
k_r	生体による炎症消失速度 (day^{-1})
C_{TNF}	TNFα濃度 (μM)
$C_{TNF-IFX}$	TNFα-IFX複合体濃度 (μM)

図9-16　インフリキシマブによる炎症抑制に関する速度論モデル

関係においては相関傾向が示された ($p<0.1$). 一方, KCl収縮抑制率と効果との間には, 相関性は認められなかった. 解析結果から, 抗コリン作用と平滑筋直接作用を有する排尿障害治療薬の常用量を決定する主な因子は, ムスカリン受容体に対する遮断作用であり, 臨床での薬理効果を発現するために必要な平均ムスカリン受容体結合占有率は, 約13%であることが示唆された.

5 適切な効果発現のための適正使用情報の構築

a インフリキシマブ

クローン病における炎症誘発因子であるTNFαを標的として, 抗ヒトTNFαモノクローナル抗体であるインフリキシマブ (IFX) が開発された. IFXは, ヒトTNFαに高い親和性を有し, TNFαを中和する作用などにより, クローン病に対する治療薬として用いられている. IFXは, 中等度から重度の活動期および外瘻を有するクローン病患者の治療に, 体重1kg当たり5mgを初回投与後, 2週, 6週に投与し以後8週間の間隔で投与を行うことになっている. この投与法は不規則であることがわかるが, それではなぜこのような用法用量で用いなければならないのであろうか.

そこで, クローン病患者にIFXを投与した後のCDAI (Crohn's disease activity index) 値の経時変化に関するデータを対象に, IFXがTNFαと結合し, TNFαの活性を抑制することにより炎症の程度が変化すると仮定した速度論モデルを構築して解析を行い, その投与方法の妥当性を検討した.

1) 血清中インフリキシマブ濃度推移の解析

IFX 5〜20 mg/kgの範囲の投与量では, クリアランスは変化せず, 用量とC_{max}およびAUCとの間に線形性が得られている. そこで, IFXを静脈内注射により単回投与したときの血清中IFX濃度推移を1-コンパートメントモデルで解析した.

2) CDAI値の経時変化の解析

IFXがTNFαと結合し, TNFαの活性を抑制することにより炎症の程度が変化すると仮定し, IFXの薬物動態とTNFαのターンオーバー速度等を考慮して, 速度論モデルを構築した (図9-16).

このモデルを用い, IFXを種々の用量で単回投与および繰り返し投与したときのデータに同時当てはめを行い, k_{on}, k_T, K_{max}, K'およびk_rを求めた. なお, K_I値としては, 既報告の0.046 nMを用いた. ただし, 単回投与と繰り返し投与の対象患者群が異なるため, TNFαの量を規定するk_Tについては各々k_{T1}およびk_{T2}として別々に求めた.

IFXを単回投与した場合および繰り返し投与した場合の経時的CDAI比 (ER) の変化を非線形

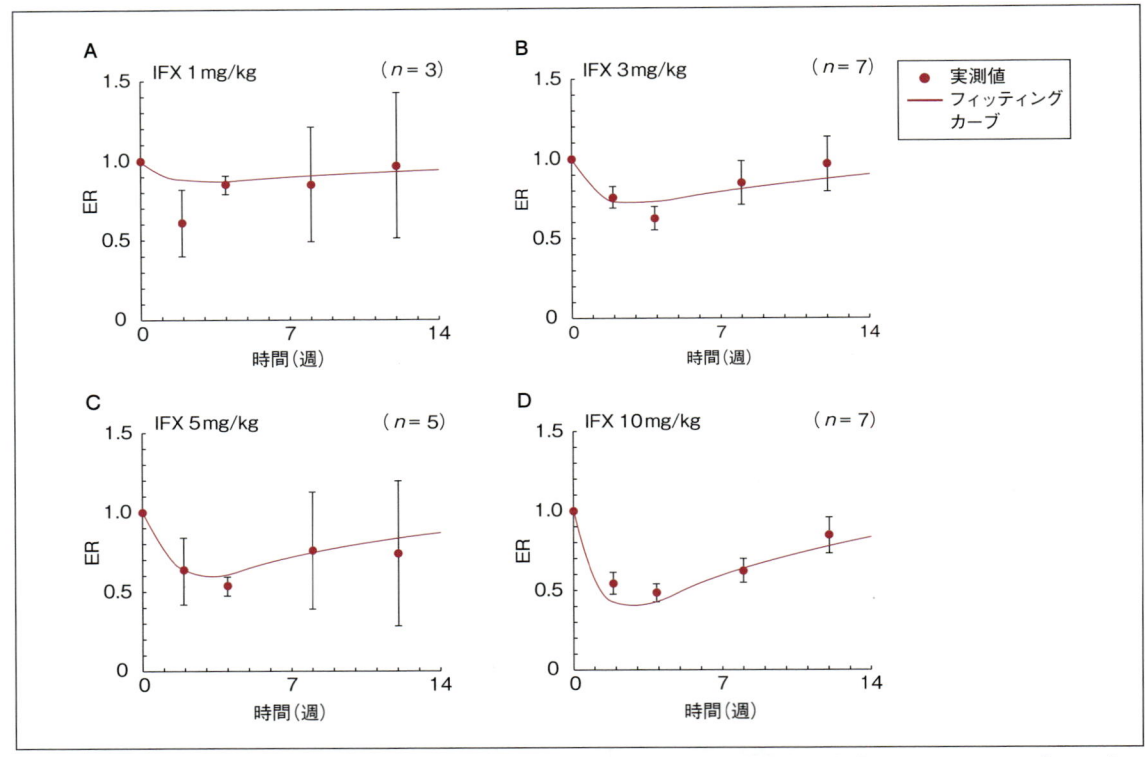

図9-17　インフリキシマブ1, 3, 5または10 mg/kg 単回投与時のER値の経時変化とフィッティングカーブ
(Furuya Y, Yamada Y, Takayanagi R, et al：Theory based analsis of anti-inflammatory effect of infliximab on Crohn's disease. Drug Metab Pharmacokinet 22；20-25, 2007)

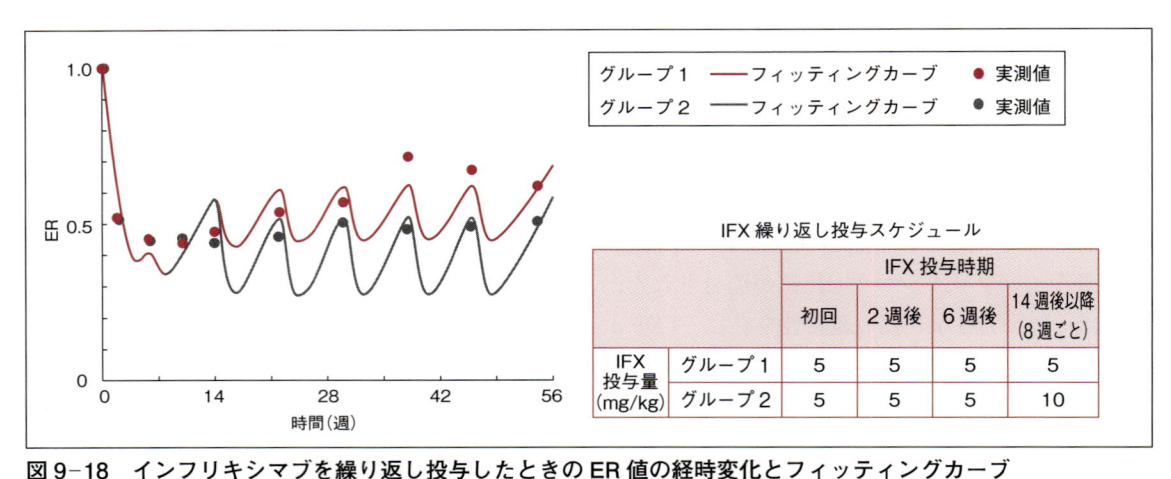

図9-18　インフリキシマブを繰り返し投与したときのER値の経時変化とフィッティングカーブ
(Furuya Y, Yamada Y, Takayanagi R, et al：Theory based analsis of anti-inflammatory effect of infliximab on Crohn's disease. Drug Metab Pharmacokinet 22；20-25, 2007)

IFX 繰り返し投与スケジュール

		IFX 投与時期			
		初回	2週後	6週後	14週後以降(8週ごと)
IFX 投与量 (mg/kg)	グループ1	5	5	5	5
	グループ2	5	5	5	10

　最小二乗法により同時フィッティングしたときのデータをそれぞれ図9-17，18に示し，得られたパラメータを表9-6に示した．
　本研究で構築した速度論モデルから得られたIFXの時間と効果の関係は，CDAI比(ER)の実測値とよく一致したことから，IFXによる臨床効果を本モデルにより表すことができることが示唆された．そして，IFXの臨床効果は投与終了

表9-6 インフリキシマブの薬力学的パラメータ

パラメータ	算出値（平均± SE）
k_{on}	0.101 ± 0.009
k_{T1}	0.0217 ± 0.003
k_{T2}	0.0157 ± 0.0009
K_{max}	177.6 ± 47.2
K'	$1.047 \times 10^{-8} \pm 0.401 \times 10^{-8}$
k_r	0.346 ± 0.091

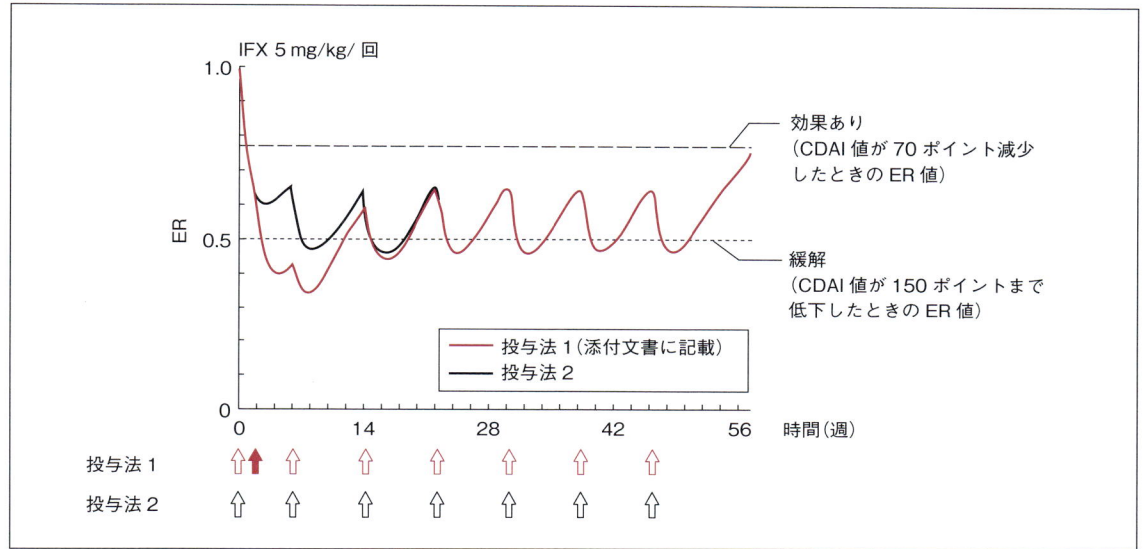

図9-19 インフリキシマブ5 mg/kgを種々の投与間隔で投与したときのER値の経時変化のシミュレーション

2～4週間後に最大値を示し，数週間にわたって効果が維持されるということを本モデルにより理論的に再現できた（図9-17）．

また，K'値はK_{max}値の5.90×10^1倍であり，クローン病における炎症および，IFXの治療効果発現には，TNFαがその大部分に関与していることが示唆された．

3）種々の投与間隔でインフリキシマブを投与したときのCDAI値の経時変化シミュレーション

上記の解析で得られた速度論パラメータを用いて，IFX 5 mg/kgを投与法1では初回，2週，6週，14週後および以降48週後まで8週ごとに繰り返し投与したとき，投与法2では初回，6週，14週後および以降46週後まで8週ごとに連続投与したときのER推移のシミュレーションを行い，IFXの適切な投与方法について検討した．

ここでは，CDAI値が70ポイント以上低下した場合を有効とし，150ポイント以下になった場合を緩解とした．

結果を図9-19に示した．投与法2では，2週目に投与しないが，その場合，投与法1で投与した場合と比べて緩解に達するまでに時間がかかる．したがって，IFX 5 mg/kgを繰り返し投与する場合には，より早い緩解導入のためにも2週目に投与することが重要であると推測された．

得られたパラメータK_{max}およびK'から，クローン病患者における炎症にはTNFαがその大部分に関与していることが示唆された．また，IFXが血清中TNFαのみならず膜結合型TNFαに結合することにより薬効を示していることが示唆された．さらに，本モデルにより，IFXの臨床効果は投与終了2～4週後に最大となり，数週

表9-7 β遮断薬の点眼液の投与量および使用上の注意

薬物	1回投与量[※1]		使用上の注意	
			心不全他[※2]	気管支喘息他[※3]
チモロールマレイン酸塩	0.5% 1滴	0.15 mg	投与禁忌	投与禁忌
カルテオロール塩酸塩	2% 1滴	0.6 mg	投与禁忌	投与禁忌
ベタキソロール塩酸塩	0.5% 1滴	0.15 mg	投与禁忌	慎重投与
ニプラジロール	0.25% 1滴	0.075 mg	投与禁忌	投与禁忌
レボブノロール塩酸塩	0.5% 1滴	0.15 mg	投与禁忌	投与禁忌

[※1]:1滴30μLとして算出，[※2]：コントロール不十分，[※3]：既往歴を含むものもある

(Yamada Y, Takayanagi R, Tsuchiya K, et al：Assessment of systemic adverse reactions induced by ophthalmic β-adrenergic receptor antagonists. J Ocul Pharmacol Ther 17(3)：235-248, 2001)

間にわたって効果が維持されることが示され，体重1kg当たりIFX 5 mg/kgを1回あるいは3回（初回，2週後，6週後）点滴静注する投与計画が理論的に適切であることが考えられた．

6 副作用防止のための適正使用情報の構築

医薬品の副作用を評価するにも，濃度と活性を加味した薬剤評価学が有用である．

a チモロールマレイン酸塩徐放性点眼液による全身性副作用の評価

現在わが国では，表9-7に示すように数種類のβ遮断薬が緑内障および高眼圧症の治療に用いられている．チモロールマレイン酸塩には，普通製剤の点眼液と持続性製剤の点眼液が市販されている．通常，普通製剤は0.25%製剤を1回1滴，1日2回点眼する．一方持続性製剤は，点眼後にゲル化などを起こし，眼内の薬物の滞留性を向上させた製剤であるため，普通製剤と同じ0.25%製剤を1回1滴ながら，投与回数を減らして1日1回の点眼で治療効果を発揮する．なお両製剤とも，十分な効果が得られない場合は0.5%製剤を用いる．

β遮断薬の点眼液により死亡例を含む全身性副作用を起こすことが報告されている．これらの全身性副作用は，厚生労働省医薬品副作用情報においても1982（昭和57）年にチモロールマレイン酸塩による重篤な呼吸器系副作用が，1996（平成8）年1月にはカルテオロール塩酸塩による気管支喘息の症例を基に注意が喚起されている．β遮断薬の点眼液による全身性副作用は，十分注意する必要があり，表9-7に示すように気管支喘息，気管支痙攣などや重篤な心不全，洞性徐脈などの患者には投与禁忌となっている．

1) 薬の体内動態の評価

チモロールマレイン酸塩は，経口投与後速やかに投与量の90%程度が吸収され，投与後1時間以内に最高血漿中濃度に到達し，血漿中消失半減期は約4時間である．チモロールマレイン酸塩は肝臓で50%程度初回通過効果を受け，主に代謝物として尿中に排泄される．点眼液に関しては，健常成人（$n = 6$）に0.5%のチモロール持続性点眼液（1日1回点眼）または普通製剤0.5%（1日朝夕の2回点眼）をクロスオーバー法により8日間点眼した後の最高血漿中濃度の平均は，持続性製剤では0.28 ng/mL，普通製剤では朝夕それぞれ0.46 ng/mLおよび0.35 ng/mLであった．持続性製剤のほうが若干全身血中への移行は少ないが，大きな差はみられていない．

2) 薬の副作用の評価

β遮断薬の点眼液による全身性副作用は，点眼投与後に鼻涙管から全身に吸収された薬物によるものと考えられる．点眼投与された薬物は，涙液による希釈やターンオーバーを受けながら，大部分が速やかに結膜嚢から鼻涙管に排出され，鼻粘膜から全身に吸収される．吸収された薬物は，初

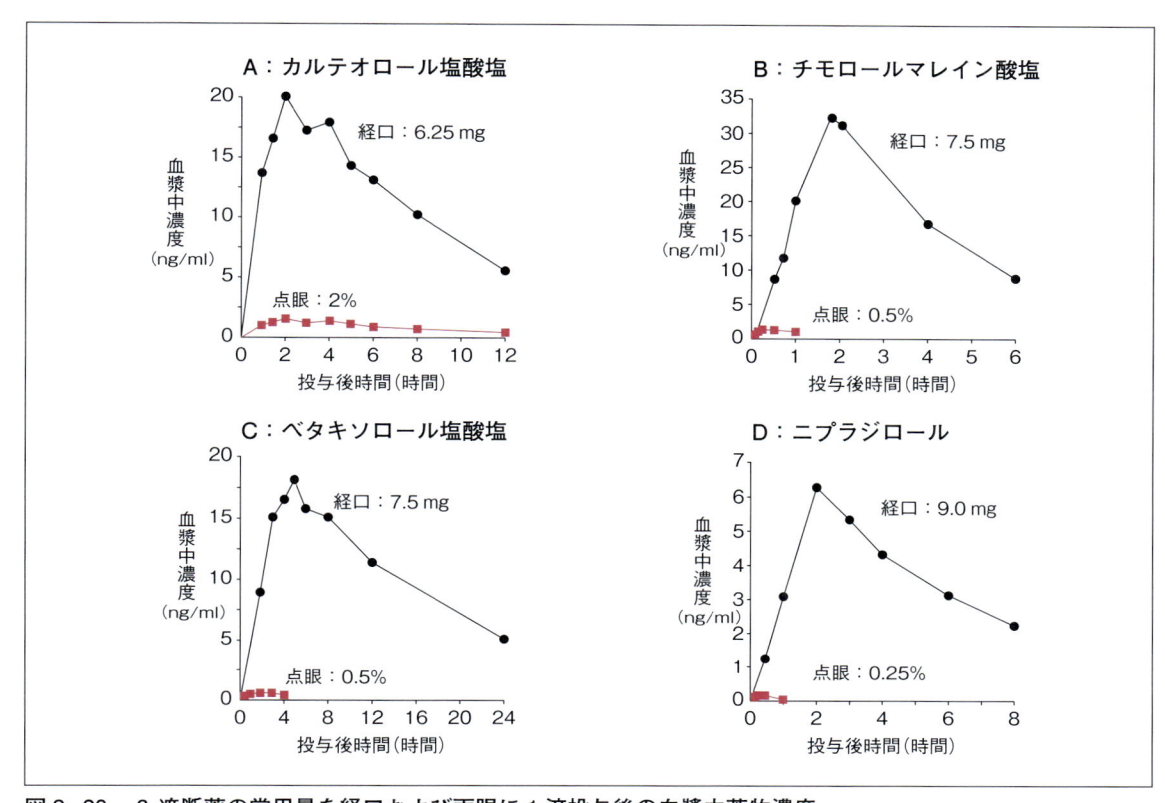

図9-20 β遮断薬の常用量を経口および両眼に1滴投与後の血漿中薬物濃度
(Yamada Y, Takayanagi R, Tsuchiya K, et al：Assessment of systemic adverse reactions induced by ophthalmic β-adrenergic receptor antagonists. J Ocul Pharmacol Ther 17(3)：235-248, 2001)

回通過効果を受けることなく血中へ移行するため，点眼後のアベイラビリティは良好であることが知られている．チモロールマレイン酸塩などの点眼液を常用量で点眼投与したときの血漿中薬物濃度推移を，経口投与時のそれと比較して図9-20に示した．

チモロールマレイン酸塩を両眼に1滴点眼投与後の血漿中薬物濃度推移は，循環器疾患に用いる経口常用量投与後の血漿中薬物濃度推移に比べて非常に低く，この値からでは全身性副作用の危険性を評価するのは難しい．それよりは，全身性副作用は起こりえないと誤解してしまうおそれがある．それでは，血漿中薬物濃度よりも良い効果の指標となりえる受容体結合占有率はどうなっているのであろうか．われわれが算出した受容体結合占有率の結果を図9-21に示した．

受容体結合占有率の時間推移は，血漿中濃度推移のデータと比べて経口投与時と点眼投与時の値が接近しており，点眼後のチモロールの最高受容体結合占有率は$β_1$受容体が60％，$β_2$受容体が80％以上と薬理作用を発現するのに十分な受容体結合を示していることが推測される．また，血漿中濃度の立ち上がりが早いため，受容体への結合も早くなっている．したがって，点眼投与後の血漿中薬物濃度は極端に低くても，受容体を占有するには十分な濃度であり，さらに立ち上がりが早いために，一過的に全身性の副作用を誘発する危険性があることが考えられる．

なぜこのような低い薬物濃度で，このように大きな受容体結合占有率が得られるのか，非選択性β遮断薬の血漿中薬物濃度と受容体結合占有率の関係のシミュレーション結果を図9-22に示した．β遮断薬を経口投与で狭心症あるいは頻脈性不整脈の治療に用いた場合の，平均$β_1$受容体結

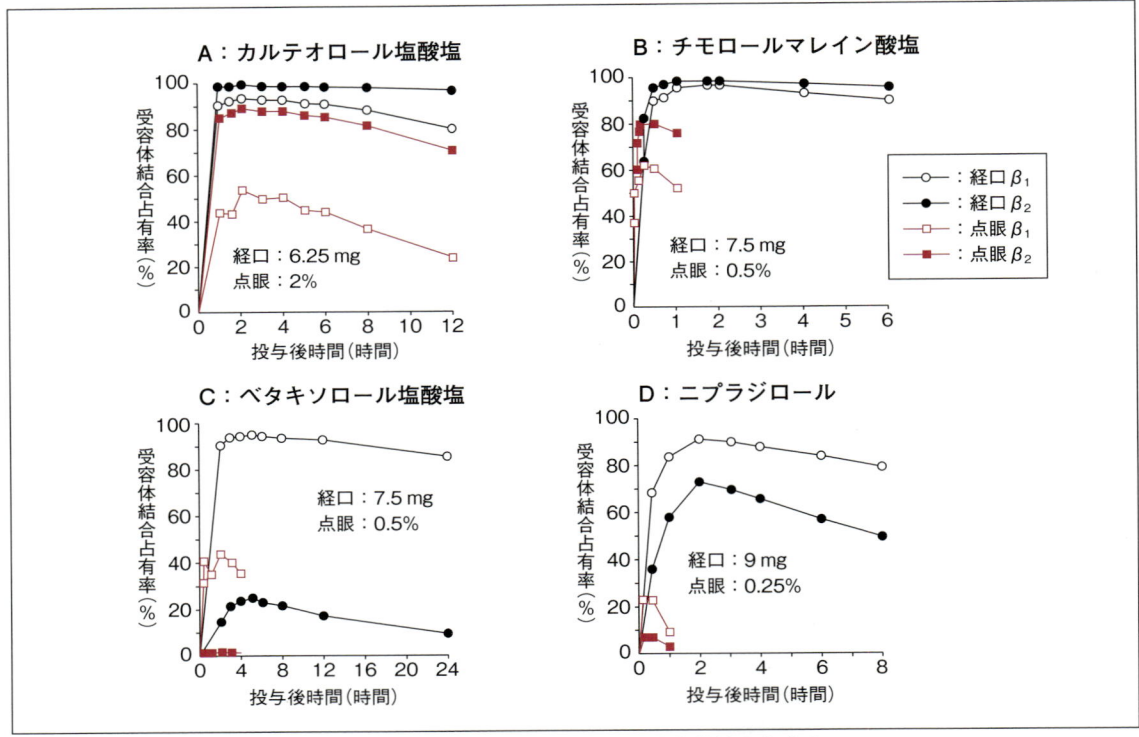

図9-21　β遮断薬の常用量を経口および両眼に1滴投与後の受容体結合占有率
(Yamada Y, Takayanagi R, Tsuchiya K, et al : Assessment of systemic adverse reactions induced by ophthalmic β-adrenergic receptor antagonists. J Ocul Pharmacol Ther 17(3) : 235-248, 2001)

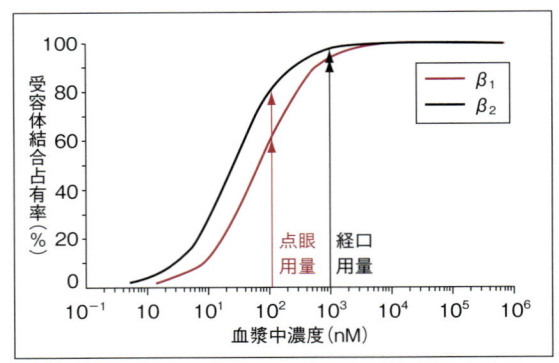

図9-22　非選択性β遮断薬の受容体結合占有率と血漿中濃度との関係

合占有率として85％の値が得られるときの用量と，点眼投与での用量がその1/10と仮定したときの受容体結合占有率を矢印で示してある．点眼投与の用量が，経口投与の1/10と低いにも関わらず，受容体を十分に遮断していることが示されている．このように，血漿中濃度と受容体結合占有率との関係が直線関係ではないため，濃度範囲によってさまざまな様相を示すことに注意が必要である．そのため，今回の例のように，血漿中薬物濃度が非常に低くても，受容体へ結合するには未だ十分な濃度であり，血漿中濃度からの判断では思わぬ副作用を起こす原因となることがあるのである．

3）持続性製剤でも全身性副作用には通常製剤と同様の注意が必要

チモロールマレイン酸塩の普通製剤の臨床試験において，徐脈などの不整脈が0.98％にみられている．持続性製剤でも，徐脈が0.55％と報告されている．このように，持続性製剤でも全身性副作用の危険性は明らかに低下していない．実際，われわれが行った臨床試験でも，図9-23に示すように持続性製剤（リズモン®TG）は普通製剤（リズモン®）と比べて有意な血漿中濃度の低下は示しているが，受容体結合占有率あるいは全身性副作用の面からみてみると，図9-24に示すように大

きな差は得られていない．したがって徐放性製剤の点眼液でも，従来の普通製剤と同様の注意が必要である．

7 治験薬の投与計画の評価

a 治験薬の初回投与量の設定

治験薬において，ヒト初回投与試験(first in human trial)を行う際の用量設定は，安全性確保の面からも非常に重要である．*in vitro* 実験や動物実験のデータから，ヒトの用量を推定しなくてはならないので，この見積もりが正確にできることが重要である．

ここで，ヒト初回投与試験において，薬剤評価学の適用を考えてみる．すでに，同種同効薬が市販されている場合には，上述のように効果器への薬物の結合占有率などを共通尺度として考えれば，ヒトでの用量を理論的に評価できると考えられる．一方，初めての薬理作用を有する新医薬品ではどうであろうか．臨床において至適な用量を薬剤評価学の手法を用いて設定することは難しいが，効果器への薬物の結合占有率を求めることに

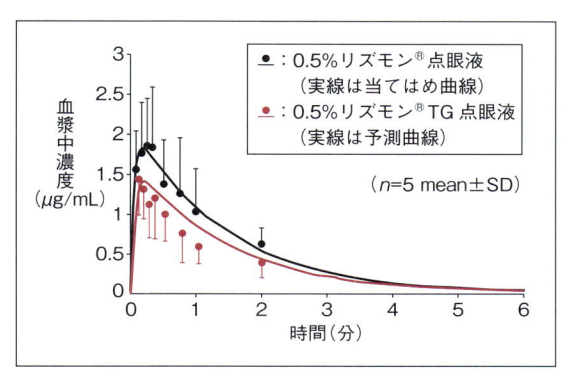

図9-23 0.5％チモロールマレイン酸塩の水性点眼液および持続性点眼液を両眼に1滴点眼投与後の血漿中濃度推移

〔Ohno Y, Yamada Y, Takayanagi, et al：Pharmacokinetic and pharmacodynamic analysis of systemic effect of topically applied timolol maleate ophthalmic gelling vehicle(Rysmon® TG). Curr Eye Res 30(4)：319-328, 2009〕

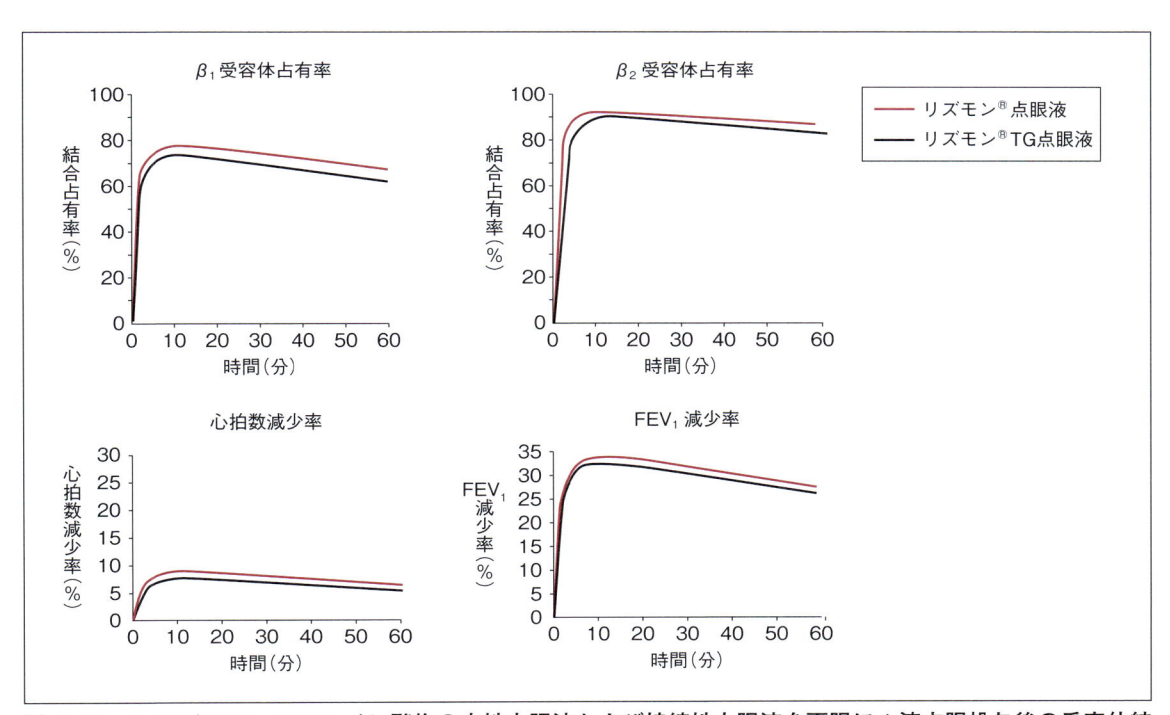

図9-24 0.5％チモロールマレイン酸塩の水性点眼液および持続性点眼液を両眼に1滴点眼投与後の受容体結合占有率と全身作用の予測値

〔Ohno Y, Yamada Y, Takayanagi, et al：Pharmacokinetic and pharmacodynamic analysis of systemic effect of topically applied timolol maleate ophthalmic gelling vehicle(Rysmon® TG). Curr Eye Res 30(4)：319-328, 2009〕

$$\Phi_{TGN1412} = \frac{C^f}{C^f + K_d} \times 100$$

$$C = \frac{D}{V_d} = \frac{7\text{ mg} \times \frac{10^6}{1.5 \times 10^5}}{2.5\text{ L}} \fallingdotseq 18.7\text{ nM}$$

$$f_p = 1 (仮定)$$

$$C^f = 18.7\text{ nM} \times 1 = 18.7\text{ nM}$$

$$\Phi = \frac{18.7}{18.7 + 1.88} \times 100 = 90.9\%$$

図9-25　TGN1412 0.1 mg/kg投与時の受容体結合占有率

より，理論的な考察を加えることができる．

ここでは，抗体医薬品であるTGN 1412のヒト初回投与試験について，薬剤評価学を用いて考察する．

1) 抗体医薬 TGN 1412 の初回投与量の設定

ロンドン近郊の病院において2006年3月に実施された完全ヒト化抗CD28モノクローナル抗体であるTGN 1412の第一相試験において，治験薬を投与された8人中プラセボ投与の2人を除く6人全員が，投与直後から全身の痛みや強い吐き気，呼吸困難を訴え，重篤なサイトカイン・ストームを引き起こした[11]．そして，多臓器不全に陥り，一時は全員が集中治療室に搬送されるという重大な事件が起こった．

TGN 1412は，T細胞表面のCD28に結合するスーパーアゴニスト抗体であり，T細胞受容体に対する抗原特異的な刺激がなくても，単独でT細胞を活性化することができる薬物である．このように，免疫系にアゴニストとして作用する薬剤を最初にヒトに投与するときは，きわめて慎重にヒト初回投与試験を行う必要性が示された．

2) 初回投与量の検証

臨床試験における初回投与量設定方法はNOAEL（no observable adverse effect level；無毒性量）およびNOEL（no observable effect level；無影響量）に基づいてなされてきた．TGN 1412の場合も同様に検討され，実際の初回投与量は0.1 mg/kgであった．TGN 1412の場合，カニクイザルの28日間反復（間欠）投与試験の結果から，FDAのガイダンスに則り，最大推奨用量（MRSD）を設定している．まず，NOAEL＝50 mg/kgを定め，その値からヒト相当する投与量を体表面積から換算してHED＝16 mg/kgを求め〔HED＝50 mg/kg÷3.1（体表面積換算計数）〕，10倍の安全係数をかけて最大推奨用量（MRSD）＝1.6 mg/kgを設定している．そして，実際の投与量は，さらに16倍の安全係数をかけて，0.1 mg/kgに設定している[12]．しかし，この場合，薬物動態学あるいは薬力学に関する種差は考慮されていない．それでは，この用量を投与したときの，受容体結合占有率を算出してみる．

受容体結合占有率は，図9-25に示す式で算出される．TGN 1412の受容体への結合親和性としてのK_d値は1.88 nMである．血漿中薬物濃度は，体重70 kgとしたときの投与量，TGN 1412の分子量150,000，分子量の大きい抗体医薬品であるので血漿にしか分布しないと仮定したときの分布容積2.5 Lから計算すると，18.7 nMとなる．また，抗体医薬品であるので，血漿中蛋白質には結合しないと仮定すると，受容体に結合可能な薬物濃度は18.7 nMとなる．これらの値から受容体結合占有率を算出すると90.9%となる．TGN 1412はスーパーアゴニストなので，第3章で述べたようにアゴニストの場合少ない受容体結合占有率で効果が発揮されると考えると，臨床において十分な作用が発揮される用量と考えることができる（図9-25）．

一方，最小予測生物学的影響量（minimum anticipated biological effect level：MABEL）から初回投与量を算出したほうがよいという意見もある．このMABELとは，用量反応曲線の立ち上がりの用量あるいは濃度であり，NOAELとは異なり薬理学的作用を基準とした指標となる（図9-26）．

このMABELから，初回投与量を算出してみる．ヒト細胞を用いた*in vitro*実験において，作用が発現し始める濃度は0.03〜0.1 μg/mLである（図9-27）．そこで，この濃度と同じ血漿中濃度が得られる用量を逆算すると，0.001〜0.003 mg/kgとなる（図9-28）．

この投与量の時の，受容体結合占有率を算出してみると，8.2〜23.0%となり，NOAELからの算

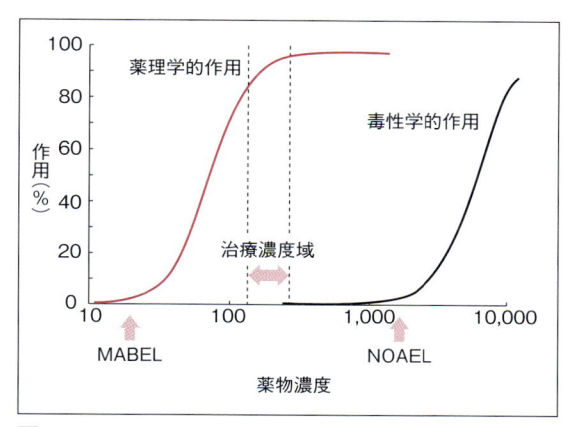

図9-26 MABELとNOAELの概念図

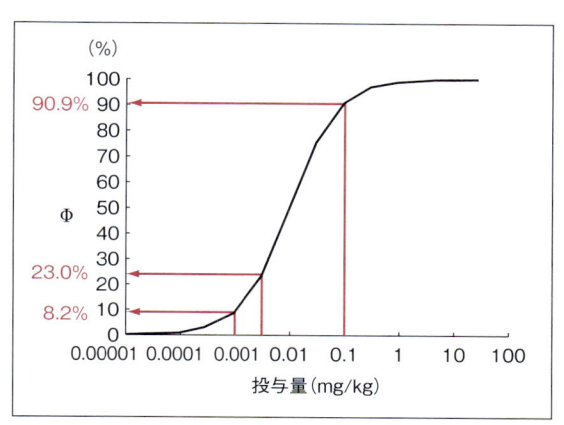

図9-29 TGN 1412の投与量と受容体結合占有率の関係

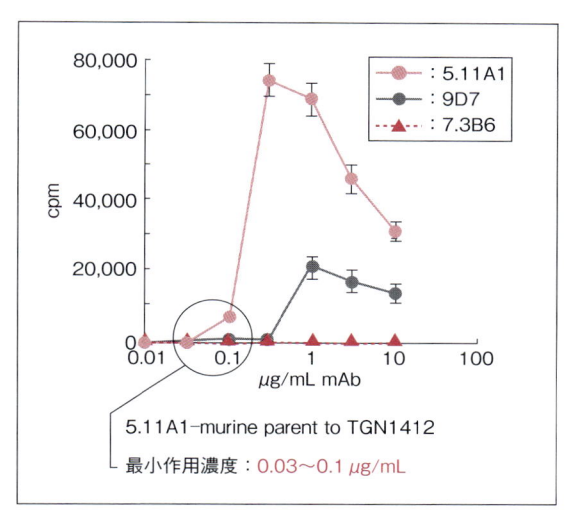

図9-27 抗CD28モノクローナル抗体のヒト細胞を用いた *in vitro* 実験データ
(Lühder F, Huang Y, Dennehy KM, et al：Topological requirements and signalling properties of T cell-activating, anti-CD28 antibody superagonists. J Exp Med 197(8)：955-966, 2003)

5.11A1-murine parent to TGN1412
最小作用濃度：0.03〜0.1 μg/mL

$$C_{max} = \frac{F \cdot D}{V_d}$$

$F = 1$（静注）

$$C_{max} = \frac{D}{V_d}$$

$D = C_{max} \times V_d$
$\quad = 0.03 \sim 0.1\ \mu g/mL \times 2,500\ mL$
$\quad = 75 \sim 250\ \mu g$
$\quad = 0.075 \sim 0.25\ mg$（体重当たり $\approx 0.001 \sim 0.003\ mg/kg$）

図9-28 MABELからのTGN 1412投与量の算出

出値よりも非常に低い（図9-29）．

このように，臨床試験における初回投与量の設定においても，薬剤評価学に基づく評価が有用と考えられる．

参考文献

1) Yamada Y, Ito K, Nakamura K, et al：Prediction of therapeutic doses of beta-adrenergic receptor block-ing agents based on quantitative structure-pharmacokinetic/pharmacodynamic relationship. Biol Pharm Bull 16：1251-1259, 1993
2) Yasuhara M, Fujiwara J, Kitade S, et al：Effect of altered plasma protein binding on pharmacokinetics and pharmacodynamics of propranolol in rat after surgery：Role of alpha 1 acid glycoprotein. J Pharmacol Exp Ther 235：513-520, 1985
3) Wellstein A, Palm D, Belz GG, et al：Receptor binding characteristics and pharmacokinetic properties as a tool for the prediction of clinical effects of β-blockers. Arzneimittelforschung 35：2-6, 1985
4) Wellstein A, Palm D, Pitschner HF, et al：Receptor binding of propranolol is the missing link between plasma concentration kinetics and the effect time course in man. Eur J Clin Pharmacol 29：131-147, 1985
5) 高柳理早, 山田安彦：α-グルコシダーゼ阻害薬の薬剤評価. カレントテラピー, 特別号：88-93, 2006
6) 清水孝子, 山田安彦, 山本康次郎, 他：塩酸サルポグレラートによる血小板凝集抑制作用の速度論的解析とその処方設計への応用. 未変化体および活性代謝物(M)の血小板膜上 5-HT_2 受容体への可逆的阻害を考慮した PK/PD モデルの構築. 薬学雑誌 119(11)：850-860, 1999
7) Takayanagi R, Mizushima H, Yamada Y, et al：analysis of pharmacological effects of drugs used for treat-

ment of urinary disturbance based on anticholinergic and smooth muscle-relaxing effects. Biol Pharm Bull 30：129-300, 2007
8) Furuya Y, Yamada Y, Takayanagi R, et al：Theory based analsis of anti-inflammatory effect of infliximab on Crohn's disease. Drug Metab Pharmacokinet 22：20-25, 2007
9) Yamada Y, Takayanagi R, Tsuchiya K, et al：Assessment of systemic adverse reactions induced by ophthalmic β-adrenergic receptor antagonists. J Ocul Pharmacol Ther 17(3)：235-248, 2001
10) Ohno Y, Yamada Y, Takayanagi, et al：Pharmacokinetic and pharmacodynamic analysis of systemic effect of topically applied timolol maleate ophthalmic gelling vehicle (Rysmon TG®). Curr Eye Res 30(4)：319-328, 2009
11) Suntharalingam G, Perry MR, Ward S, et al：Cytokine storm in a phase 1 traial of the anti-CD28 monoclonal antibody TGN1412. N Engl J Med 355(10)：1018-1028；2006
12) Gordon WD：Expert Scientific Group on Phase One Clinical Trials Finals Report. The Stationery Office, 2006
13) Lühder F, Huang Y, Dennehy KM, et al：Topological requirements and signalling properties of T cell-activating, anti-CD28 antibody superagonists. J Exp Med 197(8)：955-966, 2003

B 薬剤疫学に基づく情報評価・構築

本節では，薬剤疫学研究による情報評価・構築の重要な方法論として，大規模臨床試験の実例を紹介する．アロマターゼ阻害薬であるアナストロゾールの乳癌の術後補助化学療法の臨床研究と，アスピリンが心血管イベントを予防するかを調べたPhysicians' Health Studyの2つの事例を紹介し，高い価値のあるエビデンスを生み出すためにどのような工夫がなされていたかについて解説する．

1 大規模臨床試験

a アナストロゾール

乳癌の術後補助化学療法としては，現在ではエストロゲン受容体の拮抗薬であるタモキシフェンクエン酸塩（ノルバデックス®）が標準的に用いられるようになっている．これに対し，アナストロゾール（アリミデックス®）は第三世代の非常に選択性の高い，アロマターゼ阻害薬である．アロマターゼは，アンドロゲンをエストロゲンに変換する律速酵素で，これを阻害することにより，エストロゲン濃度を抑えることができる．

タモキシフェンとアナストロゾールの延命効果を比較するために大規模長期無作為化二重盲検臨床試験が行われた．アナストロゾール群（A），タモキシフェン群（T），併用群（C）の3群を設けて，各群で3,100例以上の患者を登録し，全体で9,366例を登録している．

エンドポイント（評価指標）として，無再発生存時間を用い，3年時点の生存率を比較している．実薬であるエストロゲンとの比較研究であり，それほど大きな違いがないと予想されたため，このように大規模な症例数が必要になった．

またこれだけ多くの患者を1つの国で集めるのは困難だったため，23地域にまたがる多国籍臨床研究となった．以下では，ATAC（arimidex, tamoxifen alone or in combination）研究と略称する．ATAC研究ではアナストロゾール群（A）の無再発生存時間が，タモキシフェン群（T）と併用群（C）のそれぞれと比べて有意に改善することが示された．

1) 無作為化割付の役割と方法

エビデンスとしての価値を評価する際に，最も重要なポイントは無作為化割付の有無と方法である．無作為化割付にはいくつかの役割がある．例えば，各群の例数が揃っていることが比較の精度を上げるためには望ましく，無作為化割付を行うことにより，各群の例数を均等化することができる．実際，無作為化割付を行った結果，ATAC研究では，A，T，Cの3群で，3,125，3,116，3,125症例とほぼ症例数が揃っていた．

ただし，最も重要な無作為化割付の役割は群間の比較可能性を保証することである．すなわち，薬剤の投与以外のすべての要因が比較する群間で揃っていれば，群間に違いがあれば薬剤の効果に

起因すると断定できる．しかしながら，もし生存時間や治療効果に重要な影響を与える乳癌のステージや，エストロゲン受容体の有無などの予後因子の分布が群間で異なっていたとすると，生存時間の違いが薬剤によるのか，それともほかの因子によるのかが判別できない．薬剤効果の有無を調べるためには，群間の比較可能性が保証されなくてはならない．

観察研究の最大の弱点はこの比較可能性が保証できない点にある．例えば，自由に治療法を選択すれば，併用群に，ステージの重い患者が偏ってしまうことは想像に難くない．これに対し，無作為化割付を行えば，群間で予後因子の分布が確率的に揃うことが期待できる．ただし注意しなければならないのは無作為化割付には多くの方法が存在し，適切な方法を選択しなくてはならない．

ATAC研究ではサイズ6のブロック割付を行っている．これは1つのブロックに，A，T，Cを2回含む配列をコンピュータで無作為に発生させ，あらかじめ施設に薬剤を搬入し，患者の登録された順に配列に従い割付を決定するものである．この研究は23地域をカバーする多国籍臨床研究であり，地域間では時差も存在する．また地域間で医療環境も異なっている．したがって管理上の問題，地域間差の存在を考慮して，局所的なバランスが保証されるブロック割付を採用している．

この例では，6例登録されれば，各群2例ずつ割り付けられバランスがとれる．ただし，ブロック割付を行うと，割付が予見できる場合が出てくる．ATAC研究は，すべて実薬なのであまり心配ないが，プラセボ（P）を含む場合や薬剤に特徴的な副作用があると，登録後に割付群が予想できる場合がある．例えば，プラセボと実薬の2群試験でブロックサイズが4の場合を想定し，効果がないことから，最初の2例がプラセボであることが予見できたとしよう．このとき，3，4症例目は実薬であることがわかるので，重症度の高い患者が選択されやすくなるなどの選択バイアスが生じる可能性がある．

このような予見性を避けるためには，ある程度ブロックサイズを長くする必要がある．ただしブロックサイズを長くするとバランスはとりにくくなる．また，予見できないようにブロックサイズを可変にしたり，ブロックサイズがいくつであるかを試験に参加する医師にマスクするなどの工夫がなされることもある．このように無作為化割付の方法を実際に適用する場合には，さまざまな工夫が必要であり，本来の目的を果たすために適切な手順が用いられているかを確認する必要がある．

ある因子について積極的にバランスをとりたい場合は，層別割付や最小化法などの特別な方法が必要であり，目的に合った割付方法が用いられているかに注意を払う必要がある．実際に無作為化割付がうまく機能し，群間で比較可能性があることを保証するために，通常は，性別・年齢などの人口統計学的因子，疾患のステージなどの重要な予後因子の群ごとの分布を示し，群間で偏りがないか検討した結果が示される．

ATAC研究論文でも，11項目の背景因子の各群の分布が表として示されていた．無作為化割付を行ったとしても，適切な方法と手順が用いられなければ，偏りが生じてしまう可能性がある．また多くの背景因子が存在すると，偶然的な変動によって群間で偏りが生じるものが出てきてしまう．このようなケースでは次善の策として，偏りが結論に及ぼす影響を調べるために，背景因子で調整した解析を行うことになる．ATAC研究論文では調整した解析としてCox回帰を行ったとの記述があった．

2）ITT解析

ATAC研究では，無再発生存時間についてのログランク検定が主要な解析である．原論文には解析方法が，次のように記述されている．

"The data were analysed for disease-free survival on all randomised patients (including protocol violators) on an intention-to-treat basis by use of the log-rank test without adjustment for prognostic factors"

表 9-8　解析対象集団の例

```
100人の癌患者を2群に無作為化割付
化学療法群　完全例50人，不完全例0人
手術群　　　完全例36人，不完全例14人
            9人：拒否→化学療法群
            5人：手術後悪化→化学療法追加
2群間比較をどのように行うべきか
(1) 64-36　(2) 59-36　(3) 50-36　(4) 50-50
```

　ATAC研究では9,366人が無作為化割付されたが，このうち125例が不適格例であった．また，136例が併用薬違反や，コンプライアンス不良などによるプロトコール不遵守例であった．この不適格・プロトコール不遵守例を含めたすべての無作為化された患者について解析を行ったことが明記されていた．不適格例を含めたのでは対象とする疾患や病態以外の患者が入り，薬効が期待できない可能性がある．またプロトコール不遵守例を含めれば，ノイズが入って治療効果が正しく評価できない．投薬が不十分なコンプライアンス不良例を含めると，治療効果が薄められ有意差が出にくくなる可能性が大きい．しかしながら，このような無作為化割付を行ったすべての症例を対象とする解析はITT (intention-to-treat) と呼ばれ，統計の専門家が推奨する解析法である．その理由について，具体的に表9-8の例に基づいて考えてみる．

　100人の癌患者を化学療法群と手術群に50人ずつ無作為に割り付け，予後を比較したとする．しかしながら手術群には14人の不完全例が生じてしまった．内訳をみると14人中9人は，手術群に割り付けられたものの，患者が手術を拒否し，実際には化学療法を受けた．残りの5人については，手術を受けたものの悪化して後に化学療法も施され，結局，手術と化学療法の両方を受けている．このような不完全例が存在する場合，手術と化学療法の成績の違いを評価するためには，どのような比較が望ましいだろうか(表9-8)．いくつかの選択肢が考えられる．

　例えば，手術群の不完全例14人は最終的に化学療法を受けており，化学療法を受けた患者は，もともと化学療法群に割り付けられた50人と合わせて64人である．この64人と化学療法を受けなかった36人を比較するのが(1)の比較である．

　不完全例のうち手術と化学療法を両方受けている5人は，2つの治療法のどちらが予後に影響を与えたかを判断するのが困難である．したがって，この5人を除いて化学療法のみを受けた59人と，手術のみだった36人を比べるのが(2)の比較である．実際に患者が受けた治療に基づいているので，臨床医に対しては説得力がある比較である．

　3番目の選択肢は，不完全例は評価が難しいので除き，完全例同士の50人と36人の比較である．

　最後の選択肢は，割付に従って，50人と50人ですべての患者を用いた比較である．

　この方法は常識的に考えると明らかにおかしな比較である．すなわち手術を受けなかった患者を，手術群に含めてしまっている．このような比較では，手術に延命効果があっても手術を受けてない人を手術群に含めることによって手術の効果が薄められてしまう．ところが，(4)の比較はITT解析と呼ばれ，ある意味で，統計学的な妥当性を有している．これはどうしてだろうか．

　実は一見して合理的にみえる(2)，(3)の比較では，バイアスが入ってくる可能性がある．不完全例のうち9人は手術を拒否しているが，拒否するには何らかの理由があるはずである．高齢であるとか，体力に自信がなかったなどの可能性が高いわけである．

　したがって，手術拒否例については，もともと予後の悪い可能性が強く，これらを手術群から除いてしまうと，手術の成績は不当によく評価されてしまう．手術後悪化した5人については，影響はさらに深刻である．手術群から悪化した患者を除外したり，化学療法群に入れてしまえば，手術の成績はよくなって当たり前である．ITTの解析では，このようなバイアスを避けることができる(表9-9)．

　ITTの解析では，4つの比較法の中で，最も用

表9-9　ITT解析の意義

1) バイアスの入らない解析
2) 例数を増やして精度を高める解析
3) 検定結果は常に妥当，有意水準を保持．帰無仮説の下では同一集団とみなさる
4) 対立仮説の下では，保守的で有意になりにくくなる
5) 治療法ではなく，治療方針間の比較

いる例数が多い．ITT解析の1つの意義は，比較に用いる例数をなるべく増やして，統計的精度を上げることである．またITTで解析する限りは，検定結果は常に妥当で，言い換えればITT解析の意義は，検定の有意水準を保持することにある．

すべての検定の結果はp値で表すことができ，p値は比較する2群間に本当は差がない（帰無仮説）ときに，偶然で得られたデータ以上の差が生じる確率を意味する．したがってp値が小さいときは，帰無仮説が正しい可能性は低いとして，2つの群で差があるという結論を下す．このように検定では帰無仮説の妥当性をp値によって評価する．帰無仮説が正しいときには，手術と化学療法のいずれの治療法を選択しても予後が等しく，本来手術を受ける予定の人が化学療法を受けたとしても結果は変わらないはずである．

2つの群を合わせた100人は1つの集団とみなすことができ，これを無作為に2群に割り付けたことを検定のk値計算の土俵にするので，ITTの解析では，帰無仮説については常に偏りのない評価ができ，このため検定の有意水準は保持される．

これに対し対立仮説が正しい場合，すなわち2種類の治療法で成績に差がある場合には，ITTの解析では，実際に受けた治療法を無視して，割付に従って比較するので，不完全例が生じた場合，2つの群の差は縮まる傾向になり，有意に出にくくなる．この性質は評価法として，ある意味で合理的である．

不完全例が多くなるのは，研究計画に不備があるか，研究の実施が適切になされなかったことを意味するので，そのときにはペナルティを科し，有意に出にくくするのは，研究を評価する側には望ましい性質である．

またITT解析には，実地医療の中での治療法の評価という意味合いもある．実地医療の中では，最初に手術あるいは化学療法を行うという方針を立てたとしても，実際には患者が治療を拒否したり，最初に予定してなかった治療を追加することも珍しくない．実際に患者が受けた治療法そのものではなく，最初に立てた治療方針間で，最終的にどちらの治療の成績が優れていたか評価するのがITTの解析である．

解析集団選択の詳細についてはICH統計ガイドラインを参照されたい．このガイドラインではITTと代わりにFAS（full analysis set）という用語を新たに作成している．ITTでは文字どおり無作為化されたすべての患者を対象にすることになるが，さすがに1回も治療を受けていない患者を治療群に含めて解析するのは科学的な常識に反する．また，データが測定されてない患者を解析に含めることはできない．ITTから，このような不完全例を除いて，解析に用いる集団の中では最も症例数が多い集団ということで，full analysis setという名前がつけられている．

b アスピリン

アスピリンは，ドイツのバイエル社が1897年に開発して以来，解熱・鎮痛・抗炎症薬として長い間使用され続けている薬剤である．近年では低用量アスピリンの抗血小板作用が注目されており，血栓性疾患の予防や治療に使用されることが多くなっている．1970年代後半からは，アスピリンの副次的な効果にスポットライトが当たりはじめ，1978年，米国の研究グループが，アスピリンが血小板の凝集を抑制する作用を解明した．臨床面でも心筋梗塞や脳卒中の再発率や死亡率を大幅に減少することが実証され，アスピリンは「新たなる可能性を秘めた薬」として注目を集めている．

表9-10 Physicians' Health Study のデザイン

1 プラセボ (5,500)	3 アスピリン (5,500)
2 βカロチン (5,500)	4 アスピリン＋βカロチン (5,500)

表9-11 Physicians' Health Study のもたらす情報

プラセボ (11,000)	アスピリン (11,000)
プラセボ (11,000)	βカロチン (11,000)

1988年には，約22,000人の健常な医師が自ら被験者となった大規模プロジェクト「Physicians' Health Study」が，「アスピリンは心臓発作の危険性を大きく低下させる」という報告を発表，『アスピリンの新発見』という見出しがニューズウィーク誌の表紙を飾った．そして1996年にはFDA（米国食品医薬品局）が「急性心筋梗塞の疑いがある場合，投与するべき薬」の1つにアスピリンを推奨している．

第4章（104頁）では，2値データの薬効評価の指標を計算する例題として「Physicians' Health Study」を紹介したが，実はこの研究ではアスピリンが心血管イベントを減少させるかという仮説と同時にβカロチンが癌の発生を減少させるかについても検討している．研究デザインとして無作為化割付，プラセボ対照，二重盲検の2×2の要因実験を採用し，約22,000人の開業医を対象としたことから，「Physicians' Health Study」と呼ばれる．この研究では，プラセボ，アスピリン，βカロチン，アスピリン＋βカロチンの4群に無作為に対象者は割り付けられた（表9-10）．

このデザインは実験計画法でいうところの2×2の要因実験と呼ばれるデザインであり，1つの研究でアスピリンとβカロチンの効果が同時に検討できるようにこのデザインが採用された．

アスピリンの効果を調べるためには，アスピリンの投与された3，4群と，投与されなかった1，2群の心血管イベント発生率を比較し，その結果，第4章（106頁）で示したように，アスピリン投与群では相対リスクが0.550で95%の信頼区間が0.434～0.698と有意に発生率が低下した．同様にβカロチンの効果を調べるために，βカロチンが投与された2，4群と，投与されなかった1，3群の癌の発生率を比較したが有意差がなかった．

このような要因実験では，ある前提の下で，大変効率のよいデザインとなる．結局，アスピリンの相対リスクを求めるには，アスピリンの投与された約11,000人と投与されなかった11,000人の心血管イベント発生率が比較されている．βカロチンの相対リスクを求める際にも，分子と分母を合わせると22,000人の情報が用いられている．この要因実験のもたらす情報は表9-11に示す2試験分の情報に相当する．

上記で述べたとおりβカロチンに癌の予防効果がなかったことから，βカロチン投与群と非投与群を合わせて，アスピリンの効果を検討した．

「Physicians' Health Study」は健康な医師を対象とした研究なので，再発予防研究とは異なり心血管イベントと癌の発生率は高くはなく，薬剤の効果を証明するには大規模な臨床研究を行う必要があった．当然2万人を超える大規模臨床試験を行えば，莫大な費用が必要である．「Physicians' Health Study」は要因実験のデザインを採用することにより，2群の大規模プラセボ対照試験2つ分の情報をもたらした．このような要因実験を可能にするためにはいくつかの前提が必要である．

① 心血管イベントと癌の両方を発症する人はほとんど無視できるくらい少ない．
② βカロチンは心血管イベントの発生に関連しない．
③ アスピリンは癌の発生に関連しない．
④ アスピリンとβカロチンには交互作用が存在しない．

このようにいくつかの前提は必要であるが，要因実験を用いれば，1つの実験でより多くの情報を得ることが可能になる．

2 メタアナリシス

本節ではEBMを実現する上で，最も価値が高いと考えられる研究の方法論であるメタアナリシスの詳細とその問題点，特に公表バイアスについて解説する．

a メタアナリシスの歴史と現状

系統的レビュー（systematic review）とは従来の総説論文（review）に似ているが，その過程を系統的に行ったものである．すなわち参考にした論文の収集法を明確にし，それらの論文の評価法を明示し，個々の論文の結果を総合的に評価するための方法を示し，客観的に行った総説が系統的レビューである．したがって従来の総説よりテーマが明確であることが多い．

一方，メタアナリシス（meta-analysis）をタイトルにつけた研究論文も最近では珍しくなくなってきた．広い意味では，系統的レビューもメタアナリシスに入れることができる．狭い意味でいうと，系統的レビューの一部分，すなわち個々の論文の結果を統合するための統計解析がメタアナリシスである．メタアナリシスという用語は，「primary-analysis → secondary-analysis → meta-analysis」という流れで登場した．簡単にいえば，いくつかの類似した研究を併合して，総合的な評価を下すための方法論である．各研究の解析結果をもう一度解析するので，「analysis of analysis」ともいえる．

歴史的には医学分野への応用は，欧米を中心に1980年代より数多くなされはじめ，メタアナリシスの総説論文をSimonがまとめ，早期乳癌の治療に対するタモキシフェンの有効性をメタアナリシスによって評価したことによって一躍有名になった．またメタアナリシスを組織的，継続的に行うための組織として英国のコクランセンターが1993年に開設され，大腸癌の治療法，抗血小板療法，線溶療法などについては，すでにメタアナリシスの結果が公表されている．全世界の研究者がデータを持ち寄って，分担・共同作業を行う．しかも重要なことは，コクランセンターでは，これらの総合評価の結果を時代とともに更新する体制をとっている点である．コクランセンターの行ったメタアナリシスの結果については，コクランライブラリーとして http://www.update-software.com/cochrane から入手可能である．またCDとしても入手可能である．

医学分野では，最近メタアナリシスの数が爆発的に増大している．Lauらは1970年代にはわずか16件のメタアナリシスが発表されたにすぎなかったのが，1980年代には279件，1990年から1992年にかけては134件，1996年だけで500件以上が発表されていることを報告している．筆者らが医薬文献の最大のデータベースMedlineで「meta-analysis」をキーワードとして検索した結果，1996年では833件だったものが10年後の2005年には3,116件と約4倍に増加していた．キーワードに「meta-analysis」という単語を含んでいる論文を検索したので，メタアナリシスについての方法論的論文も含まれているが，メタアナリシスに関する関心が医学分野で高まっているのは疑いのないところである（図9-30）．

第3章（67頁）で述べたようにEBMの流れが浸透するなかで，現在では複数の無作為化比較試験のメタアナリシスが，科学的証拠能力が最も高いとされているためである．

医学研究におけるメタアナリシスの意義は，1つの医学上の問題に対し独立に複数行われた研究を統計学的に併合することによって，サンプルサイズの制約のため単独の研究では立証しにくい以下の問題に答えることである．

①治療効果についてより精度の高い推定値を得る．
②あらかじめ設定したサブグループでの治療効果を評価する．
③個別の研究では検出力が不十分である副次的な評価指標について効果を評価する．
④特定のサブグループにおける安全性あるいは，頻度の少ないまれな副作用発現率を精度高く評価する．

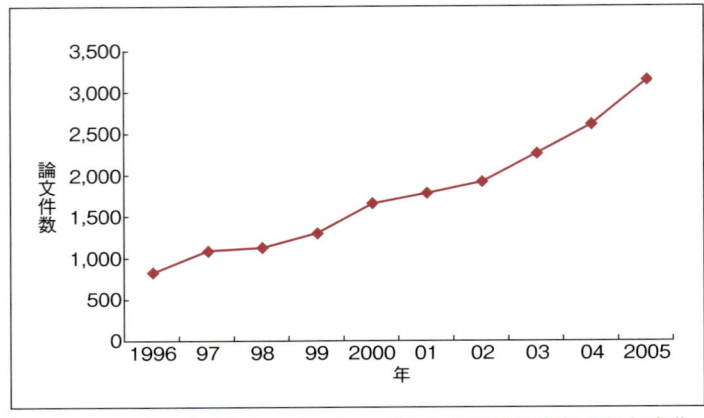

図9-30　メタアナリシスをキーワードとした医学論文数の経年変化

⑤ 効果の研究間の変動について評価することによって，効果の一般化可能性について検討する．

本項ではメタアナリシスを理解する上で最低限必要な数理について b で述べ， c ではメタアナリシスを行う上で，非常に重要な問題である公表バイアスの分類と現状について触れ， d で公表バイアスに対する方法論の歴史と現在までの研究結果について報告し， e では公表バイアスに関する展望について述べる．

b メタアナリシスの数理

メタアナリシスで統合効果を推定するためのアプローチは，固定効果モデル（fixed-effect model）と変量効果モデル（random-effect model）の大きく2つに分類できる．固定効果モデルは，各研究で真の効果の大きさは等しく，研究間で効果の推定値が異なるのは誤差的変動によるとみなす．変量効果モデルは，研究間で真の効果の大きさはある値を中心にして分布すると考える．

1) 固定効果モデル

K個の研究結果を統合する場合で説明する．

各研究で，2群の平均値の差，オッズ比，ハザード比などの効果の推定値が得られており，これを $M_k (k = 1, 2, \cdots, K)$ と表すことにする（オッズ比，ハザード比は通常対数変換してから効果を統合する）．本項では M_k の期待値 $E[M_k]=0$ のとき効果がなく，帰無仮説が成立することを想定する．K個の効果指標を統合するための素朴なアイデアは，M_k の算術平均を計算することである．各研究で症例数が大きく異ならないときは，この考えはそれほど悪くはないが，研究間で症例数が大きく違い，推定精度が異なる場合は，単純な算術平均ではなく，推定精度が高い研究には大きな重みを与え，低い研究には小さな重みを与える重み付き平均を計算するほうが合理的である．各研究に与える重みを W_k とすると，重み付き平均Mは(1)式で表すことができる．

$$M = \frac{\sum_{k=1}^{K} W_k \times M_k}{\sum_{k=1}^{K} W_k} \quad \cdots\cdots\cdots (1)$$

この重み付き平均が固定効果モデルでのメタアナリシスで推定する統合効果Mとなる．

問題はどのような重み W_k を与えるかであるが，一般には M_k の分散 V_k の逆数に比例するように W_k を定めると，統合効果の分散が ΣW_k 一定の下で最小になる．もし研究間で誤差的変動の大きさが等しく，等分散性が成り立てば，M_k の分散は，各研究の症例数 n_k の逆数に比例するので，W_k は症例数 n_k そのものに設定すればよい．

W_k を $\frac{1}{V_k}$ とした場合，統合効果の分散 $V[M]$ は簡単な数式演算により(2)式のようになること

が示される．

$$V[M] = \frac{1}{\sum_{k=1}^{K} W_k} = \frac{1}{\sum_{k=1}^{K} \frac{1}{V_k}} \quad \cdots\cdots\cdots\cdots\cdots (2)$$

V_kの小さな研究を収集する，または多くの研究を集めると$V[M]$の分母ΣW_kが大きくなるので，$V[M]$が小さく精度の高い推定を行うことができる．これがメタアナリシスの利点である．

Mと$V[M]$から統合効果の有意性検定のZ統計量を導き，またMの信頼区間を構成することができる．

$$Z = \frac{M}{\sqrt{V[M]}}, \quad 95\% \text{ CI}: M \pm Z_{\frac{\alpha}{2}}\sqrt{V[M]}$$

$$= M \pm Z_{\frac{\alpha}{2}}\sqrt{\frac{1}{\sum_{k=1}^{K} W_k}} \quad \cdots\cdots\cdots\cdots\cdots (3)$$

正規近似を行う場合，Z統計量を，正規分布の%点と比較することによって検定を行うことができる．また$Z_{\alpha/2}$は正規分布の上側$\alpha/2$%点である．両側95%信頼区間を構成したい場合は，正規分布の上側2.5%点である1.96を用いればよい．

研究ごとに，効果の大きさM_kの2乗をその分散V_kで割ると，帰無仮説の下で自由度1のカイ2乗分布に従う統計量χ_k^2が構成できる．K個の独立な研究についてχ_k^2を足し合わせると，完全帰無仮説($E[M_k] = 0 (k = 1, 2, \cdots, K)$)の下で，自由度Kのカイ2乗分布に従う統計量$\chi^2$が導ける．この$\chi^2$は次のように分解することができる．

$$\chi^2 = \sum_{k=1}^{K}\chi_k^2 = \sum_{k=1}^{K}\frac{M_k^2}{V_k} = \sum_{k=1}^{K}\frac{M^2}{V_k} + \sum_{k=1}^{K}\frac{(M_k-M)^2}{V_k}$$

$$= Z^2 + Q \quad \cdots\cdots\cdots\cdots\cdots (4)$$

すなわち，全体のχ^2は，重み付き平均Mの0からの隔たりを計るZ統計量の2乗と，重み付き平均から個々の効果指標のズレを計る統計量Qに分解できる．Q統計量は(5)式のようにも表すこともできる．

$$Q = \sum_{k=1}^{K} W_k(M_k - M)^2 \quad \cdots\cdots\cdots\cdots\cdots (5)$$

完全帰無仮説の下でχ^2, Q, Z^2はそれぞれ自由度K，K-1, 1のカイ2乗分布に従う．研究間で真の効果が均一であるかは，Qを自由度K-1のカイ2乗分布と比べることで検定を行うことができる．ただしQ統計量に基づく異質性の検定は一般に検出力が低いことに注意する必要がある．次に固定効果のメタアナリシスの適用例を示す．

Hackshawは受動喫煙と肺癌の関係を評価した37研究について，メタアナリシスを行った．34個の症例対照研究と3個のコホート研究から構成され，前者はオッズ比，後者は相対リスクを指標として統合効果を計算した．本項では，オッズ比と相対リスクを合わせて，リスク比と呼ぶことにする．

異なった研究デザインの結果得られたリスク比を統合することには議論があるが，本項ではメタアナリシスの例題としてこのデータを用いる．このデータについてはhttp://www.meta-analysis.com/で入手可能である．正規近似がよくなるようにリスク比を対数変換してから統合効果を計算すると$M=0.215$となり，95%信頼区間は0.122〜0.307となる．もとのスケールに戻すと，リスク比とその95%の信頼区間は1.24(1.13〜1.36)となり，それほど強い効果ではないが，受動喫煙によって肺癌のリスクが増大することがわかる．

$Z=4.56$で統合効果は$p<0.00001$と高度に有意であり，また研究間の効果の均一性のQ統計量は47.52で，自由度36のカイ2乗分布と比較すると，$p=0.09$と5%水準で有意ではないが，弱い研究間変動が存在することがわかる．

固定効果モデルでは効果の大きさの推定値M_kの研究間の分布が$N(\mu, V_k)$の正規分布に従うことを想定している．研究間の効果の大きさの違いは推定誤差の範囲で生じ，真値はμに等しいとするモデルである．

2) 変量効果モデル

変量効果モデルでは，各研究の真の効果$E[M_k]$が期待値μ，分散τ^2の正規分布$N(\mu, \tau^2)$に

従っていることを仮定する．このとき効果の大きさの推定値 M_k の分布は $N(\mu, V_k+\tau^2)$ となる．

研究間分散 τ^2 を推定するには最尤法などの方法もあるが，反復計算が必要であり，モーメント法によって推定するのが簡便である．この方法では前述の研究間の効果の均一性を評価する Q 統計量を利用して，τ^2 の推定値 $\hat{\tau}^2$ を次のように推定する．

$$\hat{\tau}^2 = \frac{Q-(K-1)}{\sum_{k=1}^{K} W_k - \frac{\sum_{k=1}^{K} W_k^2}{\sum_{k=1}^{K} W_k}} \quad \cdots\cdots(6)$$

Q は帰無仮説 $H_0 : E[M_1] = E[M_2] = \cdots = E[M_K]$ の下では，自由度 $K-1$ のカイ 2 乗分布に従い，この分布の期待値は $K-1$ である．この期待値よりも Q が大きい場合は，研究間変動が存在することを意味するので τ^2 の推定値は正の値をとる．Q が $K-1$ を下回る場合は，τ^2 の推定値は負の値となるがこの場合には 0 で置き換える．この方法は考案者にちなんで，Der Simonian and Laird 法と呼ばれる．τ^2 の推定値が求まると，変量効果モデルに基づいた統合効果 M_R は (7) 式のように推定される．

$$M_R = \frac{\sum_{k=1}^{K} \frac{M_k}{V_k+\hat{\tau}^2}}{\sum_{k=1}^{K} \frac{1}{V_k+\hat{\tau}^2}} = \frac{\sum_{k=1}^{K} W^*_k M_k}{\sum_{k=1}^{K} W^*_k} \quad \cdots\cdots(7)$$

$$V[M_R] = \frac{1}{\sum_{k=1}^{K} \frac{1}{V_k+\hat{\tau}^2}} = \frac{1}{\sum_{k=1}^{K} W^*_k} \quad \cdots\cdots(8)$$

固定効果モデルの重み $\frac{1}{V_k}$ に対して，変量効果モデルの重みは $W^*_k = \frac{1}{(V_k+\hat{\tau}^2)}$ と $\hat{\tau}^2$ の分だけ小さくなる．$\hat{\tau}^2 = 0$ の場合は，固定効果モデルの場合と重みが等しくなり，結果は完全に等しくなる．分散を計算するときの分母の重みが少し小さくなるので，$V[M_R]$ は固定効果モデルの分散 $V[M]$ と比べて大きくなり，これに伴い，変量効果モデルでは固定効果に比べて統合効果が有意になりにくくなり，また信頼区間の幅が広がる．$\hat{\tau}^2$ に比べて V_k が相対的にかなり小さければ，各研究の重みは，症例数に依存した分散 V_k に関係なく，すべての研究でほぼ等しくなる．受動喫煙データに変量効果モデルを適用すると，$\hat{\tau}^2 = 0.0036$ と推定され，対数リスク比を指標とした統合効果は 0.217 となる．95% 信頼区間は 0.119〜0.315 と少し広くなる．

実際のメタアナリシスでは変量効果モデルを拡張して，効果の大きさと研究ごとに異なる対象患者，投与期間，投与量などの研究の特徴を示すベクトル x_k の関係を固定効果によってモデル化することがある．このとき効果の大きさの推定値 M_K の分布に $N(x_k^T \beta, V_k+\tau^2)$ を想定してメタ回帰を行うことになる．本節では数理的なメタアナリシスの説明は最低限にとどめるので，詳細については，メタアナリシスの標準的な教科書を参照されたい〔Whitehead (2002)，丹後 (2002)〕．

C 公表バイアスの分類

メタアナリシスでは方法論上，公表バイアス (publication bias) という非常に重要なバイアスの影響を受ける可能性が高い．有意な結果が得られた研究と，そうでない研究があったときにどちらが公表されやすいかは自明なことである．研究論文では新規性が要求されるので，有意な結果のほうが採択されやすくなる．これを公表バイアスと呼ぶ．Melander らは，スウェーデンにおける新薬の承認審査を行った経験から，医薬品の開発に関連したさまざまな公表バイアスの実状について報告しており，たいへん興味深い．したがって公表された研究のみを収集してメタアナリシスを行うと，結果は有意な方向に偏ることになる．

公表バイアスは狭義には，出版のされ方に関するバイアスであるが，ここでは広義の意味で公表バイアスを「研究の選択バイアス」と定義することにする．公表バイアスについて，Egger and Smith の分類に従って紹介する (**表 9-12**)．

表9-12 公表バイアスの分類

> ・Publication bias（出版バイアス）
> ・English language bias（英語バイアス）
> ・Database bias（データベースバイアス）
> ・Citation bias（引用バイアス）
> ・Multiple publication bias（多重投稿バイアス）
> ・Bias in provision of data（データ提供に関するバイアス）

1）Publication bias（狭義の意味での出版バイアス）

Simesは進行卵巣癌の患者について単剤の化学療法と併用療法を比較した臨床研究のメタアナリシスを，結果が公表された研究のみで行うと$p=0.004$と有意になるが，International Cancer Research Data Bankに事前登録された研究について統合すると$p=0.17$と有意にならないことを報告した．またEasterbrookらが，5つの倫理委員会に研究計画が提出された1,215件の臨床研究を評価した結果では，有意な研究はそうでない研究に比べて，オッズ比で3倍程度（95% CI 2.3〜3.9），公表されやすかったことを示している．

またSterneらは1998年のCochranのデータに基づいた122件のメタアナリシスについて，公表研究のみでメタアナリシスを行った場合のほうが，より強い介入効果の推定値が得られることを示している．研究の資金源によっても公表の確率は大きな影響を受ける．国や第三者機関と比べて，製薬企業が資金提供者になる場合は，全体的に公表されにくい傾向にある．製薬企業が資金提供者となる臨床研究では，それ以外が提供者になる場合と比べて，新薬が有効であるという結果が多く報告されることが，非ステロイド性抗炎症薬の例で報告されている．また多施設臨床研究のほうが，単施設で実施された臨床研究より公表されやすいことも報告されている．

Egger and Smithは，公表バイアスの原因は，有意な結果のほうが受理されやすいというより，有意でない結果が出ると，研究者自身が投稿を諦めてしまうためであると考察している．

2）English language bias（英語バイアス）

よい研究結果が出ると英文の一流雑誌に投稿するが，あまりよい結果がでないと英文の雑誌は諦め，自国語で投稿する傾向がある．このため英文で公表された論文のみをメタアナリシスの対象にするとやはり結果が有意になりやすくなる．これを英語バイアスと呼ぶ．Eggerらは，1985〜1994年の間で，Medlineで無作為化比較試験を検索し，筆頭著者でマッチングさせて，英語と独語の論文を比較した結果では，5%水準で有意な結果が得られた試験の割合は英語が63%に対して，独語では35%しかなかった（独語に対する英語の有意となった度数のオッズ比3.8 95% CI 1.3〜11.3）ことを報告している．

3）Database bias（データベースバイアス）

Database bias（データベースバイアス）は，メタアナリシスで文献検索に用いるデータベースに偏りがあるために生じるバイアスである．例えば，医薬文献のデータベースMedlineでは，英語以外の言語で作成された論文についても英語のインデックスを示しているが，発展途上国の研究は2%しか含まれておらず，世界中の研究が網羅されているとは言い難い．

4）Citation bias（引用バイアス）

Citation bias（引用バイアス）とは研究の結果によって引用のされ方が異なり，よい結果が出ると多数引用され，多くの人に知られることになるが，結果がネガティブな場合あまり引用されず，研究の存在自体も認知されないので，メタアナリシスの対象にされにくくなるバイアスである．

Helsinki Heart Studyは，虚血性心疾患の既往のない高脂血症患者に対して，薬剤によってLDL-コレステロールを低下させることによって，心疾患の予防効果があることを証明した歴史的な試験であるが，この研究はもともと，一次予防と二次予防について評価した研究であった．一次予防の結果についてはNew England Journal of Medicineという最も権威ある医薬ジャーナルに投稿され，その結果は450回以上引用され，多くの人の知るところになった．

これに対して二次予防については，結果自体は一次予防と同時期に判明したが，あまりよい結果

ではなかったため，1993年になるまで公表されなかった．ジャーナルも Annals of Medicine と，New England Journal of Medicine と比べると，かなり流通が限定されており，二次予防の結果については 17 回しか引用されてない．

5) Multiple publication bias（多重投稿バイアス）

有意な結果の論文は，複数のジャーナルに投稿されたり，複数の学会で発表されやすい傾向にある．英語と自国語の両方で投稿したり，多施設臨床研究の結果が，全体と個別の施設の結果が別々に投稿されたりする場合が多い．まったく著者が重ならなかった2つの研究論文を別の研究としてメタアナリシスに2回含めてしまった例も存在する．

また，Melander らはスウェーデンで承認された大うつ病に対する選択的セロトニン再吸収阻害薬について，臨床研究の結果と公表状況について検討を行った．ある薬剤については承認までに 15 研究のプラセボ対照の無作為化臨床試験が行われた．その結果 8 研究で有意な結果が得られた．しかしながら単独研究で公表された 11 の研究では 8 研究が有意となり，公表されなかった 4 つの研究はいずれも有意でなかった．また 2 回公表されたものが 3 研究あったが，いずれも有意な研究ばかりであった．

6) Bias in provision of data（データ提供に関するバイアス）

有意な結果が得られれば，詳細な情報を含めて論文が投稿されるし，またほかの研究者からメタアナリシスを行うため個別データの提供を要望されても，応じてくれる可能性が高いだろう．これに対し，結果がよくなければ，論文投稿は諦めて，学会発表だけで済まされてしまうかもしれない．学会発表の要旨では，メタアナリシスを行うのに必要な情報が得られない可能性が高い．

また，結果がネガティブであれば個別データの提供も何らかの理由で拒否されるかもしれない．このように詳細なデータが入手可能な研究だけに限定してメタアナリシスを行うと，やはりバイアスが生じてしまう．

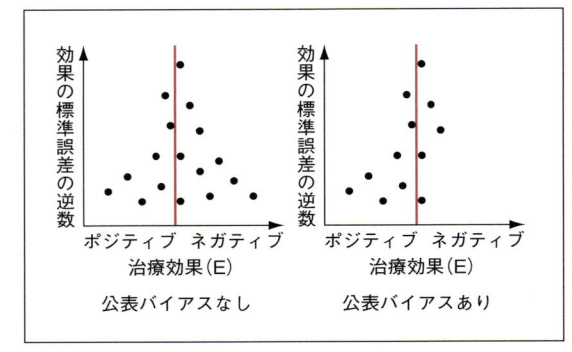

図 9-31 funnel プロットと公表バイアス

d 公表バイアスに対する対処

公表バイアスの統計学的な対処法としてはすでに多くの方法が提案されているが，ここでは大きく 3 種類に分類する．第一の方法は，視覚的な評価や，統計学的検定による公表バイアスの検出である．第二の方法は，公表バイアスが存在するときの結論の頑健性を評価するために感度分析を行うことである．第三の方法は，公表バイアスを調整した統合効果を推定するものである．

1) 公表バイアスの検出

公表バイアスについて視覚的に評価するためのプロットがいくつか提案されているが，最もよく用いられるのが funnel プロットである（図 9-31 参照）．このプロットは各研究の治療効果の推定値を横軸，縦軸に効果の標準誤差の逆数をとったものである．funnel プロットの軸の選び方には，例えば各研究の症例数を縦軸にとることもあり，軸の選択肢とそれぞれの利点と欠点については Sterne and Egger がまとめている．

オッズ比を評価指標とした場合，オッズ比を横軸に，オッズ比の標準誤差の逆数を縦軸にとることが多い．あるいはオッズ比の代わりに対数オッズ比をプロットすることもある．オッズ比が 1 を下回るとき，薬剤効果があることを想定すると，症例数が大きく推定精度が良い研究は，上方でほぼ真値の近くに布置される．これに対し推定精度が悪い研究は，下方で真値を中心に広い範囲に分布するはずであるが，公表バイアスがなければ左

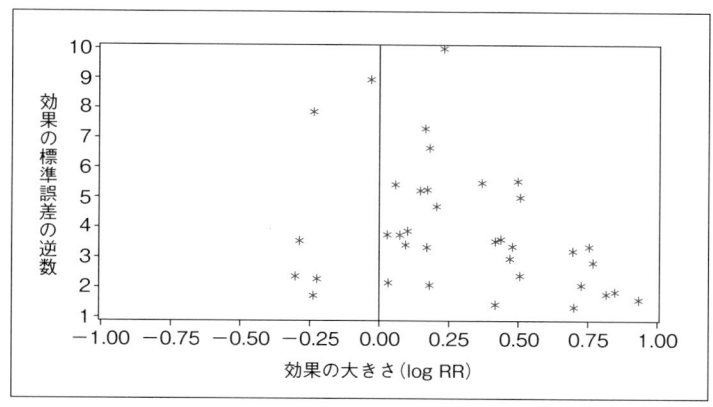

図9-32 受動喫煙データのfunnelプロット

右対称にばらつくはずである．症例数が少なく，ネガティブな研究が隠される傾向がなければ，全体的には，漏斗（funnel）を逆さにしたような三角形になる．これに対し公表バイアスが存在すると，右下の部分が欠け左右非対称になる．

funnelプロットが最初に用いられたのは，教育学と心理学の分野である．医学研究における公表バイアスの診断方法としてfunnelプロットの利用は，Begg and Berlin の論文によって促進された．

RothsteinらがLancetなどの5つの主要な医薬ジャーナルのメタアナリシスをレビューした結果，funnelプロットの利用が近年，劇的に増えていることが示されている．funnelプロットの利用は1993～1996年は5%未満であったが，2001年と2002年は45%を超えていた．さらにEggerらは，少なくとも1つ以上の未公表論文を含む，58研究のメタアナリシスで，未公表研究を除いてfunnelプロットを作成するとより左右非対称性が顕著になることを報告している．

ただしfunnelプロットによって公表バイアスが評価できる前提として，精度が小さい研究から大きな研究まである程度，縦軸がばらつく必要がある．観察研究のように，症例数設計が行いにくい場合は，精度は相対的に大きくばらつくはずであるが，無作為化比較試験のように厳密な症例数設計を行う場合は，精度が研究間でばらつきにくいため，funnelプロットによる公表バイアスの視覚的検討は困難となる．

funnelプロットは左右対称であれば横軸と縦軸の相関は0になる．公表バイアスが存在する場合は，オッズ比が1を上回り，症例数が少ない研究結果は公表されにくく，右下方部分が欠けるので，funnelプロットは左右対称でなくなり，相関が生じる．したがって相関係数が0かを検定し，棄却されれば，有意な公表バイアスが存在することになる．

Begg and Mazumdar は，効果の推定値の分散が1になるように基準化した上で，funnelプロットのケンドール順位相関係数を計算し，公表バイアスの有無を検定することを提案している．またEggerらはradialプロット（横軸：分散Vの平方根，縦軸：正規化検定等計量Z）に基づいた，公表バイアスの検定方法を提案している．

しかしながら公表バイアスだけがfunnelプロットの非対称性の理由ではないことに注意しなければならない．例えばEggerらはサンプルサイズが小さな研究は，大きな研究と比べて，平均してデザインと解析の質が高くなく，その結果としてfunnelプロットが非対称になる可能性を指摘している．

受動喫煙のメタアナリシスのfunnelプロットを図9-32に示す．横軸に効果の大きさ（対数リスク比），縦軸に効果の標準誤差の逆数をとっている．左下方の研究が欠けて左右非対称になっている．受動喫煙の肺癌に対するリスクが低いまた

はリスクを下げる方向で,サンプルサイズが小さい場合は,公表されにくくなるのが原因と考えられる.Begg and Mazumdar法を適用し,順位相関係数が有意に0と異なるか検定すると,$p=0.21$と5%水準で有意とならないが,Egger法では$p=0.024$と有意になり,公表バイアスの影響が危惧される.

Sterneらは実際の78研究のメタアナリシスに対してBegg and Mazumdar法とEgger法を適用して,公表バイアスの存在を経験的に検討した.10%の有意水準では,前者で有意になったのが13%(10/78)に対して,後者では27%(21/78)であった.ただし,Petersらはシミュレーションによって Egger法は第一種の過誤確率が保たれないことを示している.

2)結論の頑健性の評価(感度分析)

英語では「failsafe N」あるいは「file-drawer number」の解析と呼ばれる.

メタアナリシスで有意な結果が得られても,ネガティブな研究が隠されたことによって有意になった可能性がある.そこで有意な結果を覆すのに必要なネガティブな論文数(failsafe N)を推定することによって,検定結果の頑健性を評価する方法が提案されている.failsafe Nが大きいと,相当大きな公表バイアスがない限りは,結論は覆らないわけで,研究の収集に失敗があっても結論は安全ということになる.あるいは研究者の引き出しの中に眠っているネガティブな研究を引っ張り出す問題ということで「file-drawer problem」と呼ばれる.

Rosenthalはネガティブな研究が,片側検定でp値が0〜1に一様に分布する場合を想定した(Rosenthal法).これに対しIyengar and Greenhouseはネガティブな研究は有意にならないので,p値が有意水準a〜1に一様分布すると想定した(Iyengar and Greenhouse法).有意な結果を覆すのに必要な研究数が十分大きければ,公表バイアスによって,数研究程度が隠されていたとしても有意という結論が覆ることはなく,検定結果の頑健性が示されることになる.

受動喫煙のメタアナリシスの「failsafe N」を計算してみると,Rosenthal法では398研究,Iyengar and Greenhouse法では103研究であり,これはメタアナリシスの対象研究数37よりかなり大きいので,公表バイアスで隠れたネガティブな研究があったとしても,有意な関連があるという結論が覆ることはなさそうである.

このほかにも複数のp値を併合するFisher法で有意差が観察されなくなるのに必要な「failsafe N」を用いることも提案されている.受動喫煙のメタアナリシスではこの方法の「failsafe N」は79研究となる.

3)公表バイアスを調整した統合効果の推定

検定結果の頑健性を評価するだけでなく,統合効果の推定値が公表バイアスによってどの程度影響を受ける可能性があるか感度分析を行う必要がある.このため公表のメカニズムに何らかの明示的なモデルをおいて,公表バイアスを調整した統合効果の推定を行う.

公表バイアスを調整するには,観察される研究の効果が,公表される段階で選択される過程についてモデル化する必要がある.これを「selection model」と呼ぶ.このモデルでは,選択過程を規定するために1つ以上のパラメータをもつ.一般的にこれらのパラメータの値は未知である.1つの方針は観察された研究データを用いて,パラメータを推定することである.しかしながら,「selection model」のパラメータをデータから推定することは困難であり,特に対象研究数が少ないときは不可能に近い.

これに対する1つの対処法は,公表バイアスの影響を調整した統合効果を計算するにあたって,「selection model」のパラメータに特定の値を解析者自身が指定することである.これにより,統合効果の推定に特定の大きさの公表バイアスが与える影響を評価することが可能になる.

Iyengar and Greenhouseはメタアナリシスの「selection model」を記述するために重み関数を用いた.Mを研究の選択がない場合の効果の大きさを表す確率変数とし,その密度関数を$f(m|\theta)$

とする．θ が効果の大きさを規定するパラメータである．選択過程と観察された効果指標 M の尤度への関連を示すために，非負の重み関数 w(m|ω) を導入する．w(m|ω) はパラメータ ω によって，効果指標 M* が与えられたときの相対的な公表のされやすさを規定する．このとき観察された効果指標 M の重み付きの確率密度関数は，

$$g(m|\theta,\omega) = \frac{w(m|\omega) \times f(m|\theta)}{\int w(m|\omega) \times f(m|\theta)dm} \quad \cdots\cdots (9)$$

となる．w(m|ω) が 1 でなければ，選択過程のない確率密度関数 f(m|θ) と選択過程がある(9)式の密度関数 g(m|θ, ω) が異なり，この違いが公表バイアスをモデル化していることになる．任意の重み関数について，観察された研究の効果を用いて，g(m|θ, ω) を θ と ω の両方について最大化することで，θ の最尤推定量を求めることができる．

大きく分けて 2 種類の重み関数がメタアナリシスでは提案されている．1 つは重みが片側 p 値あるいはそれと等価であるが Z 統計量のみに依存するモデルである(Hedges, Iyengar and Greenhouse)．これに対し，他方のモデルは観察された効果の大きさの推定値 M とその分散 V の別々の関数として重みが表される．

前者の最も単純なモデルは，(10)式のように p 値を j 個に区分して階段状の関数として，重みを定義するものである．

$$w(p) = \begin{cases} \omega_1, & \text{if } 0 < p \leq a_1, \\ \omega_i, & \text{if } a_{i-1} < p \leq a_i, \\ \omega_j, & \text{if } a_{j-1} < p \leq 1 \end{cases} \quad \cdots\cdots\cdots (10)$$

研究 k の効果 M_k^* の分布に $N(\mu, V_k^2 + \tau^2)$ の変量効果モデルを仮定して，重み関数を

$$w(p) = \begin{cases} \omega_1, & \text{if } 0.00 < p \leq 0.05, \\ \omega_2, & \text{if } 0.05 < p \leq 0.10, \\ \omega_3, & \text{if } 0.10 < p \leq 0.50, \\ \omega_4, & \text{if } 0.50 < p \leq 1.00 \end{cases} \quad \cdots\cdots (11)$$

と定義して受動喫煙データに適用すると，対数リスク比に相当する統合効果の推定値は 0.13 と低下する．また 95% の信頼区間は −0.123〜0.383 となり，有意でなくなる．ただし，この例では ωi についても，推定の対象にしているので，推定が非常に不安定である．実際，重み ωi の大きさは p 値に対して単調には変化してなかった．「selection model」では，このように公表メカニズムを明示的に想定する必要があるが，現実には正確な公表メカニズムを特定するのは困難である．

これに対し Duval and Tweedie は特定の公表メカニズムを仮定する必要がない trim and fill 法を提案した．前述のように公表バイアスが存在しなければ funnel プロットは左右対称になる．そこで非対称なプロットを対称にするのに必要な研究数(未公表論文数の推定値)を推定し，その分だけ研究を削除(trim)して，その後削除した研究を funnel プロットに左右対称に配置し(fill)，人工的に左右対称にした後で効果の再推定を行う方法である(図 9-33 参照)．Duval and Tweedie は負の二項分布に基づいて，対称にするのに必要な研究数の推定法を提案している．

左右対称に近づけた後で，効果の推定値が大きく変化するようであれば，公表バイアスの影響を強く受けているし，そうでなければ公表バイアスの影響は小さいといえる．trim and fill 法は，MetaWin などのメタアナリシスの専用ソフトウエアで利用可能であり，また汎用的な統計パッケージ SAS でもマクロが提供されている．

受動喫煙データに trim and fill 法を適用すると，解析対象となった研究数 37 に対して，左右対称にするために 7 つの研究が必要であると推定された．右から効果の大きさ(log RR)の順に 7 つの研究を削除し(trim 図 9-33 左)，左右対称になるように統合効果を中心に左右に 7 つの研究を追加したところ(fill 図 9-33 右)．対数リスク比は 0.174，95% の信頼区間は 0.077〜0.270 と少し小さくなった．

ただし Sterne はシミュレーション実験によって公表バイアスがなくても，trim and fill 法は誤差変動によって過剰に補填する傾向があることを

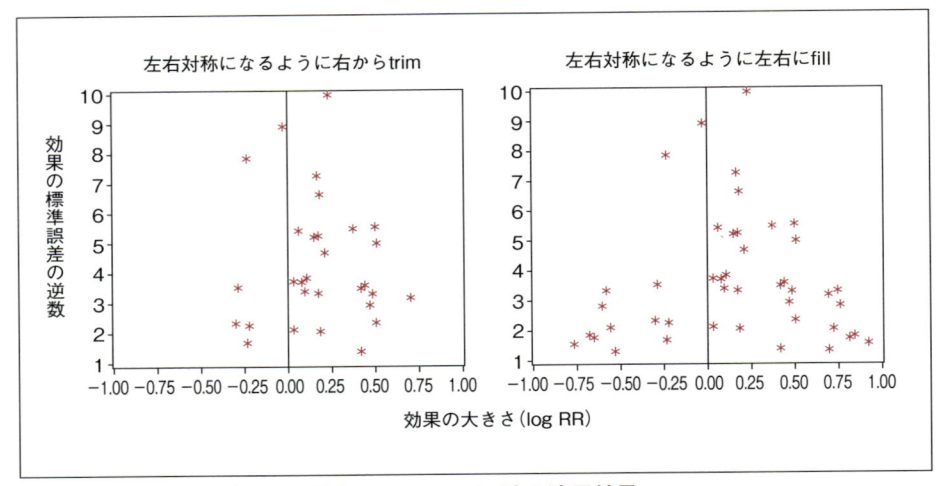

図9-33 受動喫煙データに対する trim and fill 法の適用結果

示している．また Terrin らは研究間で効果の異質性が存在すると，trim and fill 法の調整は不適切になることを報告している．

以上のように，「selection model」の妥当性は，仮定した重み関数すなわち公表メカニズムの妥当性に依存するし，trim and fill 法は公表バイアス以外の理由でも左右非対称になったり，未公表研究数の推定が不安定になるなどの問題がある．これに対し，Copas and Jackson はあらゆる公表メカニズムの中で最悪の場合のバイアスの大きさを推定する方法を提案し，バイアスの最大値の絶対値は，

$$|\text{bias}| = \frac{n+1}{n}\phi\left\{\Phi^{-1}\left(\frac{n}{n+1}\right)\right\}\frac{\sum V_k^{-0.5}}{\sum V_k^{-1}} \quad \cdots\cdots (12)$$

となることを示した．ここで n は公表された研究数，l は未公表の研究数，V_k は観察された研究の効果の分散の推定値，$\phi\{\}$ は標準正規分布の確率密度，$\Phi(\ )$ は標準正規分布の累積確率を表す．

未公表の研究数(l)が大きく，また分散 V が大きいときは，偏りは大きくなる．未公表研究数(l)をある範囲に想定して，それに対し，統合効果が最悪でどの程度，公表バイアスの影響を受けるか感度分析を行う方法である．

受動喫煙の例で，未公表研究数(l)を1〜37まで変化させたときの，対数リスク比のバイアスの

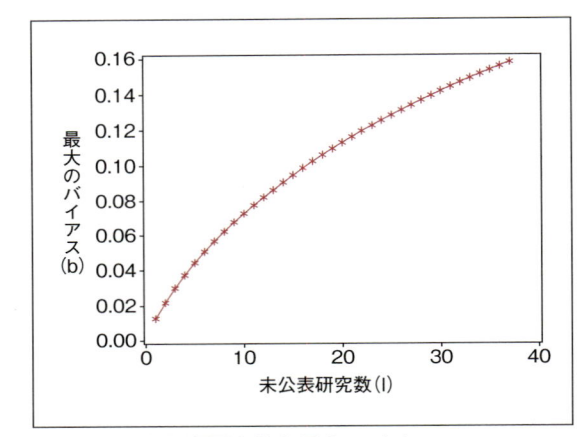

図9-34 未公表研究数と最大のバイアス

最大値を図9-34に示す．未公表研究数(l) = 37で半分の研究が未公表として隠されている場合は，バイアスの大きさは最大で0.15程度になる．これに対し固定効果モデルの対数リスク比は0.215であるので，バイアスを除くと対数リスク比は0.065となる．したがって公表バイアスの影響によって，受動喫煙は見かけ上肺癌のリスクを上げている可能性が大きい．

これに対し，未公表研究数(l) = 5のときバイアスは0.04程度であり，未公表研究数がこの程度であれば，公表バイアスの影響は大きくないといえる．ただしこの方法を適用するには未公表の論文数を想定する必要がある．

以上示してきたように，公表バイアスの影響の統計学的検討についてはすでにさまざまな方法が提案されているが，どれも一長一短があり，公表されている研究のみをメタアナリシスの対象にした場合は，結果の解釈はかなり慎重に行わなければならない．また論文に記載されている情報のみでは，さまざまな解析を行うためには不十分なことが多く，原著者に連絡をとって，個別データを入手するのが望ましい．網羅的に研究を収集できなくても，結果に依存せずにすべての研究を等確率で入手できれば公表バイアスを避けることができる．このためには，結果が出る前に，どの研究をメタアナリシスの対象にするか宣言する，前向きメタアナリシスが有効である．

表9-13に代表的なメタアナリシスのソフトウエアについての公表バイアスに関連した機能をまとめた．funnelプロットは4つのソフトウエアのすべてで可能である．またCMAとMetaWinはほぼ同等の機能を有している．

e Evidence-based medicine と Evidence-b(i)ased medicine

筆者が行った抗癌剤UFTのメタアナリシスの実例について紹介する．UFTはテガフールとウラシルを1：4のモル比で配合した抗悪性腫瘍薬である．テガフールは1966年にHillerらによって合成された抗悪性腫瘍薬であり，生体内で徐々に5-フルオロウラシル（5-FU）に変換され，効果を発揮するいわゆる5-FUのmasked compoundである．一方，ウラシルは核酸構成成分であるピリミジン塩基の1つで，単独では薬理作用，毒性をほとんど示さない．1978年，藤井らはフッ化ピリミジンとピリミジンの併用に関する一連の実験からテガフールの抗腫瘍効果をウラシルが最も増強し，しかも，その併用比率によっては毒性を強めることなく抗腫瘍効果を高めうることを見出し，基礎実験においてテガフールとウラシルの併用比率はモル比で1：4が最適であることを報告した．

非小細胞肺癌の治癒切除症例を対象として，手術単独群とUFT単独投与による補助化学療法群の生存時間を比較した無作為化比較試験を公表，未公表を含め網羅的に収集し，メタアナリシスを行った．UFTの延命効果ならびにサブグループにおける効果の違いについて検討することが目的であった．非小細胞肺癌において手術単独群とUFT単独投与による術後補助化学療法群の無作為化比較試験で5年以上の追跡が行われた研究を対象とした．その結果，西日本肺癌手術の補助化学療法研究会2次研究，西日本肺癌手術の補助化学療法研究会4次研究，東北地区肺癌術後化学療法研究，大阪4次研究，肺癌手術補助化学療法研究4次研究，日本肺癌術後補助化学療法研究の6研究が選定された．各研究の代表者から提供された個別データに基づきメタアナリシスを行った．解析対象は合計2,003例であり，主なる評価指標を全生存時間とした．無作為化比較試験のみを対象としたので，比較する2群間において主要な予後因子はほぼ均等に分布しており比較可能性は保証されていた．

図9-35にUFTのメタアナリシスの結果を示した．この図はforestプロットと呼ばれるもので，対象とした6研究の手術単独群に対するUFT単独投与群のハザード比とその95％の信頼区間の長さを水平線で示し，6研究を併合したハザード比とその95％の信頼区間が菱形で示されている．

表9-13 代表的なメタアナリシスのソフトウエアと公表バイアスに関連した機能

	CMA (2.0)	STATA (8.2)	RevMan (4.2)	MetaWin (2.0)
Funnel plot	○	○	○	○
Begg and Mazumdar's rank correlation	○	○		○
Egger's regression	○	○		
Failsafe N	○			○
Duval and Tweedie's trim and fill	○			○

CMA（comprehensive meta-analysis）：www.meta-analysis.com
STATA：www.stata.com
RevMan：http://www.cochrane.org/software/download.htm
MetaWin：www.metawinsoft.com

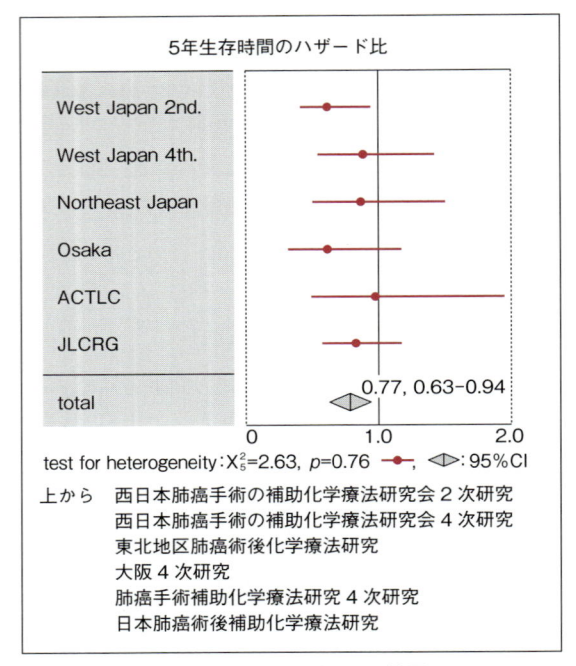

図9-35 UFTのメタアナリシスの結果

UFTを用いた補助化学療法群において有意な延命効果が認められ，6研究を併合した手術単独群に対するUFT群の死亡率の比を表すハザード比は0.77（95% CI，0.63-0.94；$p=0.001$）となった．また6研究間に効果の異質性は認められなかった（$p=0.76$）．7年生存率は手術単独群の69.5%に対し，補助化学療法群では76.5%であり，7.0%の上乗せが認められた．主要な背景因子においてサブグループによる効果の違いは認められなかった．最もエビデンスとしての価値が高いデザインであるメタアナリシスで，早期の非小細胞肺癌治癒切除例に対して，UFTを用いた術後補助療法により有意な予後の改善が得られることが明らかになったため，現在ではUFTは標準療法として用いられている．

さて，メタアナリシスについては最もエビデンスとしての価値が高いデザインであるという肯定的な意見だけでなく，否定的な意見も存在する．Feinsteinは，メタアナリシスのことを「21世紀の統計学的錬金術」(statistical alchemy for the 21st century)と皮肉った．これは，メタアナリシスに及ぼすさまざまなバイアスの影響を危惧してのものである．無作為化比較試験のメタアナリシスは科学的証拠能力が最も高い研究方法であると考えられている．しかしメタアナリシスであれば，すべて科学的証拠能力が高いわけではない．

Malenderらは，医薬品の開発におけるさまざまな公表バイアスが存在することを指摘し，evidence-b(i)ased medicineと皮肉った．(I)という私情をEBMに加えてしまえば，むしろ，偏った根拠に基づいた医療につながってしまう．正しい方法論を用い，さまざまなバイアスに対して細心の注意をはらったメタアナリシスのみがEBMの重要な根拠となりえる．

公表バイアスを根源的に防ぐためには，臨床研究の登録制を実現し，結果にかかわらず，研究に関する情報を入手することを可能にすることである．2004年9月の医学雑誌編集者国際委員会（International Committee of Medical Journal Editors；ICMJE）の声明によると(http://www.icmje.org/clin_trial.pdfより入手可能)，Lancet（英国），New England Journal of Medicine（米国），などの欧米の有名医学雑誌の編集者で構成されている国際委員会は，臨床研究の規模や内容などを事前に公表（登録）しない限り，論文は掲載しない方針を明らかにしており，2005年の7月以降，欧米，オーストラリアなどの11誌で実施されている．これにより，医学雑誌に投稿する研究の事前登録制が始まった．わが国でもUMIN臨床試験登録システムなど（2009年4月23日現在，1819の臨床研究が登録）の運用が開始されている．

最終的に公表されない研究もデータベースには登録されることとなり，未公表の研究数が明らかになる．したがって，公表バイアスに対する根源的な対策が可能となる．しかし，臨床研究は計画から結果報告までに10年近くかかることも珍しくなく，この事前登録制度が浸透し，公表バイアスを軽減するには少なくとも10年は必要であると思われ，まだ当分の間は，公表バイアスの影響を統計学的に検討するために，提案されている複数の方法を適用して，結論の頑健性を検討せざるをえないだろう．

参考文献

1) The ATAC (Arimidex, Tamoxifen Alone or in Combination) Trialists' Group：Anastrozole alone or in combination with tamoxifen versus tamoxifen alone for adjuvant treatmentof postmenopausal women with early breast cancer： first results of the ATAC randomized trial. Lancet 359(9324)：2131-2139, 2002
2) Steering Committee of the Physicians' Health Study Research Group：The final report on the aspirin component of the ongoing Physicians' Health Study. N Engl J Med 231(3)：129-135, 1989
3) 厚生省医薬安全局：臨床試験のための統計的原則．医薬審 第1047号, 1998 （http://www.nihs.go.jp/dig/ich/eindex.html より pdf ファイルとしてダウンロード可）
4) Sutton AJ, Abrams KR, Jones DR, et al： Methods for Meta-Analysis in Medical Research. Wiley, 2000
5) 丹後俊郎：メタ・アナリシス入門．朝倉書店．2002
6) Whitehead A：Meta-analysis of Controlled Clinical Trials. Wiley, 2002
7) 浜田知久馬，中西豊支，松岡伸篤： 医薬研究におけるメタアナリシスと公表バイアス．Japanese Journal of Biometrics 27(2)：139-157, 2006
8) Rothstein HR, Sutton AJ, Borenstein M：Publication Bias in Meta-analysis．Wiley, 2005
9) Hamada C, Tanaka F, Ohta M, et al：Meta-analysis of postoperative adjuvant chemotherapy with Tegafur-Uracil in non-small-cell lung cancer. J Clin Oncol 23(22)：4999-5006, 2005

10 臨床症例による患者情報の把握と個別医薬品情報の評価・構築

```
STEP 1 患者情報の収集         患者情報
                            （問題となる情報，問題とならない
                              情報，すべての情報がある）

STEP 2 問題点の抽出           患者情報
                            （問題となる情報のみを抽出する）

STEP 3 問題リストの作成       患者情報
                            #1.
                            #2.
                            #3.
                            （問題ごとに整理し，問題の見出し
                            （目次）をつける）

STEP 4 初期計画立案のための   患者情報＋問題を解決するための情報の収集
       情報収集               #1. 患者が抱えて      問題解決のための情報
                            #2. いる問題          （医薬品情報など）が必要
                            #3.
                            問題解決のための情報    患者が抱えている問題に
                            （治療情報など）が必要   ついて，適切な情報源
                                                  から必要な情報を収集する

STEP 5 初期計画の作成         患者情報＋医薬品情報＋治療情報など
                            #1.
                            O:                    患者情報に，問題解決のた
                            C:                    めの医薬品情報が加わり，
                            E:                    これらの情報を基に実行する
```

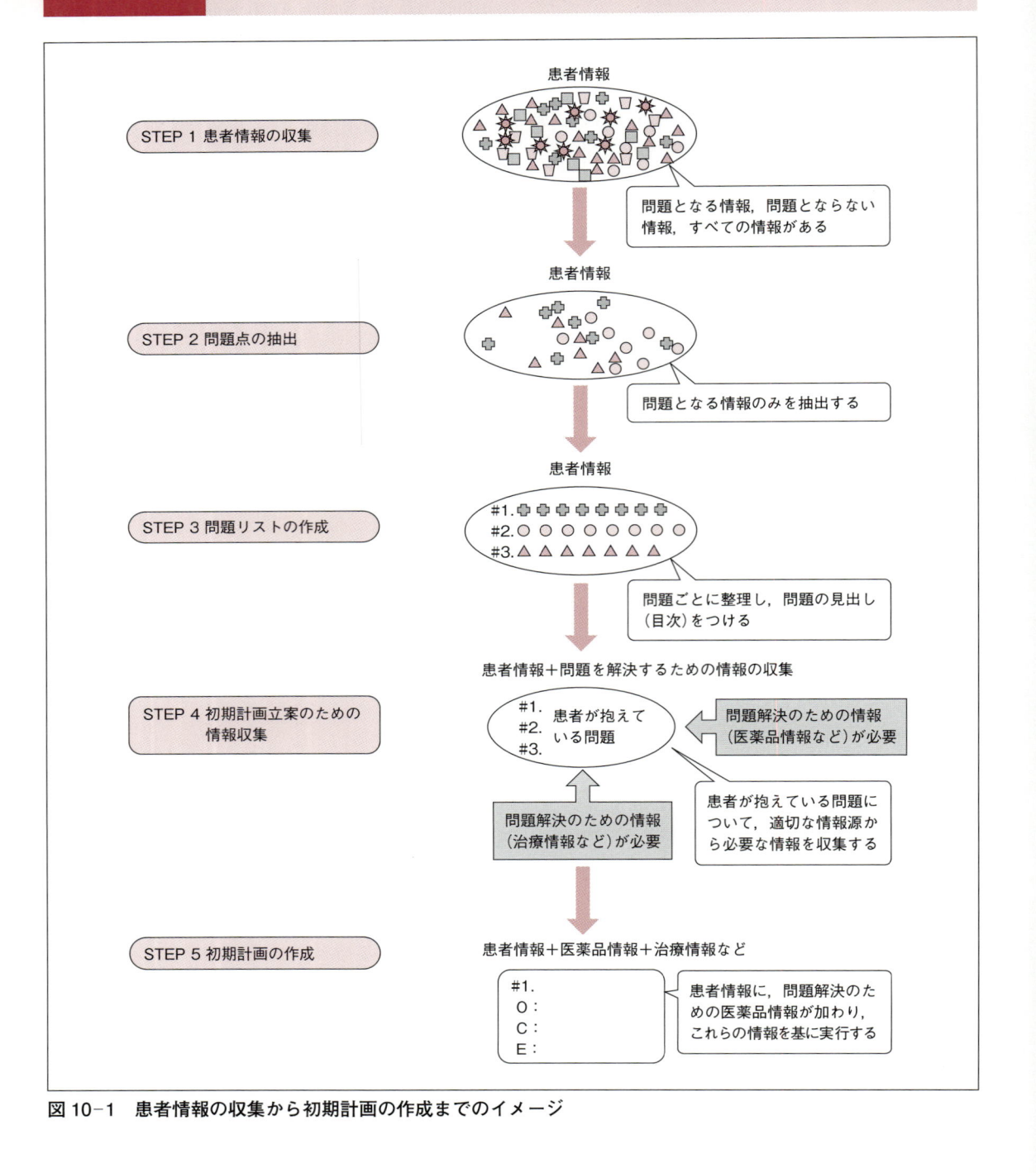

図10-1　患者情報の収集から初期計画の作成までのイメージ

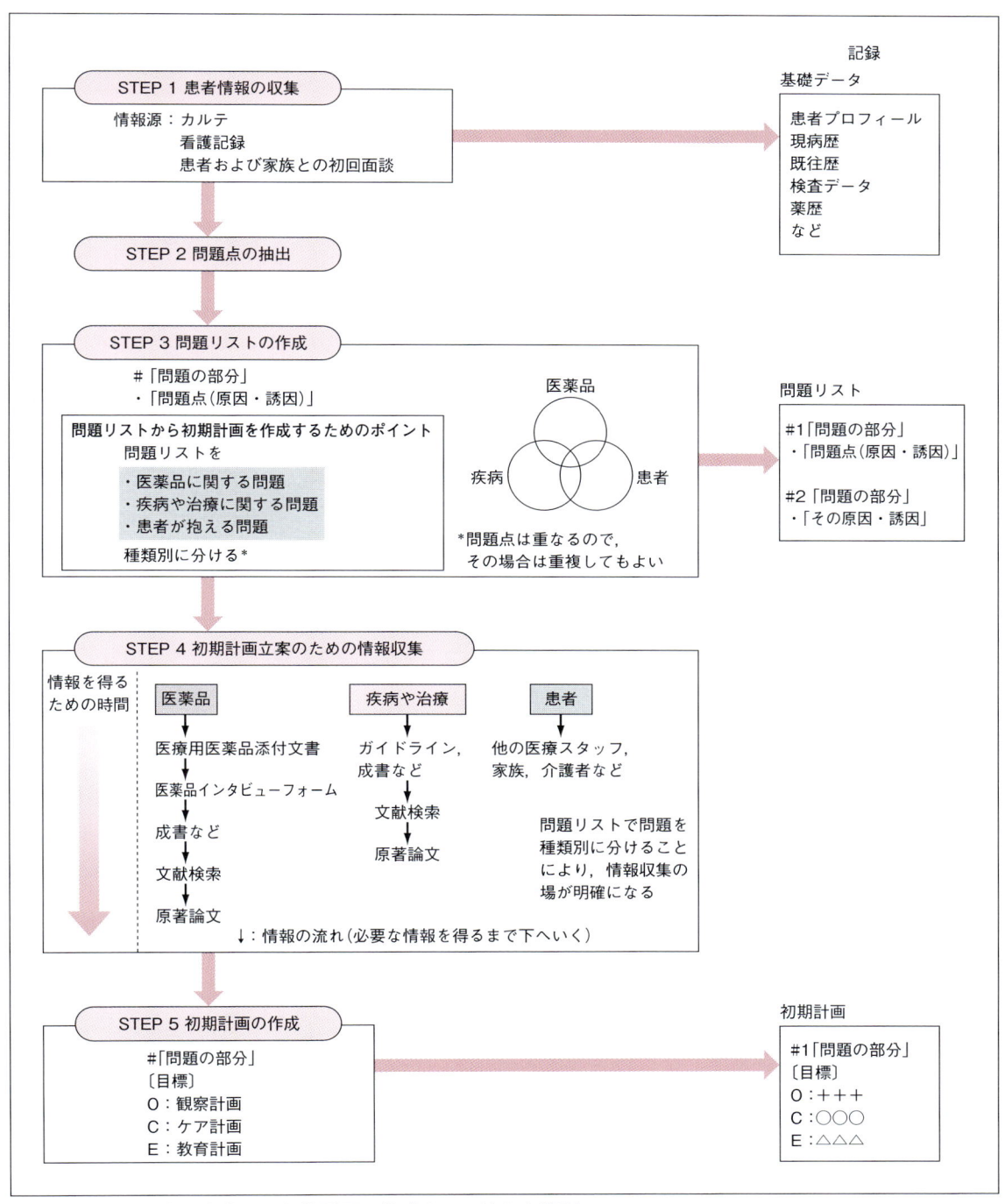

図10-2 患者情報の収集から初期計画の作成までの流れと記録

　患者情報の収集から初期計画の作成までの概略イメージを図10-1に示す．さらに，図10-2には実際の情報収集の方法および初期計画の作成とその記録について示す．この初期計画作成までの作業は，患者の抱えている問題点の解決方法の作成であるため，情報収集と評価は大変重要となる．第10章では，これらの流れにそって臨床症例について考えていく．

A 呼吸困難を訴える63歳女性（症例1）

以下について，患者情報の収集(STEP 1)，問題点の抽出(STEP 2)，問題リストの作成(STEP 3)，初期計画立案のための情報の収集(STEP 4)，初期計画の作成(STEP 5)，を行いましょう．

1 患者情報の収集（STEP 1）

・カルテ情報，患者面談から患者情報を収集してみよう．

a 患者のカルテ情報

【患者】 63歳，女性，主婦
【主訴】 呼吸困難
【現病歴】 45歳のころに気管支喘息と診断され，それ以来呼吸器内科にて治療継続中．喘息の急性期コントロール治療のため，これまでに2, 3回入院したことがある．ここ数年は喘息のコントロールが良好であったが，数日前から夜間に発作が出現し吸入β_2刺激薬の使用回数が増加した．12月5日早朝救急外来を受診し，急性期コントロールのために入院となった．
【既往歴】 58歳の時に高血圧症
【家族歴】 なし
【生活歴】 喫煙歴なし，機会飲酒（ビール2～3杯を月に2回程度）
【アレルギー・副作用歴】 インドメタシン（インダシン®）で具合が悪くなり，アスピリン喘息が指摘された．
【入院時身体所見】 身長151 cm，体重54 kg，血圧140/81 mmHg，脈拍93/分，呼吸数30，体温36.6℃，咳嗽(+)，喘鳴(+)
【入院時検査所見】 WBC 8,800/μL，RBC 501×10⁴/μL，Hb 14.8 g/dL，Hct 44.8%，PLT 25.6×10⁴/μL，Na 141 mEq/L，K 4.1 mEq/L，Cl 102 mEq/L，BUN 20 mg/dL，Cr 1.0 mg/dL，CRP 0.3 mg/dL，AST 22 IU/L，ALT 33 IU/L，LDH 230 IU/L，ALP 210 IU/L，pH 7.40，P_{aCO_2} 44 Torr，P_{aO_2} 88.3 Torr，SpO_2 93.0%

【服薬歴】
テオフィリン徐放（テオドール®）200 mg錠
　　　　　　　　　2錠　1日2回　朝夕食後
モンテルカストナトリウム（シングレア®）10 mg錠
　　　　　　　　　1錠　1日1回　就寝前
フルチカゾンプロピオン酸エステル（フルタイドディスカス®200）　　1回　1吸入　1日2回
プロカテロール塩酸塩水和物エアゾール（メプチン®エアー10 μg）　　1回　2吸入　頓用
ウラピジル（エブランチル®）15 mg錠
　　　　　　　　　2錠　1日2回　朝夕食後
ファモチジン（ガスター®）20 mg錠
　　　　　　　　　2錠　1日2回　朝夕食後

【経過】
〈12月5日〉緊急入院．アミノフィリン，デカドロン®注射液の点滴治療．高度発作となる前に救急受診したため，治療により軽快へ向かっており，夕方に一般病棟へ転棟．喘息コントロール目的にて数日間の入院加療
〈12月6日〉喘鳴（軽度），咳嗽(+)，テオフィリン血中濃度13 μg/mL

b 薬剤師による患者面談の内容を抜粋

【患者からの訴え（12月6日）】
〈患者〉最近，手の震えがあって，字が書きづらいです．ガスター®は，テオドール®による副作用のために飲むようにと，先生から言われました．
〈薬剤師〉メプチン®エアーは1日何回吸入していますか．
〈患者〉最近，夜に発作が起こっていたので，1日4回くらい吸入していました．
〈薬剤師〉この手の震えは，このメプチン®エアーの影響かもしれません．メプチン®エアーの吸入量が増えると震えが出ることがあります．発作が治まって吸入しなくなると，手の震えも治

まります．ガスター®は胃酸の分泌を抑えて，胃の炎症を抑える薬です．テオドール®により胃を痛めてしまうことがあるため，ガスター®が処方されていると思います．

【薬剤師による情報収集】

〈薬剤師〉テオドール®という薬を飲んでいて，吐き気などありますか．

〈患者〉特にありません．

〈薬剤師〉そうですか．もし，そのようなことがありましたら，医師や薬剤師に言って下さい．

〈薬剤師〉毎日吸入する薬がありますが，きちんと吸入できていますか．

〈患者〉吸入しています．ただ，調子がいいとたまにやめたり，調子が悪くなると1日に3回吸入をしてみたりしています．

〈薬剤師〉それは先生からの指示ではありませんよね．

〈患者〉はい．薬の数が多いことが不安なので調子がいいとやめています．

〈薬剤師〉フルタイド®は，喘息の発作が起きないようにする薬なので，きちんと毎日吸入することが喘息発作の予防につながります．調子が良くても勝手に止めてはだめです．

〈患者〉そうですか．これからきちんと吸入します．

〈薬剤師〉このフルタイド®を吸入した後に，うがいはしていますか．

〈患者〉薬剤師さんに言われてうがいはしていますが，何でうがいをしないといけないのでしょうか．

〈薬剤師〉フルタイド®という薬は，吸入して肺や気管支の炎症を抑える薬です．ただ，口から吸入しているため，吸入後に薬が口に残ってしまいます．その残った薬の影響でカビが生えて口内炎のような症状が出たりします．口に残った薬を取り除くために，うがいをします．フルタイド®吸入後すぐにうがいをしてください．

〈患者〉はい．わかりました．

2 問題点の抽出（STEP 2）

- 問題の出現順に問題を列挙してみよう．
  ① 血圧 140/81 mmHg
  ② 咳嗽（+），喘鳴（+），P_aCO_2 44 Torr，P_aO_2 88.3 Torr，S_aO_2 93.0%
  ③ 急性期コントロールのため，これまでに2, 3回入院したことがある．
  ④ 58歳の時，高血圧症
  ⑤ 副作用歴：インダシン®で具合が悪くなり，アスピリン喘息を指摘される．
  ⑥ アミノフィリン，デキサメタゾンの点滴治療
  ⑦ テオフィリン血中濃度 13 μg/mL
  ⑧ 手の震え
  ⑨ メプチン®エアーを1日4回くらい吸入
  ⑩ 吸入ステロイド薬を調子いいとたまにやめたり，調子が悪くなると吸入を3回してみたり．
  ⑪ 薬の数が多いことが不安
  ⑫ うがいはしているけど，何でしないといけないのか．

3 問題リストの作成（STEP 3）

- 「STEP 2」で抽出した問題を問題点ごとにまとめ，問題リストを作成してみよう．
  また，問題点を医薬品，疾病や治療，患者に分けます（重複可）．☐ は問題の種類．

#1. 喘息の急性期コントロール治療薬の妥当性
  ［抽出番号②，⑥，⑦］ 疾病や治療
- テオフィリンの投与量と副作用出現の可能性（血中濃度 13 μg/mL） 医薬品
- デカドロン®注射液の投与 医薬品

#2. ノンコンプライアンスによる喘息コントロール不良 ［抽出番号③，⑩，⑪，⑫］
- 喘息管理の知識不足 疾病や治療
- 喘息治療薬および吸入剤に対する知識不足 医薬品
- 吸入ステロイド薬の副作用およびその予防法に

対する知識不足　医薬品
#3. アスピリン喘息患者への薬剤の選択［抽出番号⑤］　疾病や治療
・インダシン®による意識障害　医薬品
#4. プロカテロール塩酸塩の使用法と副作用の出現［抽出番号⑧，⑨］
・手の震え　医薬品
・1日4回の使用　医薬品
＊：抽出番号①，④は，現時点では薬剤師として問題リストにはあげないが，高血圧コントロール不良時に問題リストに追加する（β遮断薬は，喘息患者への投与が禁忌のため）．

4 初期計画立案のための情報の収集（STEP 4）

・計画立案にあたって情報検索・評価を行うために，Ⅰ）〜Ⅲ）について検討してみよう．
Ⅰ）必要な情報
Ⅱ）情報検索の手段およびその内容
Ⅲ）症例に合わせた情報評価

a #1. 急性期コントロール治療薬の妥当性

急性期コントロール治療薬の妥当性　疾病や治療

Ⅰ）**必要な情報**　急性期コントロール治療方針に関する情報
Ⅱ）**情報検索の手段およびその内容**
ガイドライン：喘息予防・管理ガイドライン2006（JGL 2006）があり，表10-1に示す喘息発作の強度に対応した管理法に則った治療が推奨されている．
Ⅲ）**症例に合わせた情報評価**　患者の検査値はP_{aCO_2} 44 Torr，P_{aO_2} 88.3 Torr，Sp_{O_2} 93.0％で，発作強度は中程度であり，適正な急性期管理の治療法が行われている．

テオフィリンの投与量と副作用出現の可能性（血中濃度13 μg/mL）　医薬品

Ⅰ）**必要な情報**　テオフィリンについて，血中濃度13 μg/mLの妥当性の評価と，血中濃度と副作用発現の可能性に関する情報
Ⅱ）**情報検索の手段およびその内容**
医療用医薬品添付文書：テオフィリン（テオコリン®）の医療用医薬品添付文書に，治療域の血中薬物濃度として8〜20 μg/mLと情報があり，副作用についても血中テオフィリン濃度の上昇によって，重篤な副作用が発現するとある（図10-3，表10-2）．
ガイドライン：テオフィリンの有効血中濃度域については，報告により多少異なるが，JGL 2006において，急性増悪時では8〜20 μg/mL，長期管理時では5〜15 μg/mLの血中濃度を目標とすることが提唱されている．
Ⅲ）**症例に合わせた情報評価**　入院2日目の血中濃度が13 μg/mLであり，副作用の自覚症状もない．現在は適正な薬物治療が行われている．

デカドロン®注射液の投与　医薬品

Ⅰ）**必要な情報**　デカドロン®注射液をアスピリン喘息患者に投与できるか．
Ⅱ）**情報検索の手段およびその内容**
ガイドライン：JGL 2006にステロイド薬は通常，ヒドロコルチゾンコハク酸エステルナトリウムまたはメチルプレドニゾロンコハク酸エステルナトリウムの点滴が用いられると記載がある．ただし，アスピリン喘息患者では40〜60％の症例でコハク酸エステル型製剤による発作誘発の可能性があるので，使用ステロイド薬はリン酸エステル型製剤を用いたほうがよいとされている．
Ⅲ）**症例に合わせた情報評価**　デカドロン®注射液の成分はデキサメタゾンリン酸エステルナトリウムであり，リン酸エステル型製剤であるため，ステロイド薬の適正な選択がなされている．

表 10-1 喘息発作(急性増悪)の強度に対応した管理法

発作強度	呼吸困難	動作	検査値				治療
			PEF	S_{PO_2}	P_aO_2	P_aCO_2	
喘鳴/胸苦しい	・急ぐと苦しい ・動くと苦しい	ほぼ普通	80%超	96%以上	正常	45 Torr未満	・$β_2$刺激薬吸入,頓用 ・テオフィリン薬,頓用
軽度(小発作)	・苦しいが横になれる	やや困難					
中等度(中発作)	・苦しくて横になれない	・かなり困難 ・かろうじて歩ける	60〜80%	91〜95%	60 Torr超	45 Torr未満	・$β_2$刺激薬ネブライザー吸入反復 ・エピネフリン皮下注 ・アミノフィリン点滴静注 ・ステロイド薬点滴静注 ・酸素 ・抗コリン薬吸入考慮
高度(大発作)	・苦しくて動けない	・歩行困難 ・会話困難	60%未満	90%以下	60 Torr以下	45 Torr以上	・エピネフリン皮下注 ・アミノフィリン持続点滴 ・ステロイド薬点滴静注反復 ・酸素 ・$β_2$刺激薬ネブライザー吸入反復
重篤	・呼吸減弱 ・チアノーゼ ・呼吸停止	・会話不能 ・体動不能 ・錯乱 ・意識障害 ・失禁	測定不能	90%以下	60 Torr以下	45 Torr以上	・上記治療継続 ・症状,呼吸機能悪化で挿管 ・酸素吸入にもかかわらずP_aO_2 50 mmHg以下および/または意識障害を伴う急激なP_aCO_2の上昇 ・人工呼吸 ・気管支洗浄 ・全身麻酔を考慮

治療目標:呼吸困難の消失,体動,睡眠正常,日常生活正常,PEFが予測値または自己最良値の70%以上,酸素飽和度>90%,平常服薬,吸入で喘息症状の悪化なし

〔日本アレルギー学会 喘息ガイドライン専門部会(監修),喘息予防・管理ガイドライン2006,協和企画より〕

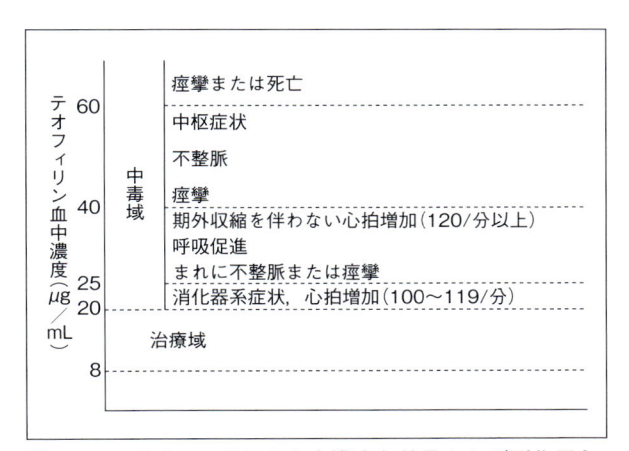

図 10-3 テオフィリンの血中濃度と効果および副作用との関係

テオフィリン血中濃度($μg$/mL):
- 60: 痙攣または死亡
- 中枢症状
- 不整脈
- 痙攣
- 40: 期外収縮を伴わない心拍増加(120/分以上)
- 呼吸促進
- まれに不整脈または痙攣
- 25, 20: 消化器系症状,心拍増加(100〜119/分)
- 中毒域
- 8: 治療域

〔テオフィリン(テオコリン®)の医療用医薬品添付文書より〕

表 10-2 テオフィリンの過量投与に関する記載事項

過量投与

[症状]テオフィリン血中濃度が高値になると,血中濃度の上昇に伴い,消化器症状(特に悪心,嘔吐)や精神神経症状(頭痛,不眠,不安,興奮,痙攣,せん妄,意識障害,昏睡等),心・血管症状(頻脈,心室頻拍,心房細動,血圧低下等),低カリウム血症その他の電解質異常,呼吸促進,横紋筋融解症等の中毒症状が発現しやすくなる.なお,軽微な症状から順次発現することなしに重篤な症状が発現することがある.

[処置]過量投与時の処置には,テオフィリンの除去,出現している中毒症状に対する対症療法がある.消化管内に残存するテオフィリンの除去として催吐,胃洗浄,下剤の投与,活性炭の経口投与等があり,血中テオフィリンの除去として輸液による排泄促進,活性炭の経口投与,活性炭を吸着剤とした血液灌流,血液透析等がある.なお,テオフィリン血中濃度が低下しても,組織に分布したテオフィリンにより血中濃度が再度上昇することがある.

〔テオフィリン(テオコリン®)の医療用医薬品添付文書より〕

表10-3 喘息治療の目標

1. 健常人と変わらない日常生活が送れること．正常な発育が保たれること
2. 正常に近い肺機能を維持すること
   PEFの変動が予測値の10%以内
   PEFが予測値の80%以上
3. 夜間や早朝の咳や呼吸困難がなく十分な夜間睡眠が可能なこと
4. 喘息発作が起こらないこと
5. 喘息死の回避
6. 治療薬による副作用がないこと
7. 非可逆的な気道リモデリングへの進展を防ぐこと

〔日本アレルギー学会　喘息ガイドライン専門部会(監修)：喘息予防・管理ガイドライン2006，協和企画より〕

表10-4 医師が患者に説明する内容

- 診断
- 発作治療薬と長期管理薬の相違
- 吸入器の使用法
- 予防に関するアドバイス
- 喘息の悪化を示唆する徴候
- ピークフローモニタリング
- 医師の診察を受ける方法とその間隔
- 指導に基づく自己管理計画

〔日本アレルギー学会　喘息ガイドライン専門部会(監修)：喘息予防・管理ガイドライン2006，協和企画より〕

表10-5 喘息の長期管理薬と発作治療薬の種類

長期管理薬	発作治療薬
・ステロイド薬(吸入剤，経口剤) ・テオフィリン徐放製剤 ・長時間作用性β_2刺激薬(吸入剤，貼付剤，経口剤) ・抗アレルギー薬(ロイコトリエン受容体拮抗薬，メディエーター遊離抑制薬，ヒスタミンH_1拮抗薬，トロンボキサン阻害薬，Th2サイトカイン阻害薬)	・短時間作用性β_2刺激薬(吸入剤) ・エピネフリン皮下注射 ・テオフィリン製剤(注射) ・ステロイド薬(注射)

b #2. ノンコンプライアンスによる喘息コントロール不良

喘息管理の知識不足　疾病や治療

Ⅰ) 必要な情報　喘息の治療と治療目標

Ⅱ) 情報検索の手段およびその内容
ガイドライン：JGL 2006において，喘息治療の目標(表10-3)および医師が患者に説明する内容(表10-4)が記されている．つまり，喘息治療の目標は治癒ではなく，可能な限り呼吸機能を正常化し，患者のQOLを改善し，健常者と変わらない日常生活を送ることにある．また，喘息治療は薬物療法も重要だが，患者教育も治療上，有効とされている．医師が説明する内容の薬剤に関連する項目については，薬剤師が積極的に患者教育する必要がある．

Ⅲ) 症例に合わせた情報評価　患者は喘息に対して理解不足のため，喘息の治療目標を患者に説明(教育)する必要がある．

喘息治療薬および吸入剤に対する知識不足　医薬品

Ⅰ) 必要な情報　喘息治療薬の役割とその治療に用いる吸入ステロイド薬の使用目的に関する情報

Ⅱ) 情報検索の手段およびその内容
ガイドライン：喘息治療においては，大別して長期管理薬(長期管理のために継続的に使用する薬剤)と発作治療薬(喘息発作治療のために短期的に使用する薬剤)の2種類がある(表10-5)．

吸入ステロイド薬は喘息治療おいて最も効果的な抗炎症薬であり，表10-6に示すようにステップ2以上の持続型喘息患者に対する長期管理薬の第一選択薬となっている．ただし，吸入ステロイド薬は気道の慢性炎症を抑える目的に投与されている長期管理薬であるため，喘息発作が起きない期間をできるだけ長くするための予防的投与にて効果を発揮する(表10-7)．

Ⅲ) 症例に合わせた情報評価　患者は吸入ステロイド薬について，知識不足であるため，これらの得られた情報により，患者教育する必要がある．

表10-6 喘息の長期管理における重症度に対応した段階的薬物療法

重症度	ステップ1 軽症間欠型	ステップ2 軽症持続型	ステップ3 中等症持続型	ステップ4 重症持続型
症状の特徴	・症状が週1回未満 ・症状は軽度で短い ・夜間症状：2回未満/月 ・PEF FEV$_{1.0}$：80%以上 ・変動率：20%未満	・症状は週1回以上だが毎日ではない ・月1回以上日常生活や睡眠が妨げられる ・夜間症状：2回以上/月 ・PEF FEV$_{1.0}$：80%以上 ・変動率：20～30%	・症状は毎日 ・短時間作用性吸入β$_2$刺激薬頓用がほとんど毎日必要 ・週1回以上日常生活や睡眠が妨げられる ・夜間症状：1回以上/週 ・PEF FEV$_{1.0}$：60%以上80%未満 ・変動率：30%超	・治療下でもしばしば増悪 ・症状は毎日 ・日常生活に制限 ・しばしば夜間症状 ・PEF FEV$_{1.0}$：60%未満 ・変動率：30%超
長期管理薬 ●：連用 ○：考慮	○喘息症状がやや多い時（例えば月に1～2回）、血中・喀痰中に好酸球増加のある時は下記のいずれか1剤の投与を考慮 ・吸入ステロイド薬（低用量） ・テオフィリン徐放製剤 ・ロイコトリエン受容体拮抗薬 ・DSCG ・抗アレルギー薬	●吸入ステロイド薬（低用量）連用 ●上記で不十分な場合は、下記のいずれか1剤を併用 ・テオフィリン徐放製剤 ・ロイコトリエン受容体拮抗薬 ・長時間作用性β$_2$刺激薬（吸入/貼付/経口） ○DSCGや抗アレルギー薬の併用可	●吸入ステロイド薬（中用量）連用 ●下記のいずれか1剤、あるいは複数を併用 ・テオフィリン徐放製剤 ・ロイコトリエン受容体拮抗薬 ・長時間作用性β$_2$刺激薬（吸入/貼付/経口） ○Th2サイトカイン阻害薬併用可	●吸入ステロイド薬（高用量）連用 ●下記の複数を併用 ・テオフィリン徐放製剤 ・ロイコトリエン受容体拮抗薬 ・長時間作用性β$_2$刺激薬（吸入/貼付/経口） ○Th2サイトカイン阻害薬併用可 ●上記のすべてでも管理不良の場合 ・経口ステロイド薬の追加

〔日本アレルギー学会 喘息ガイドライン専門部会(監修)：喘息予防・管理ガイドライン2006, 協和企画を一部改変〕

医療用医薬品添付文書：吸入ステロイド剤は、喘息治療において長期管理薬として使用され、医療用医薬品添付文書の重要な基本的注意の欄にもその旨が記載されている（**表10-7**）。

表10-7 フルタイドディスカス®の医療用医薬品添付文書の記載内容抜粋（重要な基本的注意）

重要な基本的注意
1. 急性の発作に対しては、本剤を使用しないよう患者に指導すること. また、本剤は喘息症状が発現しないように維持する目的で継続的に使用する薬剤なので、症状のないときでも毎日規則正しく使用するよう患者に指導する. 4. 本剤の投与期間中に発現する急性の発作に対しては、発作発現時に短時間作動型吸入β$_2$刺激薬等の他の適切な薬剤を使用するよう患者に指導すること. 5. 本剤の投与を突然中止すると喘息の急激な悪化を起こすことがあるので、投与を中止する場合には患者の喘息症状を観察しながら徐々に減量していくこと.

〔フルチカゾンプロピオン酸エステル（フルタイドディスカス®）の医療用医薬品添付文書より〕

吸入ステロイド薬の副作用およびその予防法に対する知識不足　医薬品

Ⅰ）**必要な情報**　吸入ステロイド薬の副作用とその予防法である含嗽の意義と含嗽方法に関する情報

Ⅱ）**情報検索の手段およびその内容**

医療用医薬品添付文書：吸入後含嗽するのみの情報しかない.

吸入ステロイド薬の局所副作用として口腔内カンジダ症や嗄声などが報告されている。その口腔内局所副作用予防のための含嗽の実施が、医療用医薬品添付文書に記載されている（**表10-8**）。しかし、含嗽方法に関する情報は、医療用医薬品添付文書にはない.

文献検索 → 原著論文：含嗽方法の情報を得ることができた.

文献検索を行い、吸入ステロイド薬使用後の含嗽方法について原著論文より情報を得た. 図

表10-8 フルタイドディスカス®の医療用医薬品添付文書の記載内容抜粋（適用上の注意）

> 適用上の注意
> 吸入後：本剤吸入後に，うがいを実施するよう患者を指導すること（口腔内カンジダ症又は嗄声の予防のため）．ただし，うがいが困難な患者には，うがいではなく，口腔内をすすぐよう指導すること．

〔フルチカゾンプロピオン酸エステル（フルタイドディスカス®）の医療用医薬品添付文書より〕

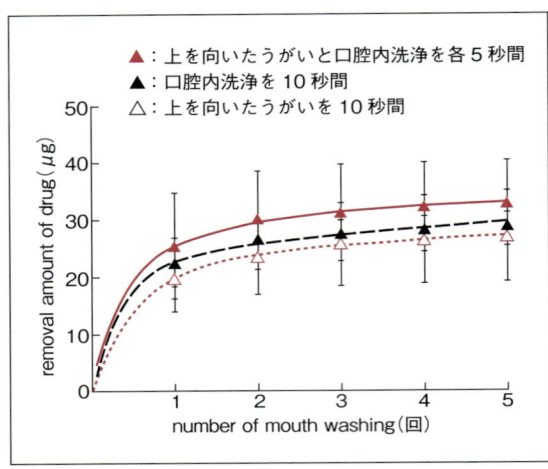

図10-4 フルチカゾンプロピオン酸エステル100 μg 吸入後の含嗽方法の相違について，水20 mL を用いて5回含嗽した場合の累積薬物除去量 mean ± SD, $n = 5$

〔Yokoyama H, Yamamura Y, Yamada Y, et al：Kinetic analysis of effects of mouth washing on removal of drug residues following inhalation of fluticasone propionate dry powder. Biol Pharm Bull. 30：1987–1990, 2007〕

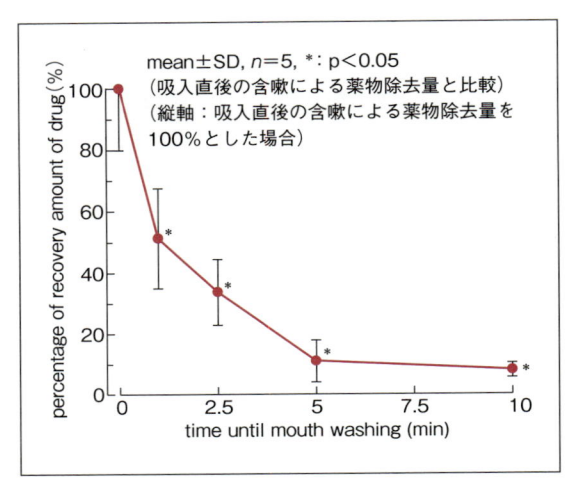

図10-5 フルチカゾンプロピオン酸エステル100 μg 吸入後の吸入から含嗽までの時間が及ぼす含嗽効果への影響

〔Yokoyama H, Yamamura Y, Yamada Y, et al：Influence of mouth washing procedures on the removal of drug residues following inhalation of corticosteroids. Biol Pharm Bull. 29：1923–1925, 2006〕

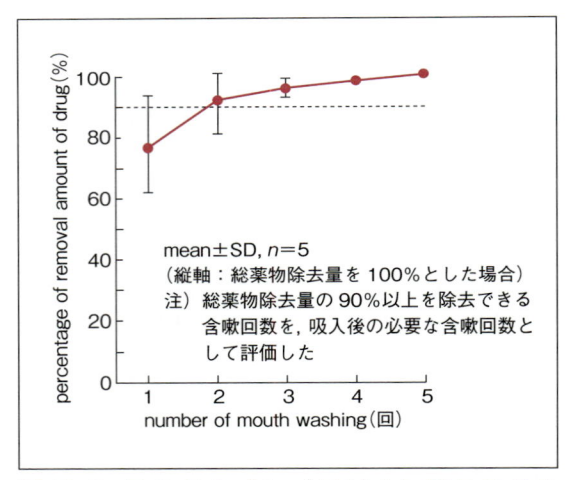

図10-6 フルチカゾンプロピオン酸エステル100 μg 吸入後に上を向いたうがいと口腔内洗浄を各5秒間，5回行った場合の累積薬物除去率

〔Yokoyama H, Yamada Y, Yamamura Y, et al：Effect of mouthwash on the removing fluticasone Propionate delivered by dry powder inhaler in mouth. YAKUGAKU ZASSHI 121：233–237, 2001 一部改変〕

10-4より，吸入後の口腔内付着薬物除去のための含嗽方法として，上を向いたうがいと口腔内洗浄の両方を5秒間ずつ行う方法がよいという情報が得られた．また，含嗽は，吸入直後が最も効果的であることが図10-5より得られた．さらに，含嗽回数は，2回以上行うことによって，総薬物除去量の90％以上を除去できるという情報が得られた（図10-6）．

すなわち，吸入ステロイド薬使用後の効果的な含嗽として，「吸入後ただちに，上を向いたうがいと口腔内洗浄の両方を2回以上行う」方法の情報が得られ，この含嗽方法の指導が必要となる．

III）症例に合わせた情報評価　患者は吸入後の含嗽の実施について理解していなかった．また，含嗽指導するにあたり効果的な含嗽方法につい

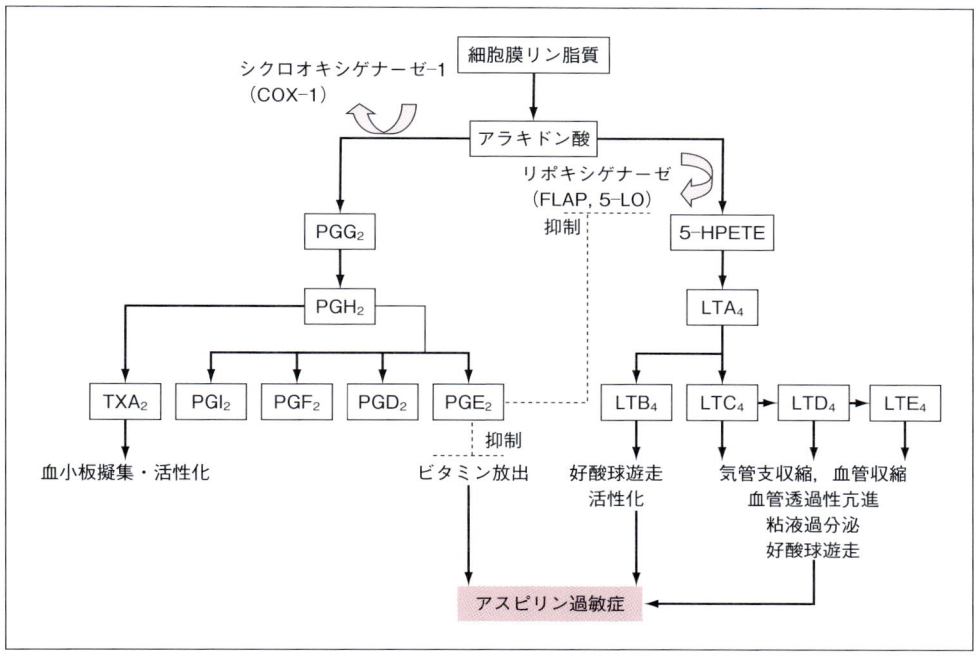

図 10-7 アラキドン酸カスケードとアスピリン喘息の発症機序

アスピリンを含めた NSAID が COX-1 を阻害することにより，PGE_2 の産生が減少する．PGE_2 は 5-リポキシゲナーゼ活性化蛋白（FLAP）や 5-リポキシゲナーゼ（5-LO）に対して抑制的に作用するため，PGE_2 の産生低下は，LTB_4，LTC_4，LTD_4，LTE_4 の合成促進につながる．特に LTC_4，LTD_4，LTE_4 には気管支収縮，血管透過性亢進，粘液過分泌，鼻粘膜腫脹，気道浮腫，好酸球浸潤などの作用があるため，喘息発作を生じると考えられている．
〔久田淳一郎，浦野哲哉：アスピリン喘息の発症メカニズムと治療対応 Heart View 10(13)：1426-1430, 2006 より〕

て情報が得られた．これらの情報を基に，吸入ステロイド薬使用後の含嗽について患者教育（指導）する必要がある．

C #3. アスピリン喘息患者への薬剤選択

アスピリン喘息患者への薬剤の選択
疾病や治療 医薬品

Ⅰ) **必要な情報** アスピリン喘息の原因と，アスピリン喘息患者に対して禁忌の薬剤，および使用可能な薬剤に関する情報

Ⅱ) **情報検索の手段およびその内容**
総説：アスピリン喘息はシクロオキシゲナーゼ阻害作用により過敏反応として現れると考えられている．図 10-7 にアラキドン酸カスケードとアスピリン喘息の発症機序を示す．
ガイドライン：すべての非ステロイド性抗炎症薬（NSAIDs）の内服薬，注射薬，坐薬は喘息発作を誘発する可能性がある．ただし，NSAIDs を含んだ貼付薬，塗布薬，点眼薬も発作を誘発するが，一般的には軽く，症状発現も遅い．前駆症状として水様性鼻汁，鼻閉を生じることが多く，顔面紅潮や眼結膜充血，消化器症状（腹痛，下痢など）を伴う．さらに，食用黄色4号（タートラジン），安息香酸ナトリウム，パラベン，サルファイト（亜硫酸塩）などの食品・医薬品添加物に対する過敏症をもつことがある．また，急性増悪時の治療では，コハク酸エステル型のステロイド薬（ヒドロコルチゾンコハク酸エステルナトリウム，プレドニゾロンコハク酸エステルナトリウム，メチルプレドニゾロンコハク酸エステルナトリウムなど）を急速静注すると喘息の増悪あるいは誘発させる．一方，リン酸エステル型（デキサメタゾンリン酸エステルナトリウム，ベタメタゾンリン酸エステルナトリウム，ヒドロコルチゾンリン酸エステルナ

トリウムなど)を投与するとよい．

Ⅲ) **症例に合わせた情報評価**　患者はアスピリン喘息患者であるため，薬剤追加時には得られた情報に従い，医師に提言する必要がある．さらに，得られた情報を基に追加処方薬剤の鑑査を行う．

インドメタシン(インダシン®)で具合が悪くなり，アスピリン喘息を指摘させる．
医薬品

Ⅰ) **必要な情報**　アスピリン喘息患者に対する鎮痛・解熱薬投与に関する情報

Ⅱ) **情報検索の手段およびその内容**
医療用医薬品添付文書：NSAIDs の医療用医薬品添付文書におけるアスピリン喘息患者への禁忌の有無を**表 10-9** に示した．
ガイドライン：アスピリン喘息患者への鎮痛・解熱薬の投与については，アセトアミノフェン，塩基性 NSAIDs(チアラミド塩酸塩，エモルファゾン，エピリゾール，チノリジン塩酸塩など)は安全に投与できるとされている[1]．

Ⅲ) **症例に合わせた情報評価**　患者はアスピリン喘息患者であるため，得られた情報に従って，鎮痛・解熱薬の投与が必要なときは，慎重に行う．

d #4. プロカテロール塩酸塩の使用法と副作用

手の震え　医薬品

Ⅰ) **必要な情報**　プロカテロール塩酸塩の振戦の副作用に関する情報

Ⅱ) **情報検索の手段およびその内容**
文献著書：振戦は β 刺激薬の副作用で最も高頻度にみられる．β 刺激薬は骨格筋の β_2 受容体に直接作用して振戦を起こす．また，サルブタモールの吸入量の増加によって，用量依存的に振戦が増す．振戦は β_2 受容体を介した作用であるため，気管支拡張作用と共存する[2]．

Ⅲ) **症例に合わせた情報評価**　患者は発作が出現したことにより，β 刺激薬の使用頻度が増加したため振戦の副作用が発現した．この悪循環のサイクルを説明し，喘息の良好なコントロールにより β 刺激薬の使用頻度が減少でき，振戦の副作用を防止できることを指導する必要がある．

(プロカテロール塩酸塩)1 日 4 回の使用
医薬品

Ⅰ) **必要な情報**　プロカテロール塩酸塩の使用方法に関する情報

Ⅱ) **情報検索の手段およびその内容**
医療用医薬品添付文書：プロカテロール塩酸塩の医療用医薬品添付文書の用法用量に関する使用上の注意さらに，重要な基本的注意にも投与量に関する注意事項の記載がある(**表 10-10**)．
ガイドライン：喘息の長期管理における短時間作用性吸入 β_2 刺激薬(**表 10-6**)の使用については，発作時には短時間作用性吸入 β_2 刺激薬を頓用するが，感冒などの特殊な増悪因子がない普段は短時間作用性吸入 β_2 刺激薬の頓用が不必要な状態になるように長期管理を行う．発作時でも短時間作用性吸入 β_2 刺激薬を 3〜4 回 / 日必要になることが週に 3 日以上ある場合は，長期管理をステップアップする．

Ⅲ) **症例に合わせた情報評価**　患者は発作時のプロカテロール塩酸塩の使用限度について理解不足のため，適正な使用法について，教育する必要がある．

5 初期計画の作成(STEP 5)

・「STEP 4」の情報から 1)，2)を作成してみよう．
1) 初期計画の[目標]
2) 初期計画
(O：観察計画，C：ケア計画，E：教育計画)

a #1. 急性期コントロール治療薬の妥当性

[副作用なく，喘息発作を抑えることができる]

表 10-9　主な NSAIDs の医療用医薬品添付文書のアスピリン喘息患者への禁忌の記載

1. 内服薬（○：禁忌あり，×：禁忌なし）

一般名	主な商品名	アスピリン喘息患者への禁忌の有無	一般名	主な商品名	アスピリン喘息患者への禁忌の有無
アスピリン	アスピリン	○	チアプロフェン酸	スルガム	○
メフェナム酸	ポンタール	○	ナプロキセン	ナイキサン	○
ジクロフェナクナトリウム	ボルタレン	○	プラノプロフェン	ニフラン	○
スリンダク	クリノリル	○	ロキソプロフェンナトリウム	ロキソニン	○
アンフェナクナトリウム	フェナゾックス	○	アルミノプロフェン	ミナルフェン	○
インドメタシン	インダシン	○	ザルトプロフェン	ペオン	○
インドメタシンファルネシル	インフリー	○	ブコローム	パラミヂン	○
プログルメタシンマレイン酸塩	ミリダシン	○	ピロキシカム	バキソ	○
アセメタシン	ランツジール	○	アンピロキシカム	フルカム	○
ナブメトン	レリフェン	○	テノキシカム	チルコチル	○
エトドラク	オステラック	○	メロキシカム	モービック	○
モフェゾラク	ジソペイン	○	ロルノキシカム	ロルカム	○
イブプロフェン	ブルフェン	○	エピリゾール	メブロン	○
ケトプロフェン	メナミン	○	チアラミド塩酸塩	ソランタール	○
フルルビプロフェン	フロベン	○	エモルファゾン	ペントイル	×
オキサプロジン	アルボ	○	セレコキシブ	セレコックス	○

2. 坐薬（○：禁忌あり，×：禁忌なし）

一般名	主な商品名	アスピリン喘息患者への禁忌の有無	一般名	主な商品名	アスピリン喘息患者への禁忌の有無
アスピリン	サリチゾン	○	インドメタシン	インダシン	○
ジクロフェナクナトリウム	ボルタレン	○	ピロキシカム	フェルデン	○
ケトプロフェン	メナミン	○			

3. 外用薬（○：禁忌あり，×：禁忌なし）

一般名	主な商品名	アスピリン喘息患者への禁忌の有無	剤形
ジクロフェナクナトリウム	ボルタレン	○	ゲル / ローション / テープ
インドメタシン	インテバン	○	軟膏 / クリーム / 液
	カトレップ	○	貼付剤
イブプロフェンピコノール	スタデルム	×	軟膏 / クリーム
ケトプロフェン	エパテック	○	ゲル / クリーム / ローション
	モーラス	○	貼付剤 / テープ
スプロフェン	トパルジック	×	軟膏 / クリーム
ピロキシカム	フェルデン	○	軟膏
フェルビナク	ナパゲルン	○	軟膏 / ローション / クリーム
	セルタッチ	○	貼付剤
ブフェキサマク	アンダーム	×	軟膏 / クリーム
フルルビプロフェン	アドフィード	○	貼付剤
ロキソプロフェンナトリウム	ロキソニン	○	パップ
合剤（サリチル酸メチルなど）	MS冷・温湿布	×	パップ

表10-10 プロカテロール塩酸塩の医療用医薬品添付文書（用法用量に関する記載事項）

> **用法及び用量に関連する使用上の注意**
> 患者又は保護者に対し，本剤の過度の使用により不整脈，心停止等の重篤な副作用が発現する危険性があることを理解させ，次の事項及びその他必要と考えられる注意を与えること．
> 成人1回2吸入，小児1回1吸入の用法・用量を守り，1日4回（原則として成人8吸入，小児4吸入）までとすること．
> **重要な基本的注意**
> 2. 過度に使用を続けた場合，不整脈，場合により心停止を起こすおそれがあり，特に発作発現時の吸入投与の場合には使用が過度になりやすいので十分に注意すること．
> 4. 発作が重篤で吸入投与の効果が不十分な場合には，可及的速やかに医療機関を受診し治療を受けるよう注意を与えること．

〔プロカテロール塩酸塩（メプチン®エアー）の医療用医薬品添付文書より〕

O1：テオフィリンの血中濃度
O2：テオフィリンの副作用の自覚症状（悪心・嘔吐，頭痛，不眠，胃炎）
O3：呼吸困難の消失，睡眠正常，日常生活正常
C1：テオフィリンによる副作用が発現した場合，血中濃度を測定し，テオフィリンの減量または一時中止をするように提案する．
E1：気持ちが悪い，頭痛がする，眠れない，胃炎などの自覚症状が現れた場合には，ナースコールするように指導する．

b #2. ノンコンプライアンスによる喘息コントロール不良

［薬物療法の必要性を理解し，吸入剤を適正に使用することによって喘息管理ができる］

O1：喘息発作の頻度
O2：S_{PO_2}，P_aO_2，P_aCO_2
O3：十分な夜間睡眠
O4：フルチカゾンプロピオン酸エステルによる口腔内局所副作用の自覚症状
C1：口腔内カンジダ症が発現した場合には，抗真菌薬の投与および含嗽薬の使用を提案する．
E1：喘息治療の目標は発作を起こさずに普通に日常生活が送れることであり，これについて説明する．
E2：テオフィリン，モンテルカストナトリウム，フルチカゾンプロピオン酸エステルは喘息の発作を予防する薬，プロカテロール塩酸塩は発作が起きたときに抑える薬であることを指導する．
E3：テオフィリンは気管支を広げる作用，モンテルカストナトリウムは気道の炎症を起こしたり気道を狭くさせるロイコトリエンという物質の作用を抑えることによって，喘息の症状を改善することを指導する．
E4：フルチカゾンプロピオン酸エステルは喘息治療の中で最も重要な薬であり，気道の炎症を抑えて，喘息の発作が起きないようにする．症状のないときでも毎日規則正しく吸入する必要があることを指導する．
E5：フルチカゾンプロピオン酸エステルの吸入方法は製薬企業のリーフレットを用いて指導する．
E6：フルチカゾンプロピオン酸エステル吸入後の含嗽意義については，リーフレット（図10-2）を見せながら説明する．
E7：フルチカゾンプロピオン酸エステル吸入後の含嗽方法は，吸入後ただちにがらがらうがいと，くちゅくちゅうがいの両方を2回以上行ってくださいと説明する．

c #3. アスピリン喘息患者への薬剤選択

［アスピリン喘息発作を誘発する薬剤の投与を避け，喘息管理ができる］

O1：追加処方薬の確認
C1：追加処方時に，医師にアスピリン喘息の既往があり，発作を誘発する可能性のある薬剤は投与しないことを再確認する．
E1：退院時に，お薬手帳などにアスピリン喘息であることを書き，他院・他科・歯科を受診するとき，薬局で薬を買うときは，医師や薬剤師に手帳を見せるように指導する．

d #4. プロカテロール塩酸塩の使用法と副作用

[プロカテロール塩酸塩の副作用を理解し，正しく吸入できる]

O1：発作頻度と吸入回数
O2：手の震え
O3：動悸，頻脈
C1：吸入回数が減少せずに，副作用の自覚症状が出現しているようであれば，ステロイド吸入薬の増量または他剤の追加を医師と相談する．
E1：手の震えは，吸入薬の使用頻度が減ると治まってくることを説明する．
E2：吸入量が多くなると，動悸，頻脈などが現れることがある．そのような症状が現れた場合は，すぐにナースコールするように指導する．
E3：吸入量の限界は，1日4回までであり，1日4回の使用が続くまたは，それ以上使用することがあれば，医師に相談するように指導する．

6 おわりに

喘息の治療は，長期管理と急性増悪の管理とに大別され，長期管理では発作が発現しないように，普通の生活を維持することを治療の目標にしている．一方，急性増悪の管理つまり，発作時の対処については患者もしくは患者の家族が最初に治療を行うため，薬剤の使用は重要な役割を果たしている．患者教育が治療の一環となっているため，薬剤師の関わりが治療に大きく影響を与える．

本症例では入院を要する典型的な症例である．急性増悪時に，家での発作治療を続ける中で，β_2刺激薬の使用量が増加し，それに伴う副作用が発現する．さらに，家での発作治療では管理できずに救急外来を受診する．本症例では数回の発作を経験しているため，重症になる前に受診しており，そのため回復も早かったが，どの程度の発作頻度で救急外来を受診するかも指導のポイントとなる．

また，喘息治療の key drug は吸入ステロイド薬であり，吸入指導は効果に影響を与えるため，重要な役割を果たしている．吸入器により各々吸入方法が異なり，それを患者に合わせて指導することが重要である．効果向上のための吸入指導と，副作用軽減のための含嗽指導は吸入ステロイド薬の服薬指導の両輪を担っているため，両者欠けることなく，効果的な指導をすることが重要である．本症例では，含嗽指導について，効果的な含嗽方法の情報検索を行い，的確な情報が得られ，患者教育のための初期計画の立案が可能になった．

さらに，本症例では喘息患者の薬物療法の中で，問題として取り上げられることの多いアスピリン喘息に対する薬物療法も取り上げた．

本症例は，喘息患者と薬剤師がともに治療を進めていく上で，遭遇する可能性が高い問題点を含んでおり，医薬品および病気や治療の基本となる情報に実際の症例を合わせることにより，臨床で応用可能な症例といえる．

B 下痢と腹部の痛みを訴える21歳女性（症例2）

1 患者情報の収集（STEP 1）

・カルテ情報，患者面談から患者情報を収集してみよう．

a 患者のカルテ情報

【患者】　21歳，女性，学生
【主訴】　下痢，腹部の痛み
【現病歴】　1年前に下痢が出現し，近医にて下痢止めが処方され，内服するも治まらず，大学病院

内科を紹介受診．検査の結果，潰瘍性大腸炎と診断され，入院．高カロリー輸液と内服治療にて2か月で退院．その後，外来通院にて経過観察を行っていたが，薬の内服が不規則だったため，下痢が再燃．排便前に下腹部痛あり，排便後上腹部痛あり，1日10回以上の排便があり，時々粘血便あり．本日（8/8），外来日にて受診し，症状悪化のため再度入院となった．

【既往歴】　　なし
【家族歴】　　なし
【生活歴】　　喫煙歴なし，アルコール歴なし
【アレルギー・副作用歴】　　なし
【入院時身体所見】　身長159 cm，体重40 kg，血圧121/60 mmHg，脈拍71/分，体温37.0℃
【入院時検査所見】　WBC 8600/μL，RBC 360×10^4/μL，Hb 11.5 g/dL，Hct 35.0%，PLT 44.0×10^4/μL，赤沈17 mm/hr，TP 6.4 g/dL，Alb 3.6 g/dL，Na 141 mEq/L，K 3.9 mEq/L，Cl 102 mEq/L，BUN 12.6 mg/dL，Cr 0.7 mg/dL，CRP 0.5 mg/dL，AST 16 IU/L，ALT 22 IU/L，LDH 212 IU/L，ALP 199 IU/L．
【服薬歴（入院時持参薬）】
　メサラジン（ペンタサ®）250 mg錠
　　　　　　　　　　　　6錠　1日3回　毎食後
　ビフィズス菌製剤（ラックビー®）細粒
　　　　　　　　　　　　3g　1日3回　毎食後
【経過（診療録）】
〈8月8日〉外来受診後，潰瘍性大腸炎悪化のため入院．下記の処方を追加し，本日より服用開始して，経過観察を行う．
　プレドニゾロン（プレドニン®）5 mg錠
　　　　　　　　　　　　6錠　1日1回　朝食後
　プレドニゾロンリン酸エステルナトリウム（プレドネマ®）　　　20 mg　注腸　1日1本
　レバミピド（ムコスタ®）100 mg錠
　　　　　　　　　　　　3錠　1日3回　毎食後

b 薬剤師による患者面談の内容を抜粋

【患者からの訴え（8月8日）】
〈患者〉また入院しちゃいました．薬が増えて，ステロイド薬を飲むことになりました．あと，注腸薬が出ました．ステロイドって，副作用が怖いイメージがあるので，とても不安です．
〈薬剤師〉プレドニン®錠というステロイド薬は，この病気には必要な薬です．今回，病状が悪くなったために，この薬で治療することになりました．今は，6錠と多くの数の薬を飲んでいますが，薬の効果が現れて症状が改善されていくと，薬の量を少しずつ減らすことができます．ただ，飲み方が大変重要になりますので，先生に言われた量をきちんと飲んで下さい．今まであまり薬をきちんと飲まれていないようなので，入院中に薬をきちんと飲む習慣をつけましょう．
〈患者〉わかりました．下痢が辛いので，きちんと飲みます．ただ，この薬の副作用を教えてほしいのですが，顔が丸くなるって聞いたことがあるのですが．
〈薬剤師〉患者さん自身が感じる副作用として，顔が丸くなることがあります．ただし，今はプレドニン®の量が多いため，そのようになることがありますが，飲む量が減ると元に戻ります．また，プレドニン®は免疫を抑える作用をもっているため，感染しやすくなり，にきびなどが現れることがあります．手洗い，うがいを励行してください．あと，胃炎や不眠などが現れることがあります．もし，何かありましたら，すぐに私たちにお知らせください．

【薬剤師による情報収集】
〈薬剤師〉ペンタサ®という薬を飲んでいて，皮膚の痒みなど何か変わったことがありましたか．
〈患者〉もう，1年ぐらい飲んでいますが，特に感じたことはありません．
〈薬剤師〉あと，この薬は水に溶けない成分で薬が覆われているため，便に白いつぶつぶが混じって見られることがあります．ご経験ありますか．
〈患者〉身体の調子が悪くなると便の調子を気にして見ることがありますが，そのときにたまに見かけたけど，食べ物の影響かなと思っていました．

〈薬剤師〉あと，薬をあまり正しく飲んでいないと伺いましたが，どうですか．
〈患者〉はい，すみません．調子がいいと，ついつい昼間学校に行っているときに飲まないことがあります．
〈薬剤師〉この病気の特徴で症状に波があります．でも，調子のいいときでも，きちんと薬を飲むことが大切になってきます．この入院を機に薬をきちんと飲む習慣をつけましょう．

2 問題点の抽出（STEP 2）

・問題の出現順に問題を列挙してみよう．
①薬の内服が不規則
②1日10回以上の排便があり，時々粘血便あり
③RBC 360 × $10^4/\mu L$，Hb 11.5 g/dL，Hct 35.0％，赤沈 17 mm/hr，TP 6.4 g/dL，Alb 3.6 g/dL，CRP 0.5 mg/dL
④入院時追加薬：
　プレドニゾロン（プレドニン®）
　　　　5 mg 錠　6錠　1日1回　朝食後
　プレドニゾロンリン酸エステルナトリウム（プレドネマ®）　20 mg　注腸　1日1本
⑤ステロイドって，副作用が怖いイメージがあるので，とても不安
⑥副作用を教えてほしい，顔が丸くなるって聞いたことがある
⑦調子がいいと，ついつい昼間学校に行っているときに飲まないことがあります

3 問題リストの作成（STEP 3）

・「STEP 2」で抽出した問題を問題点ごとにまとめ，問題リストを作成してみよう．
　また，問題点を 医薬品 ， 疾病や治療 ， 患者 に分けます（重複可）． □ は問題の種類．
#1. プレドニゾロンに関連した副作用の発現
　　［抽出番号④，⑤，⑥］　 医薬品 患者
・プレドニゾロン（プレドニン®）　5 mg 錠
　　　　　　　　6錠　1日1回　朝食後
・プレドニゾロンリン酸エステルナトリウム（プレドネマ®）　20 mg　注腸　1日1本
・ステロイドの副作用に対する患者の不安
#2. 病識不足に関連したノンコンプライアンス
　　［抽出番号①，⑦］　 疾病や治療 ， 患者
・病識不足
・生活習慣
・薬剤の必要性に関する認識不足
#3. 潰瘍性大腸炎治療に関連したステロイド薬投与の有効性　［抽出番号②，③］　 疾病や治療
・1日10回以上の排便
・RBC 360 × $10^4/\mu L$，Hb 11.5 g/dL，Hct 35.0％，赤沈 17 mm/hr，TP 6.4 g/dL，Alb 3.6 g/dL，CRP 0.5 mg/dL

4 初期計画立案のための情報の収集（STEP 4）

・計画立案にあたって情報検索・評価を行うために，Ⅰ）〜Ⅲ）について検討してみよう．
Ⅰ）**必要な情報**
Ⅱ）**情報検索の手段およびその内容**
Ⅲ）**症例に合わせた情報評価**

a #1. プレドニゾロンに関連した副作用の発現

> プレドニゾロン（プレドニン®）　5 mg 錠
> 　　　　　　6錠　1日1回　朝食後
> ステロイド薬の副作用に対する患者の不安
> 医薬品 患者

Ⅰ）**必要な情報**　ステロイド薬の副作用に関する情報

Ⅱ）**情報検索の手段およびその内容**
　医療用医薬品添付文書：プレドニゾロン錠の医療用医薬品添付文書の重要な基本的注意事項の欄には，誘発感染症，続発性副腎皮質機能不全，消化管潰瘍，糖尿病，精神障害等の重篤な副作用が現れることがあると，記載がある．さ

表 10-11 ステロイド療法の主な副作用

重症な副作用	軽症な副作用
・感染症の誘発・増悪	・痤瘡様発疹
・消化性潰瘍	・多毛症
・骨粗鬆症，骨折	・満月様顔貌，中心性肥満
・精神障害	・皮膚線条
・高血糖，糖尿病	・皮下出血，紫斑
・血圧上昇，高血圧	・食欲亢進，体重増加
・高脂血症	・月経異常
・動脈硬化，心電図異常	・多尿，多汗
・副腎不全	・不眠
・無菌性骨壊死	・白血球増多
・白内障，緑内障	・脱毛
・血管炎，血栓症	・浮腫
・筋力低下，筋萎縮	・低カリウム血症

〔矢野三郎(監)：ステロイド薬の選び方と使い方，南江堂，1999 より〕

らに，副作用の欄には，ステロイド薬に関するさまざまな副作用の記載がある．医療用医薬品添付文書の記載が基本となるが，ステロイド薬の副作用については，著書などを参考にするとまとめられていてわかりやすい．

文献：表 10-11 にステロイド療法の主な副作用を示した．さらに，ステロイド服用患者が気になる副作用には，満月様顔貌，野牛肩，皮膚線条，頬部紅潮，皮膚易出血性などの中心性の脂肪沈着や蛋白質の異化作用による皮膚菲薄化が原因によるものがある．脂肪沈着は脂肪細胞のホルモン感受性リパーゼの活性低下や，間接的なインスリン分泌亢進を介して起こる．この作用はステロイド薬の生理作用であり，投与量の減量により，改善される．

さらに，ステロイド薬の中枢神経系の副作用として，不眠，不安，躁・うつ状態などの神経症状があり，これらに対する注意が必要となる[3]．

III）症例に合わせた情報評価 患者は若年女性であるため，ステロイド薬の重篤な副作用に加え，特に外観上の変化を伴う副作用のモニタリングを慎重に行い，副作用および治療薬の必要性について，得られた情報より説明することが必要である．

プレドニゾロンリン酸エステルナトリウム（プレドネマ®）　　20 mg　注腸　1日1本

I）必要な情報 プレドニゾロンリン酸エステルナトリウム注腸剤の全身性副作用を考えるため，注射剤と注腸剤の血中濃度の情報が必要

II）情報検索の手段およびその内容

注射剤と注腸剤の医療用医薬品添付文書の薬物動態（図10-8，9）より注腸剤のバイオアベイラビリティの概算をする．

〈注射剤〉

プレドニゾロンコハク酸エステルナトリウム 20 mg を投与したときのプレドニゾロン AUC は 2,578 ng・hr/mL である．まず，プレドニゾロンコハク酸エステルナトリウムをプレドニゾロンの量に換算する．約 14.94 mg〔20 mg × 360.44（プレドニゾロンの分子量）/482.50（プレドニゾロンコハク酸エステルナトリウムの分子量）〕となる．さらに，AUC を投与量で補正すると，1 mg 当たり 172.56 ng・hr/mL となる．

〈注腸剤〉

プレドニゾロンリン酸エステルナトリウムにお

薬物動態（血中濃度）
健康成人にプレドニゾロンコハク酸エステルナトリウム 20 mg を単回静脈内注射したときの薬物動態パラメーターを示す（外国人によるデータ）．

薬物動態パラメーター						
対象	n	C_{max} (ng/mL)	AUC (ng・hr/mL)	$t_{1/2}$ (hr)	Vd_{ss} (L)	CLt (mL/分)
健康成人	12	481 ± 81	2,578 ± 621	3.17 ± 0.44	26.7 ± 3.6	102 ± 23

図 10-8　水溶性プレドニン®（注射剤）の医療用医薬品添付文書より抜粋

薬物動態

プレドネマ®注腸 20 mg と標準製剤を，クロスオーバー法によりそれぞれ 1 本（プレドニゾロンリン酸エステルナトリウムとして 20 mg）健康成人に絶食単回注腸投与して血漿中未変化体濃度を測定し，得られた薬物動態パラメーター（AUC, C_{max}）について統計解析を行った結果，両剤の生物学的同等性が確認された．

プレドネマ®注腸 20 mg
AUC_{0-24} (ng・hr/mL)：954.16 ± 347.52
C_{max} (ng/mL)：158.61 ± 49.36
T_{max} (hr)：2.10 ± 0.63
$t_{1/2}$ (hr)：2.50 ± 0.26

単回投与後の血漿中プレドニゾロン濃度 mean±SD ($n=36$)
- プレドネマ®注腸 20 mg
- 標準製剤（注射剤，プレドニゾロンリン酸エステルナトリウムとして 20 mg）

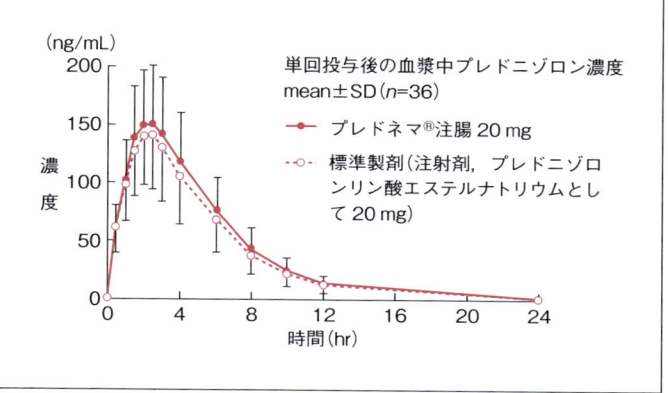

図 10-9　プレドネマ®（注腸剤）の医療用医薬品添付文書より抜粋

いても，注射剤と同様の計算を行い，AUC は 654.16 ng・hr/mL，プレドニゾロンの量に換算すると約 16.37 mg となる．さらに AUC を投与量で補正すると，1 mg 当たり 58.29 ng・hr/mL となる．

注射剤と注腸剤の投与量で補正した AUC を比較した場合，注腸剤は注射剤の AUC の 33.8% である．

Ⅲ）症例に合わせた情報評価　本症例ではプレドニゾロンリン酸エステルナトリウム 20 mg が注腸剤として投与されており，注腸剤のバイオアベイラビリティは約 35% と概算されたため，注射剤 7 mg 投与に相当する．さらに，プレドニゾロン 30 mg が経口投与されているため，ステロイド薬の副作用は注腸剤と経口剤の投与量を合わせて十分注意する必要がある．

b #2. 病識不足に関連したノンコンプライアンス

・病識不足
・生活習慣
・薬剤の必要性に関する認識不足
　疾病や治療，患者

Ⅰ）必要な情報　病気および治療に関する情報

Ⅱ）情報検索の手段およびその内容
医療情報サービス Minds（マインズ）より，「エビデンスとコンセンサスを統合した潰瘍性大腸炎の診療ガイドライン」（厚生労働省難治性腸管障害に関する調査研究班）

【疾患概念】潰瘍性大腸炎は主として粘膜を侵し，しばしばびらんや潰瘍を形成する大腸の原因不明のびまん性非特異性炎症である．その経過中に再燃と緩解を繰り返すことが多く，腸管外合併症を伴うことがある．長期かつ広範囲に大腸を侵す場合には癌化の傾向がある．

ちなみに，医療技術評価総合研究医療情報サービス事業 Minds（マインズ）は，日本医療機能評価機構が実施する医療情報サービスである．厚生労働科学研究費補助金により平成 16 年 5 月から一般公開を開始している．

Ⅲ）症例に合わせた情報評価　患者は再燃と緩解を繰り返す病気であることに対する認識不足のため，ノンコンプライアンスが生じていると考えられる．そのため，病気の概念・特性を説明する．患者が病気を理解した上で，薬物療法の重要性を理解して規則正しく薬剤を服用するよう指導する．

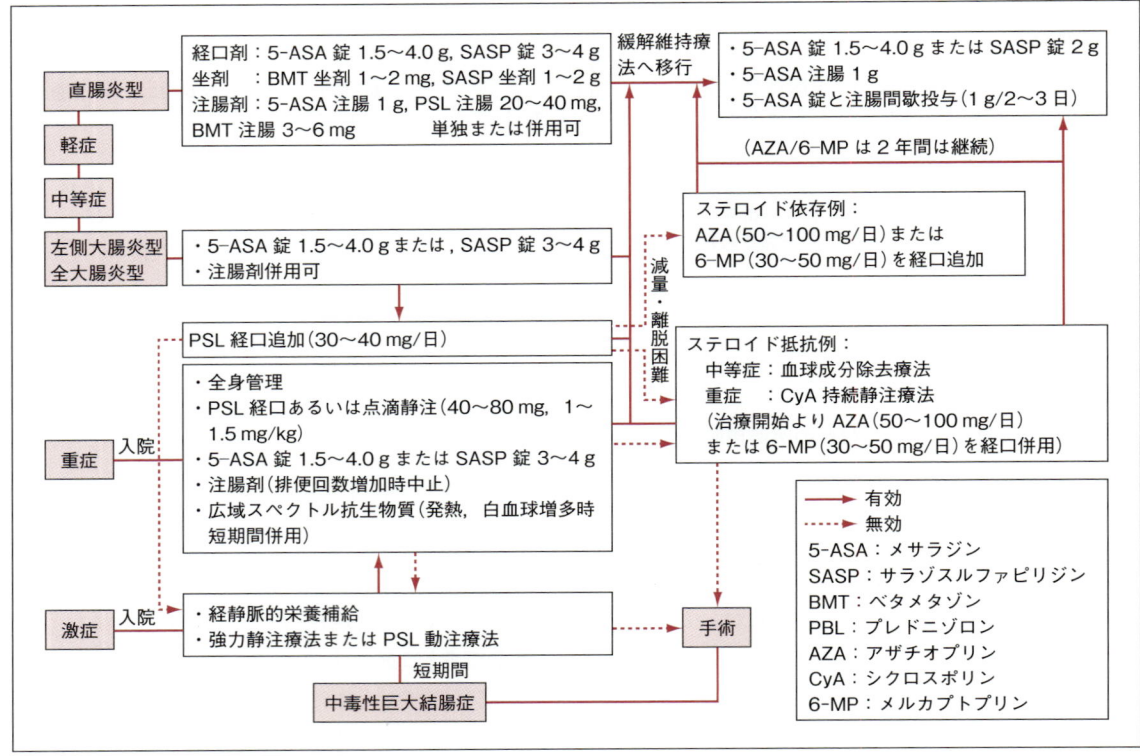

図 10-10 潰瘍性大腸炎治療指針 (2006) (IBD Research 1:26, 2007)
〔棟方昭博：平成 17 年度潰瘍性大腸炎治療指針改定案．厚生労働科学研究費補助金難治性疾患対策研究事業「難治性炎症性腸管障害に関する調査研究」，平成 17 年度研究報告書，2006．pp13-15 より引用〕

C #3. 潰瘍性大腸炎治療に関連したステロイド薬投与の有効性

- 1 日 10 回以上の排便
- RBC 360×10^4/μL，Hb 11.5 g/dL，Hct 35.0％，赤沈 17 mm/hr，TP 6.4 g/dL，Alb 3.6 g/dL，CRP 0.5 mg/dL　疾病や治療

Ⅰ）**必要な情報**　潰瘍性大腸炎の治療に関する情報および，ステロイド薬の投与法に関する情報

Ⅱ）**情報検索の手段およびその内容**
文献：**図 10-10** に潰瘍性大腸炎の治療指針を示した．

ステロイド薬の投与法については，内因性ステロイドの日内リズムに合わせて朝多く，夕方少なく投与する方法．具体的には朝 2/3，夕 1/3 の投与法がある．ただし，プレドニゾロン 30 mg/日以下になった時点でできるだけ朝 1 回投与に切り替える[3]．

ステロイド薬の減量については，20 mg/日の投与量に至るまで 5～10 mg/週で減量し，20 mg 以下は 2.5 mg/週の減量スケジュールがよいとされている[4]．

ステロイド薬の減量・中止に関しては，副腎不全に陥る可能性を念頭におき慎重に行う必要があり，いったん抑制された下垂体副腎機能が回復するには 9～12 か月かかるとされている[3]．

Ⅲ）**症例に合わせた情報評価**　治療指針，ステロイド薬の投与法の情報より，患者に対して適正な治療が行われている．

得られた情報より患者へは，ステロイド薬の投与法について指導する必要がある．

5 初期計画の作成（STEP 5）

・「STEP 4」の情報から1），2）を作成してみよう．
1）初期計画の［目標］
2）初期計画
　　（O：観察計画，C：ケア計画，E：教育計画）

a #1. プレドニゾロンに関連した副作用の発現

［発現頻度の高い副作用について理解でき，重大な副作用なく服用できる］

O1：顔貌，皮膚状態の観察，体重，浮腫
O2：精神症状の観察，不眠症状
O3：血圧，血糖，発熱
O4：服薬の確認
O5：不安を抱えた治療の中でステロイド薬を大量投与するため，気分の落ち込みに注意するように他のスタッフに伝える．
C1：不眠症状が現れた場合は，医師と協議して睡眠剤の投与を検討する．
C2：真菌感染が疑われた場合は，医師と協議して抗真菌薬の投与を検討する．
E1：外観上の変化として，顔が丸くなる，皮膚出血，にきびなどが現れることがある．食欲の増進が現れることもある．これは，ステロイド薬の（生理）作用であり，薬の量が減ると改善するので，病気の治療のため，決められた量を正しく飲むように指導する．
E2：不眠や胃炎などが起こることがある．もし，症状が現れた場合には，医療スタッフに伝えるよう指導する．
E3：薬の作用で，免疫力が低下しているので，感染しやすくなる．手洗い，うがいなどをして予防するように指導する．
E4：服用中，身体に異変を感じたら，医療スタッフにただちに伝えるように説明する．

b #2. 病識不足に関連したノンコンプライアンス

［病気および薬剤の必要性を理解でき，正しく服用できる］

O1：服薬の確認
E1：潰瘍性大腸炎は，病気が良くなったり悪くなったりを繰り返す病気のため，悪くなることをなるべく減らす治療を行っていることを指導する．
E2：ペンタサ®は炎症細胞から放出される活性酸素を消去し，ロイコトリエンの合成を抑制することにより，炎症進展・組織障害を抑制し，腹痛，血便などを和らげる薬効（製薬企業作成の薬の説明書より）がある．患者の理解力に合わせ，説明する．
E3：ペンタサ®は，今後の外来治療においても長期間飲み続ける薬であるため，正しい服用が大事であることを指導する．

c #3. 潰瘍性大腸炎治療に関連したステロイド薬投与の有効性

［ステロイド薬を服用することにより，症状を緩和することができる］

O1：排便，便血
O2：RBC，Hb，Hct，赤沈，TP，Alb，CRP
E1：ステロイド薬による効果が現れた場合，薬剤の減量・離脱を行う．その時に，医師の指示どおりに服用が行えるように，服用方法の変更時に患者に説明し，服薬の確認を行う．少しずつ減量する理由は，副作用発現を回避するためであることを説明する．

6 おわりに

潰瘍性大腸炎は，再燃と緩解を繰り返す炎症性腸疾患である．そのため，治療は長期間にわたり，患者の病識，薬識が治療を進めていく上で重要になる．薬物治療において，外来での緩解療法

ではメサラジンの経口剤および注腸剤が基本治療薬となる．これらの基本治療を患者が理解した上で，薬物療法を行っていく必要がある．本症例では，ノンコンプライアンスが疾患の増悪の一因子となっていることが考えられ，疾病，薬物療法の重要性を患者へ指導することが重要である．

さらに，増悪した場合は，ステロイド薬による治療が行われる．ステロイド薬は経口剤，坐剤，注腸剤，注射剤などさまざまな剤形が用いられている．また，これらを組み合わせて用いることも多いため，血中総薬物濃度を考慮して，薬の効果や副作用を考えていかなくてはならない．本症例では経口剤と注腸剤が用いられ，注腸剤のバイオアベイラビリティは約35％であったため，注腸剤の投与を加味した副作用の発現リスクを考えなくてはならない．

増悪時の治療として，ステロイド薬の投与が行われたが，若年女性であることに十分に気を使いながら指導する必要がある．入院後のステロイド薬の副作用には十分注意を払い，薬剤管理指導を行っていくことが重要である．

再燃と緩解を繰り返す疾患の場合，緩解時のノンコンプライアンスは比較的遭遇することが多い問題であり，病気を理解した上で，緩解療法の薬剤の重要性を指導する必要がある．

C 発熱を訴える45歳女性（症例3）

1 患者情報の収集（STEP 1）

・カルテ情報，患者面接から患者情報を収集してみよう．

a 患者のカルテ情報

胸部X線上に，右中下葉に浸潤影

【患者】　45歳，女性，小学校教員
【主訴】　発熱，全身倦怠感
【現病歴】　4日前より40℃近い発熱があり，近医の内科を受診し，セフカペンピボキシル塩酸塩水和物（フロモックス®），ロキソプロフェンナトリウム水和物（ロキソニン®）が処方されたが，39℃台の熱が続き，全身倦怠感および食欲不振のため，本日当院の外来を受診し，胸部X線で炎症所見あり，CRP 18.0と高値のため，肺炎の疑いにて入院となった．
【既往歴】　糖尿病（1年前に職場の健診で高血糖を指摘され，2か月前より内服治療開始）
【家族歴】　祖父　大腸癌
【生活歴】　喫煙歴なし，機会飲酒
【アレルギー・副作用歴】　なし
【入院時身体所見】　身長155 cm，体重50 kg，血圧124/80 mmHg，脈拍110/分，体温39.2℃

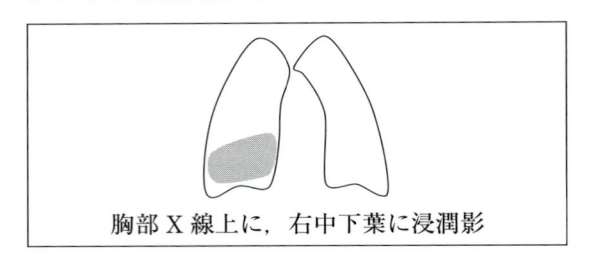

【入院時検査所見】　WBC 14,200/μL，RBC 510×10^4/μL，Hb 14.0 g/dL，Hct 40.0％，PLT 36.0×10^4/μL，赤沈 90 mm/hr，TP 6.9 g/dL，Alb 4.0 g/dL，Na 140 mEq/L，K 4.0 mEq/L，Cl 100 mEq/L，BUN 22 mg/dL，Cr 1.0 mg/dL，CRP 18.0 mg/dL，AST 20 IU/L，ALT 15 IU/L，LDH 180 IU/L，ALP 211 IU/L，P$_a$O$_2$ 62 Torr，P$_a$CO$_2$ 40 Torr，空腹時血糖 125 mg/dL
【服薬歴（入院時持参薬）】
ミグリトール（セイブル®）錠50 mg
　　　　　　　　3錠　1日3回毎食直前
入院後中止
【経過（診療録）】
〈12月8日〉外来受診後，肺炎の疑いのため入院．入院後ただちに施行された喀痰のグラム染色にて，大型のグラム陽性双球菌を多数認め，

好中球による貪食像も確認され，肺炎球菌性肺炎と診断．

下記の処方にて，本日より治療開始し，経過観察を行う．フロモックス®，ロキソニン®は中止．セイブル®も食欲不振による絶食のため中止．

ピペラシリンナトリウム（ペントシリン®静注用2gバッグ）　　　　　　　　　1回1バッグ
　　1日2回　12：00〜13：00, 17：00〜18：00
ソリタ®-T3号G　500 mL　　　　　1回1本
　　1日2回　12：00〜17：00, 17：00〜22：00

b 患者面接の内容を抜粋

【患者からの訴え 12月8日】

〈患者〉4日くらい40℃近い熱があって近所のお医者さんにかかったけど熱が下がらなくて……．今日，ここの病院にかかったら，おそらく肺炎ということで突然入院となりました．困りました．

〈薬剤師〉そうですか．今日から治療のために，点滴の抗生物質が投与されます．ペントシリン®という点滴の薬です．

〈患者〉はい．わかりました．私，入院するのは初めてで点滴を受けた記憶がないのですが，この点滴の薬は副作用とかはないですか．

〈薬剤師〉そうですよね．まれにですけれども，患者さんによっては，薬が合わないことがあります．もし，点滴をされていて，皮膚に痒みやぶつぶつなどが出た場合は，すぐに私や看護師さんなど誰でもいいのでお知らせください．あと，お伺いしたいことがありますが，今まで薬を飲んで，皮膚が赤くなったり，気持ち悪くなったりなどありますか．

〈患者〉ないと思います．

【薬剤師による情報収集(1)】

〈薬剤師〉今まで，何かご病気をされたことはありますか．

〈患者〉はい．糖尿病なんですよ．

〈薬剤師〉治療のために薬を飲まれていますか．

〈患者〉はい．セイブル®という薬を飲んでいます．

〈薬剤師〉この薬はいつ飲まれていますか．

〈患者〉食事の前に飲むように言われて飲んでいます．

〈薬剤師〉そうですね．この薬は食事のすぐ前に飲む薬です．何で食事のすぐ前に飲まないといけないかご存じですか．

〈患者〉最近飲み始めたのですが，食事の前に飲むことが大事とは覚えているのですが，以前，薬剤師さんに説明を受けたような気がするのですが，忘れてしまいました．

〈薬剤師〉そうですか．食事の前に飲み忘れてしまうことはありますか．

〈患者〉たまに，うっかりして，食事をしてしまうことがあります．特に昼に．そうしたときには，食後に飲んでいるので，飲み忘れることはないです．

（実際は，ここで薬剤師が薬の説明を行います．ここでは薬の説明は省略致します．初期計画に記載してあります）

【薬剤師による情報収集(2)】

〈薬剤師〉病院で出された薬以外に，今，ご自分で薬局などで買って，飲んだり，使ったりしている薬や健康食品などはありませんか．

〈患者〉最近，下痢をするようになって，時々下痢止めを買って飲んでいます．

〈薬剤師〉いつぐらいからですか．

〈患者〉ここ1〜2か月ぐらいでしょうか．

2　問題点の抽出（STEP 2）

・問題の出現順に問題を列挙してみよう．
　① 4日前から40℃近い発熱
　② フロモックス®，ロキソニン®が処方されるが，39℃台の熱が続き，全身倦怠感
　③ 食欲不振
　④ 胸部X線で炎症所見あり，CRP 18.0，肺炎の疑い．
　⑤ 糖尿病
　⑥ 肺炎球菌性肺炎と診断
　⑦ セイブル®も食欲不振による絶食のため中止
　⑧ ピペラシリンナトリウム　1回2g　1日2回処方

⑨ この点滴の薬は副作用とかはないのですか．
⑩ (セイブル®を何で食直前に服用するか)忘れてしまいました．
⑪ (セイブル®を)食後に飲んでいるので，飲み忘れることはないです．
⑫ 最近，下痢をするようになって，時々下痢止めを買って飲んでいます．

3 問題リストの作成 (STEP 3)

・「STEP 2」で抽出した問題を問題点ごとにまとめ，問題リストを作成してみよう．
 また，問題点を 医薬品 , 疾病や治療 , 患者 に分けます(重複可)． □ は問題の種類．

#1. 肺炎治療薬の妥当性 [抽出番号①，②，④，⑥]　 疾病や治療
・治療効果
#2. ペントシリン®の副作用　[抽出番号⑧，⑨] 医薬品
・薬剤過敏症の出現の可能性
・腎機能低下の出現の可能性
#3. 糖尿病治療薬セイブル®の管理 [抽出番号③，⑤，⑦，⑩，⑪，⑫] 医薬品
・セイブル®の作用機序に関する認識不足
・セイブル®の副作用(消化器系症状，低血糖，肝障害)

4 初期計画立案のための情報の収集 (STEP 4)

・計画立案にあたって情報検索・評価を行うために，Ⅰ)～Ⅲ)について検討してみよう．
Ⅰ) 必要な情報
Ⅱ) 情報検索の手段およびその内容
Ⅲ) 症例に合わせた情報評価

a #1. 肺炎治療薬の妥当性

治療効果　 疾病や治療

Ⅰ) 必要な情報　肺炎治療指針に関する情報

Ⅱ) 情報検索の手段およびその内容
ガイドライン：成人市中肺炎診療ガイドライン(日本呼吸器学会，2007)が出版されており，そこに「肺炎とは実質の，急性の，感染性の，炎症である．すなわち，何らかの病原微生物が肺に侵入して，急性の炎症をきたした場合である．急性炎症をきたした証拠として，多くは発熱，咳，痰，呼吸困難，胸痛などの症状を呈し，末梢白血球数増加，CRP陽性，赤沈亢進などの検査所見を呈し，炎症の場が肺にある証拠として胸部X線写真上異常陰影を呈する」とある．

また，肺炎治療において，診断，適切な化学療法を行うため原因菌の同定および薬剤感受性検査の結果が判明するまでに数日要することが多く，初期治療ではエンピリック治療が行われる．

図10-11に成人市中肺炎初期治療の基本フローチャートを，表10-12に重症度を判定する指標，表10-13に重症度分類を示した．

肺炎球菌の治療の原則はペニシリン系抗菌薬である．臨床上，ペニシリン耐性肺炎球菌が問題となることがあるが，わが国では化学療法学会のブレイクポイントMICがあり，その効果は臨床的な裏づけがなされている．これらから判断すると，ペニシリン耐性肺炎球菌は数％，低感受性肺炎球菌と合わせても10％前後である．低感受性肺炎球菌に対しては高投与量のペニシリン系抗菌薬を第一選択薬とする．

注射薬では，ペニシリン低感受性や耐性菌であっても，ペニシリン系抗菌薬の注射薬を増量して用いると，有効なことが多い．〔成人市中肺炎診療ガイドライン(日本呼吸器学会，2007)〕

Ⅲ) 症例に合わせた情報評価　フロモックス®が他院にて処方されていたが，効果は認めらなかった．そのため，ペニシリン低感受性の可能性もあり，ペントシリン®の静脈内投与が行われている．現時点では，肺炎球菌に対して適正な薬剤の選択が行われているが，今後，薬剤感受性試験や効果の判定が待たれる．

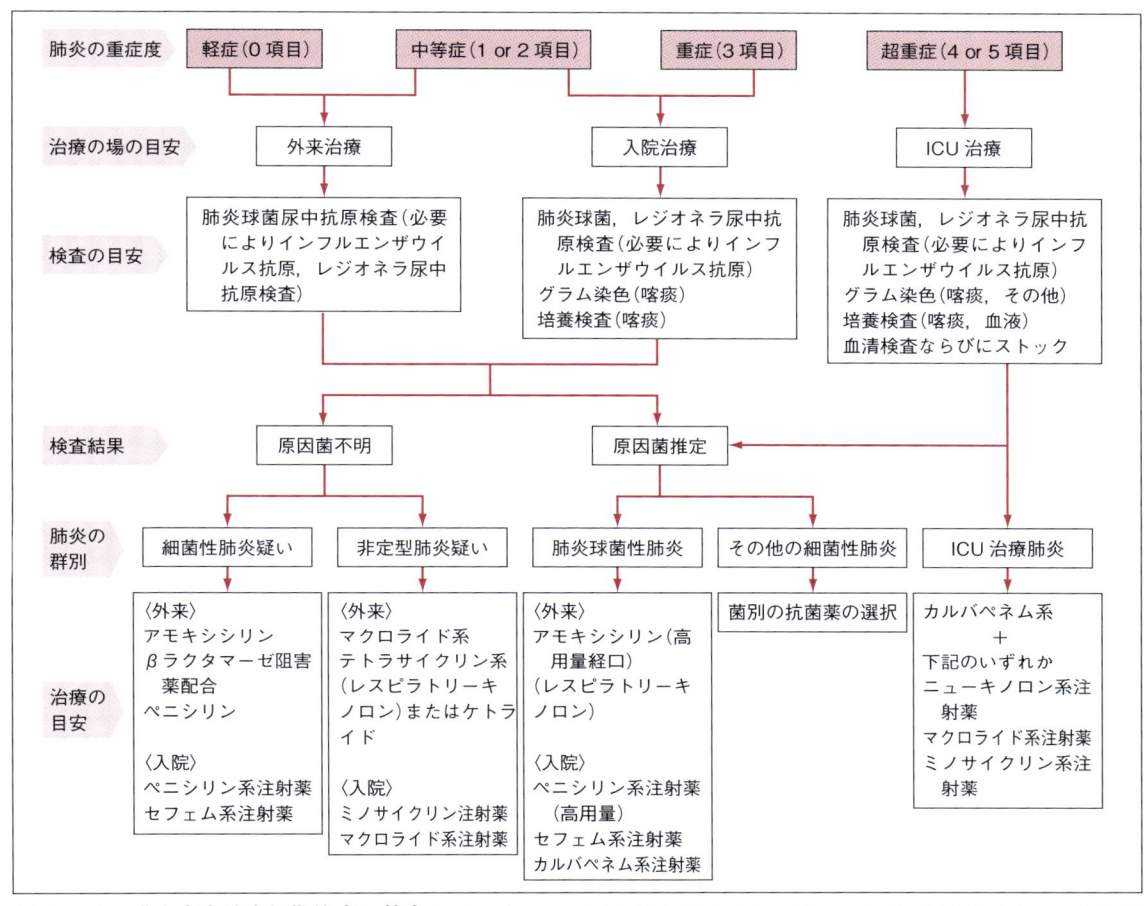

図10-11　成人市中肺炎初期治療の基本フローチャート〔日本呼吸器学会（編）：成人市中肺炎診療ガイドライン，日本呼吸器学会，2007〕

表10-12　重症度を判定する指標

1. 男性70歳以上，女性75歳以上
2. BUN 21 mg/dL 以上または脱水（＋）
3. S_{PO_2} 90％以下（P_{aO_2} 60 Torr 以下）
4. 意識障害
5. 血圧（収縮期）90 mmHg以下

〔日本呼吸器学会（編）：成人市中肺炎診療ガイドライン，日本呼吸器学会，2007〕

表10-13　肺炎の重症度分類

軽　症：左記5つの項目の何れも満足しないもの
中等症：左記項目の1つまたは2つを有するもの
重　症：左記項目の3つを有するもの
超重症：左記項目の4つまたは5つを有するもの，ただし，ショックがあれば1項目のみでも超重症とする

〔日本呼吸器学会（編）：成人市中肺炎診療ガイドライン，日本呼吸器学会，2007〕

b #2. ペントシリン®の副作用

薬剤過敏症の出現の可能性　医薬品
腎機能低下の出現の可能性

Ⅰ）**必要な情報**　ペントシリン®の副作用に関する情報

Ⅱ）**情報検索の手段およびその内容**

医療用医薬品添付文書：原則禁忌に薬剤過敏症に関する記載がある（図10-12）．さらに，ピペラシリンナトリウムは主に腎臓より排泄され，腎機能別の血中濃度に関するデータが記載されている（図10-13）．

Ⅲ）**症例に合わせた情報評価**　診療録の副作用歴

【原則禁忌（次の患者には投与しないことを原則とするが，特に必要とする場合には慎重に投与すること）】
本剤の成分又はペニシリン系抗生物質に対し過敏症の既往歴のある患者

2．重要な基本的注意
本剤によるショック，アナフィラキシー様症状の発生を確実に予知できる方法がないので，次の措置をとること．
(1) 事前に既往歴等について十分な問診を行うこと．なお，抗生物質等によるアレルギー歴は必ず確認すること．
(2) 投与に際しては，必ずショック等に対する救急処置のとれる準備をしておくこと．
(3) 投与開始から投与終了後まで，患者を安静の状態に保たせ，十分な観察を行うこと．特に，投与開始直後は注意深く観察すること．

図10-12　ペントシリン®の過敏症に関する医療用医薬品添付文書の記載内容

〈用法および用量に関連する使用上の注意〉
1. 高度の腎障害のある患者には，投与量・投与間隔の適切な調節をするなど慎重に投与すること（「薬物動態」の項参照）．

腎機能障害者の血中濃度
腎機能障害者の血中濃度半減期は腎機能の低下とともに延長し，高度腎機能障害者（Ccr ≦ 10）の場合4.12時間と，腎機能正常者に比べ約4倍の半減期の延長が認められた（外国人：静注，点滴静注データ）．

腎機能障害者の血中濃度		
腎機能障害の程度 （Ccr：mL/分）	例数	血中半減期 $t_{1/2}$(hr)
正常者 Ccr > 80	18	1.04
軽度 80 ≧ Ccr > 40	13	1.70
軽度 40 ≧ Ccr > 20	11	2.45
中等度 20 ≧ Ccr > 10	7	2.77
高度 Ccr ≦ 10	18	4.12

図10-13　ペントシリン®の腎機能に関する医療用医薬品添付文書の記載内容

にて，今まで副作用の経験がないことを確認しており，さらに薬剤師も患者に直接確認を行っている．事前のアレルギーに関する確認は十分に行われているが，投与中も十分に注意を払う必要がある．本症例では，BUN 22 mg/dL，Cr 1.0 mg/dLであり，BUNは肺炎のため正常値より若干高値を示しているが，Crは正常値範囲内である．現在の状態においては，副作用のリスクは少ないと考えられるが，その他の副作用も含めて経過観察を行う必要がある．

C #3．糖尿病治療薬セイブル®の管理

セイブル®の作用機序に関する認識不足
医薬品

Ⅰ）**必要な情報**　セイブル®の作用機序
Ⅱ）**情報検索の手段およびその内容**
医療用医薬品添付文書：セイブル®の効能効果は，2型糖尿病の食後過血糖の改善であり，1日3回毎食直前に経口投与することと記載されている．また，セイブル®の作用機序については，小腸粘膜上皮細胞の刷子縁膜において二糖類から単糖への分解を担う二糖類水解酵素（α-グルコシダーゼ）を阻害し，糖質の消化・吸収を遅延させることにより食後の過血糖を改善すると記載されている．

患者向け医薬品ガイド：飲み忘れた場合の対応として，食事の直前に飲み忘れたときは，食事中に1回分を飲んでください．食後かなりの時間が経っている場合は，1回とばして次の時間に1回分飲んでくださいと記載されている．

Ⅲ）**症例に合わせた情報評価**　患者はセイブル®の作用機序について理解不足であるため，薬の作用機序を説明し，必ず食直前に服用するように指導する．さらに，飲み忘れた場合，食事中に気がついたら薬を飲むが，食後に気がついたら飲まないように薬の作用機序から説明する．また，本症例では食欲不振のため，一時的に点滴による水分と栄養補給を行っているため，セイブル®が中止となっているのは，適切と考え

> 2. 重要な基本的注意
> (5) 本剤の使用にあたっては，患者に対し低血糖症状及びその対処方法について十分説明すること．
> (6) 本剤の投与により，「腹部膨満」，「鼓腸」，「下痢」等の消化器系副作用が発現することがある．これらは，一般に時間の経過とともに消失することが多いが，症状に応じて減量あるいは消化管内ガス駆除剤の併用を考慮し，高度で耐えられない場合は投与を中止すること．
>
> (1) 重大な副作用
> 1) 低血糖：他の糖尿病用薬との併用で低血糖(0.1～5%未満)があらわれることがある．本剤は二糖類の消化・吸収を遅延するので，低血糖症状が認められた場合にはショ糖ではなくブドウ糖を投与するなど適切な処置を行うこと．
> 2) 腸閉塞様の症状：腹部膨満，鼓腸等があらわれ，腸内ガス等の増加により，腸閉塞様の症状(頻度不明)があらわれることがあるので，観察を十分に行い，このような症状があらわれた場合には投与を中止するなど適切な処置を行うこと．
> 3) 肝機能障害，黄疸：AST(GOT)，ALT(GPT)の上昇等を伴う肝機能障害，黄疸(いずれも頻度不明)があらわれることがあるので，観察を十分に行い，異常が認められた場合には投与を中止し，適切な処置を行うこと．

図10-14　セイブル®の医療用医薬品添付文書より抜粋

> ・副作用として低血糖症状〔脱力感，強い空腹感，冷や汗，動悸(どうき)，手足のふるえ意識がうすれるなど〕があります．このような症状があらわれた場合は，ブドウ糖を飲んでください．この薬を使用するにあたっては，患者さんは，これらのことを十分に理解できるまで説明を受けてください．

図10-15　セイブル®の患者向け医薬品ガイドより抜粋

られる．

セイブル®の副作用(消化器系症状，低血糖，肝機能障害)　医薬品

Ⅰ) 必要な情報　セイブル®の副作用

Ⅱ) 情報検索の手段およびその内容

医療用医薬品添付文書，患者向け医薬品ガイド，インタビューフォーム：医療用医薬品添付文書の重要な基本的注意および重大な副作用の項目より，副作用に関連した記載事項を抜粋した(図10-14)．さらに，低血糖時の対処方法について，患者向け医薬品ガイドから情報を得た(図10-15)．この低血糖時にはブドウ糖を摂取するように限定されているが，この理由は，セイブル®(α-グルコシダーゼ阻害薬)は二糖類から単糖への分解を阻害する作用機序(図10-16)を有しているため，単糖類以外の糖では分解されないため，吸収されない．そのため，単糖であるブドウ糖を直接摂取して体内に吸収させて血糖値を上昇させる必要がある．

また，インタビューフォームに，セイブル®は小腸上部においてα-グルコシダーゼを阻害し，ほぼ半量が速やかに吸収されるとある．つまり，セイブル®は糖の吸収が行われる小腸上部にて作用を示し吸収されることにより，大腸へ到達する未消化の糖質量を減らすことによって，他のα-グルコシダーゼ阻害薬より消化器系の副作用を軽減させるように設計されている．ただし，ミグリトールの吸収には飽和がみられるため(図10-17)，投与量の増加により，消化器系の副作用が増大することが考えられる．

Ⅲ) 症例に合わせた情報評価　得られた情報より，セイブル®の作用機序，副作用について説明し，適正な服薬を患者が行えるように指導する．また，入院時点では，食欲不振および空腹時血糖が125 mg/dLのため，セイブル®は一時中止しているが，再開時に血糖値と副作用(下痢)との関係について十分に観察を行いながら，低用量からの服薬の再開を医師に提案する必要がある．

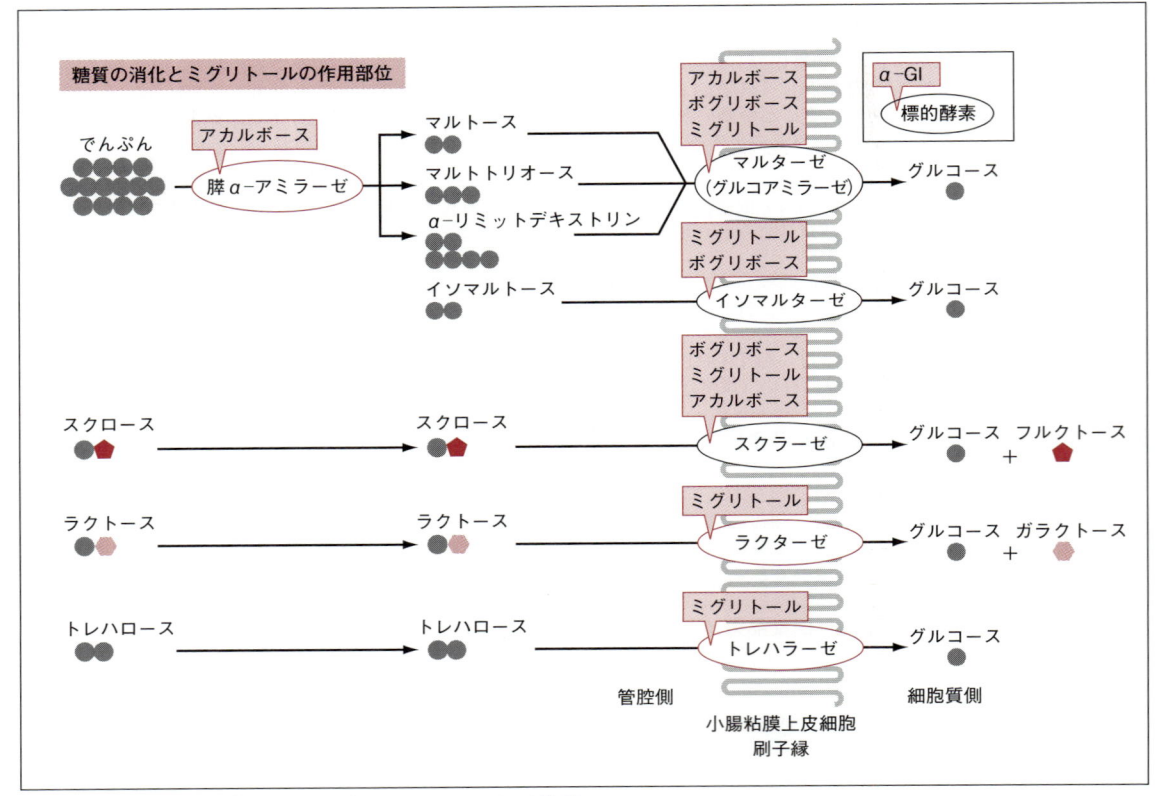

図10-16 セイブル®のインタビューフォームより抜粋

		T$_{max}$(hr)	C$_{max}$(μg/mL)	t$_{1/2}$(hr)	尿中排泄率(% of Dose)
血漿中濃度・尿中排泄試験1	25 mg($n=6$)	1.83 ± 0.26	0.875 ± 0.167	1.97 ± 0.26	86.2 ± 5.3
	50 mg($n=6$)	2.42 ± 0.66	1.156 ± 0.351	2.20 ± 0.53	70.7 ± 10.8
血漿中濃度・尿中排泄試験2	50 mg($n=12$)	2.58 ± 0.67	1.313 ± 0.424	1.97 ± 0.34	76.8 ± 22.7
	100 mg($n=12$)	2.58 ± 0.51	1.960 ± 0.464	2.03 ± 0.26	51.6 ± 9.6

mean ± 標準偏差

図10-17 セイブル®の医療用医薬品添付文書の体内動態の欄より抜粋

5 初期計画の作成（STEP 5）

・「STEP 4」の情報から1），2）を作成してみよう．
1）初期計画の［目標］
2）初期計画
　（O：観察計画，C：ケア計画，E：教育計画）

a #1. 肺炎治療薬の妥当性

［適切な抗菌薬の選択により肺炎が治る］

O1：細菌の薬剤感受性
O2：炎症反応（CRP），白血球数，発熱
O3：胸部 X 線
C1：薬剤感受性（-）で，CRP・白血球数，体温の低下および胸部 X 線における肺炎症状の改

善がみられなければ薬剤変更を提案する．

b #2. ペントシリン®の副作用

[副作用なく治療が受けられる]

O1：薬剤過敏症の確認
O2：腎機能（BUN，Cr）
C1：過敏症の徴候が認められた際には，薬剤変更を提案する．
C2：腎機能低下の場合，用量用法の変更を提案する．

c #3. 糖尿病治療薬セイブル®の管理

[副作用なく適切な服薬コントロールおよび血糖値のコントロールができる]

O1：消化器症状（腹部膨満感，下痢）
O2：低血糖症状
O3：肝機能（AST，ALT）
C1：下痢に対して，セイブル®の減量（1回 50 mg から 25 mg）を提案する．
C2：肝機能障害が認められた場合，セイブル®を中止して，他の速効性の血糖降下薬を提案する．
E1：セイブル®の作用機序として，消化管で糖分の分解を遅らせることにより，糖分がゆっくりと吸収されるようになり，急な血糖値の上昇を防ぐことであることを説明する．
E2：セイブル®の服用方法として，食直前に必ず服用し，食後には服用しないように指導する．もし，飲み忘れて，食事中に気がついた場合には服用するように指導する．
E3：セイブル®の副作用として，消化器症状，肝臓への影響について説明する．
E4：低血糖症状発現時の対応として，ブドウ糖を摂取するように指導する．

6 おわりに

本症例は，肺炎治療目的にて入院した患者が，既往歴として糖尿病を有している．肺炎治療の初期治療はエンピリック治療が行われるが，その後，迅速な検査などによる起炎菌の同定や薬剤感受性試験の結果より，治療方針・薬剤の選択が行われる．本症例では，入院日の薬剤師の関与しか示さなかったが，薬剤の選択，投与量・投与方法などの治療効果の面で，薬剤師が積極的に関与することのできる疾患である．そして，肺炎の治療目標は完治である．

また，本症例で示したように入院患者では，いくつかの疾患を有している患者も珍しくないため，相互作用や重複投与などについて注意する必要がある．本症例では入院の原因となった肺炎によって，食欲不振となったため食後過血糖の治療薬が一時中止となっている．糖尿病患者の場合，入院により規則正しい生活，食事により，低血糖が起こることもあり，入院中の血糖値のモニタリングに注意する必要がある．さらに，最近服用開始したセイブル®による下痢が疑われているため，今後のセイブル®再開時の投与量設定に薬学的観点より，薬剤師が介入すべき症例である．

本症例では糖尿病が重要視されがちであるが，入院目的は肺炎であるため，問題リストの順位として肺炎が1番にくることを忘れてはならない．肺炎においては，薬剤師が治療効果にも積極的に参画できる疾患であり，薬剤の効果・副作用を十分にモニタリングしていくことが重要である．

引用文献

1) 宮本昭正（監）：EBM に基づいた喘息治療ガイドライン．協和企画，2001
2) 宮本昭正，眞野健次（監）：喘息治療におけるβ刺激薬．メディカルレビュー社，2002
3) 矢野三郎（監）：ステロイド薬の選び方と使い方．南江堂，1999
4) 蘆田知史：消火器疾患．現代ステロイド療法―正しい理解と実践に向けて．綜合臨牀　54：2028-2032，2005

11 医薬品情報データベースの活用

A データベースの選択

　医薬品情報の多くはハンドブックや資料集などの紙媒体で入手できる．これらの情報が電子化され，検索タグや検索エンジンが付加されたデータベースは，医薬品の名称を網羅的に検索したり，類似症例を探したり，新聞記事や出版情報などを調査したりする際に便利である．中には検索結果を解析し，図示する機能を有するものもある．近年ではインターネット上の検索エンジンやポータルサイトからも多くの情報を得ることができるようになった．次にいくつかの例題をあげて，医薬品情報データベースの活用法を示す．各データベースについては第2章(38頁)で解説しているので，そちらも参照されたい．

1 構造式の検索

【例題1】文献（あるいは教科書）に掲載されていた化合物を調べたい（図11-1）．これが医薬品であれば，一般名，商品名，治験番号，化学名，Registry Number，米国および英国での名称を調べたい．

　STN on the web (http://stweb-japan.cas.org/) に収載されているデータベースファイルのREGISTRYは，構造式を入力することで検索ができる．その際の手順を図11-2に示す．化学構造式を収載する多くのデータベースには分子式が併せて収載されていることが多い．REGISTRYではHill方式に従った分子式が収載されている．

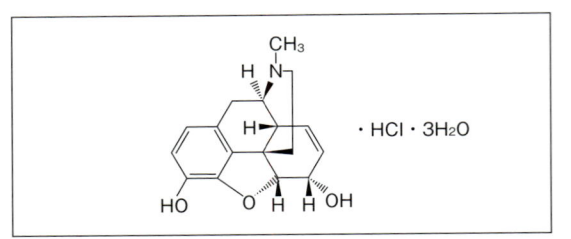

図11-1　例題の化合物の構造式

Hill方式ではアルファベット順に元素記号を並べるので，例えばHClはClHと表記する．
　分子式を用いた検索は構造検索用の詳細な知識がなくてもその場でできるので簡便である．その手順を図11-3に示す．REGISTRYでは，分子式に基づく検索フィールドとして成分分子式(/BI)，完全分子式(/MF)を有している．塩化合物などの場合にはデータベース特有の規則を確認する必要がある．REGISTRYを検索した結果に対して，物質名やRegistry Numberなどのデータを付加表示させて確認すればよい．オンライン検索サービスのSciFinderやSciFinder ScholarでもREGISTRYのデータを検索できる（図11-4）．
　分子式と名称がわかれば多くの医薬品添付文書データベース（医薬品医療機器情報提供ホームページの添付文書検索，JUSDI，IyakuSearchなど）で，医薬品としての利用があるかどうか調べることができる（図11-5）．添付文書には一般名，商品名，化学名などが収載されている．治験番号はインタビューフォームに記載されていることが多いので，各製薬企業のWebサイトで確認すればよい．わが国以外での承認状況も考慮する必要があれば，外国のデータベース（PDR, MARTINDALE）も候補に入れることができる（図11-6）．

第11章　医薬品情報データベースの活用

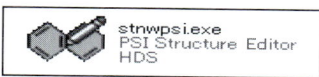

① 構造質問式作成ソフトの起動

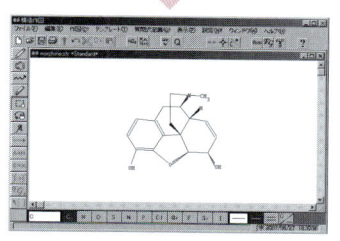

② 構造質問式を作成し保存

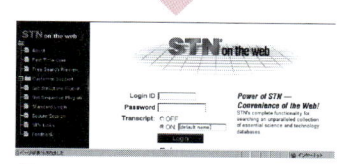

③ STN on the web に接続

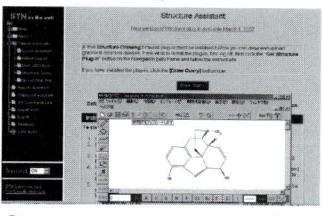

④ REGISTRY ファイルを選択
　　>FILE　REGISTRY
　構造式ファイルをアップロードして検索
　　Search Assistants メニュー
　　Structure Query
　　Draw Query
　アップロードボタンを押す(L 番号が付加される)
　　>D　QUE　L#(アップロードした構造の確認，
　　　D は表示用のコマンド)
　　>S　L#　SAM(サンプル検索，S は検索用のコマンド)
　　>D　SCAN(回答確認)
　　>S　L#　EXA　FULL(フルファイル検索)

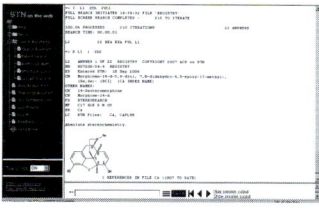

⑤ 検索結果を確認する
　　>　D　L#　回答番号　表示形式

図 11-2　化学構造式による REGISTRY の検索手順

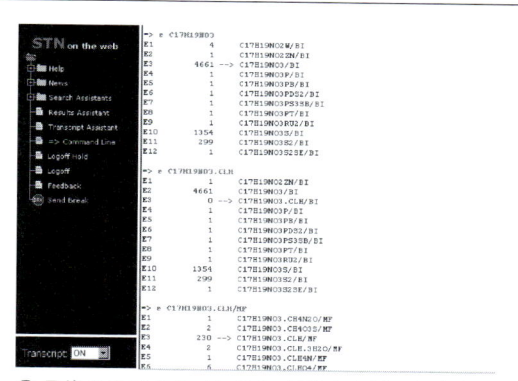

① 骨格の分子式 $C_{17}H_{19}NO_3$ が基本索引に存在するかを EXPAND コマンドで確認する．

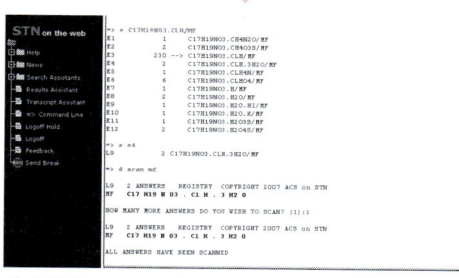

② 塩酸塩での分子式を EXPAND コマンドで確認する．多成分になるので完全分子式(/MF)を指定する．

③ $C_{17}H_{19}NO_3・ClH・3H_2O$ が MF の索引として存在することが E4 に示される．

④ $C_{17}H_{19}NO_3・ClH・3H_2O/MF$ で REGISTRY ファイルを検索する．

⑤ 2件の結果を確認する．

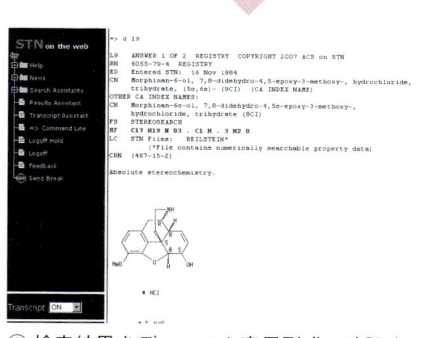

⑥ 検索結果をデフォルト表示形式で確認する．

図 11-3　分子式による REGISTRY の検索手順

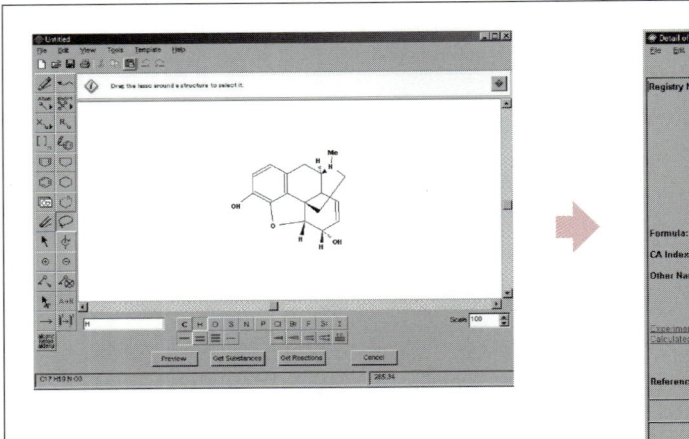

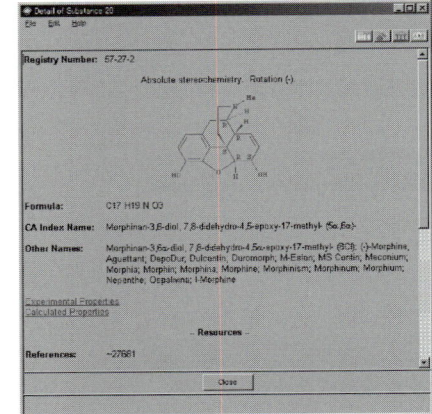

分子式 $C_{17}H_{19}NO_3$ を用いての検索も可能であるが検索結果は 3,000 件以上になってしまう．構造検索では単一成分のもので絞り込むことで 20 件の結果を得る．

図 11-4　SciFinder での構造検索例

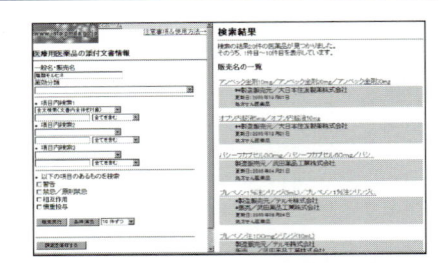

a. 一般名検索の結果から商品名のリストを得ることができる．

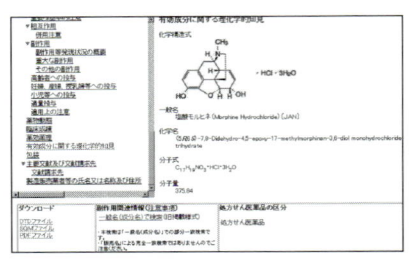

b. また，各医薬品の添付文書の有効成分に関する理化学的知見の項目で化学名を確認できる．

図 11-5　医薬品医療機器情報提供ホームページの添付文書検索

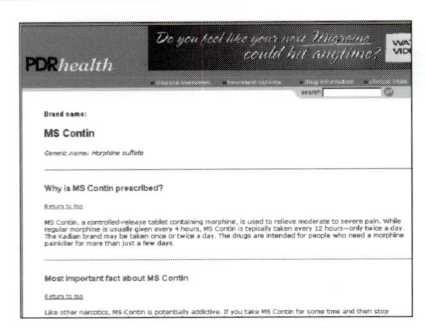

a. PDRHealth の Drug Information から Morphine を検索すると塩酸塩は収載されていないが，硫酸塩が「MS Contin」として処方(Prescription Drug)されていることが記載されている．

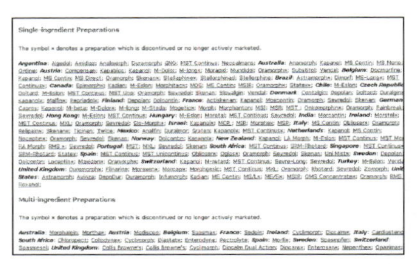

b. Martindale では Preparations の項目に各国での販売名のリストが記載されている．

図 11-6　PDRHealth および Martindale の検索結果

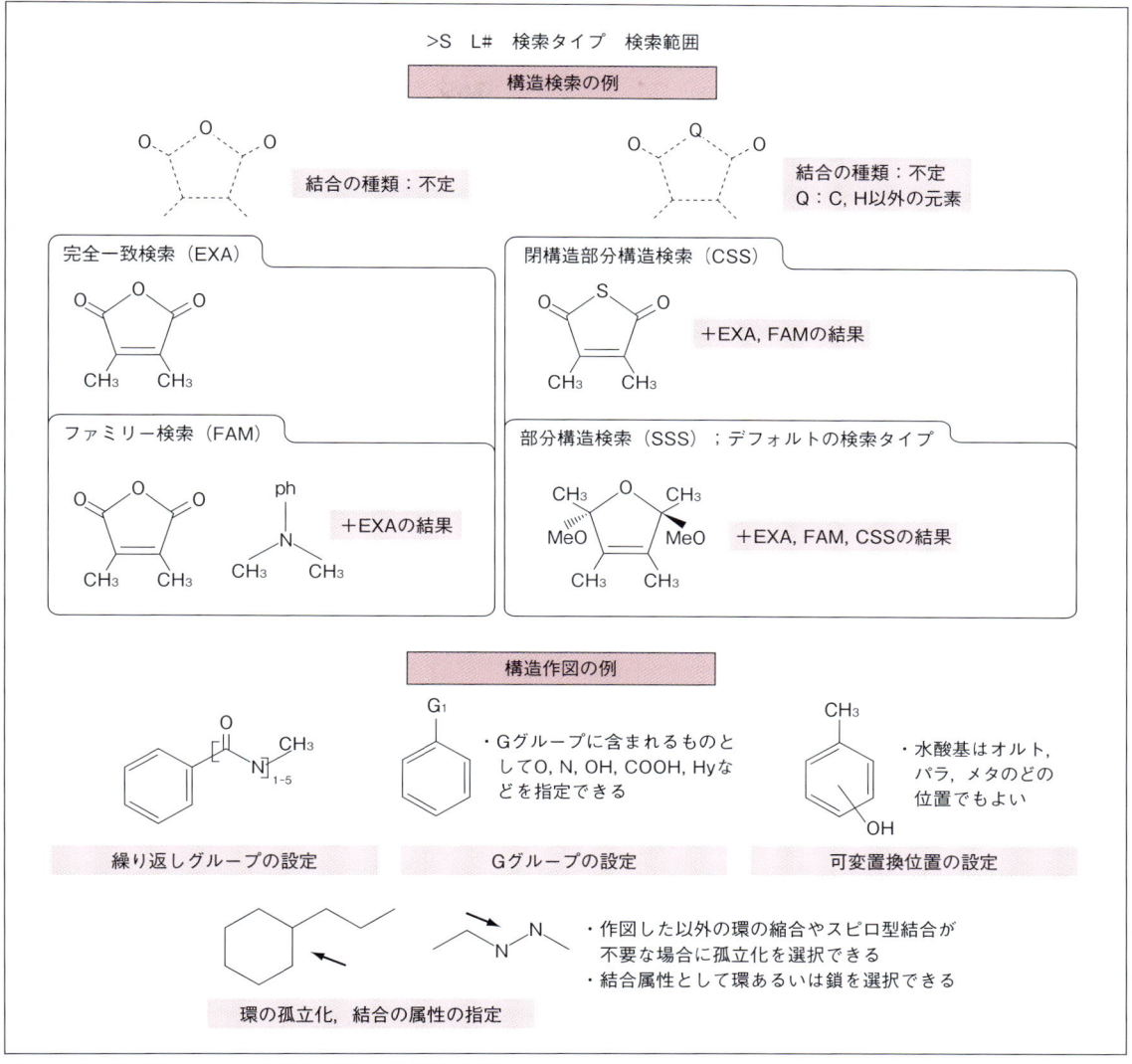

図11-7 REGISTRYでの部分構造一致検索の例

2 構造の部分一致検索

【例題2】特定の構造をもつ抗ヒスタミン剤の開発状況はどうなっているか.

構造の部分一致検索を利用できるデータベースは限られている.また医薬品添付文書を基にしたデータベースでは開発状況を調べることは難しい.STNのオンラインサービスでは,「医薬品開発データベース」としてPHARやIMSRESEARCH, ADISINSIGHTなどを利用できる.REGISTRYで特定の構造をもつ化合物を構造検索した後,クロスオーバーでPHARなどの医薬品開発に関するデータベースにアクセスすることで各国での医薬品開発の経緯と現状を調査することができる(図11-7,8).

① 構造質問式の作成，保存
② REGISTRY ファイルのオープン（>FILE REGISTRY）
③ 構造質問式のアップロード（L1）
④ サンプル検索（SSS）（>S L1 SSS SAM）
⑤ SCAN 表示形式での回答の確認（>DSCAN）
⑥ フルファイル検索（SSS）（>S L1 SSS FULL）（L2）
⑦ PHAR ファイルで検索できる物質に限定（>S L2 AND PHAR/LC）（L3）
⑧ PHAR ファイルのオープン（>FILE PHAR）
⑨ ⑦の結果をクロスオーバー検索（>S L3）（L4）
⑩ ⑨の結果から薬理活性コードを抽出する（>SEL PHCD）
⑪ 抽出したタームを表示する（>D SEL）
⑫ 抗ヒスタミン薬を表すタームで検索して絞り込む（>S L4 E#）（L5）
⑬ ⑫の検索結果に対して開発段階を指定して表示する（>D ALL 1）

図 11-8　PHAR による医薬品開発状況の検索例（コマンド例）

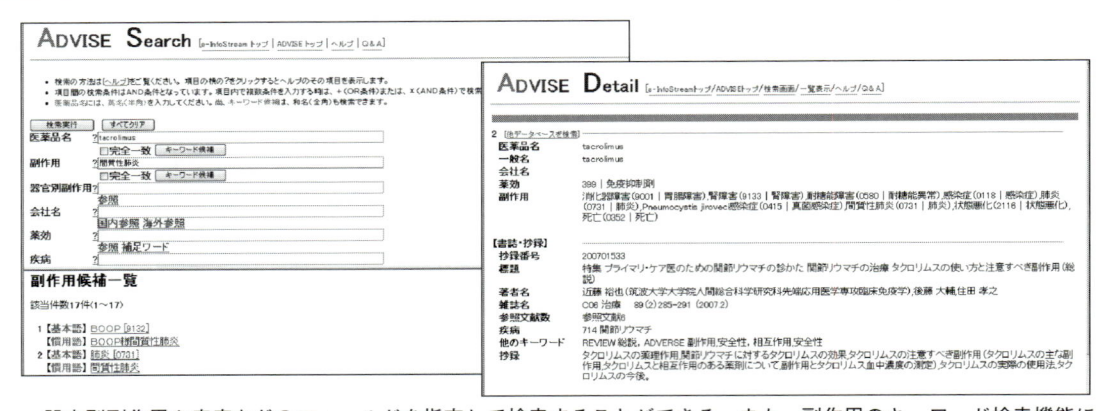

・器官別副作用や疾病などのフィールドを指定して検索することができる．また，副作用のキーワード検索機能により ART で用いられる副作用用語（基本語）を調べて利用することができる．

図 11-9　ADVISE での検索結果

3 主力商品の検索

【例題3】A 社の主力商品は何か．

　企業パンフレットや Web サイトからではなく，客観的なデータとして入手するためには先に述べた「医薬品開発データベース」を活用する．PHAR にて A 社の企業名を検索した後，A 社が開発あるいはライセンスを有している医薬品を検索する．この検索結果を ANALYSE コマンドなどで統計解析することで，適応症や開発評価などの複数の視点から主力商品を判断することができる．

4 重要な副作用の有無の検索

【例題4】タクロリムスで間質性肺炎が起こるといわれているが，他の薬剤ではどうか．

　市販されている医薬品の重要な副作用の有無を検索するには添付文書を基に作られた医薬品データベースを利用するのが効率がよい．記載の根拠となる症例や基礎研究の報告が必要な場合には文献データベースを検索する．MEDLINE や医学中央雑誌のような医学を主分野とする二次資料を利用するか，ADVISE のような副作用を主分野とする文献データベースを利用するとよい．ADVISE での検索結果を図 11-9 に示す．

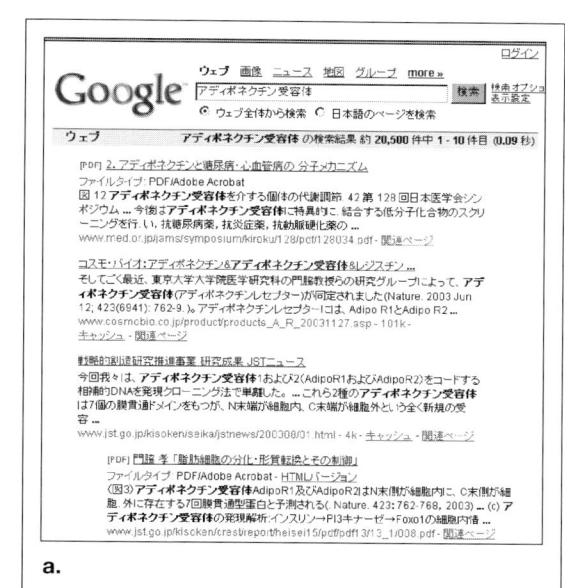

第11章 医薬品情報データベースの活用   265

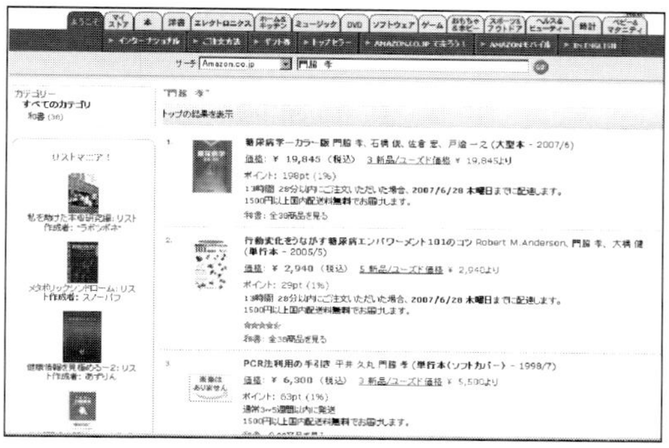

a. 「アディポネクチン受容体」での検索結果はないが，「門脇　孝」で検索すると関連図書が38件見つかる.

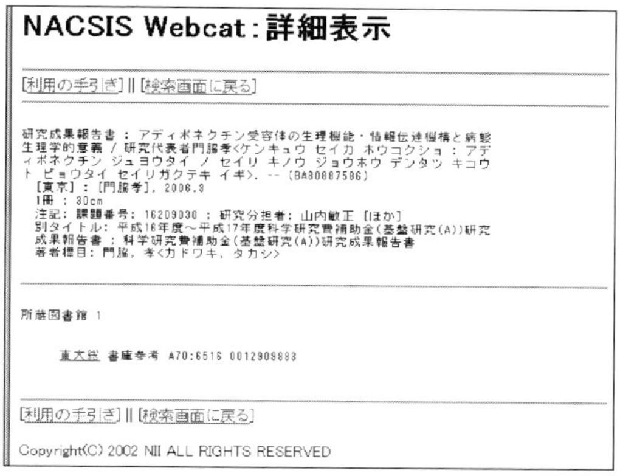

b. Webcatでは「門脇　孝」で検索すると関連図書が44件見つかり，所蔵する図書館も調査できる.

図11-11　Amazon.comやWebcatでの書籍検索結果

a.

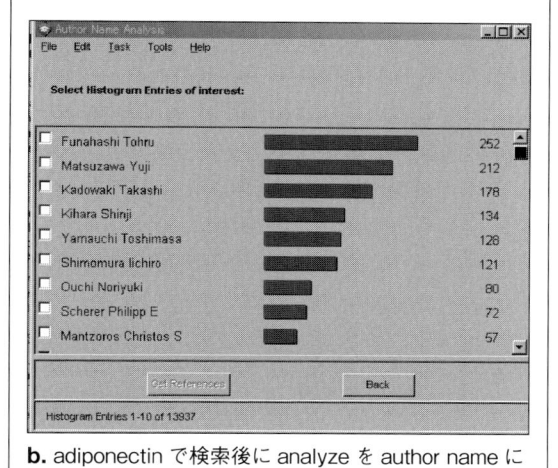

b. adiponectinで検索後にanalyzeをauthor nameに対して行った.

図11-10　Google(a)やSciFinder(b)での著者検索の結果

5　書籍データベースの検索

【例題5】メタボリックシンドローム治療に用いられるアディポネクチン受容体アゴニスト開発に関する書籍にはどんなものがあるか.

　GoogleやSciFinderでの著者検索の結果を図11-10に示す．個々の文献ではなく，書籍としてまとまった情報を入手したい場合には，書籍収録データベースを利用する．オンライン書店のAmazon.comのホームページも書籍データベースの一種と考えてよい（図11-11）．書籍名に必ずしもトピックス名が入るわけではないので，執筆しそうな研究者の名前などをあらかじめ医学文献データベース内の著者検索などを利用して入手しておく.

表11-1 PECOの書式例

P	patient & problem	患者もしくは問題	拡張型心筋症による心不全の40歳以上の女性で……
E	exposure & intervention	介入方法	心不全の標準治療にワルファリンによる抗凝固療法を併用する……
C	comparison intervention	対照とする介入方法	標準治療単独に比べ……
O	outcome	結果	血栓塞栓症による死亡率, 罹患率は低下し……

B PubMed サービスの利用方法

前節では有料のサービスも含め，解説を行った．ここでは，MEDLINEの無料検索サービスであるPubMedを用いて文献検索を行う方法を示す．

1 疑問の定式化

解決可能な臨床的な疑問があれば，これを定式化し最適なエビデンスを検索する．患者がかかえる問題を実際に答えられる形に定式化することから始めるとよい．定式化の方法としてPECOがある（表11-1）．

このステップであげた用語が，次のステップ，すなわち文献検索のキーワードとなり，さらに批判的吟味を行う際の指標となる．どの程度具体的な用語をあげるかにより，検索結果が異なってくるため，いくつかの解釈を用意しておくことが望ましい．検索で得られたエビデンスは妥当性や関連性の視点から批判的に吟味し，エビデンスと自分のおかれた状況を検討し，臨床応用するかどうかを決断することになる．

臨床上の疑問のカテゴリー（臨床所見，病因，鑑別診断，予後，治療，予防，費用効果，生活の質）に分類することで，検索に適したキーワードをさらに増やすことができる．

ある日の小児科医Mと薬剤師Pの会話である．これを定式化してみる．

M：今日きた風邪の患者さん．お母さんから抗菌薬とビタミンCを出してほしいと言われたんだよ．抗菌薬については必要ないということを理解してもらえたのだけど，ビタミンCについてはね……．直接的な効果はないとは思うのだけど，ちょっと最近の研究動向を調べてもらえないかな．

P：患者さんはもちろんお子さんですよね．何歳くらいですか．

M：小学1年生の男の子．調査の対象は4〜15歳くらいかな．

P：先生が欲しいのは症例報告ですか．それとも……．

M：症例報告あるかなぁ？ クリニカルエビデンスの翻訳版には「効果なし」と出ていた気がするのだけど．

P：わかりました．ところで，効果はどのようなアウトカムでみるのですか．

M：引用されていた文献では症状のあった日数でみていたと思う．

P：わかりました．用意ができましたら，またご連絡いたします．

PECOの作成例

P：風邪（上気道炎）をひいた4〜15歳の男児（小児）が．
E：ビタミンCを服用した場合．
C：特に何も服用しない場合に比べて．
O：風邪症状のあった日数が減少するか．
疑問の種類：治療→大規模臨床試験，二重化盲検試験，総説などを検索する．

PECOにより疑問や問題を定式化することで，文献データベースを用いた検索のためのキーワードが整理される．

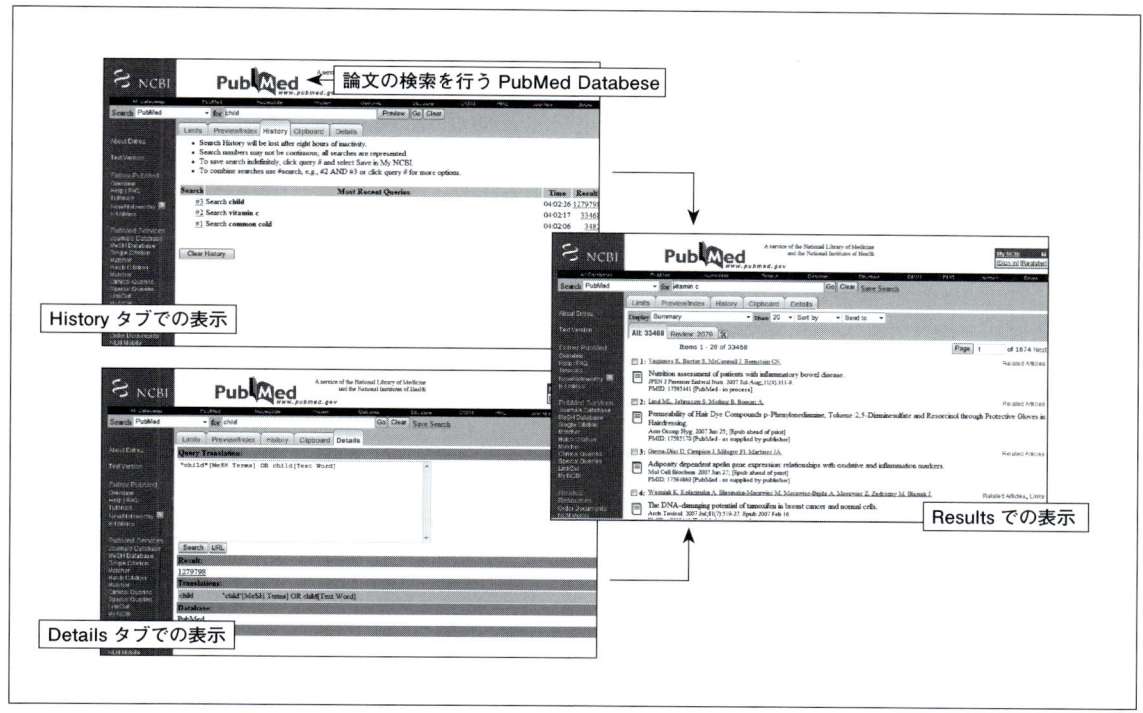

図11-12　PubMedの検索結果の確認方法

2　検索式の例①

#1	Search	common cold	3,482 件
#2	Search	vitamin c	33,468 件
#3	Search	child	1,279,798 件
#4	Search	#1 AND #2 AND #3	39 件

　検索はPubMedモードでテキストボックスにキーワードを入力し，Goボタンにて実行する．論理演算を用いる場合には検索履歴番号と論理演算子を用いる（#4参照）．「History」タブでは検索結果の履歴が表示され，Resultsの数字をクリックするとその検索結果に含まれる書誌情報の一覧が表示される．キーワードの自動マッピングの結果は「Details」タブで確認できる（図11-12）．

3　検索式の例②

a　風邪とビタミンCと小児

　風邪もビタミンCも小児も一般的な用語であり，このまま検索したのでは検索結果に漏れやノイズが含まれる可能性がある．また，M医師はクリニカルエビデンスに引用されるような信頼性の高い文献を探していることから，MeSH Termsを用いて検索する方法が利用できる．MeSH TermsをMeSH Databaseで，論文をPubMedで検索するため，検索するデータベースをSearch横のプルダウンメニューを使って自動あるいは手動で切り替える必要がある．

b　MeSH TermsおよびSubheadingsへの変換

　実際の検索に先がけて，キーワードを英語に変換すると同時に，MeSH Databaseを用いてMeSH Termsに変換しておく．さらに，MeSH Termsに与えられるSubheadingsも検討しておくとよい．MeSH DatabaseでのMeSH Termsの検索結果からLinksメニューを利用することで，自動的にPubMedを検索することができる（図11-13, 14）．

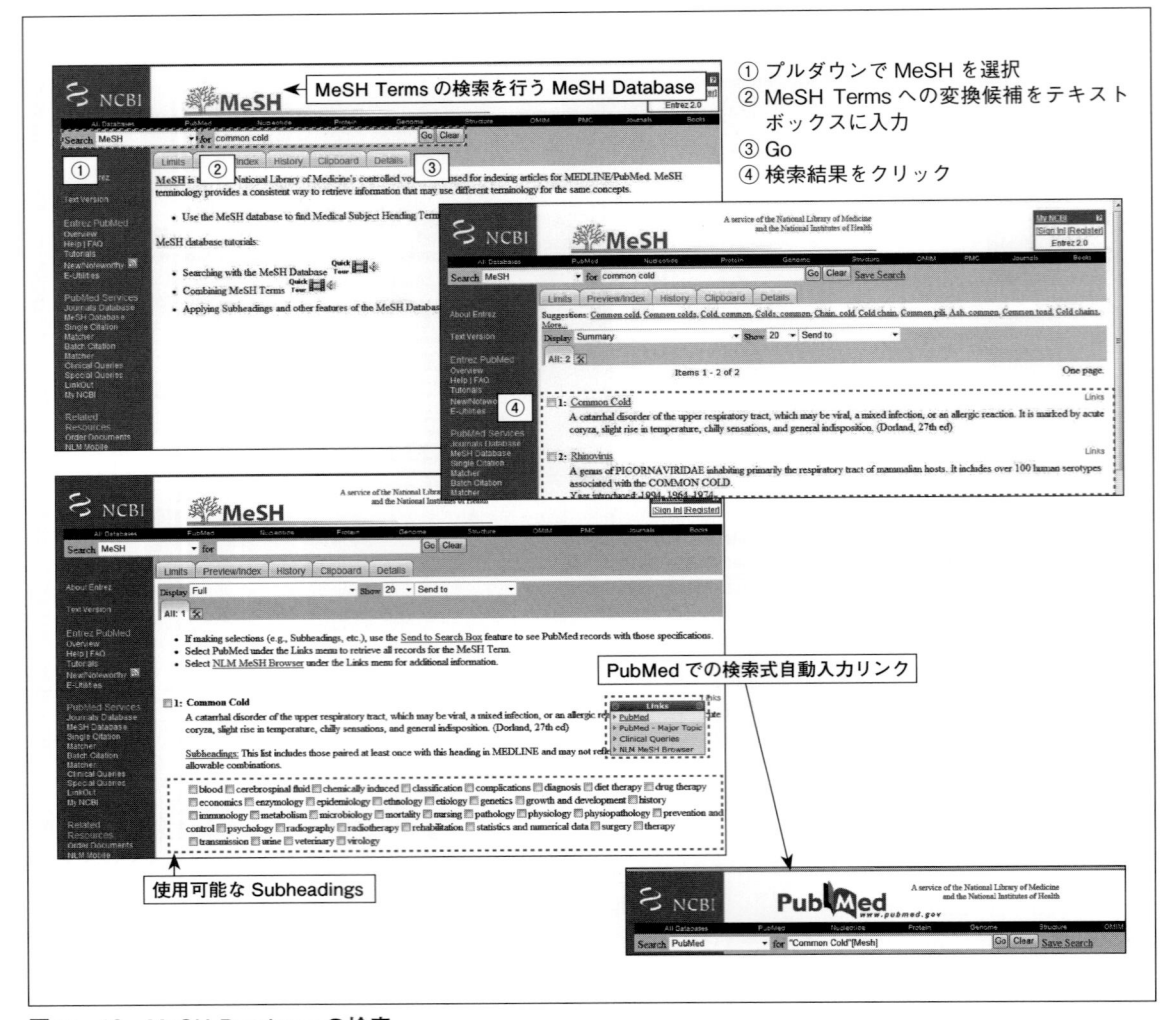

図11-13 MeSH Database の検索

MeSH Database の検索結果

> キーワード；MeSH Terms/Subheadings の例 //Scope Note

・風　邪(common cold)；**Common Cold/Drug Therapy**//Prevention and Contorol//A catarrhal disorder of the upper respiratory tract, which may be viral, a mixed infection, or an allergic reaction. It is marked by acute coryza, slight rise in temperature, chilly sensations, and general indisposition.
・ビタミンC(vitamin c)；**Ascorbic Acid/Therapeutic Use/Administration and Dosage** //A six carbon compound related to glucose. It is found naturally in citrus fruits and many vegetables. Ascorbic acid is an essential nutrient in human diets, and necessary to maintain connective tissue and bone. Its biologically active form, vitamin C, functions as a reducing agent and coenzyme in several metabolic pathways. Vitamin C is considered an antioxidant.
・小児(child)；**Child**//A person 6 to 12 years of age.

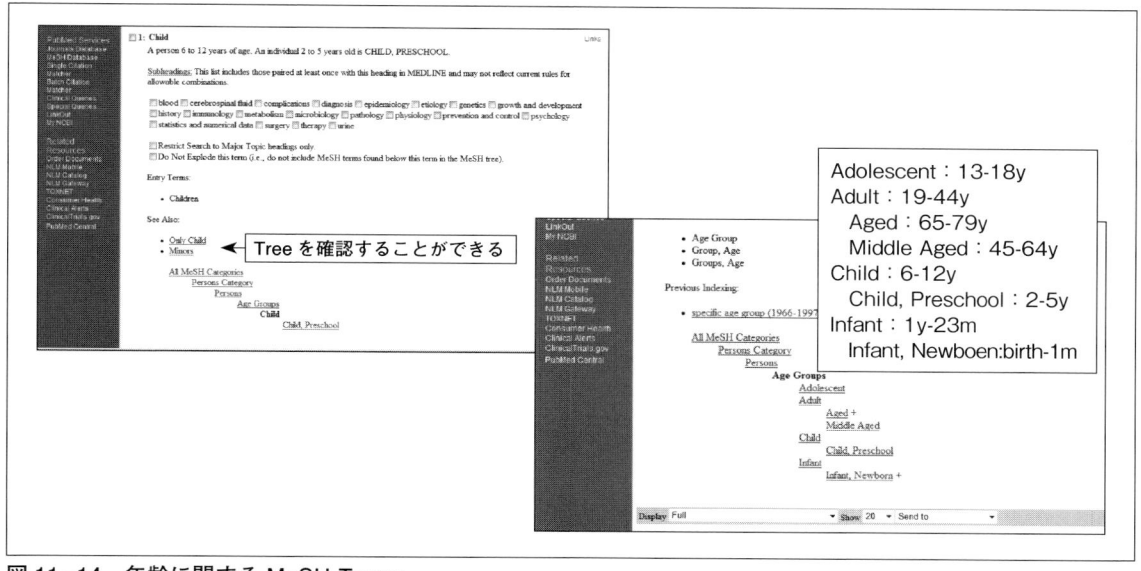

図 11-14　年齢に関する MeSH Terms

c MeSH Terms を用いた検索との比較

#1	Search　common cold	3,482 件
#2	Search　vitamin C	33,468 件
#5	Search #1 AND #2	246 件
#6	Search "Common Cold" [MeSH]	2,676 件
#7	Search "Ascorbic Acid" [MeSH]	28,651 件
#8	Search #6 AND #7	226 件

#5 と #8 の 20 件の違いを NOT 検索で確かめてみるとよい．

d 年齢での絞り込み

年齢での絞り込みは Limits タブで簡単にできる（**図 11-15**）．M 医師の要望の 4～15 歳を含むように指定すると下記のようになる．Limits タブで指定した場合，MeSH Terms に変換して検索される．詳細は Details を確認すればよい．

#9　Search #8 Limits：Preschool Child：2-5 years, Child：6-12 years, Adolescent：13-18 years　　　　　　　　　　　　50 件

e 検索結果の途中での確認

ここまででヒットした論文のうち 1 つを選び，概要を確認する．選んだ論文にチェックを入れた後，Display を MEDLINE データベースフィールド形式である「MEDLINE」にして確認する．

TI － The effectiveness of vitamin C in preventing and relieving the symptoms of virus-induced respiratory infections.
PT － Clinical Trial
PT － Comparative Study
PT － Controlled Clinical Trial
PT － Journal Article
MH － Adolescent
MH － Adult
MH － Ascorbic Acid/administration & dosage/*therapeutic use
MH － Common Cold/*drug therapy/*prevention & control/virology
MH － Drug Administration Schedule
MH － Female
MH － Humans
MH － Incidence
MH － Influenza, Human/*drug therapy/*prevention & control/virology
MH － Male

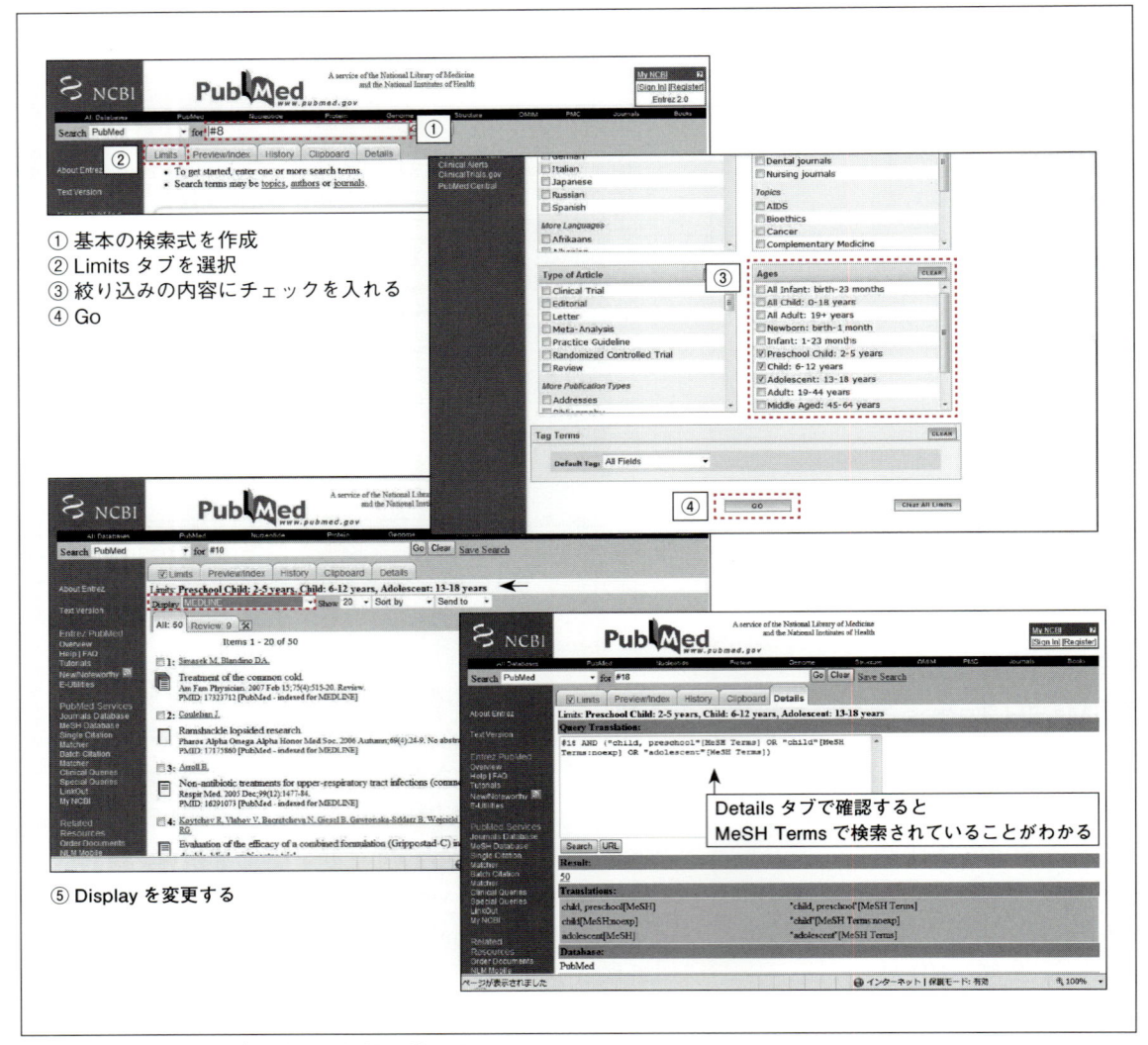

図 11-15 Limits タブを使った年齢の絞り込み

f 論文の種類や Subheadings を用いた絞り込み

上記の検索結果の PT をみると，研究のスタイルでさらに絞り込みができることがわかる．MH をみると，上記の例と同様の Subheadings がついたものは目的の論文である可能性が高いと考えられる．そこで次の検索では Subheadings も指定して絞り込みを行うことにする(図 11-16，17)．

#10　Search #9 Limits：Randomized Controlled Trial　6件

#11　Search #9 Limits：Systematic Reviews　2件

#12　Search ("Common Cold/drug therapy" [MeSH] OR "Common Cold/prevention and control" [MeSH])　1,128件

#13　Search ("Ascorbic Acid/administration and dosage" [MeSH] OR "Ascorbic Acid/therapeutic use" [MeSH])　6,348件

#14　Search #12 AND #13 Limits：Preschool Child：2-5 years, Child：6-12 years, Adolescent：13-18 years　46件

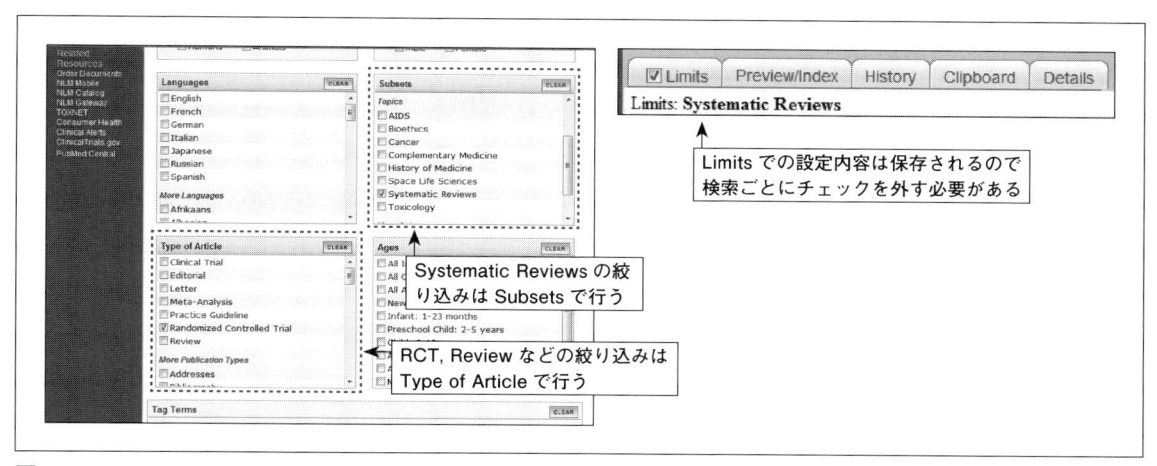

第11章 医薬品情報データベースの活用　271

図11-16　Type of Article や Subsets を用いた絞り込み

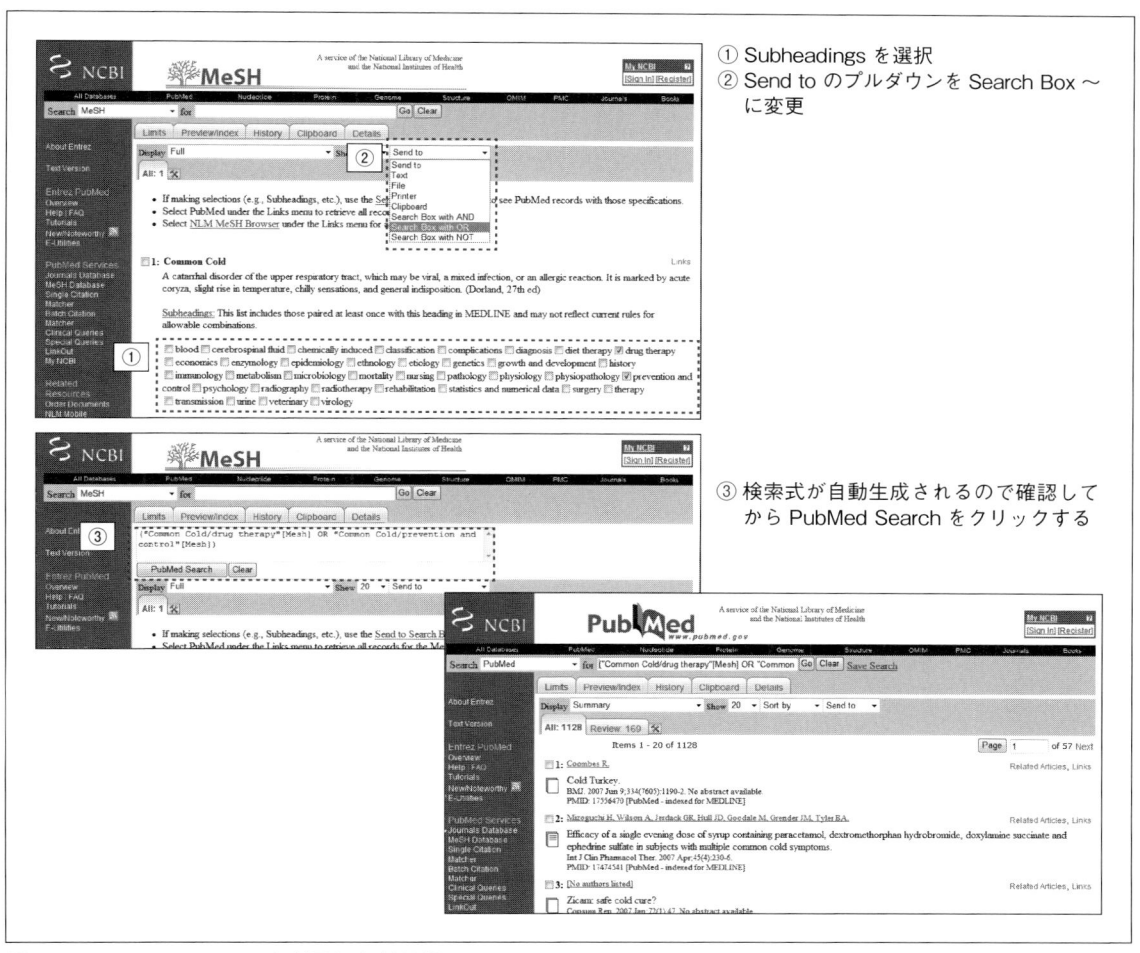

図11-17　Subheadings を利用した絞り込み

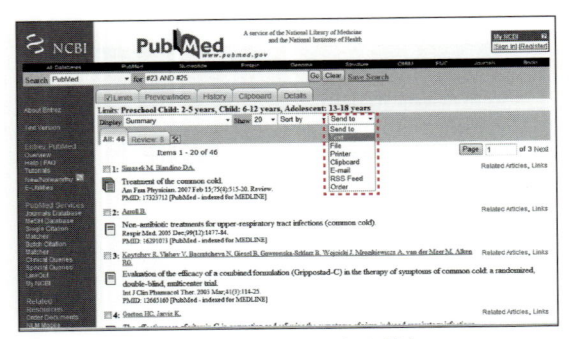

図11-18　send to メニューによる保存

g 検索結果のまとめ

　M医師への報告用に上記の検索結果をまとめる．各検索結果の詳細はHistoryタブで照会することができる．また，検索結果の詳細をSend toメニューを使って保存することも可能である（図11-18）．

＜小児の風邪に対するビタミンCの利用に関する論文検索＞

#① Search "Common cold"［MeSH］　2,676件
#② Search "Ascorbic Acid"［MeSH］　28,651件
#③ Search　#① AND　#②　226件
#④ Search #③ Limits：2-18 years　50件

＜RCTあるいはシステマティックレビューでの絞り込み検索＞

#⑤ search #④ Limits：RCT　6件
#⑥ search #⑤ Limits：Systematic Review 2件

＜風邪の治療あるいは予防かつビタミンCの投与についての絞り込み検索＞

#⑦ Search（"Common Cold/drug therapy"［MeSH］OR "Common Cold/prevention and control"［MeSH］）AND（"Ascorbic Acid/therapeutic use"［MeSH］OR "Ascorbic Acid/administration and dosage"［MeSH］）Limits：2-18 years
　46件

4 論文の評価

　先の事例では論文を実際に評価し，治療計画に応用するのは医師である．医師に結果を伝える前に検索結果を吟味し，求められた答えが得られたかどうかを確認することも時には重要である（図11-19，20）．

M：#⑥の2件のSystematic Reviewはいつのもの？

P：1997年と2005年です．古いほうのタイトルは「Vitamin C intake and susceptibility to the common cold」，新しいほうは「Non-antibiotic treatments for upper-respiratory tract infections (common cold)」です．

M：クリニカルエビデンスの発行はいつだったかな．ちょっとわからないけど，両方読んでおこうかな．論文すぐに手に入りますか．

P：はい大丈夫です．他のものはどうしますか．

M：けっこう多いけど……．1997年のシステマティックレビューより新しいものはどれくらいある？

P：ちょっと待ってくださいね．1997年以降のものは6件あります．RCTは2003年に出た1報だけです．

M：そう．それでは，論文はSystematic Review2報と2003年のRCT 1報を用意してください．あと，97年以降に出た論文6件のリストと，#⑦の結果を書誌情報だけでいいのでリストにしてください．その際に97年以降に出た論文がすぐわかるようにしておいてください．よろしくお願いします．

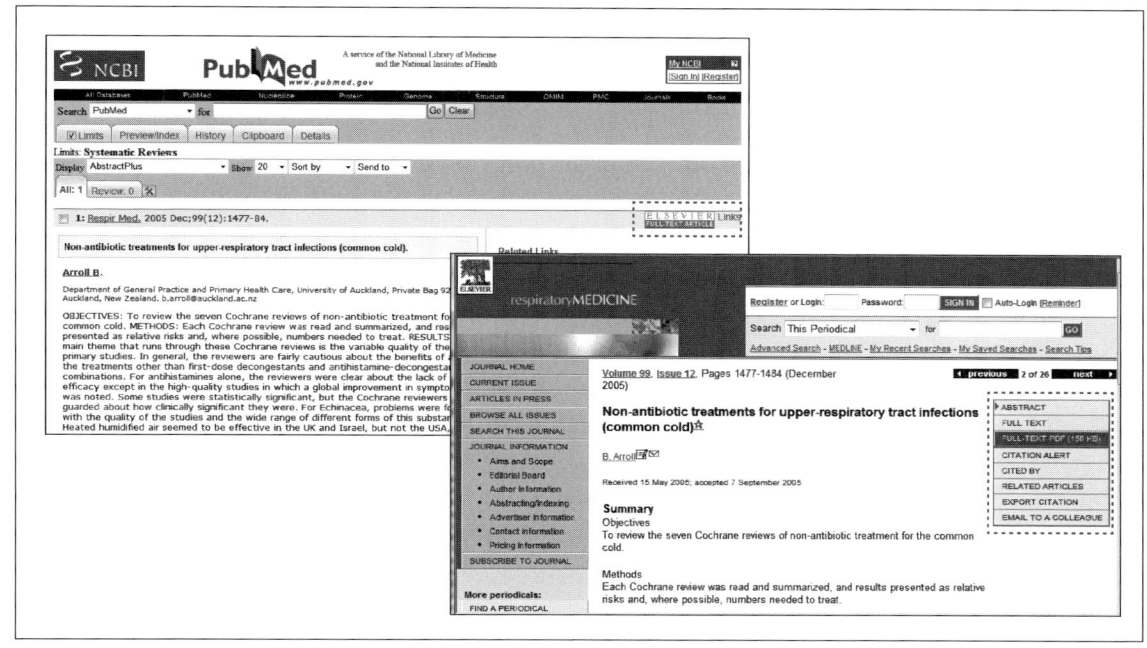

図11-19　電子論文の取得

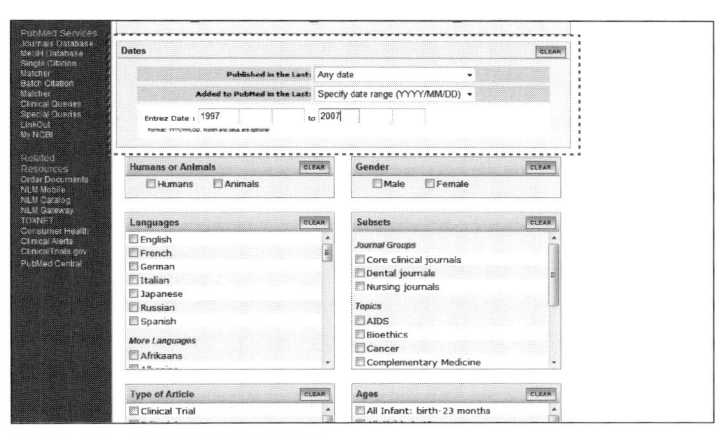

図11-20　発行年での絞り込み

参考文献

「Aデータベースの選択」で紹介した検索例における各データベースの使い方については下記にあげた書籍が詳しいので，参考にされたい

1) 堀美智子：医薬情報ハンドブック，改訂第2版，南江堂，1998
2) STN International 化学物質検索Ⅱ構造，化学情報協会，2006
3) STN International 医薬品開発データベースセミナー資料，化学情報協会，2004

注：2009年9月にPubMedの画面が変更されている．本文中のHistoryタブ，Limitsタブは，検索用テキストボックスの上部に表示されるAdvanced Search，Limitsメニューでの表示に変更された．また，Detailsタブは廃止され，Resultsでの表示画面内にSearch Detailsとして示される．

索引

欧文索引

ギリシャ文字

αグルコシダーゼ阻害薬 198
β遮断薬 194

A

analogy, 統計学的評価 98
ARR 70
assessment, SOAP 119
ATAC 214

B

Best Evidence 72
bias 98
bias in provision of data, メタアナリシス 224

C

ChemFinder の検索法 47
citation bias, メタアナリシス 223
clarity を高める, 医薬研究 93
Clinical Evidence 72
closed question 113
Cochrane Library 68, 72
cohort 90
comparability の保証, 医薬研究 94
confounding 100
consistency, 統計学的評価 97
CRC 63
CRF 63, **65**, 66
CRO 64, 65
CYP1A2 192
CYP3A 189

D

database bias, メタアナリシス 223
Derwent Drug File 42
DI 2, 137
dose-response relationship, 統計学的評価 97
double blind test, 臨床試験 63
Drug Information 2
Drug.com 53
DSU 7, 26, 139

E

EBM 55, 66, 88
EBM 実践のプロセス 71
EMBASE 42
EMEA 53
English language bias, メタアナリシス 223
evidence-based medicine 88
experimental evidence, 統計学的評価 97

F

failsafe N 226
FAS 217
FDA, インターネットサイト 139
focused question 113
funnel プロット 224

G

G 蛋白質共役型受容体 84
$GABA_A$ 受容体 82
GCP 12, 56, 122, 124

generalizability の保証, 医薬研究 94
GLP 11, 123
GMP 123, 125
good clinical practice 12, 56
good laboratory practice 11
good postmarketing study practice 56
good vigilance practice 57
GPSP 15, 56, **126**
GQP 123, 125
GVP 15, 57, **125**

I

IB 65, 66
IC_{50} 76
ICH 58, 124
ICH-GCP 58
IF 24, 35
institutional review board 57
IRB 57, **60**, 63, 64, 65, 92, 162
ITT 解析 215
IyakuSearch 43
JDream II 40

K

Kaplan-Meier 101, 102
K_d 値 75
k_{off} 75, 81
k_{on} 75, 81

M

MARTINDALE 20
MEDLINE 19, **42**, 72
MeSH Database, PubMed の検索法 45

MeSH Terms　267, 269
── , PubMed の検索法　44
meta-analysis　219
Minds　249
MR　7, 149
MS　149
multiple publication bias, メタアナリシス　224

N・O

NNT　70, 106
objective data, SOAP　119
open-ended question　113
OR　71

P

PDR　21
PDR.net　53
Phase Ⅰ, 臨床試験　10
Phase Ⅱ, 臨床試験　10
Phase Ⅲ, 臨床試験　10, 11
Physicians' Health Study　104, 218
plan, SOAP　119
PMDA　48

PMS　6, 126
POMR　114
── の構成　115
POS　114
── , 保険薬局における　121
── の構成　115
problem oriented system　114
PSUR　17
PTP 包装　34
publication bias, メタアナリシス　223
PubMed　19, 42
── , インターネットサイト　139
── の基本的な検索法　43
PubMed サービスの利用方法　266

R

random error　99
random sampling　95
RR　70
RRR　70
RxList　53

S

SBA　23, 133
── が発行された医薬品　23
SBR　23
── が発行された医薬品　24
SciFinder　42
SciFinder Scholar　42
SMO　64, 65
SOAP　114
SOAP 形式による記録の作成　118
SOP　63, 64, 162
SP 包装　34
STN on the Web　40
strength, 統計学的評価　97
Subheadings　267
── , PubMed の検索法　45
subjective data, SOAP　118
systematic review　219

T・U

TDM　169, 170
temporality, 統計学的評価　97

Up to Date　72

和文索引

あ

アカルボース　199
アクトス®　184～186
アゴニスト　85
── , 受容体結合占有率　80
アスピリン, Physicians' Health Study　104
アスピリン, 薬剤疫学　217
アスピリン喘息患者　241
アナストロゾール　214
── , 薬剤疫学　214
アリミデックス®　214
安全性
── , 医薬品インタビューフォーム　38
── , 医薬品の　3
── の評価, 新薬の　134
安全性定期報告（制度）　17, 128
アンタゴニスト　85
── , 受容体結合占有率　81

い

イエローペーパー　25, 138
イオンチャネル内蔵型受容体　82, 83
医学研究に関する指針と倫理　56
医学雑誌のタイトル, PubMed の検索法　46
医学中央雑誌　19
医学中央雑誌オンライン検索データベース　42
医学的情報, 必要な患者情報　110, 111
医師, 入院患者の情報源として　112
医師主導型の治験　57
イソプレナリン　85
イソプロテレノール　195
一次資料　18
── , 医薬品情報　18
医中誌 WEB　42
── の基本的な検索法　47

一致性, 統計学的評価　97
一般化可能性の保証, 医薬研究　94
一般向けの医薬品情報　54
一般薬日本医薬品集　20
一般用医薬品添付文書　26, 35
一般用医薬品のリスク分類　149
遺伝子情報　166
── が必要な理由　168
遺伝子診断による副作用予測　173
遺伝子診断を実施するタイミング　170
遺伝子多型（診断）　169～171
医薬研究における 3 つの目標　93
医薬情報　2, 4
── に関わる職種　6
医薬情報概論　2
医薬情報担当者　7, 149
医薬情報評価学　4, 74
医薬品
── と情報　2
── の安全性に関する非臨床試験の実施の基準　11

索引　277

―― の開発段階における法規制　123
―― の製造販売後の調査および試験の実施の基準　57
―― の治験　57
―― の適正使用　122
―― の臨床試験の実施の基準　12, 56
―― ―― に関する省令　122
医薬品・医療機器等安全性情報　23
医薬品安全性情報報告書　17
医薬品安全対策情報　7, **26**, 139
医薬品医療機器情報提供ホームページ　22, **48**, 139
医薬品医療機器総合機構　6, 14, 48, **122**
医薬品インタビューフォーム　24, 35
　―― の読み方　35
　―― の利用　36
医薬品卸売企業　7
　―― の販売担当者　149
医薬品卸業からの情報収集　149
医薬品候補化合物のスクリーニング　9
医薬品候補化合物の探索　9
医薬品情報　2
　―― とインターネット　50
　―― に関連する法律条文　131, 132
　―― の収集　9
　―― ――, 保険薬局における　149
　―― と評価　3
医薬品情報管理業務　6
医薬品情報データベースの活用　260
医薬品製造承認申請　10
医薬品添付文書　24, 26
　―― の読み方　26
医薬品評価法, 濃度と活性の統合による　77
医薬品副作用被害救済制度　129
イリノテカン塩酸塩水和物　173
医療監視　130
医療技術評価総合研究医療情報サービス事業　249
医療情報データベース　38
医療情報の管理　176
医療分野における個人情報　180
医療法　2, 149
医療薬日本医薬品集　20
医療用医薬品製品情報概要　25
医療用医薬品添付文書　7, 24, 26, **27**, 126, 133
　―― の記載項目　27
　―― の実例　29
　―― の読み方　34

医療用医薬品の添付文書情報, 医薬品医療機器情報提供ホームページ　48
飲食物嗜好品との相互作用　158
インダシン®　242
インタビューフォーム　7, 24, **35**, 133
インドメタシン　242
インフォームド・アセント　59
インフォームド・コンセント, 治験　58
インフリキシマブ　205
引用バイアス, メタアナリシス　223

え

英語バイアス, メタアナリシス　223
エトポシド　187
エビデンス　67
エビデンスレベル　68
　――, EBM　68
　―― の強弱　69
エンドポイント, 臨床試験における　61

お

欧州医薬品庁　53
オキシブチニン塩酸塩　203
お薬手帳　153
　―― の活用, 保険薬局における　153
オッズ比　71, 107

か

カイ2乗検定　100
改正GCP　58
回答までのプロセス
　――, 医薬品相互作用に関する質問　188
　――, 注射薬に関する質問　187
　――, 副作用に関する質問　184
開発業務受託機関　64, 65
　――, 治験における　59
潰瘍性大腸炎　250
解離速度, 薬物と受容体との　81
解離定数　75
学術論文の著作権　47
確率的な偶然　99
ガスター®　234
活性代謝物の評価, サルポグレラート塩酸塩の　199
ガナトン®錠　76

看護記録, 入院患者の情報源として　113
看護師, 入院患者の情報源として　113
監査, 治験における　59
患者情報
　――, 薬物治療に必要な　110
　―― の収集　110, 232, 233
　―― の収集から初期計画の作成　232, 233
　―― の情報源　111
　―― の評価　114
患者の遺伝子情報　168
患者への情報提供, 保険薬局における　152
感染症定期報告制度　128
感度分析, メタアナリシス　226

き

企業主導型の治験　57
記載事項, 薬剤管理指導記録の　120
基礎情報, 必要な患者情報　110, 111
基礎データ, 患者情報の評価　116
既存研究の調査時, バイアス　98
客観的データ, SOAP　119
強固性, 統計学的評価　97
禁忌, 医薬品添付文書　31
緊急安全性情報　7, 25, 138

く

薬のガイドデータベース, インターネットサイト　139
くすりのしおり　54
くすりの適正使用協議会, インターネットサイト　139
組み合わせ検索, PubMedの検索法　43
グリシン受容体　82
クロスオーバー試験, 試験デザイン　62

け

経営的要素, 新薬採用に関連する　134
経過記録, 患者情報の評価　118
計画, SOAP　119
警告, 医薬品添付文書　31
系統的レビュー　219
ケース・コントロール研究　69, 91
劇薬　30
結果の測定時, バイアス　99
結合速度, 薬物と受容体との　81

結論の頑健性の評価，メタアナリシス　226
ゲノム　166
ゲフィチニブ　172
研究開発のプロセス　9
研究デザイン，薬剤疫学　88
研究デザインの特徴比較　92
研究の種類　69
研究用開発過程で得られる情報　9
健康管理情報，必要な患者情報　111, 112
検索エンジンを用いた検索方法　51
原資料，治験における　59

こ

効果，医薬品添付文書　31
厚生労働省　6, 122
　――，インターネットサイト　139
構造式の検索　260
構造の部分一致検索　263
口頭での情報提供，保険薬局における　152
効能，医薬品添付文書　31
公表バイアス
　――に対する対処，メタアナリシス　224
　――の検出，メタアナリシス　224
　――の分類，メタアナリシス　222
　――を調整した統合効果の推定，メタアナリシス　226
交絡　100
交絡因子　91
高齢者への情報提供，保険薬局における　161
高齢者への情報提供の注意点　162
高齢者への投与，医薬品添付文書　32
呼吸困難　234
　――の症例，医薬情報評価学の応用　234
国際十進分類法，情報の分類体系　177
コクランセンター　219
国立医薬品食品衛生試験所，インターネットサイト　139
個人情報　178
個人情報保護，医療分野におけるガイドライン　179
個人情報保護に関する法体系　179
個人情報保護法　167, 178
固定効果モデル，メタアナリシス　220
コホート研究　69, 90
今日の治療指針　20

さ

再審査制度　17, 128
再評価制度　17, 128
サブグループ解析　95
サルポグレラート塩酸塩　200, 201
サロゲートエンドポイント，臨床試験における　61
三次資料，医薬品情報　19
サンディミュン®　188～190
産婦への投与，医薬品添付文書　32

し

時間毎，保険薬局で伝達すべき情報　156
時間的な関連，統計学的評価　97
時間と作用の関係　76
時間と濃度の関係　75
シクロスポリン　189
試験デザイン，臨床試験　62
システマティックレビュー，EBM　68
施設基準，薬剤管理指導に関する　120
質疑応答事例
　――，医師との　184
　――，患者との　188
　――，看護師との　187
実験的な証拠，統計学的評価　97
指定医薬品　30
指導内容の実例，保管法　157
市販後調査　6
市販後に調査すべき主な事項　15
市販後の情報収集　15, 18
市販直後調査　16
シプロキサン®　192
シプロフロキサシン　192
社会的な情報，必要な患者情報　111, 112
習慣性医薬品　30
収集，医薬品情報の　9
就寝前，保険薬局で伝達すべき情報　156
重大な副作用とその初期症状　157
重要な基本的注意，医薬品添付文書　31
重要な副作用の有無の検索　264
主観的データ，SOAP　118
出版時，バイアス　99
出版バイアス，メタアナリシス　223
受動的情報提供　146
　――の実際　184
授乳婦等への投与，医薬品添付文書　32
授乳婦への情報提供　159, 160

守秘義務，治験　60
受容体結合占有率　78
　――と効果との関係　82
受容体結合と効果との関係　86
主要評価項目，臨床試験における　61
主力商品の検索　264
使用上の注意，医薬品インタビューフォーム　38
使用成績調査　18
焦点を当てた質問，患者からの情報収集　113
小児等への投与，医薬品添付文書　32
小児への情報提供，保険薬局における　161
承認条件，医薬品添付文書　34
承認申請に必要な情報　14
上皮成長因子受容体の遺伝子変異　172
情報
　――の加工　138, 141
　――の患者への適用，EBM　72
　――の種類，新薬に関する　133
　――の収集　138
　――の整理　138
　――の批判的吟味，EBM　72
　――の分類体系　176
　――の保管　176, 177
情報源の加工度　18
情報源の種類と読み方　18
情報収集，医薬品卸業からの　149
情報提供の基本，保険薬局における　152
使用方法，医薬品の　3
常用量の評価，β遮断薬の　194
症例対照研究　69, 91
症例報告書　63, **65**, 66
初期計画　118
　――，患者情報の評価　117
　――の作成　232, 233
初期計画立案のための情報収集　232, 233
食間，保険薬局で伝達すべき情報　156
食後，保険薬局で伝達すべき情報　155
食前，保険薬局で伝達すべき情報　156
書籍データベースの検索　265
処方せん医薬品　30
新 GCP　58
新医薬品再審査概要　23
新医薬品承認審査概要　23, 133
新医薬品の「使用上の注意」の解説　25
新規医薬品の採用　135
慎重投与，医薬品添付文書　31

真のエンドポイント，臨床試験における　61
新薬
　――に関する情報の種類　133
　――の開発プロセス　10
　――の研究開発のフローチャート　11
　――の承認審査　22
新薬採用に関連する経営的要素　134
新薬情報の評価　133
診療ガイドライン　88
診療所　6
　――における医薬品情報活動　137
診療録，入院患者の情報源として　112

せ

製剤　3
　――，医薬品インタビューフォーム　37
製剤化試験，非臨床試験　12
性状，医薬品添付文書　31
成人市中肺炎初期治療　254
製造段階での法規制　125
製造販売後調査　126
製造販売後に得られる情報　14
製造販売後の情報収集　14
製造販売後臨床試験　18, 56
精度を高める，医薬研究　93
製品情報概要　25, 134
　――，医薬品の　7
セイブル®　253, 256
製薬企業　6
　――のホームページ　52
セイヨウオトギリソウ　189
整理の方法　142
セカンダリーエンドポイント，臨床試験における　61
絶対リスク減少率　70
漸増法試験，試験デザイン　62
喘息の長期管理薬　238
セント・ジョーンズ・ワート　188, 190
全文検索型エンジン　50

そ

総合薬事指導　130
相互作用，医薬品添付文書　31
相互作用，保険薬局で伝達すべき情報　158
相対危険度　70
相対リスク　70, 106
相対リスク減少率　70
層別解析　103

組成，医薬品添付文書　31

た

第Ⅰ相，臨床試験　10, 11, **12**
第Ⅱ相，臨床試験　10～12, **13**
第Ⅲ相，臨床試験　10, 12, **13**
大学病院医療情報ネットワーク，インターネットサイト　139
大規模臨床試験，アナストロゾール　214
対照群，臨床試験　62
対象者選択時，バイアス　98
対照薬，治験における　59
代諾者，治験における　59
代用エンドポイント，臨床試験における　61
多重投稿バイアス，メタアナリシス　224
タモキシフェンクエン酸塩　214

ち

治験　12, 56
　――，医師主導型の　57
　――，企業主導型の　57
　――とGCP　58
　――における倫理的配慮　58
治験協力者，治験における　59
治験コーディネーター　63
治験施設支援機関　59, **64**, 65
治験実施計画書　65, 66
治験実施中に発生する情報　164
治験実施に関わる職種　63
治験事務局　64
治験審査委員会　57, **60**, 63～65, 92, 162
治験審査委員会事務局　63
治験責任医師　59, **63**, 64, 65
治験分担医師　59, 64
治験薬　59
　――の投与計画　211
治験薬概要書　65, 66, **163**, 164
治験薬管理者　64
治験薬情報の評価，医療機関における　162
チザニジン塩酸塩　190, 191
チトクローム P4503A　189
チモロールマレイン酸塩　208
中毒110番　175
中毒情報　174
中毒に関する情報源　174
長期投与医薬品，医薬品添付文書　34
著者名，PubMedの検索法　46
治療，医薬品インタビューフォーム　37
治療必要数　70

治療薬物血中濃度モニタリング　168

つ・て

伝えるべき医薬品情報　144
定期的安全性最新報告　17
ディレクトリ型検索エンジン　50
データ提供に関するバイアス，メタアナリシス　224
データベース　38
　――の選択　260
　――の著作権　47
データベースバイアス，メタアナリシス　223
データベースファイルの種類と組み合わせ　41
テオコリン®　236
テオドール®　234
テオフィリン　236
デカドロン®　236
適応外使用医薬品データベース　54
適切な効果発現，インフリキシマブ　205
デューイ十進分類法，情報の分類体系　177
テルネリン®　191
テロジリン塩酸塩　203
電子ジャーナル　41
伝達すべき情報，保険薬局において　155
伝達の方法，医薬品情報　145
添付文書　**24**, 126, 133
添付文書情報，医薬品医療機器情報提供ホームページ　48

と

統計解析学　96
統計解析時，バイアス　99
統計学的評価　96
トゥルーエンドポイント，臨床試験における　61
毒性試験，非臨床試験　12
ドクターレター　25
特定使用成績調査　18
毒薬　30
閉ざされた質問，患者からの情報収集　114
トピックスで調べる，PubMedの検索法　43

な・に

内因性アゴニスト，受容体結合占有率　80

ニコチニックアセチルコリン受容体
　　82
二次資料　18
　——，医薬品情報　18
二重盲検試験，臨床試験　63
二重盲検比較試験法　34
日米 EU 医薬品規制調和国際会議
　　124
日本医薬品一般名称データベース
　　50
日本医薬品情報センター，インター
　ネットサイト　139
日本医療機能評価機構　249
日本十進分類法，情報の分類体系
　　177
日本中毒情報センター，インター
　ネットサイト　139
日本病院薬剤師会，インターネット
　サイト　139
日本標準商品分類，情報の分類体系
　　176
日本標準商品分類番号　28, 30
日本薬学会，インターネットサイト
　　139
日本薬剤師会，インターネットサイ
　ト　139
妊婦への情報提供　159
妊婦への投与，医薬品添付文書　32

の

能動的情報提供　190
濃度と活性の統合　76
濃度と作用の関係　75
ノルバデックス®　214

は・ひ

バイアス　98
肺炎　254
肺炎治療薬　258

ヒートシール　34
ピオグリタゾン　185
比較可能性の保証，医薬研究　94
被験者，治験における　59
被験者のプライバシー，治験　60
被験薬，治験における　59
必要性の高い医薬品情報
　——，医師に　7
　——，看護師に　7
　——，患者に　8
　——，薬剤師に　8
ヒトゲノム　167
批判的吟味　73
ヒヤリ・ハット事例，医薬品医療機
　器情報提供ホームページ　49

病院　6
　——で収集する医薬品基礎情報項
　　目の例　142
　——における医薬品情報活動
　　137
評価，SOAP　119
評価指標，臨床試験における　61
標準業務手順書　64, 162
　——，治験　63
開いた質問，患者からの情報収集
　　113
非臨床試験　9, 123
　——，医薬品インタビューフォーム
　　38
頻尿治療薬　203

ふ

ファクトデータベース　39
フェニトイン　168, 170
フェノバルビタール　175
副作用
　——，医薬品添付文書　32
　——，保険薬局で伝達すべき情報
　　157
　——が疑われる症例報告　49
　——に関する主な情報　186
副作用・感染症報告制度　15
副作用重篤度分類　32
副作用報告制度　128
副作用報告に関する法制度　128
副作用防止，チモロールマレイン酸
　塩　208
副作用予測，遺伝子診断による
　　173
副次的評価項目，臨床試験における
　　61
複数のキーワード，PubMed の検
　索法　45
服用上の注意，保険薬局で伝達すべ
　き情報　156
プライマリーエンドポイント，臨床
　試験における　61
プラセボ，臨床試験　62
プラセボ対照試験　63
フルコナゾール　171
フルタイド®　235
フルタイドディスカス®　239
フルチカゾンプロピオン酸エステル
　　240, 241
プレドニゾロン　246
プレドニン®　246, 247
プロカテロール塩酸塩　242
フロセミド　185, 186
プロトコール　65, 66
プロピベリン塩酸塩　203
プロプラノロール　195
フロモックス®　253

文献データベース　39, 41
文書による情報提供，保険薬局にお
　ける　153

へ

並行群間試験，試験デザイン　62
平衡状態，受容体結合占有率　79
平衡定数　75
米国国立医学図書館分類法，情報の
　分類体系　177
米国食品医薬品局，インターネット
　サイト　139
ヘルシンキ宣言　12, 124
　——，臨床研究における倫理　55
ペンタサ®　246
ペントシリン®　253, 255
変量効果モデル，メタアナリシス
　　221

ほ

法規制
　——，医薬品の開発段階における
　　123
　——，製造段階での　125
　——，輸入段階での　125
　——，臨床使用段階での　126
放射性標識リガンド　76, 196
法制度，副作用報告に関する　128
包装，医薬品添付文書　34
保管法，保険薬局で伝達すべき情報
　　157
ボグリボース　199
保険薬事典　20
保険薬局　6
　——における POS　121
　——における医薬品情報活動
　　147

ま・み

マインズ　249

ミグリトール　199, 252
自ら治験を実施する者，治験におけ
　る　59

む

無作為化，臨床試験　63
無作為化比較試験　69, 90
無作為化割付　214
無作為抽出　95
ムシモール　82～84

め

名称，医薬品添付文書　31
名称，医薬品の　3
メサラジン　246
メタアナリシス（メタ解析）　69, 219
　——，EBM　68
　——，システマティックレビュー　69
メプチン®エアー　234

も

盲検化，臨床試験　63
モニタリング，治験における　59
問題志向型システム　114
問題志向型診療記録　114
問題点の抽出　232, 233
問題についての情報収集，EBM　72
問題の定式化，EBM　71
問題リスト　118
　——，患者情報の評価　116
　——の作成　232, 233

や

薬学的情報，必要な患者情報　111
薬剤疫学　88
　——と統計学　108
　——における統計学的アプローチ　96
　——に基づく情報評価　214
薬剤管理指導業務　119
薬剤管理指導に関する施設基準　120
薬剤管理指導料　120
薬剤師法　131, 148
薬剤師法第25条の2　2
薬剤評価学　74
　——，実例　194

薬

薬事委員会　135
薬事行政　122
薬事法　131, 148
薬事法第77条の3　6
薬袋の指導内容の実例　156
薬物相互作用　158
薬物治療に必要な患者情報　110, 111
薬物動態　3
　——，医薬品インタビューフォーム　38
　——，医薬品添付文書　33
薬物動態試験，非臨床試験　11
薬理　3
薬理学的試験，非臨床試験　11
薬理作用の評価，頻尿治療薬の　202
薬局と関係法規　147
薬局の業務　147
薬効　3
薬効評価の指標，統計学的評価　104
薬効分類名　30
薬効薬理，医薬品添付文書　34

ゆ

有害事象，治験における　59
有効性，医薬品の　3
有効性の評価，新薬の　134
有効成分，医薬品インタビューフォーム　37
有効成分，医薬品の　3
輸入段階での法規制　125

よ

要因試験，試験デザイン　62
用法，医薬品添付文書　31
用量，医薬品添付文書　31
用量反応性，統計学的評価　97

ら

ラステット®　187
ランダム化，臨床試験　63
ランダム化比較試験　69

り

リガンド，放射性標識　76
リスク差　105
リスペリドン　82
リズモン®　210
臨床研究　55
　——の種類と特徴　55
臨床検査結果に及ぼす影響，医薬品添付文書　33
臨床効果の評価，αグルコシダーゼ阻害薬の　198
臨床試験　56, 124
　——，医薬品開発における　12
　——に関連する各種ガイドライン　61
臨床使用段階での法規制　126
臨床成績，医薬品添付文書　33

る・ろ

類似の関連，統計学的評価　98
ループ利尿薬　185, 186

ロキソニン®　253
ロジスティック回帰　103

わ

ワイルドカード，PubMedの検索法　44